【 中医经典文化启蒙系列 】

经典流传千年　守护国人安康

传承岐黄文化　点亮生命之光

中医启蒙

文化经典

原文注音

精选底本

黄帝内经注音本

王晓媛——译注

山西出版传媒集团　山西科学技术出版社

出版者的话

　　《黄帝内经》是现存最早的一部古典医书，分为《素问》和《灵枢》两个部分，在中医界有着极高的地位，具有不可取代的价值。它的成书年代约在西汉中晚期（公元前 91 年至前 32 年），以后随着医学的不断发展而有所补充，虽借"黄帝"为名，但不是一时一人的创作。

　　《黄帝内经》中的理论原则是中医学的理论基础。《素问》侧重于基本理论与治疗原则，《灵枢》侧重于针灸、经络等。几千年来，一直对中医的临床实践起着指导性的作用。所以，研读《黄帝内经》，对于我们今天学习、研究中医学，仍是非常重要的。但是，由于原文词义比较古奥，再加上现行本有些错简的文字，对于一般读者来说，在阅读的过程中不免存有一定的困难。为此，我们特将该书原文进行注音，还添加了必要的注释，以便于阅读和理解，使读者能够比较全面地了解它的基本内容和掌握它的精神实质，从而为系统学习、全面掌握中医经典理论打下坚实的基础。

　　本书在编校过程中，以忠实于原文为主，凡有关学术性的问题，尽量以中医基础理论为准则，加以必要的阐述。尤其是在编校注音过程中，有很多的古今字、异体字、多音多义字，例如"俞"字，音恕 shù，古作俞，亦作腧、输，乃通假字。指腧穴、穴位，也特指背部的背俞穴，还可指肘膝以下的五输穴。在当今中医类高校教学和针灸临床使用中读作 shū。编校团队考证了相关文献，结合《现代汉语词典》和《古代汉语词典》，对疑难处加以注解，以帮助读者能够比较准确和深入地理解文义。

　　虽然，我们在上述各方面做出了一定的努力，但是限于自身的水平，在注音和注解方面，对原文理解不够、阐述不当之处在所难免。因此，希望各位读者多提宝贵意见，以便今后逐步修订。

医疗卫生编辑室

2024 年 1 月

序

　　《黄帝内经》简称《内经》，包括《素问》和《灵枢》两部分，该书全面总结了汉以前医学成就，它所奠定的医学理论框架和探究人与自然、疾病之间关系的认知方法，以及它所确立的天人合一、形神一体的养生保健法则，是其后2200多年来东亚地区各国传统医学起源与发展的基础和准绳，时至今日，仍然指导着中医理论的传承与发展。与《易经》《神农本草经》并称为三圣道。《黄帝内经》是一部冠以中华民族人文始祖"黄帝"之名的传世巨著，是黄老学说的宗旨和本源经典，历时数千年文脉传承，被尊为"至道之宗，奉生之始"。

　　《黄帝内经》是一部承载"中华道德文明"的经典巨著。

　　《内经》具备天地人一体循环转化的完整理论体系，这一理论体系主要记载于《阴阳应象大论篇第五》当中。《内经》理论体系具备五运六气、阴阳五行、地理生化、脏腑经脉、七情五志理论，大到天地六气循环生化的天文历法，小到脏腑身心神识转化、藏象理论，体系完备，环环相扣。曾经缔造了中华道德文明时代，开创了中华文明五千年历史进程。

　　《黄帝内经》是一部承载"中医理论体系"的经典巨著。

　　中国文化和中医文化一脉相承，只有生命文化才能铸就生命医学，所以，中国文化天地人一体、阴阳五行循环转化次序就是中医文化体系核心。阴阳可分为三阴三阳，其所化生出的风、寒、暑、湿、燥、火六气，天之六气化生地之五行，五行化生五味，五味化生五脏，五脏化生五体，五脏藏五志，十二经脉贯通全身、络属脏腑，内化饮食五味，外通四时八节、六气空间，再加上望、闻、问、切辨证施治的治疗方法，五味分属五脏的用药法则，针灸疏通经脉、调和六气五脏虚实法则，构成了完整的中医理论体系。

《黄帝内经》是一部承载"生命之本养生"的经典巨著。

《内经》提出三个生命之本——阴阳六气、五味食疗、心神情志，认识到人类生命成长的根本，治病养生必求于本，生命长养不失其本，所以《内经》围绕"阴阳、五味、心神"三个生命之本，建立了传统养生的核心理论体系。通过摄生导引的方法，理色脉而通神明，逻辑清晰，论述详尽。《内经》被后世尊为"丹医"的鼻祖。中华民族历史的长河，可歌可泣，中国文化传承的明灯永远照亮着人类历史的长河。让我们共同诵读经典，在潜移默化中渗透圣贤经教；应用经典，在生命过程中不断提高生活质量，提升对生命的认知与感悟；传承经典，在中国文化复兴中畅享人类文明！

2011 年，《黄帝内经》顺利入选联合国教科文组织《世界记忆名录》。这是中医药走向世界过程中的一件大事，代表了国际社会对中医药文化价值的广泛认同。这也标志着我们的传统文化瑰宝将会持续为守护全人类健康发挥重要作用。

刘炳良[①]

2023 年 12 月 岁次癸卯于河北七政堂

---

① 刘炳良：1969 年生，河北省固安县人，三十余年研修中国传统文化，自由出版人。以《易经》《黄帝内经》《汤液经法》《道德经》为主攻方向，推行《黄帝内经》生命之本养生项目，志在传承中国传统文化，以宣传和弘扬中医药文化为事业。

目　录
mù　lù

huáng dì nèi jīng　sù wèn piān
黄 帝 内 经·素 问 篇

003

huáng dì nèi jīng　líng shū piān
黄帝内经·灵枢篇

黄帝内经·素问篇

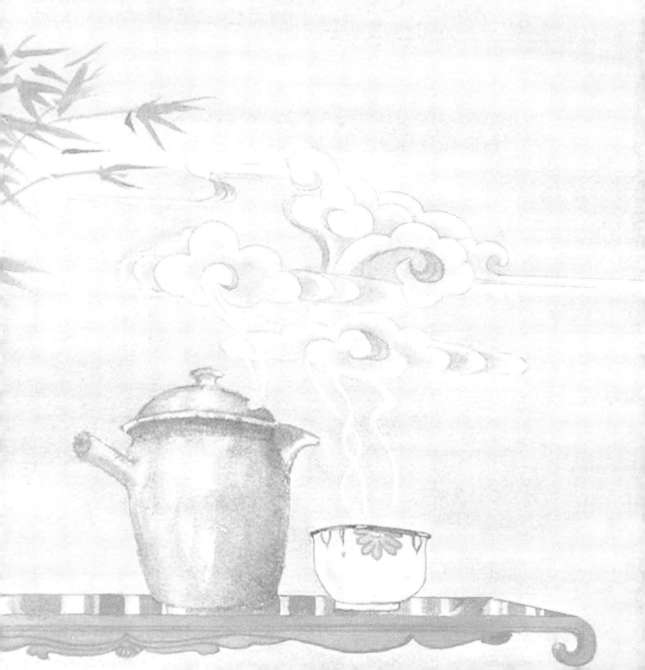

shàng gǔ tiān zhēn lùn piān dì yī
上古天真论篇第一

昔在黄帝，生而神灵，弱而能言，幼而徇齐，长而敦敏，成而登天。乃问于天师曰：余闻上古之人，春秋皆度百岁，而动作不衰；今时之人，年半百而动作皆衰者，时世异耶？人将失之耶？

岐伯对曰：上古之人，其知道者，法于阴阳，和于术数，食饮有节，起居有常，不妄作劳，故能形与神俱，而尽终其天年，度百岁乃去。今时之人不然也，以酒为浆，以妄为常，醉以入房，以欲竭其精，以耗散其真，不知持满，不时御神，务快其心，逆于生乐，起居无节，故半百而衰也。

夫上古圣人之教下也，皆谓之虚邪贼风，避之有时，恬惔虚无，真气从之，精神内守，病安从来。是故志闲而少欲，心安而不惧，形劳而不倦，气从以顺，各从其欲，皆得所愿。故美其食，任其服，乐其俗，高下不相慕，其民故曰朴。是以嗜欲不能劳其目，淫邪不能惑其心，愚、智、贤、不肖，不惧于物，故合于道。所以能年皆度百岁，而动作不衰者，以其德全不危也。

帝曰：人年老而无子者，材力尽邪？将天数然也？

岐伯曰：女子七岁，肾气盛，齿更发长；二七而天癸至，任脉通，太冲脉盛，月事以时下，故有子；三七，肾气平均，故真牙生

ér zhǎng jí　sì qī　jīn gǔ jiān　fà zhǎng jí　shēn tǐ shèng zhuàng　wǔ qī　yáng míng mài shuāi　miàn
而长极；四七，筋骨坚，发长极，身体盛壮；五七，阳明脉衰，面

shǐ jiāo　fà shǐ duò　liù qī　sān yáng mài shuāi yú shàng　miàn jiē jiāo　fà shǐ bái　qī qī　rèn mài
始焦①，发始堕；六七，三阳脉衰于上，面皆焦，发始白；七七，任脉

xū　tài chōng mài shuāi shǎo　tiān guǐ jié　dì dào bù tōng　gù xíng huài ér wú zǐ yě
虚，太冲脉衰少，天癸竭，地道不通，故形坏而无子也。

zhàng fū bā suì　shèn qì shí　fà zhǎng chǐ gēng　èr bā　shèn qì shèng　tiān guǐ zhì　jīng qì yì
丈夫八岁，肾气实，发长齿更；二八，肾气盛，天癸至，精气溢

xiè　yīn yáng hé　gù néng yǒu zǐ　sān bā　shèn qì píng jūn　jīn gǔ jìn qiáng　gù zhēn yá shēng ér zhǎng
泻，阴阳和，故能有子；三八，肾气平均，筋骨劲强，故真牙生而长

jí　sì bā　jīn gǔ lóng shèng　jī ròu mǎn zhuàng　wǔ bā　shèn qì shuāi　fà duò chǐ gǎo　liù bā
极；四八，筋骨隆盛，肌肉满壮；五八，肾气衰，发堕齿槁；六八，

yáng qì shuāi jié yú shàng　miàn jiāo　fà bìn bān bái　qī bā　gān qì shuāi　jīn bù néng dòng　tiān guǐ
阳气衰竭于上，面焦，发鬓颁②白；七八，肝气衰，筋不能动，天癸

jié　jīng shǎo　shèn zàng shuāi　xíng tǐ jiē jí　bā bā　zé chǐ fà qù　shèn zhě zhǔ shuǐ　shòu wǔ zàng
竭，精少，肾藏③衰，形体皆极；八八，则齿发去。肾者主水，受五藏

liù fǔ　zhī jīng ér cáng zhī　gù wǔ zàng shèng　nǎi néng xiè　jīn wǔ zàng jiē shuāi　jīn gǔ xiè duò　tiān guǐ
六府④之精而藏之，故五藏盛，乃能泻。今五藏皆衰，筋骨解堕，天癸

jìn yǐ　gù fà bìn bái　shēn tǐ zhòng　xíng bù bú zhèng　ér wú zǐ ěr
尽矣，故发鬓白，身体重，行步不正，而无子耳。

dì yuē　yǒu qí nián yǐ lǎo ér yǒu zǐ zhě　hé yě
帝曰：有其年已老而有子者，何也？

qí bó yuē　cǐ qí tiān shòu guò dù　qì mài cháng tōng　ér shèn qì yǒu yú yě　cǐ suī yǒu zǐ　nán
岐伯曰：此其天寿过度，气脉常通，而肾气有余也。此虽有子，男

bú guò jìn bā bā　nǚ bú guò jìn qī qī　ér tiān dì zhī jīng qì jiē jié yǐ
不过尽八八，女不过尽七七，而天地之精气皆竭矣。

dì yuē　fú dào zhě　nián jiē bǎi suì　néng yǒu zǐ hū
帝曰：夫道者，年皆百岁，能有子乎？

qí bó yuē　fú dào zhě　néng què lǎo ér quán xíng　shēn nián suī shòu　néng shēng zǐ yě
岐伯曰：夫道者，能却老而全形，身年虽寿，能生子也。

huáng dì yuē　yú wén shàng gǔ yǒu zhēn rén zhě　tí qiè tiān dì　bǎ wò yīn yáng　hū xī jīng qì
黄帝曰：余闻上古有真人者，提挈天地，把握阴阳，呼吸精气，

dú lì shǒu shén　jī ròu ruò yī　gù néng shòu bì tiān dì　wú yǒu zhōng shí　cǐ qí dào shēng
独立守神，肌肉若一，故能寿敝天地，无有终时，此其道生。

---

① 焦：同"憔"。
② 颁：同"斑"。
③ 藏：〈古〉同"脏（臟）"。
④ 府：〈古〉同"腑"。

中古之时，有至人者，淳德全道，和于阴阳，调于四时，去世离俗，积精全神，游行天地之间，视听八达之外，此盖益其寿命而强者也，亦归于真人。其次有圣人者，处天地之和，从八风之理，适嗜欲于世俗之间。无恚嗔之心，行不欲离于世，被①服章，举不欲观于俗，外不劳形于事，内无思想之患，以恬愉为务，以自得为功，形体不敝，精神不散，亦可以百数。其次有贤人者，法则天地，象似日月，辨列星辰，逆从阴阳，分别四时，将从上古，合同于道，亦可使益寿而有极时。

四气调神大论篇第二

春三月，此谓发陈，天地俱生，万物以荣，夜卧早起，广步于庭，被发缓形，以使志生，生而勿杀，予而勿夺，赏而勿罚，此春气之应，养生之道也。逆之则伤肝，夏为寒变，奉长者少。

夏三月，此谓蕃②秀，天地气交，万物华实，夜卧早起，无厌于日，使志无怒，使华英成秀，使气得泄，若所爱在外，此夏气之应，养长之道也。逆之则伤心，秋为痎疟，奉收者少。

秋三月，此谓容平，天气以急，地气以明，早卧早起，与鸡俱兴，

---

① 被：同"披"。
② 蕃：茂盛、繁殖的意思。

shǐ zhì ān níng　　yǐ huǎn qiū xíng　　shōu liǎn shén qì　　shǐ qiū qì píng　　wú wài qí zhì　　shǐ fèi qì qīng　　cǐ
使志安宁，以缓秋刑，收敛神气，使秋气平，无外其志，使肺气清，此

qiū qì zhī yìng　　yǎng shōu zhī dào yě　　nì zhī zé shāng fèi　　dōng wéi sūn xiè　　fèng cáng zhě shǎo
秋气之应，养收之道也。逆之则伤肺，冬为飧泄，奉藏者少。

dōng sān yuè　　cǐ wèi bì cáng　　shuǐ bīng dì chè　　wú rǎo hū yáng　　zǎo wò wǎn qǐ　　bì dài rì guāng
冬三月，此谓闭藏，水冰地坼，无扰乎阳，早卧晚起，必待日光，

shǐ zhì ruò fú ruò nì　　ruò yǒu sī yì　　ruò yǐ yǒu dé　　qù hán jiù wēn　　wú xiè pí fū　　shǐ qì jí duó
使志若伏若匿，若有私意，若已有得，去寒就温，无泄皮肤，使气亟夺，

cǐ dōng qì zhī yìng　　yǎng cáng zhī dào yě　　nì zhī zé shāng shèn　　chūn wéi wěi jué　　fèng shēng zhě shǎo
此冬气之应，养藏之道也。逆之则伤肾，春为痿厥，奉生者少。

tiān qì　　qīng jìng guāng míng zhě yě　　cáng dé bù zhǐ　　gù bú xià yě　　tiān méng　　zé rì yuè bù míng
天气，清净光明者也，藏德不止，故不下也。天明①则日月不明，

xié hài kōng qiào　　yáng qì zhě bì sāi　　dì qì zhě mào méng　　yún wù bù qíng　　zé shàng yìng bái lù bú
邪害空②窍，阳气者闭塞，地气者冒明③，云雾不精④，则上应白露不

xià　　jiāo tōng bù biǎo　　wàn wù mìng gù bù shī　　bù shī zé míng mù duō sǐ　　è qì bù fā　　fēng yǔ bù
下。交通不表，万物命故不施，不施则名木多死。恶气不发，风雨不

jié　　bái lù bú xià　　zé yù gǎo bù róng　　zéi fēng shuò zhì　　bào yǔ shuò qǐ　　tiān dì sì shí bù xiāng bǎo
节，白露不下，则菀槁不荣。贼风数至，暴雨数起，天地四时不相保，

yǔ dào xiāng shī　　zé wèi yāng jué miè　　wéi shèng rén cóng zhī　　gù shēn wú qí bìng　　wàn wù bù shī　　shēng qì
与道相失，则未央绝灭。唯圣人从之，故身无奇病，万物不失，生气

bù jié
不竭。

nì chūn qì　　zé shào yáng bù shēng　　gān qì nèi biàn　　nì xià qì　　zé tài yáng bù zhǎng　　xīn qì nèi
逆春气，则少阳不生，肝气内变。逆夏气，则太阳不长，心气内

dòng　　nì qiū qì　　zé tài yīn bù shōu　　fèi qì jiāo mǎn　　nì dōng qì　　zé shào yīn bù cáng　　shèn qì zhuó
洞。逆秋气，则太阴不收，肺气焦满。逆冬气，则少阴不藏，肾气独⑤

chén　　fú sì shí yīn yáng zhě　　wàn wù zhī gēn běn yě　　suǒ yǐ shèng rén chūn xià yǎng yáng　　qiū dōng yǎng yīn
沉。夫四时阴阳者，万物之根本也。所以圣人春夏养阳，秋冬养阴，

yǐ cóng qí gēn　　gù yǔ wàn wù chén fú yú shēng zhǎng zhī mén　　nì qí gēn　　zé fá qí běn　　huài qí zhēn yǐ
以从其根，故与万物沉浮于生长之门。逆其根，则伐其本，坏其真矣。

gù yīn yáng sì shí zhě　　wàn wù zhī zhōng shǐ yě　　sǐ shēng zhī běn yě　　nì zhī zé zāi hài shēng　　cóng
故阴阳四时者，万物之终始也，死生之本也，逆之则灾害生，从

zhī zé kē jí bù qǐ　　shì wèi dé dào　　dào zhě　　shèng rén xíng zhī　　yú zhě pèi zhī　　cóng yīn yáng zé shēng
之则苛疾不起，是谓得道。道者，圣人行之，愚者佩之。从阴阳则生，

---

① 明：同"萌"，而"萌"又同"蒙"。

② 空：同"孔"。

③ 明：同"萌"，萌生。

④ 精：同"晴"。

⑤ 独：同"浊"。

nì zhī zé sǐ　cóng zhī zé zhì　nì zhī zé luàn　fǎn shùn wéi nì　shì wèi nèi gé
逆之则死，从之则治，逆之则乱。反顺为逆，是谓内格。

shì gù shèng rén bú zhì yǐ bìng　zhì wèi bìng　bú zhì yǐ luàn　zhì wèi luàn　cǐ zhī wèi yě　fú bìng
是故圣人不治已病，治未病，不治已乱，治未乱，此之谓也。夫病

yǐ chéng ér hòu yào zhī　luàn yǐ chéng ér hòu zhì zhī　pì yóu kě ér chuān jǐng　dòu ér zhù zhuī　bú yì
已成而后药之，乱已成而后治之，譬犹渴而穿井，斗而铸锥，不亦

wǎn hū
晚乎！

shēng qì tōng tiān lùn piān dì sān
生气通天论篇第三

huáng dì yuē　fú zì gǔ tōng tiān zhě　shēng zhī běn　běn yú yīn yáng
黄帝曰：夫自古通天者，生之本，本于阴阳。

tiān dì zhī jiān　liù hé zhī nèi　qí qì jiǔ zhōu　jiǔ qiào　wǔ zàng　shí èr jié　jiē tōng hū tiān
天地之间，六合之内，其气九州、九窍、五藏、十二节，皆通乎天

qì　qí shēng wǔ　qí qì sān　shuò fàn cǐ zhě　zé xié qì shāng rén　cǐ shòu mìng zhī běn yě
气。其生五，其气三，数犯此者，则邪气伤人，此寿命之本也。

cāng tiān zhī qì　qīng jìng zé zhì yì zhì　shùn zhī zé yáng qì gù　suī yǒu zéi xié　fú néng hài yě
苍天之气，清静则志意治，顺之则阳气固，虽有贼邪，弗能害也，

cǐ yīn shí zhī xù
此因时之序。

gù shèng rén tuán　jīng shén　fú tiān qì ér tōng shén míng　shī zhī zé nèi bì jiǔ qiào　wài yōng jī ròu
故圣人抟①精神，服天气而通神明。失之则内闭九窍，外壅肌肉，

wèi qì jiě sàn　cǐ wèi zì shāng　qì zhī xuē yě
卫气解散，此谓自伤，气之削也。

yáng qì zhě　ruò tiān yǔ rì　shī qí suǒ　zé zhé shòu ér bù zhāng　gù tiān yùn dāng yǐ rì guāng míng
阳气者，若天与日，失其所，则折寿而不彰。故天运当以日光明。

shì gù yáng yīn ér shàng　wèi wài zhě yě
是故阳因而上，卫外者也。

yīn yú hán　yù rú yùn shū　qǐ jū rú jīng　shén qì nǎi fú
因于寒，欲如运枢，起居如惊，神气乃浮。

yīn yú shǔ　hàn　fán zé chuǎn yè　jìng zé duō yán　tǐ ruò fán tàn　hàn chū ér sàn
因于暑、汗、烦则喘喝②，静则多言，体若燔炭，汗出而散。

---

① 抟：读为"抟"（tuán），聚也。
② 喘喝：气喘有声。

因于湿，首如裹，湿热不攘，大筋緛短，小筋弛长。緛短为拘，弛长为痿。

因于气，为肿，四维相代，阳气乃竭。

阳气者，烦劳则张，精绝，辟积①于夏，使人煎厥；目盲不可以视，耳闭不可以听，溃溃乎若坏都，汩汩乎不可止。

阳气者，大怒则形气绝，而血菀②于上，使人薄厥。有伤于筋，纵，其若不容③。汗出偏沮，使人偏枯。汗出见湿，乃生痤疿。膏粱之变，足生大丁，受如持虚。劳汗当风，寒薄为皶，郁乃痤。

阳气者，精则养神，柔则养筋。开阖不得，寒气从之，乃生大偻。陷脉为瘘，留连肉腠，俞④气化薄，传为善畏，及为惊骇。营气不从，逆于肉理，乃生痈肿。魄汗未尽，形弱而气烁，穴俞以闭，发为风疟。

故风者，百病之始也，清静则肉腠闭拒，虽有大风苛毒，弗之能害，此因时之序也。

故病久则传化，上下不并，良医弗为。

故阳畜积病死，而阳气当隔。隔者当泻，不亟正治，粗乃败之。

故阳气者，一日而主外。平旦人气生，日中而阳气隆，日西而阳气已虚，气门乃闭。

---

① 辟积：衣服上的褶子，引申为重复。辟，同"襞"。
② 菀：聚积，郁结。
③ 容：同"庸"，用。
④ 俞：同"腧"，腧穴。

是故暮而收拒，无扰筋骨，无见雾露，反此三时，形乃困薄。

岐伯曰：阴者，藏精而起亟也；阳者，卫外而为固也。

阴不胜其阳，则脉流薄疾，并乃狂。阳不胜其阴，则五藏气争，九窍不通。

是以圣人陈阴阳，筋脉和同，骨髓坚固，气血皆从。如是则内外调和，邪不能害，耳目聪明，气立如故。

风客淫气，精乃亡，邪伤肝也。因而饱食，筋脉横解①，肠澼为痔。因而大饮，则气逆。因而强力，肾气乃伤，高骨乃坏。

凡阴阳之要，阳密乃固，两者不和，若春无秋，若冬无夏。因而和之，是谓圣度。

故阳强不能密，阴气乃绝；阴平阳秘②，精神乃治；阴阳离决，精气乃绝。因于露风，乃生寒热。是以春伤于风，邪气留连，乃为洞泄。夏伤于暑，秋为痎疟。秋伤于湿，上逆而咳，发为痿厥。冬伤于寒，春必温病。四时之气，更伤五藏。

阴之所生，本在五味；阴之五宫，伤在五味。是故味过于酸，肝气以津，脾气乃绝。味过于咸，大骨气劳，短肌，心气抑。味过于甘，心气喘满③，色黑，肾气不衡。味过于苦，脾气不濡，胃气乃厚。味过

---

① 解：同"懈"。

② 秘：同"密"，致密。

③ 满：同"懑"，烦闷。

yú xīn　　jīn mài jǔ chí　　jīng shén nǎi yāng
于辛，筋脉沮弛，精神乃央①。

shì gù jǐn hé wǔ wèi　　gǔ zhèng jǐn róu　　qì xuè yǐ liú　　còu lǐ yǐ mì　　rú shì zé gǔ qì yǐ
是故谨和五味，骨正筋柔，气血以流，腠理以密，如是则骨气以

jīng　　jǐn dào rú fǎ　　cháng yǒu tiān mìng
精。谨道如法，长有天命。

jīn guì　　zhēn yán lùn piān dì　sì
金匮②真言论篇第四

huáng dì wèn yuē　　tiān yǒu bā fēng　　jīng yǒu wǔ fēng　　hé wèi
黄帝问曰：天有八风，经有五风，何谓？

qí bó duì yuē　　bā fēng fā xié　　yǐ wéi jīng fēng　　chù wǔ zàng　　xié qì fā bìng　　suǒ wèi dé sì shí
岐伯对曰：八风发邪，以为经风，触五藏，邪气发病。所谓得四时

zhī shèng zhě　　chūn shèng cháng xià　　cháng xià shèng dōng　　dōng shèng xià　　xià shèng qiū　　qiū shèng chūn　　suǒ wèi
之胜者，春胜长夏，长夏胜冬，冬胜夏，夏胜秋，秋胜春，所谓

sì shí zhī shèng yě
四时之胜也。

dōng fēng shēng yú chūn　　bìng zài gān　　shù zài jǐng xiàng　　nán fēng shēng yú xià　　bìng zài xīn　　shù zài xiōng
东风生于春，病在肝，俞③在颈项；南风生于夏，病在心，俞在胸

xié　　xī fēng shēng yú qiū　　bìng zài fèi　　shù zài jiān bèi　　běi fēng shēng yú dōng　　bìng zài shèn　　shù zài yāo
胁；西风生于秋，病在肺，俞在肩背；北风生于冬，病在肾，俞在腰

gǔ　　zhōng yāng wéi tǔ　　bìng zài pí　　shù zài jǐ
股；中央为土，病在脾，俞在脊。

gù chūn qì zhě　　bìng zài tóu　　xià qì zhě　　bìng zài zàng　　qiū qì zhě　　bìng zài jiān bèi　　dōng qì zhě
故春气者，病在头；夏气者，病在藏；秋气者，病在肩背；冬气者，

bìng zài sì zhī
病在四支④。

gù chūn shàn bìng qiú nǜ　　zhòng xià shàn bìng xiōng xié　　cháng xià shàn bìng dòng xiè hán zhōng　　qiū shàn bìng fēng
故春善病鼽衄，仲夏善病胸胁，长夏善病洞泄寒中，秋善病风

nüè　　dōng shàn bìng bì jué
疟，冬善病痹厥。

① 央，同"殃"，损伤。
② 匮：同"柜"，藏物之器。
③ 俞：同"腧"，指针刺治疗时应取的腧穴。
④ 支：同"肢"。

故冬不按跷，春不鼽衄，春不病颈项，仲夏不病胸胁，长夏不病洞泄寒中，秋不病风疟，冬不病痹厥，飧泄而汗出也。

夫精者，身之本也。故藏于精者，春不病温。夏暑汗不出者，秋成风疟。此平人脉法也。

故曰：阴中有阴，阳中有阳。平旦至日中，天之阳，阳中之阳也；日中至黄昏，天之阳，阳中之阴也；合夜至鸡鸣，天之阴，阴中之阴也；鸡鸣至平旦，天之阴，阴中之阳也。故人亦应之。

夫言人之阴阳，则外为阳，内为阴；言人身之阴阳，则背为阳，腹为阴；言人身之藏府中阴阳，则藏者为阴，府者为阳，肝、心、脾、肺、肾五藏皆为阴，胆、胃、大肠、小肠、膀胱、三焦六府皆为阳。所以欲知阴中之阴、阳中之阳者何也？为冬病在阴，夏病在阳，春病在阴，秋病在阳，皆视其所在，为施针石也。

故背为阳，阳中之阳，心也；背为阳，阳中之阴，肺也；腹为阴，阴中之阴，肾也；腹为阴，阴中之阳，肝也；腹为阴，阴中之至阴，脾也。此皆阴阳、表里、内外、雌雄相输应也，故以应天之阴阳也。

帝曰：五藏应四时，各有收受乎？

岐伯曰：有。东方青色，入通于肝，开窍于目，藏精于肝，其病发惊骇；其味酸，其类草木，其畜鸡，其谷麦，其应四时，上为岁星，是以春气在头也，其音角，其数八，是以知病之在筋也，其臭①臊。

---

① 臭：气味。

nán fāng chì sè　　rù tōng yú xīn　　kāi qiào yú ěr　　cáng jīng yú xīn　　gù bìng zài wǔ zàng　　qí wèi kǔ
南方赤色，入通于心，开窍于耳，藏精于心，故病在五藏；其味苦，

qí lèi huǒ　　qí chù yáng　　qí gǔ shǔ　　qí yìng sì shí　　shàng wéi yíng huò xīng　　shì yǐ zhī bìng zhī zài mài
其类火，其畜羊，其谷黍，其应四时，上为荧惑星，是以知病之在脉

yě　　qí yīn zhǐ　　qí shù qī　　qí xiù jiāo
也，其音徵，其数七，其臭焦。

zhōng yāng huáng sè　　rù tōng yú pí　　kāi qiào yú kǒu　　cáng jīng yú pí　　gù bìng zài shé běn　　qí wèi
中央黄色，入通于脾，开窍于口，藏精于脾，故病在舌本；其味

gān　　qí lèi tǔ　　qí chù niú　　qí gǔ jì　　qí yìng sì shí　　shàng wéi zhèn xīng　　shì yǐ zhī bìng zhī zài ròu
甘，其类土，其畜牛，其谷稷，其应四时，上为镇星，是以知病之在肉

yě　　qí yīn gōng　　qí shù wǔ　　qí xiù xiāng
也，其音宫，其数五，其臭香。

xī fāng bái sè　　rù tōng yú fèi　　kāi qiào yú bí　　cáng jīng yú fèi　　gù bìng zài bèi　　qí wèi xīn
西方白色，入通于肺，开窍于鼻，藏精于肺，故病在背；其味辛，

qí lèi jīn　　qí chù mǎ　　qí gǔ dào　　qí yìng sì shí　　shàng wéi tài bái xīng　　shì yǐ zhī bìng zhī zài pí máo
其类金，其畜马，其谷稻，其应四时，上为太白星，是以知病之在皮毛

yě　　qí yīn shāng　　qí shù jiǔ　　qí xiù xīng
也，其音商，其数九，其臭腥。

bēi fāng hēi sè　　rù tōng yú shèn　　kāi qiào yú èr yīn　　cáng jīng yú shèn　　gù bìng zài xī　　qí wèi xián
北方黑色，入通于肾，开窍于二阴，藏精于肾，故病在溪；其味咸，

qí lèi shuǐ　　qí chù zhì　　qí gǔ dòu　　qí yìng sì shí　　shàng wéi chén xīng　　shì yǐ zhī bìng zhī zài gǔ yě
其类水，其畜彘，其谷豆，其应四时，上为辰星，是以知病之在骨也，

qí yīn yǔ　　qí shù liù　　qí xiù fǔ
其音羽，其数六，其臭腐。

gù shàn wéi mài zhě　　jǐn chá wǔ zàng liù fǔ　　yī nì yī cóng　　yīn yáng biǎo lǐ　　cí xióng zhī jì
故善为脉者，谨察五藏六府，一逆一从，阴阳、表里、雌雄之纪，

cáng zhī xīn yì①　　hé xīn yú jīng　　fēi qí rén wù jiào　　fēi qí zhēn wù shòu　　shì wèi dé dào
藏之心意①，合心于精。非其人勿教，非其真勿授，是谓得道。

yīn yáng yìng xiàng dà lùn piān dì wǔ
阴阳应象大论篇第五

huáng dì yuē　　yīn yáng zhě　　tiān dì zhī dào yě　　wàn wù zhī gāng jì　　biàn huà zhī fù mǔ　　shēng shā
黄帝曰：阴阳者，天地之道也，万物之纲纪，变化之父母，生杀

---

① 意：同"臆"，胸中。

之本始，神明之府也。治病必求于本。故积阳为天，积阴为地。阴静阳躁，阳生阴长，阳杀阴藏。阳化气，阴成形。寒极生热，热极生寒；寒气生浊，热气生清；清气在下，则生飧泄；浊气在上，则生䐜胀。此阴阳反作，病之逆从也。

故清阳为天，浊阴为地。地气上为云，天气下为雨；雨出地气，云出天气。故清阳出上窍，浊阴出下窍；清阳发腠理，浊阴走五藏；清阳实四支，浊阴归六府。

水为阴，火为阳。阳为气，阴为味。味归形，形归气，气归精，精归化。精食气，形食味，化生精，气生形。味伤形，气伤精，精化为气，气伤于味。

阴味出下窍，阳气出上窍。味厚者为阴，薄为阴之阳；气厚者为阳，薄为阳之阴。味厚则泄，薄则通；气薄则发泄，厚则发热。壮火之气衰，少火之气壮；壮火食气，气食少火；壮火散气，少火生气。气味辛甘发散为阳，酸苦涌泄为阴。阴胜则阳病，阳胜则阴病。阳胜则热，阴胜则寒。重寒则热，重热则寒。寒伤形，热伤气；气伤痛，形伤肿。故先痛而后肿者，气伤形也；先肿而后痛者，形伤气也。

风胜则动，热胜则肿，燥胜则干，寒胜则浮，湿胜则濡泻。天有四时五行，以生长收藏，以生寒暑燥湿风。人有五藏化五气，以生喜怒悲忧恐。故喜怒伤气，寒暑伤形。暴怒伤阴，暴喜伤

阳。厥气上行，满脉去形。喜怒不节，寒暑过度，生乃不固。故重阴

必阳，重阳必阴。故曰：冬伤于寒，春必温病；春伤于风，夏生飧

泄；夏伤于暑，秋必痎疟；秋伤于湿，冬生咳嗽。

帝曰：余闻上古圣人，论理人形，列别藏府，端络经脉，会通六

合，各从其经；气穴所发，各有处名；溪谷属骨①，皆有所起；分部逆

从，各有条理；四时阴阳，尽有经纪；外内之应，皆有表里，其信然乎？

岐伯对曰：东方生风，风生木，木生酸，酸生肝，肝生筋，筋

生心，肝主目。其在天为玄，在人为道，在地为化。化生五味，道生

智，玄生神。神在天为风，在地为木，在体为筋，在藏为肝，在色为

苍，在音为角，在声为呼，在变动为握，在窍为目，在味为酸，在志为

怒。怒伤肝，悲胜怒；风伤筋，燥胜风；酸伤筋，辛胜酸。

南方生热，热生火，火生苦，苦生心，心生血，血生脾，心主

舌。其在天为热，在地为火，在体为脉，在藏为心，在色为赤，在音为

徵，在声为笑，在变动为忧，在窍为舌，在味为苦，在志为喜。喜伤

心，恐胜喜；热伤气，寒胜热；苦伤气，咸胜苦。

中央生湿，湿生土，土生甘，甘生脾，脾生肉，肉生肺，脾主

口。其在天为湿，在地为土，在体为肉，在藏为脾，在色为黄，在音为

宫，在声为歌，在变动为哕，在窍为口，在味为甘，在志为思。思伤

脾，怒胜思；湿伤肉，风胜湿；甘伤肉，酸胜甘。

---

① 属骨：骨与骨相连之处，即关节处。

西方生燥，燥生金，金生辛，辛生肺，肺生皮毛，皮毛生肾，肺主鼻。其在天为燥，在地为金，在体为皮毛，在藏为肺，在色为白，在音为商，在声为哭，在变动为咳，在窍为鼻，在味为辛，在志为忧。忧伤肺，喜胜忧；热伤皮毛，寒胜热；辛伤皮毛，苦胜辛。

北方生寒，寒生水，水生咸，咸生肾，肾生骨髓，髓生肝，肾主耳。其在天为寒，在地为水，在体为骨，在藏为肾，在色为黑，在音为羽，在声为呻，在变动为慄，在窍为耳，在味为咸，在志为恐。恐伤肾，思胜恐；寒伤血，燥胜寒；咸伤血，甘胜咸。

故曰：天地者，万物之上下也；阴阳者，血气之男女也；左右者，阴阳之道路也；水火者，阴阳之征兆也；阴阳者，万物之能始①也。故曰：阴在内，阳之守也；阳在外，阴之使也。

帝曰：法阴阳奈何？

岐伯曰：阳胜则身热，腠理闭，喘粗为之俯仰，汗不出而热，齿干以烦冤②，腹满死，能③冬不能夏。阴胜则身寒，汗出，身常清，数慄而寒，寒则厥，厥则腹满死，能夏不能冬。此阴阳更胜之变，病之形能④也。

帝曰：调此二者奈何？

---

① 能始：能，同"胎"。能始，即元始，本始。
② 烦冤：冤，同"悗"，闷之意。
③ 能：同"耐，耐受。
④ 能：同"态"。

岐伯曰：能知七损八益，则二者可调，不知用此，则早衰之节也。

年四十而阴气自半也，起居衰矣；年五十，体重，耳目不聪明矣；年

六十，阴萎，气大衰，九窍不利，下虚上实，涕泣俱出矣。故曰：知之

则强，不知则老，故同出而名异耳。智者察同，愚者察异，愚者不足，

智者有余，有余则耳目聪明，身体轻强，老者复壮，壮者益治。是

以圣人为无为之事，乐恬憺之能，从欲快志于虚无之守，故寿命无

穷，与天地终，此圣人之治身也。

天不足西北，故西北方阴也，而人右耳目不如左明也；地不满东

南，故东南方阳也，而人左手足不如右强也。

帝曰：何以然？

岐伯曰：东方阳也，阳者其精并于上，并于上，则上明而下虚，

故使耳目聪明，而手足不便也；西方阴也，阴者其精并于下，并于下，

则下盛而上虚，故其耳目不聪明，而手足便也。故俱感于邪，其在上

则右甚，在下则左甚，此天地阴阳所不能全也，故邪居之。

故天有精，地有形；天有八纪，地有五里，故能为万物之父母。清

阳上天，浊阴归地，是故天地之动静，神明为之纲纪，故能以生长

收藏，终而复始。惟贤人上配天以养头，下象地以养足，中傍人事

以养五藏。天气通于肺，地气通于嗌，风气通于肝，雷气通于心，谷气

通于脾，雨气通于肾。六经为川，肠胃为海，九窍为水注之气。以天

地为之阴阳，阳之汗，以天地之雨名之；阳之气，以天地之疾风名之。

暴气象雷，逆气象阳。故治不法天之纪，不用地之理，则灾害至矣。

故邪风之至，疾如风雨。故善治者治皮毛，其次治肌肤，其次治筋脉，其次治六府，其次治五藏。治五藏者，半死半生也。

故天之邪气，感则害人五藏；水谷之寒热，感则害于六府；地之湿气，感则害皮肉筋脉。

故善用针者，从阴引阳，从阳引阴；以右治左，以左治右；以我知彼，以表知里，以观过与不及之理，见微得过，用之不殆。

善诊者，察色按脉，先别阴阳；审清浊，而知部分；视喘息、听音声，而知所苦；观权衡规矩，而知病所主；按尺寸，观浮沉滑涩，而知病所生。以治无过，以诊则不失矣。

故曰：病之始起也，可刺而已；其盛，可待衰而已。故因其轻而扬之；因其重而减之；因其衰而彰之。形不足者，温之以气；精不足者，补之以味。其高者，因而越之；其下者，引而竭之；中满者，泻之于内；其有邪者，渍形以为汗；其在皮者，汗而发之，其慓悍者，按而收之；其实者，散而泻之。审其阴阳，以别柔刚，阳病治阴，阴病治阳，定其血气，各守其乡，血实宜决之，气虚宜掣引之。

阴阳离合论篇第六

黄帝问曰：余闻天为阳，地为阴，日为阳，月为阴，大小月三百六

shí rì chéng yí suì　rén yì yìng zhī　　jīn sān yīn sān yáng　bú yìng yīn yáng　qí gù hé yě
十日成一岁，人亦应之。今三阴三阳，不应阴阳，其故何也？

qí bó duì yuē　yīn yáng zhě　shù zhī kě shí　tuī zhī kě bǎi　shù zhī kě qiān　tuī zhī kě wàn
岐伯对曰：阴阳者，数之可十，推之可百；数之可千，推之可万；

wàn zhī dà　bù kě shèng shǔ　rán qí yào yī yě
万之大，不可胜数，然其要一也。

tiān fù dì zǎi　wàn wù fāng shēng　wèi chū dì zhě　mìng yuē yīn chù　míng yuē yīn zhōng zhī yīn　zé
天覆地载，万物方生，未出地者，命曰阴处，名曰阴中之阴；则

chū dì zhě　mìng yuē yīn zhōng zhī yáng　yáng yǔ zhī zhèng　yīn wéi zhī zhǔ　gù shēng yīn chūn　zhǎng yīn xià
出地者，命曰阴中之阳。阳予之正，阴为之主；故生因春，长因夏，

shōu yīn qiū　cáng yīn dōng　shī cháng zé tiān dì sì sāi　yīn yáng zhī biàn　qí zài rén zhě　yì shù zhī
收因秋，藏因冬。失常则天地四塞。阴阳之变，其在人者，亦数之

kě shǔ
可数。

dì yuē　　yuàn wén sān yīn sān yáng zhī lí hé yě
帝曰：愿闻三阴三阳之离合也。

qí bó yuē　　shèng rén nán miàn ér lì　qián yuē guǎng míng　hòu yuē tài chōng　tài chōng zhī dì　míng yuē
岐伯曰：圣人南面而立，前曰广明，后曰太冲，太冲之地，名曰

shào yīn　shào yīn zhī shàng　míng yuē tài yáng　tài yáng gēn qǐ yú zhì yīn　jié yú mìng mén　míng yuē yīn zhōng
少阴，少阴之上，名曰太阳，太阳根起于至阴，结于命门，名曰阴中

zhī yáng　zhōng shēn ér shàng　míng yuē guǎng míng　guǎng míng zhī xià　míng yuē tài yīn　tài yīn zhī qián　míng
之阳。中身而上，名曰广明，广明之下，名曰太阴，太阴之前，名

yuē yáng míng　yáng míng gēn qǐ yú lì duì　míng yuē yīn zhōng zhī yáng　jué yīn zhī biǎo　míng yuē shào yáng　shào
曰阳明，阳明根起于厉兑，名曰阴中之阳。厥阴之表，名曰少阳，少

yáng gēn qǐ yú qiào yīn　míng yuē yīn zhōng zhī shào yáng　shì gù sān yáng zhī lí hé yě　tài yáng wéi kāi　yáng
阳根起于窍阴，名曰阴中之少阳。是故三阳之离合也，太阳为开，阳

míng wéi hé　shào yáng wéi shū　sān jīng zhě　bù dé xiāng shī yě　tuán ér wù fú　mìng yuē yì yáng
明为阖，少阳为枢。三经者，不得相失也，抟而勿浮，命曰一阳。

dì yuē　　yuàn wén sān yīn
帝曰：愿闻三阴。

qí bó yuē　　wài zhě wéi yáng　nèi zhě wéi yīn　rán zé zhōng wéi yīn　qí chōng zài xià　míng yuē tài
岐伯曰：外者为阳，内者为阴，然则中为阴，其冲在下，名曰太

yīn　tài yīn gēn qǐ yú yǐn bái　míng yuē yīn zhōng zhī yīn　tài yīn zhī hòu　míng yuē shào yīn　shào yīn gēn
阴。太阴根起于隐白，名曰阴中之阴。太阴之后，名曰少阴，少阴根

qǐ yú yǒng quán　míng yuē yīn zhōng zhī shào yīn　shào yīn zhī qián　míng yuē jué yīn　jué yīn gēn qǐ yú dà dūn
起于涌泉，名曰阴中之少阴。少阴之前，名曰厥阴，厥阴根起于大敦，

yīn zhī jué yáng　míng yuē yīn zhī jué yīn　shì gù sān yīn zhī lí hé yě　tài yīn wéi kāi　jué yīn wéi hé
阴之绝阳，名曰阴之绝阴。是故三阴之离合也，太阴为开，厥阴为阖，

shào yīn wéi shū　sān jīng zhě　bù dé xiāng shī yě　bó ér wù chén　míng yuē yì yīn
少阴为枢。三经者，不得相失也，搏而勿沉，名曰一阴。

yīn yáng chōng chōng jī chuán wéi yì zhōu qì lǐ xíng biǎo ér wéi xiāng chéng yě
阴阳矗矗，积传为一周，气里形表而为相成也。

yīn yáng bié lùn piān dì qī
阴阳别论篇第七

huáng dì wèn yuē rén yǒu sì jīng shí èr cóng hé wèi qí bó duì yuē sì jīng yìng sì shí shí
黄帝问曰：人有四经，十二从，何谓？岐伯对曰：四经应四时，十

èr cóng yìng shí èr yuè shí èr yuè yìng shí èr mài
二从应十二月，十二月应十二脉。

mài yǒu yīn yáng zhī yáng zhě zhī yīn zhī yīn zhě zhī yáng fán yáng yǒu wǔ wǔ wǔ èr shí wǔ yáng
脉有阴阳，知阳者知阴，知阴者知阳。凡阳有五，五五二十五阳。

suǒ wèi yīn zhě zhēn zàng yě jiàn zé wéi bài bài bì sǐ yě suǒ wèi yáng zhě wèi wǎn zhī yáng yě bié
所谓阴者，真藏也，见则为败，败必死也。所谓阳者，胃脘之阳也。别

yú yáng zhě zhī bìng chù yě bié yú yīn zhě zhī shēng sǐ zhī qī sān yáng zài tóu sān yīn zài shǒu suǒ
于阳者，知病处也，别于阴者，知生死之期。三阳在头，三阴在手，所

wèi yī yě bié yú yáng zhě zhī bìng jì shí bié yú yīn zhě zhī sǐ shēng zhī qī jǐn shóu yīn yáng wú
谓一也。别于阳者，知病忌时，别于阴者，知死生之期。谨熟阴阳，无

yǔ zhòng móu
与众谋。

suǒ wèi yīn yáng zhě qù zhě wéi yīn zhì zhě wéi yáng jìng zhě wéi yīn dòng zhě wéi yáng chí zhě wéi
所谓阴阳者，去者为阴，至者为阳，静者为阴，动者为阳，迟者为

yīn shuò zhě wéi yáng
阴，数者为阳。

fán chí zhēn mài zhī zàng mài zhě gān zhì xuán jué shí bā rì sǐ xīn zhì xuán jué jiǔ rì sǐ fèi
凡持真脉之藏脉者，肝至悬绝，十八日死；心至悬绝，九日死；肺

zhì xuán jué shí èr rì sǐ shèn zhì xuán jué qī rì sǐ pí zhì xuán jué sì rì sǐ
至悬绝，十二日死；肾至悬绝，七日死；脾至悬绝，四日死。

yuē èr yáng zhī bìng fā xīn pí yǒu bù dé yǐn qū nǚ zǐ bú yuè qí chuán wéi fēng xiāo qí
曰：二阳之病发心脾，有不得隐曲，女子不月；其传为风消，其

chuán wéi xī bēn zhě sǐ bú zhì
传为息贲者，死不治。

yuē sān yáng wéi bìng fā hán rè xià wéi yōng zhǒng jǐ wéi wěi jué shuàn yuān qí chuán wéi suǒ zé
曰：三阳为病发寒热，下为痈肿，及为痿厥腨疹，其传为索泽，

qí chuán wéi tuí shàn
其传为癫疝。

yuē yì yáng fā bìng shǎo qì shàn ké shàn xiè qí chuán wéi xīn chè qí chuán wéi gé
曰：一阳发病，少气，善咳，善泄；其传为心掣，其传为隔。

èr yáng yì yīn fā bìng　　zhǔ jīng hài　　bèi tòng　shàn ài　shàn qiàn　míng yuē fēng jué
二阳一阴发病，主惊骇、背痛、善噫、善欠，名曰风厥。

èr yīn yì yáng fā bìng　　shàn zhàng　　xīn mèn　　shàn qì
二阴一阳发病，善胀，心满①，善气。

sān yáng sān yīn fā bìng　　wéi piān kū wěi yì　　sì zhī　bù jǔ
三阳三阴发病，为偏枯痿易②，四支③不举。

gǔ yì yáng yuē gōu　　gǔ yì yīn yuē máo　　gǔ yáng shèng jí yuē xián　　gǔ yáng zhì ér jué yuē shí　yīn
鼓一阳曰钩，鼓一阴曰毛，鼓阳胜急曰弦，鼓阳至而绝曰石，阴

yáng xiāng guò yuē liū
阳相过曰溜。

yīn zhēng yú nèi　　yáng rǎo yú wài　　pò hàn wèi cáng　　sì nì ér qǐ　　qǐ zé xūn fèi　　shǐ rén chuǎn
阴争于内，阳扰于外，魄汗未藏，四逆而起，起则熏肺，使人喘

míng　yīn zhī suǒ shēng　　hé běn yuē hé　　shì gù gāng yǔ gāng　　yáng qì pò sàn　　yīn qì nǎi xiāo wáng　nào
鸣。阴之所生，和本曰和。是故刚与刚，阳气破散，阴气乃消亡。淖

zé gāng róu bù hé　　jīng qì nǎi jué
则刚柔不和，经气乃绝。

sǐ yīn zhī shǔ　　bú guò sān rì ér sǐ　　shēng yáng zhī shǔ　　bú guò sì rì ér sǐ　　suǒ wèi shēng yáng
死阴之属，不过三日而死；生阳之属，不过四日而死。所谓生阳、

sǐ yīn zhě　　gān zhī xīn　　wèi zhī shēng yáng　　xīn zhī fèi　　wèi zhī sǐ yīn　　fèi zhī shèn　　wèi zhī chóng yīn
死阴者，肝之心，谓之生阳，心之肺，谓之死阴，肺之肾，谓之重阴，

shèn zhī pí　　wèi zhī pì yīn　　sǐ bú zhì
肾之脾，谓之辟阴，死不治。

jié yáng zhě　　zhǒng sì zhī　　jié yīn zhě　　biàn xuè yì shēng　　zài jié èr shēng　　sān jié sān shēng　　yīn
结阳者，肿四支。结阴者，便血一升，再结二升，三结三升。阴

yáng jié xié④　　duō yīn shǎo yáng yuē shí shuǐ　　shào fù zhǒng　　èr yáng jié　　wèi zhī xiāo　　sān yáng jié　　wèi zhī
阳结斜④，多阴少阳曰石水，少腹肿。二阳结，谓之消。三阳结，谓之

gé　　sān yīn jié　　wèi zhī shuǐ　　yì yīn yì yáng jié　　wèi zhī hóu bì
隔。三阴结，谓之水。一阴一阳结，谓之喉痹。

yīn bó yáng bié　　wèi zhī yǒu zǐ　　yīn yáng xū　　cháng pì sǐ　　yáng jiā yú yīn　　wèi zhī hàn　　yīn xū
阴搏阳别，谓之有子。阴阳虚，肠澼死。阳加于阴，谓之汗。阴虚

yáng bó　　wèi zhī bēng
阳搏，谓之崩。

sān yīn jù bó　　èr shí rì yè bàn sǐ　　èr yīn jù bó　　shí sān rì xī shí sǐ　　yì yīn jù bó
三阴俱搏，二十日夜半死；二阴俱搏，十三日夕时死；一阴俱搏，

---

① 满：同"懑"，烦闷。

② 易：同"侇"，指肢体懈怠无力。

③ 四支：同"四肢"。

④ 斜：同"邪"，指邪气，病邪。

shí rì píng dàn sǐ　　sān yáng jù bó qiě gǔ　　sān rì sǐ　　sān yīn sān yáng jù bó　　xīn fù mǎn　fā jìn
十日平旦死；三阳俱搏且鼓，三日死；三阴三阳俱搏，心腹满，发尽，

bù dé yǐn qū　　wǔ rì sǐ　　èr yáng jù bó　qí bìng wēn　　sǐ bú zhì　　bú guò shí rì sǐ
不得隐曲，五日死；二阳俱搏，其病温，死不治，不过十日死。

líng lán mì diǎn lùn piān dì bā
灵兰秘典论篇第八

huáng dì wèn yuē　　yuàn wén shí èr zàng zhī xiāng shǐ　　guì jiàn hé rú
黄帝问曰：愿闻十二藏之相使，贵贱何如？

qí bó duì yuē　xī hū zāi wèn yě　　qǐng suì yán zhī　　xīn zhě　jūn zhǔ zhī guān yě　shén míng chū
岐伯对曰：悉乎哉问也！请遂言之。心者，君主之官也，神明出

yān　fèi zhě　xiàng fù zhī guān　zhì jié chū yān　gān zhě　jiāng jūn zhī guān　móu lǜ chū yān　dǎn zhě
焉。肺者，相傅之官，治节出焉。肝者，将军之官，谋虑出焉。胆者，

zhōng zhèng zhī guān　jué duàn chū yān　dàn zhōng zhě　chén shǐ zhī guān　xǐ lè chū yān　pí wèi zhě　cāng lǐn
中正之官，决断出焉。膻中者，臣使之官，喜乐出焉。脾胃者，仓廪

zhī guān　wǔ wèi chū yān　dà cháng zhě　chuán dǎo zhī guān　biàn huà chū yān　xiǎo cháng zhě　shòu chéng zhī
之官，五味出焉。大肠者，传道之官，变化出焉。小肠者，受盛之

guān　huà wù chū yān　shèn zhě　zuò qiáng zhī guān　jì qiǎo chū yān　sān jiāo zhě　jué dú zhī guān　shuǐ
官，化物出焉。肾者，作强之官，伎①巧出焉。三焦者，决渎之官，水

dào chū yān　páng guāng zhě　zhōu dū zhī guān　jīn yè cáng yān　qì huà zé néng chū yǐ　fán cǐ shí èr guān
道出焉。膀胱者，州都之官，津液藏焉，气化则能出矣。凡此十二官

zhě　bù dé xiāng shī yě　gù zhǔ míng zé xià ān　yǐ cǐ yǎng shēng zé shòu　mò shì bú dài　yǐ wéi tiān
者，不得相失也，故主明则下安，以此养生则寿，殁世不殆，以为天

xià zé dà chāng　zhǔ bù míng zé shí èr guān wēi　shǐ dào bì sāi ér bù tōng　xíng nǎi dà shāng　yǐ cǐ yǎng
下则大昌；主不明则十二官危，使道闭塞而不通，形乃大伤，以此养

shēng zé yāng　yǐ wéi tiān xià zhě　qí zōng dà wēi　jiè zhī jiè zhī
生则殃，以为天下者，其宗大危。戒之戒之！

zhì dào zài wēi　biàn huà wú qióng　shú zhī qí yuán　jiǒng hū zāi　xiāo zhě jù jù　shú zhī qí yào
至道在微，变化无穷，孰知其原？窘乎哉，消者瞿瞿，孰知其要？

mǐn mǐn zhī dāng　shú zhě wéi liáng　huǎng hū zhī shù　shēng yú háo lí　háo lí zhī shù　qǐ yú duó liáng
闵闵之当，孰者为良？恍惚之数，生于毫厘，毫厘之数，起于度量，

qiān zhī wàn zhī　kě yǐ yì dà　tuī zhī dà zhī　qí xíng nǎi zhì
千之万之，可以益大，推之大之，其形乃制。

021

---

① 伎：同"技"。

huáng dì yuē　　shàn zāi　　yú wén jīng guāng zhī dào　　dà shèng zhī yè　　ér xuān míng dà dào　　fēi zhāi jiè

黄帝曰：善哉！余闻精光之道，大圣之业，而宣明大道。非斋戒

zé jí rì　　bù gǎn shòu yě　　huáng dì nǎi zé jí rì liáng zhào　　ér cáng líng lán zhī shì　　yǐ chuán bǎo yān

择吉日，不敢受也。黄帝乃择吉日良兆，而藏灵兰之室，以传保焉。

liù　jié zàng xiàng lùn piān dì　jiǔ

六节藏象论篇第九

huáng dì wèn yuē　　yú wén tiān yǐ liù liù zhī jié　　yǐ chéng yí suì　　rén yǐ jiǔ jiǔ zhì huì　　jì rén

黄帝问曰：余闻天以六六之节，以成一岁；人以九九制会，计人

yì yǒu sān bǎi liù shí wǔ jié　　yǐ wéi tiān dì　　jiǔ yǐ　　bù zhī qí suǒ wèi yě

亦有三百六十五节，以为天地，久矣，不知其所谓也？

qí bó duì yuē　　zhāo hū zāi wèn yě　　qǐng suì yán zhī　　fú liù liù zhī jié　　jiǔ jiǔ zhì huì zhě　　suǒ

岐伯对曰：昭乎哉问也！请遂言之。夫六六之节、九九制会者，所

yǐ zhèng tiān zhī dù　　qì zhī shù yě　　tiān dù zhě　　suǒ yǐ zhì rì yuè zhī xíng yě　　qì shù zhě　　suǒ yǐ jì

以正天之度、气之数也。天度者，所以制日月之行也；气数者，所以纪

huà shēng zhī yòng yě　　tiān wéi yáng　　dì wéi yīn　　rì wéi yáng　　yuè wéi yīn　　xíng yǒu fēn jì　　zhōu yǒu dào

化生之用也。天为阳，地为阴，日为阳，月为阴，行有分纪，周有道

lǐ　　rì xíng yí dù　　yuè xíng shí sān dù ér yǒu jī　yān　　gù dà xiǎo yuè sān bǎi liù shí wǔ rì ér chéng suì

理，日行一度，月行十三度而有奇①焉，故大小月三百六十五日而成岁，

jī qì yú ér yíng rùn yǐ　　lì duān yú shǐ　　biǎo zhèng yú zhōng　　tuī yú yú zhōng　　ér tiān dù bì yǐ

积气余而盈闰矣。立端于始，表正于中，推余于终，而天度毕矣。

dì yuē　　yú yǐ wén tiān dù yǐ　　yuàn wén qì shù hé yǐ hé zhī

帝曰：余已闻天度矣，愿闻气数何以合之？

qí bó yuē　　tiān yǐ liù liù wéi jié　　dì yǐ jiǔ jiǔ zhì huì　　tiān yǒu shí rì　　rì liù jìng ér zhōu jiǎ

岐伯曰：天以六六为节，地以九九制会；天有十日，日六竟而周甲，

jiǎ liù fù ér zhōng suì　　sān bǎi liù shí rì fǎ yě　　fú zì gǔ tōng tiān zhě　　shēng zhī běn　　běn yú yīn yáng

甲六复而终岁，三百六十日法也。夫自古通天者，生之本，本于阴阳。

qí qì jiǔ zhōu　　jiǔ qiào　　jiē tōng hū tiān qì　　gù qí shēng wǔ　　qí qì sān　　sān ér chéng tiān　　sān ér

其气九州、九窍，皆通乎天气，故其生五，其气三，三而成天，三而

chéng dì　　sān ér chéng rén　　sān ér sān zhī　　hé zé wéi jiǔ　　jiǔ fēn wéi jiǔ yě　　jiǔ yě wéi jiǔ zàng

成地，三而成人，三而三之，合则为九，九分为九野，九野为九藏，

gù xíng zàng sì　　shén zàng wǔ　　hé wéi jiǔ zàng yǐ yìng zhī yě

故形藏四，神藏五，合为九藏以应之也。

---

① 奇：余数。

帝曰：余已闻六六、九九之会也，夫子言积气盈闰，愿闻何谓气？请夫子发蒙解惑焉。

岐伯曰：此上帝所秘，先师传之也。

帝曰：请遂闻之。

岐伯曰：五日谓之候，三候谓之气，六气谓之时，四时谓之岁，而各从其主治焉。五运相袭，而皆治之，终期①之日，周而复始，时立气布，如环无端，候亦同法。故曰：不知年之所加，气之盛衰，虚实之所起，不可以为工矣。

帝曰：五运之始，如环无端，其太过不及何如？

岐伯曰：五气更立，各有所胜，盛虚之变，此其常也。

帝曰：平气何如？

岐伯曰：无过者也。

帝曰：太过不及奈何？

岐伯曰：在经有也。

帝曰：何谓所胜？

岐伯曰：春胜长夏，长夏胜冬，冬胜夏，夏胜秋，秋胜春，所谓得五行时之胜，各以气命其藏。

帝曰：何以知其胜？

岐伯曰：求其至也，皆归始春。未至而至，此谓太过，则薄所不

---

① 期（jī）：周年。

胜，而乘所胜也，命曰气淫。不分邪僻内生，工不能禁；至而不至，此谓不及，则所胜妄行，而所生受病，所不胜薄之也，命曰气迫。所谓求其至者，气至之时也。谨候其时，气可与期，失时反候，五治不分，邪僻内生，工不能禁也。

帝曰：有不袭乎？

岐伯曰：苍天之气，不得无常也。气之不袭，是谓非常，非常则变矣。

帝曰：非常而变，奈何？

岐伯曰：变至则病，所胜则微，所不胜则甚，因而重感于邪则死矣，故非其时则微，当其时则甚也。

帝曰：善。余闻气合而有形，因变以正名。天地之运，阴阳之化，其于万物，孰少孰多，可得闻乎？

岐伯曰：悉乎哉问也！天至广不可度，地至大不可量，大神灵问，请陈其方。草生五色，五色之变，不可胜视；草生五味，五味之美，不可胜极。嗜欲不同，各有所通。天食人以五气，地食人以五味。五气入鼻，藏于心肺，上使五色修明，音声能彰；五味入口，藏于肠胃，味有所藏，以养五气，气和而生，津液相成，神乃自生。

帝曰：藏象何如？

岐伯曰：心者，生之本，神之变也；其华在面，其充在血脉，为阳中之太阳，通于夏气。肺者，气之本，魄之处也；其华在毛，其充在皮，为阳中之太阴，通于秋气。肾者，主蛰，封藏之本，精之处也；其华在发，其充在骨，为阴中之少阴，通于冬气。肝者，罢极之本，魂之居也；其华在爪，其充在筋，以生血气，其味酸，其色苍，此为阳中之少阳，通于春气。脾、胃、大肠、小肠、三焦、膀胱者，仓廪之本，营之居也，名曰器，能化糟粕，转味而入出者也；其华在唇四白，其充在肌，其味甘，其色黄，此至阴之类，通于土气。凡十一藏，取决于胆也。

故人迎一盛，病在少阳，二盛病在太阳，三盛病在阳明，四盛以上为格阳。寸口一盛，病在厥阴，二盛病在少阴，三盛病在太阴，四盛以上为关阴。人迎与寸口俱盛四倍以上为关格，关格之脉赢①，不能极于天地之精气，则死矣。

五藏生成篇第十

心之合脉也，其荣色也，其主肾也。肺之合皮也，其荣毛也，其主心也。肝之合筋也，其荣爪也，其主肺也。脾之合肉也，其荣唇也，其主肝也。肾之合骨也，其荣发也，其主脾也。

---

① 赢：同"盈"，指气血都盛溢出来了。这时先后天的精气即将耗尽，阴阳亢极而不和。

是故多食咸，则脉凝泣①而变色；多食苦，则皮槁而毛拔；多食辛，则筋急而爪枯；多食酸，则肉胝䐃而唇揭；多食甘，则骨痛而发落。此五味之所伤也。故心欲苦，肺欲辛，肝欲酸，脾欲甘，肾欲咸。此五味之所合也。

五藏之气，故色见青如草兹者死，黄如枳实者死，黑如炲者死，赤如衃者死，白如枯骨者死，此五色之见死也；青如翠羽者生，赤如鸡冠者生，黄如蟹腹者生，白如豕膏者生，黑如乌羽者生，此五色之见生也。生于心，如以缟裹朱；生于肺，如以缟裹红；生于肝，如以缟裹绀；生于脾，如以缟裹栝楼实；生于肾，如以缟裹紫。此五藏所生之外荣也。

色味当五藏：白当肺，辛；赤当心，苦；青当肝，酸；黄当脾，甘；黑当肾，咸。故白当皮，赤当脉，青当筋，黄当肉，黑当骨。

诸脉者，皆属于目；诸髓者，皆属于脑；诸筋者，皆属于节；诸血者，皆属于心；诸气者，皆属于肺。此四支八溪之朝夕也。故人卧，血归于肝，肝受血而能视，足受血而能步，掌受血而能握，指受血而能摄。卧出而风吹之，血凝于肤者为痹，凝于脉者为泣，凝于足者为厥，此三者，血行而不得反其空，故为痹厥也。人有大谷十二分，小溪三百五十四名，少十二俞，此皆卫气之所留止，邪气之所客也，针石缘而去之。

---

① 泣：同"涩"，血凝于脉而不畅。

诊病之始，五决为纪，欲知其始，先建其母。所谓五决者，五脉也。

是以头痛颠疾，下虚上实，过在足少阴、巨阳，甚则入肾。徇蒙

招尤，目冥耳聋，下实上虚，过在足少阳、厥阴，甚则入肝。腹满膹

胀，支膈胠胁，下厥上冒，过在足太阴、阳明。咳嗽上气，厥在胸

中，过在手阳明、太阴。心烦头痛，病在膈中，过在手巨阳、少阴。

夫脉之小大、滑涩、浮沉，可以指别；五藏之象，可以类推；五藏

相音，可以意识；五色微诊，可以目察。能合脉色，可以万全。

赤脉之至也，喘而坚，诊曰有积气在中，时害于食，名曰心痹，

得之外疾，思虑而心虚，故邪从之。白脉之至也，喘而浮，上虚下实，

惊，有积气在胸中，喘而虚，名曰肺痹，寒热，得之醉而使内也。青

脉之至也，长而左右弹，有积气在心下支肤，名曰肝痹，得之寒湿，与

疝同法，腰痛，足清，头痛。黄脉之至也，大而虚，有积气在腹中，

有厥气，名曰厥疝，女子同法，得之疾使四支汗出当风。黑脉之至也，

上坚而大，有积气在小腹与阴，名曰肾痹，得之沐浴清水而卧。

凡相五色之奇脉，面黄目青，面黄目赤，面黄目白，面黄目黑

者，皆不死也。面青目赤，面赤目白，面青目黑，面黑目白，面赤目

青，皆死也。

五藏别论篇第十一

黄帝问曰：余闻方士，或以脑髓为藏，或以肠胃为藏，或以为府。

gǎn wèn gēng xiāng fǎn　　jiē zì wèi shì　　bù zhī qí dào　　yuàn wén qí shuō
敢问更相反，皆自谓是。不知其道，愿闻其说。

qí bó duì yuē　nǎo　suǐ　gǔ　mài　dǎn　nǚ zǐ bāo　cǐ liù zhě　dì qì zhī suǒ shēng yě
岐伯对曰：脑、髓、骨、脉、胆、女子胞，此六者，地气之所生也，

jiē cáng yú yīn ér xiàng yú dì　gù cáng ér bú xiè　míng yuē qí héng zhī fǔ　fú wèi dà cháng xiǎo
皆藏于阴而象于地，故藏而不泻，名曰奇恒之府。夫胃、大肠、小

cháng　sān jiāo　páng guāng　cǐ wǔ zhě　tiān qì zhī suǒ shēng yě　qí qì xiàng tiān　gù xiè ér bù cáng
肠、三焦、膀胱，此五者，天气之所生也，其气象天，故泻而不藏，

cǐ shòu wǔ zàng zhuó qì　míng yuē chuán huà zhī fǔ　cǐ bù néng jiǔ liú　shū xiè zhě yě　pò mén yì wéi wǔ
此受五藏浊气，名曰传化之府。此不能久留，输泻者也。魄门亦为五

zàng shǐ　shuǐ gǔ bù dé jiǔ cáng　suǒ wèi wǔ zàng zhě　cáng jīng qì ér bú xiè yě　gù mǎn ér bù néng shí
藏使，水谷不得久藏。所谓五藏者，藏精气而不泻也，故满而不能实。

liù fǔ zhě　chuán huà wù ér bù cáng　gù shí ér bù néng mǎn yě　suǒ yǐ rán zhě　shuǐ gǔ rù kǒu　zé
六府者，传化物而不藏，故实而不能满也。所以然者，水谷入口，则

wèi shí ér cháng xū　shí xià　zé cháng shí ér wèi xū　gù yuē　shí ér bù mǎn　mǎn ér bù shí yě
胃实而肠虚；食下，则肠实而胃虚，故曰，实而不满，满而不实也。

dì yuē　qì kǒu hé yǐ dú wéi wǔ zàng zhǔ
帝曰：气口何以独为五藏主？

qí bó yuē　wèi zhě　shuǐ gǔ zhī hǎi　liù fǔ zhī dà yuán yě　wǔ wèi rù kǒu　cáng yú wèi　yǐ
岐伯曰：胃者，水谷之海，六府之大源也。五味入口，藏于胃，以

yǎng wǔ zàng qì　qì kǒu yì tài yīn yě　shì yǐ wǔ zàng liù fǔ zhī qì wèi　jiē chū yú wèi　biàn xiàn yú
养五藏气；气口亦太阴也，是以五藏六府之气味，皆出于胃，变见^①于

qì kǒu　gù wǔ qì rù bí　cáng yú xīn fèi　xīn fèi yǒu bìng　ér bí wéi zhī bú lì yě　fán zhì bìng bì
气口。故五气入鼻，藏于心肺；心肺有病，而鼻为之不利也。凡治病必

chá qí xià　shì qí mài　guān qí zhì yì　yǔ qí bìng yě
察其下，适其脉，观其志意，与其病也。

jū yú guǐ shén zhě　bù kě yǔ yán zhì dé　wù yú zhēn shí zhě　bù kě yǔ yán zhì qiǎo　bìng bù xǔ
拘于鬼神者，不可与言至德；恶于针石者，不可与言至巧；病不许

zhì zhě　bìng bì bú zhì　zhì zhī wú gōng yǐ
治者，病必不治，治之无功矣。

yì fǎ fāng yí lùn piān dì shí èr
异法方宜论篇第十二

huáng dì yuē　yī zhī zhì bìng yě　yí bìng ér zhì gè bù tóng　jiē yù　hé yě
黄帝曰：医之治病也，一病而治各不同，皆愈，何也？

---

① 见：同"现"，表现。

岐伯对曰：地势使然也。

故东方之域，天地之所始生也。鱼盐之地，海滨傍水。其民食鱼而嗜咸，皆安其处，美其食。鱼者使人热中，盐者胜血，故其民皆黑色疏理，其病皆为痈疡，其治宜砭石。故砭石者，亦从东方来。

西方者，金玉之域，沙石之处，天地之所收引也。其民陵居而多风，水土刚强，其民不衣而褐荐，其民华食而脂肥，故邪不能伤其形体，其病生于内，其治宜毒药。故毒药者，亦从西方来。

北方者，天地所闭藏之域也，其地高陵居，风寒冰冽。其民乐野处而乳食，藏寒生满病，其治宜灸焫。故灸焫者，亦从北方来。

南方者，天地之所长养，阳之所盛处也。其地下，水土弱，雾露之所聚也。其民嗜酸而食胕①，故其民皆致理而赤色，其病挛痹，其治宜微针。故九针者，亦从南方来。

中央者，其地平以湿，天地所以生万物也众。其民食杂而不劳，故其病多痿厥寒热，其治宜导引按跷。故导引按跷者，亦从中央出也。

故圣人杂合以治，各得其所宜。故治所以异而病皆愈者，得病之情，知治之大体也。

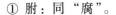

① 胕：同"腐"。

移精变气论篇第十三

黄帝问曰：余闻古之治病，惟其移精变气，可祝由而已。今世治病，毒药治其内，针石治其外，或愈或不愈，何也？

岐伯对曰：往古人居禽兽之间，动作以避寒，阴居以避暑，内无眷慕之累，外无伸宦之形，此恬憺之世，邪不能深入也。故毒药不能治其内，针石不能治其外，故可移精祝由而已。当今之世不然，忧患缘其内，苦形伤其外，又失四时之从，逆寒暑之宜，贼风数至，虚邪朝夕，内至五藏骨髓，外伤空窍肌肤；所以小病必甚，大病必死，故祝由不能已也。

帝曰：善。余欲临病人，观死生，决嫌疑，欲知其要，如日月光，可得闻乎？

岐伯曰：色脉者，上帝之所贵也，先师之所传也。上古使僦贷季，理色脉而通神明，合之金木水火土、四时、八风、六合，不离其常，变化相移，以观其妙，以知其要。欲知其要，则色脉是矣。色以应日，脉以应月，常求其要，则其要也。夫色之变化，以应四时之脉，此上帝之所贵，以合于神明也，所以远死而近生。生道以长，命曰圣王。

中古之治病，至而治之，汤液十日，以去八风五痹之病，十日不已，治以草苏草荄之枝，本末为助，标本已得，邪气乃服。暮世之治病

也则不然，治不本四时，不知日月，不审逆从，病形已成，乃欲微针

治其外，汤液治其内，粗工凶凶，以为可攻，故病未已，新病复起。

帝曰：愿闻要道。

岐伯曰：治之要极，无失色脉，用之不惑，治之大则。逆从倒行，

标本不得，亡神失国！去故就新，乃得真人。

帝曰：余闻其要于夫子矣！夫子言不离色脉，此余之所知也。

岐伯曰：治之极于一。

帝曰：何谓一？

岐伯曰：一者，因得之。

帝曰：奈何？

岐伯曰：闭户塞牖，系之病者，数问其情，以从其意，得神者昌，

失神者亡。

帝曰：善。

汤液醪醴论篇第十四

黄帝问曰：为五谷汤液及醪醴，奈何？

岐伯对曰：必以稻米，炊之稻薪，稻米者完，稻薪者坚。

帝曰：何以然？

岐伯曰：此得天地之和，高下之宜，故能至完；伐取得时，故能至

jiān yě
坚也。

dì yuē shàng gǔ shèng rén zuò tāng yè láo lǐ wéi ér bú yòng hé yě
帝曰：上古圣人作汤液醪醴，为而不用，何也？

qí bó yuē zì gǔ shèng rén zhī zuò tāng yè láo lǐ zhě yǐ wéi bèi ěr fú shàng gǔ zuò tāng yè
岐伯曰：自古圣人之作汤液醪醴者，以为备耳。夫上古作汤液，

gù wéi ér fú fú yě zhōng gǔ zhī shì dào dé shāo shuāi xié qì shí zhì fú zhī wàn quán
故为而弗服也。中古之世，道德稍衰，邪气时至，服之万全。

dì yuē jīn zhī shì bú bì yǐ hé yě
帝曰：今之世不必已，何也？

qí bó yuē dāng jīn zhī shì bì jì dú yào gōng qí zhōng chán shí zhēn ài zhì qí wài yě
岐伯曰：当今之世，必齐①毒药攻其中，镵石、针艾治其外也。

dì yuē xíng bì xuè jìn ér gōng bú lì zhě hé
帝曰：形弊血尽而功不立者何？

qí bó yuē shén bù shǐ yě
岐伯曰：神不使也。

dì yuē hé wèi shén bù shǐ
帝曰：何谓神不使？

qí bó yuē zhēn shí dào yě jīng shén bú jìn zhì yì bú zhì gù bìng bù kě yù jīn jīng huài
岐伯曰：针石，道也。精神不进，志意不治，故病不可愈。今精坏

shén qù róng wèi bù kě fù shōu hé zhě shì yù wú qióng ér yōu huàn bù zhǐ jīng qì chí huài yíng
神去，荣卫不可复收，何者？嗜欲无穷，而忧患不止，精气弛坏，荣②

sè wèi chú gù shén qù zhī ér bìng bú yù yě
泣卫除，故神去之而病不愈也。

dì yuē fú bìng zhī shǐ shēng yě jí wēi jí jīng bì xiān rù jié yú pí fū jīn liáng gōng jiē chēng
帝曰：夫病之始生也，极微极精，必先入结于皮肤。今良工皆称

yuē bìng chéng míng yuē nì zé zhēn shí bù néng zhì liáng yào bù néng jí yě jīn liáng gōng jiē dé qí fǎ
曰病成，名曰逆，则针石不能治，良药不能及也。今良工皆得其法，

shǒu qí shù qīn qì xiōng dì yuǎn jìn yīn shēng rì wén yú ěr wǔ sè rì jiàn yú mù ér bìng bú yù zhě
守其数，亲戚兄弟远近，音声日闻于耳，五色日见于目，而病不愈者，

yì hé xiá bù zǎo hū
亦何暇不早乎？

qí bó yuē bìng wéi běn gōng wéi biāo biāo běn bù dé xié qì bù fú cǐ zhī wèi yě
岐伯曰：病为本，工为标，标本不得，邪气不服，此之谓也。

dì yuē qí yǒu bù cóng háo máo ér shēng wǔ zàng yáng yǐ jié yě jīn yè chōng guō qí pò dú jū
帝曰：其有不从毫毛而生，五藏阳以竭也，津液充郭，其魄独居，

---

① 齐：同"剂"，配伍也。
② 荣：同"营"。荣泣，泛指血瘀、不通畅。

gū jīng yú nèi　　qì hào yú wài　　xíng bù kě yǔ yī xiāng bǎo　　cǐ sì jí jí ér dòng zhōng　　shì qì jù yú

孤精于内，气耗于外，形不可与衣相保，此四极急而动中，是气拒于

nèi　　ér xíng shī yú wài　　zhì zhī nài hé

内，而形施于外，治之奈何？

qí bó yuē　　píng zhì yú quán héng　　qù yū chén cuò　　wēi dòng sì jí　　wēn yī　　miù cì qí chù　　yǐ

岐伯曰：平治于权衡，去宛陈莝，微动四极，温衣，缪刺其处，以

fù qí xíng　　kāi guǐ mén　　jié jìng fǔ　　jīng yǐ shí fú　　wǔ yáng yǐ bù　　shū dí wǔ zàng　　gù jīng zì

复其形。开鬼门，洁净府，精以时服，五阳已布，疏涤五藏。故精自

shēng　　xíng zì shèng　　gǔ ròu xiāng bǎo　　jù qì nǎi píng

生，形自盛，骨肉相保，巨气乃平。

dì yuē　　shàn

帝曰：善。

yù bǎn lùn yào piān dì shí wǔ

玉版论要篇第十五

huáng dì wèn yuē　　yú wén　　kuí duó　　qí héng　　suǒ zhī bù tóng　　yòng zhī nài hé

黄帝问曰：余闻《揆度》《奇恒》，所指不同，用之奈何？

qí bó yuē　　kuí duó zhě　　duó bìng zhī qiǎn shēn yě　　qí héng　　zhě　　yán qí bìng yě　　qǐng yán

岐伯曰：《揆度》者，度病之浅深也。《奇恒》者，言奇病也。请言

dào zhī zhì shù　　wǔ sè　　mài biàn　　kuí duó　　qí héng　　dào zài yú yī　　shén zhuǎn bù huí　　huí

道之至数，《五色》《脉变》《揆度》《奇恒》，道在于一。神转不回，回

zé bù zhuǎn　　nǎi shī qí jī　　zhì shù zhī yào　　pò jìn yǐ wēi　　zhù zhī yù bǎn　　mìng yuē hé　　yù jī

则不转，乃失其机。至数之要，迫近以微，著之玉版，命曰合《玉机》。

róng sè xiàn shàng xià zuǒ yòu　　gè zài qí yào　　qí sè xiàn qiǎn zhě　　tāng yè zhǔ zhì　　shí rì yǐ

容色见①上下左右，各在其要。其色见浅者，汤液主治，十日已；

qí xiàn shēn zhě　　bì jì zhǔ zhì　　èr shí yī rì yǐ　　qí xiàn dà shēn zhě　　láo jiǔ zhǔ zhì　　bǎi rì yǐ

其见深者，必齐主治，二十一日已；其见大深者，醪酒主治，百日已；

sè yāo miàn tuō　　bú zhì　　bǎi rì jìn yǐ　　mài duǎn qì jué sǐ　　bìng wēn xū shèn sǐ

色夭面脱，不治，百日尽已。脉短气绝死，病温虚甚死。

sè xiàn shàng xià zuǒ yòu　　gè zài qí yào　　shàng wéi nì　　xià wéi cóng　　nǚ zǐ yòu wéi nì　　zuǒ wéi

色见上下左右，各在其要。上为逆，下为从；女子右为逆，左为

cóng　　nán zǐ zuǒ wéi nì　　yòu wéi cóng　　yì　　chóng yáng sǐ　　chóng yīn sǐ　　yīn yáng fǎn tā　　zhì zài quán

从；男子左为逆，右为从。易，重阳死，重阴死。阴阳反他，治在权

---

① 见：同"现"。

héng xiāng duó　　qí héng　shì yě　　kuí duó　shì yě
衡 相 夺，《奇 恒》事 也，《揆 度》事 也。

bó mài bì bì　hán rè zhī jiāo　mài gū wéi xiāo qì　　xū xiè wéi duó xuè　gū wéi nì　xū wéi cóng
搏 脉 痹 躄，寒 热 之 交。脉 孤 为 消 气；虚 泄 为 夺 血。孤 为 逆，虚 为 从。

xíng　qí héng　zhī fǎ　yǐ tài yīn shǐ　xíng suǒ bú shèng yuē nì　nì zé sǐ　xíng suǒ shèng yuē cóng
行《奇 恒》之 法，以 太 阴 始，行 所 不 胜 曰 逆，逆 则 死；行 所 胜 曰 从，

cóng zé huó　bā fēng sì shí zhī shèng　zhōng ér fù shǐ　nì xíng yí guò　bú fù kě shǔ　lùn yào bì yǐ
从 则 活。八 风 四 时 之 胜，终 而 复 始，逆 行 一 过，不 复 可 数。论 要 毕 矣。

zhěn yào jīng zhōng lùn piān dì shí liù
诊 要 经 终 论 篇 第 十 六

huáng dì wèn yuē　zhěn yào hé rú
黄 帝 问 曰：诊 要 何 如？

qí bó duì yuē　zhēng yuè　　èr yuè　tiān qì shǐ fāng　dì qì shǐ fā　rén qì zài gān　sān yuè
岐 伯 对 曰：正 月、二 月，天 气 始 方，地 气 始 发，人 气 在 肝；三 月、

sì yuè　tiān qì zhèng fāng　dì qì dìng fā　rén qì zài pí　wǔ yuè　liù yuè　tiān qì shèng　dì qì
四 月，天 气 正 方，地 气 定 发，人 气 在 脾；五 月、六 月，天 气 盛，地 气

gāo　rén qì zài tóu　qī yuè　bā yuè　yīn qì shǐ shā　rén qì zài fèi　jiǔ yuè　shí yuè　yīn qì
高，人 气 在 头；七 月、八 月，阴 气 始 杀，人 气 在 肺；九 月、十 月，阴 气

shǐ bīng　dì qì shǐ bì　rén qì zài xīn　shí yī yuè　shí èr yuè　bīng fù　dì qì hé　rén qì
始 冰，地 气 始 闭，人 气 在 心；十 一 月、十 二 月，冰 复，地 气 合，人 气

zài shèn
在 肾。

gù chūn cì sàn shù　　jí yǔ fēn lǐ　xuè chū ér zhǐ　shèn zhě chuán qì　jiān zhě huán yě　xià cì luò
故 春 刺 散 俞，及 与 分 理，血 出 而 止，甚 者 传 气，间 者 环 也。夏 刺 络

shù　jiàn xuè ér zhǐ　jìn qì bì huán　tòng bìng bì xià　qiū cì pí fū　xún lǐ　shàng xià tóng fǎ　shén
俞，见 血 而 止，尽 气 闭 环，痛 病 必 下。秋 刺 皮 肤，循 理，上 下 同 法，神

biàn ér zhǐ　dōng cì shù qiào yú fēn lǐ　shèn zhě zhí xià　jiàn zhě sàn xià　chūn xià qiū dōng　gè yǒu suǒ
变 而 止。冬 刺 俞 窍 于 分 理，甚 者 直 下，间 者 散 下。春 夏 秋 冬，各 有 所

cì　fǎ qí suǒ zài
刺，法 其 所 在。

chūn cì xià fèn　mài luàn qì wēi　rù yín gǔ suǐ　bìng bù néng yù　lìng rén bú shì shí　yòu qiě shǎo
春 刺 夏 分，脉 乱 气 微，入 淫 骨 髓，病 不 能 愈，令 人 不 嗜 食，又 且 少

qì　chūn cì qiū fèn　jīn luán nì qì　huán wéi ké sòu　bìng bú yù　lìng rén shí jīng　yòu qiě kū　chūn
气；春 刺 秋 分，筋 挛 逆 气，环 为 咳 嗽，病 不 愈，令 人 时 惊，又 且 哭；春

cì dōng fèn　xié qì zhuó cáng　lìng rén zhàng　bìng bú yù　yòu qiě yù yán yǔ
刺 冬 分，邪 气 著 藏，令 人 胀，病 不 愈，又 且 欲 言 语。

034

夏刺春分，病不愈，令人解堕；夏刺秋分，病不愈，令人心中欲无

言，惕惕如人将捕之；夏刺冬分，病不愈，令人少气，时欲怒。

秋刺春分，病不已，令人惕然，欲有所为，起而忘之；秋刺夏分，

病不已，令人益嗜卧，又且善梦；秋刺冬分，病不已，令人洒洒①时寒。

冬刺春分，病不已，令人欲卧不能眠，眠而有见；冬刺夏分，病不

愈，气上，发为诸痹；冬刺秋分，病不已，令人善渴。

凡刺胸腹者，必避五藏。中心者，环死；中脾者，五日死；中肾

者，七日死；中肺者，五日死；中膈者，皆为伤中，其病虽愈，不过

一岁必死。刺避五藏者，知逆从也。所谓从者，膈与脾肾之处，不知者

反之。刺胸腹者，必以布憿著之，乃从单布上刺，刺之不愈，复刺。刺

针必肃，刺肿摇针，经刺勿摇。此刺之道也。

帝曰：愿闻十二经脉之终奈何？

岐伯曰：太阳之脉，其终也，戴眼、反折、瘛疭，其色白，绝汗乃

出，出则死矣。少阳终者，耳聋，百节皆纵，目睘绝系。绝系一日半

死，其死也，色先青白，乃死矣。阳明终者，口目动作，善惊，妄言，

色黄，其上下经盛，不仁则终矣。少阴终者，面黑，齿长而垢，腹

胀闭，上下不通而终矣。太阴终者，腹胀闭不得息，善噫善呕，呕

则逆，逆则面赤，不逆则上下不通，不通则面黑，皮毛焦而终矣。厥

阴终者，中热嗌干，善溺心烦，甚则舌卷，卵上缩而终矣。此十二经

---

① 洒洒：寒冷之貌，音同"显"。

zhǐ suǒ bài yě
之所败也。

mài yào jīng wēi lùn piān dì shí qī
脉要精微论篇第十七

huáng dì wèn yuē　zhěn fǎ hé rú
黄帝问曰：诊法何如？

qí bó duì yuē　zhěn fǎ cháng yǐ píng dàn　yīn qì wèi dòng　yáng qì wèi sàn　yǐn shí wèi jìn　jīng mài
岐伯对曰：诊法常以平旦，阴气未动，阳气未散，饮食未进，经脉

wèi shèng　luò mài tiáo yún　qì xuè wèi luàn　gù nǎi kě zhěn yǒu guò zhī mài
未盛，络脉调匀，气血未乱，故乃可诊有过之脉。

qiè mài dòng jìng ér shì jīng míng　chá wǔ sè　guān wǔ zàng yǒu yú bù zú　liù fǔ qiáng ruò　xíng zhī
切脉动静而视精明，察五色，观五藏有余不足，六府强弱，形之

shèng shuāi　yǐ cǐ cān wǔ　jué sǐ shēng zhī fēn
盛衰。以此参伍，决死生之分。

036

fú mài zhě　xuè zhī fǔ yě　cháng zé qì zhì　duǎn zé qì bìng　shuò zé fán xīn　dà zé bìng jìn
夫脉者，血之府也。长则气治，短则气病，数①则烦心，大则病进，

shàng shèng zé qì gāo　xià shèng zé qì zhàng　dài zé qì shuāi　xì zé qì shǎo　sè zé xīn tòng　hún hún
上盛则气高，下盛则气胀，代则气衰，细则气少，涩则心痛，浑浑

jí zhì rú yǒng quán　bìng jìn ér sè bì　mián mián qí qù rú xián jué　sǐ
革②至如涌泉。病进而色弊，绵绵其去如弦绝，死。

fú jīng míng wǔ sè zhě　qì zhī huá yě　chì yù rú bái guǒ zhū　bú yù rú zhě　bái yù rú é yǔ
夫精明五色者，气之华也。赤欲如白裹朱，不欲如赭；白欲如鹅羽，

bú yù rú yán　qīng yù rú cāng bì zhī zé　bú yù rú lán　huáng yù rú luó guǒ xióng huáng　bú yù rú huáng
不欲如盐；青欲如苍璧之泽，不欲如蓝；黄欲如罗裹雄黄，不欲如黄

tǔ　hēi yù rú chóng qī sè　bú yù rú dì cāng　wǔ sè jīng wēi xiàng xiàn yǐ　qí shòu bù jiǔ yě　fú
土；黑欲如重漆色，不欲如地苍。五色精微象见矣，其寿不久也。夫

jīng míng zhě　suǒ yǐ shì wàn wù　bié bái hēi　shěn duǎn cháng　yǐ cháng wéi duǎn　yǐ bái wéi hēi　rú shì
精明者，所以视万物，别白黑，审短长，以长为短，以白为黑，如是

zé jīng shuāi yǐ
则精衰矣。

wǔ zàng zhě　zhōng zhī shǒu yě　zhōng shèng zàng mǎn　qì shèng shāng kǒng zhě　shēng rú cóng shì zhōng yán
五藏者，中之守也。中盛藏满，气胜伤恐者，声如从室中言，

---

① 数：屡次。
② 革：（病）危急。

是中气之湿也；言而微，终日乃复言者，此夺气也；衣被不敛，言语

善恶，不避亲疏者，此神明之乱也；仓廪不藏者，是门户不要也；水

泉不止者，是膀胱不藏也。得守者生，失守者死。夫五藏者，身之强

也。头者，精明之府，头倾视深，精神将夺矣；背者，胸中之府，背

曲肩随，府将坏矣；腰者，肾之府，转摇不能，肾将惫①矣；膝者，筋

之府，屈伸不能，行则偻②附，筋将惫矣；骨者，髓之府，不能久立，

行则振掉，骨将惫矣。得强则生，失强则死。

岐伯曰：反四时者，有余为精，不足为消。应太过，不足为精；应

不足，有余为消。阴阳不相应，病名曰关格。

帝曰：脉其四时动奈何？知病之所在奈何？知病之所变奈何？知病

乍在内奈何？知病乍在外奈何？请问此五者，可得闻乎？

岐伯曰：请言其与天运转大也。万物之外，六合之内，天地之变，

阴阳之应，彼春之暖，为夏之暑，彼秋之忿，为冬之怒。四变之动，脉

与之上下，以春应中规，夏应中矩，秋应中衡，冬应中权。是故冬

至四十五日，阳气微上，阴气微下；夏至四十五日，阴气微上，阳气

微下。阴阳有时，与脉为期，期而相失，知脉所分，分之有期，故知死

时。微妙在脉，不可不察，察之有纪，从阴阳始，始之有经，从五行

生，生之有度，四时为宜，补泻勿失，与天地如一，得一之情，以知

---

① 惫：同"败"，坏也。

② 偻：（身体）弯曲。

sǐ shēng　shì gù shēng hé wǔ yīn　sè hé wǔ xíng　mài hé yīn yáng
死生。是故声合五音，色合五行，脉合阴阳。

shì zhī yīn shèng zé mèng shè dà shuǐ kǒng jù　yáng shèng zé mèng dà huǒ fán zhuó　yīn yáng jù shèng zé mèng
是知阴盛则梦涉大水恐惧，阳盛则梦大火燔灼，阴阳俱盛则梦

xiāng shā huǐ shāng　shàng shèng zé mèng fēi　xià shèng zé mèng duò　shèn bǎo zé mèng yǔ　shèn jī zé mèng qǔ
相杀毁伤；上盛则梦飞，下盛则梦堕；甚饱则梦予，甚饥则梦取；

gān qì shèng zé mèng nù　fèi qì shèng zé mèng kū　duǎn chóng duō zé mèng jù zhòng　cháng chóng duō zé mèng xiāng
肝气盛则梦怒，肺气盛则梦哭；短虫多则梦聚众，长虫多则梦相

jī huǐ shāng
击毁伤。

shì gù chí mài yǒu dào　xū jìng wéi bǎo　chūn rì fú　rú yú zhī yóu zài bō　xià rì zài fū　fàn
是故持脉有道，虚静为保。春日浮，如鱼之游在波；夏日在肤，泛

fàn hū wàn wù yǒu yú　qiū rì xià fū　zhé chóng jiāng qù　dōng rì zài gǔ　zhé chóng zhōu mì　jūn zǐ jū
泛乎万物有余；秋日下肤，蛰虫将去；冬日在骨，蛰虫周密，君子居

shì　gù yuē　zhī nèi zhě àn ér jì zhī　zhī wài zhě zhōng ér shǐ zhī　cǐ liù zhě　chí mài zhī dà fǎ
室。故曰：知内者按而纪之，知外者终而始之。此六者，持脉之大法。

xīn mài bó jiān ér cháng　dāng bìng shé juǎn bù néng yán　qí ruǎn ér sàn zhě　dāng xiāo huán zì jǐ　fèi
心脉搏坚而长，当病舌卷不能言；其软而散者，当消环自己。肺

mài bó jiān ér cháng　dāng bìng tuò xuè　qí ruǎn ér sàn zhě　dāng bìng guàn hàn　zhì lìng bú fù sàn fā yě
脉搏坚而长，当病唾血；其软而散者，当病灌汗，至令不复散发也。

gān mài bó jiān ér cháng　sè bù qīng　dāng bìng zhuì ruò bó　yīn xuè zài xié xià　lìng rén chuǎn nì　qí ruǎn
肝脉搏坚而长，色不青，当病坠若搏，因血在胁下，令人喘逆；其软

ér sàn　sè zé zhě　dāng bìng yì yǐn　yì yǐn zhě　kě bào duō yǐn　ér yì rù jī pí cháng wèi zhī wài
而散，色泽者，当病溢饮。溢饮者，渴暴多饮，而易入肌皮肠胃之外

yě　wèi mài bó jiān ér cháng　qí sè chì　dāng bìng zhé bì　qí ruǎn ér sàn zhě　dāng bìng shí bì　pí mài
也。胃脉搏坚而长，其色赤，当病折髀；其软而散者，当病食痹。脾脉

bó jiān ér cháng　qí sè huáng　dāng bìng shǎo qì　qí ruǎn ér sàn　sè bù zé zhě　dāng bìng zú héng zhǒng
搏坚而长，其色黄，当病少气；其软而散，色不泽者，当病足胻肿，

ruò shuǐ zhuàng yě　shèn mài bó jiān ér cháng　qí sè huáng ér chì zhě　dāng bìng zhé yāo　qí ruǎn ér sàn zhě
若水状也。肾脉搏坚而长，其色黄而赤者，当病折腰；其软而散者，

dāng bìng shǎo xuè　zhì jīn bú fù yě
当病少血，至今不复也。

dì yuē　zhěn dé xīn mài ér jí　cǐ wéi hé bìng　bìng xíng hé rú
帝曰：诊得心脉而急，此为何病？病形何如？

qí bó yuē　bìng míng xīn shàn　shào fù dāng yǒu xíng yě
岐伯曰：病名心疝，少腹当有形也。

dì yuē　hé yǐ yán zhī
帝曰：何以言之？

qí bó yuē　xīn wéi mǔ zàng　xiǎo cháng wéi zhī shǐ　gù yuē shào fù dāng yǒu xíng yě
岐伯曰：心为牡藏，小肠为之使，故曰少腹当有形也。

dì yuē　zhěn dé wèi mài　bìng xíng hé rú
帝曰：诊得胃脉，病形何如？

qí bó yuē　wèi mài shí zé zhàng　xū zé xiè
岐伯曰：胃脉实则胀，虚则泄。

dì yuē　bìng chéng ér biàn hé wèi
帝曰：病成而变何谓？

qí bó yuē　fēng chéng wéi hán rè　dān chéng wéi xiāo zhōng　jué chéng wéi diān jí　jiǔ fēng wéi sūn xiè
岐伯曰：风成为寒热；瘅成为消中；厥成为颠疾；久风为飧泄；

mài fēng chéng wéi lì　bìng zhī biàn huà　bù kě shèng shǔ
脉风成为疠。病之变化，不可胜数。

dì yuē　zhū yōng zhǒng jīn luán gǔ tòng　cǐ jiē ān shēng
帝曰：诸痈肿筋挛骨痛，此皆安生？

qí bó yuē　cǐ hán qì zhī zhǒng　bā fēng zhī biàn yě
岐伯曰：此寒气之肿，八风之变也。

dì yuē　zhì zhī nài hé
帝曰：治之奈何？

qí bó yuē　cǐ sì shí zhī bìng　yǐ qí shèng zhì zhī yù yě
岐伯曰：此四时之病，以其胜治之愈也。

dì yuē　yǒu gù bìng wǔ zàng fā dòng　yīn shāng mài sè　gè hé yǐ zhī qí jiǔ bào zhì zhī bìng hū
帝曰：有故病五藏发动，因伤脉色，各何以知其久暴至之病乎？

qí bó yuē　xī hū zāi wèn yě　zhēng qí mài xiǎo sè bù duó zhě　xīn bìng yě　zhēng qí mài bù duó
岐伯曰：悉乎哉问也！徵其脉小色不夺者，新病也；徵其脉不夺，

qí sè duó zhě　cǐ jiǔ bìng yě　zhēng qí mài yǔ wǔ sè jù duó zhě　cǐ jiǔ bìng yě　zhēng qí mài yǔ wǔ
其色夺者，此久病也；徵其脉与五色俱夺者，此久病也；徵其脉与五

sè jù bù duó zhě　xīn bìng yě　gān yǔ shèn mài bìng zhì　qí sè cāng chì　dāng bìng huǐ shāng bú jiàn xuè
色俱不夺者，新病也。肝与肾脉并至，其色苍赤，当病毁伤不见血，

yǐ jiàn xuè　shī ruò zhòng shuǐ yě
已见血，湿若中水也。

chǐ nèi liǎng bàng　zé jì xié yě　chǐ wài yǐ hòu shèn　chǐ lǐ yǐ hòu fù　zhōng fù shàng　zuǒ wài
尺内两傍，则季胁也，尺外以候肾，尺里以候腹。中附上，左外

yǐ hòu gān　nèi yǐ hòu gé　yòu wài yǐ hòu wèi　nèi yǐ hòu pí　shàng fù shàng　yòu wài yǐ hòu fèi
以候肝，内以候膈；右外以候胃，内以候脾。上附上，右外以候肺，

nèi yǐ hòu xiōng zhōng　zuǒ wài yǐ hòu xīn　nèi yǐ hòu dàn zhōng　qián yǐ hòu qián　hòu yǐ hòu hòu　shàng jìng
内以候胸中；左外以候心，内以候膻中。前以候前，后以候后。上竟

shàng zhě　xiōng hóu zhōng shì yě　xià jìng xià zhě　shào fù yāo gǔ xī jìng zú zhōng shì yě
上者，胸喉中事也；下竟下者，少腹腰股膝胫足中事也。

cū dà zhě　yīn bù zú　yáng yǒu yú　wéi rè zhōng yě　lái jí qù xú　shàng shí xià xū　wéi jué
粗大者，阴不足，阳有余，为热中也。来疾去徐，上实下虚，为厥

diān jí　lái xú qù jí　shàng xū xià shí　wéi è fēng yě　gù zhòng è fēng zhě　yáng qì shòu yě
颠疾；来徐去疾，上虚下实，为恶风也，故中恶风者，阳气受也。

yǒu mài jù chén xì shuò zhě　shào yīn jué yě　chén xì shuò sàn zhě　hán rè yě　fú ér sàn zhě　wéi
有脉俱沉细数者，少阴厥也。沉细数散者，寒热也。浮而散者，为

xuàn pū　zhū fú bú zào zhě　jiē zài yáng　zé wéi rè　qí yǒu zào zhě zài shǒu　zhū xì ér chén zhě　jiē
眴仆。诸浮不躁者，皆在阳，则为热；其有躁者在手。诸细而沉者，皆

zài yīn　zé wéi gǔ tòng　qí yǒu jìng zhě zài zú　shuò dòng yí dài zhě　bìng zài yáng zhī mài yě　xiè jí biàn
在阴，则为骨痛；其有静者在足。数动一代者，病在阳之脉也，泄及便

nóng xuè　zhū guò zhě　qiè zhī sè zhě　yáng qì yǒu yú yě　huá zhě　yīn qì yǒu yú yě　yáng qì yǒu yú
脓血。诸过者，切之涩者，阳气有余也；滑者，阴气有余也。阳气有余

wéi shēn rè wú hàn　yīn qì yǒu yú wéi duō hàn shēn hán　yīn yáng yǒu yú zé wú hàn ér hán
为身热无汗；阴气有余为多汗身寒；阴阳有余则无汗而寒。

tuī ér wài zhī　nèi ér bú wài　yǒu xīn fù jī yě　tuī ér nèi zhī　wài ér bú nèi　shēn yǒu rè
推而外之，内而不外，有心腹积也；推而内之，外而不内，身有热

yě　tuī ér shàng zhī　shàng ér bú xià　yāo zú qīng yě　tuī ér xià zhī　xià ér bú shàng　tóu xiàng tòng
也；推而上之，上而不下，腰足清也；推而下之，下而不上，头项痛

yě　àn zhī zhì gǔ　mài qì shǎo zhě　yāo jí tòng ér shēn yǒu bì yě
也。按之至骨，脉气少者，腰脊痛而身有痹也。

píng rén qì xiàng lùn piān dì shí bā
平人气象论篇第十八

huáng dì wèn yuē　píng rén hé rú
黄帝问曰：平人何如？

qí bó duì yuē　rén yì hū mài zài dòng　yì xī mài yì zài dòng　hū xī dìng xī mài wǔ dòng　rùn yǐ
岐伯对曰：人一呼脉再动，一吸脉亦再动，呼吸定息脉五动，闰以

tài xī　mìng yuē píng rén　píng rén zhě bú bìng yě　cháng yǐ bú bìng tiáo bìng rén　yī bú bìng　gù wéi bìng rén
太息，命曰平人。平人者不病也。常以不病调病人，医不病，故为病人

píng xī yǐ tiáo zhī wéi fǎ
平息以调之为法。

rén yì hū mài yí dòng　yì xī mài yí dòng　yuē shǎo qì　rén yì hū mài sān dòng　yì xī mài sān dòng
人一呼脉一动，一吸脉一动，曰少气。人一呼脉三动，一吸脉三动

ér zào　chǐ rè yuē bìng wēn　chǐ bú rè mài huá yuē bìng fēng　mài sè yuē bì　rén yì hū mài sì dòng yǐ
而躁，尺热曰病温；尺不热脉滑曰病风；脉涩曰痹。人一呼脉四动以

shàng yuē sǐ　mài jué bú zhì yuē sǐ　zhà shū zhà shuò yuē sǐ
上曰死；脉绝不至曰死；乍疏乍数曰死。

píng rén zhī cháng qì bǐng yú wèi　wèi zhě　píng rén zhī cháng qì yě　rén wú wèi qì yuē nì　nì
平人之常气禀于胃，胃者，平人之常气也；人无胃气曰逆，逆

zhě sǐ
者死。

春胃微弦曰平，弦多胃少曰肝病，但弦无胃曰死；胃而有毛曰秋病，毛甚曰今病。藏真散于肝，肝藏筋膜之气也。

夏胃微钩曰平，钩多胃少曰心病，但钩无胃曰死；胃而有石曰冬病，石甚曰今病。藏真通于心，心藏血脉之气也。

长夏胃微软弱曰平，弱多胃少曰脾病，但代无胃曰死；软弱有石曰冬病，弱甚曰今病。藏真濡于脾，脾藏肌肉之气也。

秋胃微毛曰平，毛多胃少曰肺病，但毛无胃曰死；毛而有弦曰春病，弦甚曰今病。藏真高于肺，以行荣卫阴阳也。

冬胃微石曰平，石多胃少曰肾病，但石无胃曰死；石而有钩曰夏病，钩甚曰今病。藏真下于肾，肾藏骨髓之气也。

胃之大络，名曰虚里。贯膈络肺，出于左乳下，其动应衣，脉宗气也。盛喘数绝者，则病在中；结而横，有积矣；绝不至曰死。乳之下其动应衣，宗气泄也。

欲知寸口太过与不及。寸口之脉中手短者，曰头痛。寸口脉中手长者，曰足胫痛。寸口脉中手促上击者，曰肩背病。寸口脉沉而坚者，曰病在中。寸口脉浮而盛者，曰病在外。寸口脉沉而弱，曰寒热及疝瘕、少腹痛。寸口脉沉而横，曰胁下有积，腹中有横积痛。寸口脉沉而喘，曰寒热。

脉盛滑坚者，曰病在外。脉小实而坚者，病在内。脉小弱以涩，谓之久病。脉滑浮而疾者，谓之新病。脉急者，曰疝瘕少腹痛。脉滑曰风。脉涩曰痹。缓而滑曰热中。盛而紧曰胀。

脉从阴阳，病易已；脉逆阴阳，病难已。脉得四时之顺，曰病无他；脉反四时及不间藏，曰难已。

臂多青脉，曰脱血。尺脉缓涩，谓之解㑊，安卧；脉盛，谓之脱血；尺涩脉滑，谓之多汗；尺寒脉细，谓之后泄；脉尺粗常热者，谓之热中。

肝见庚辛死，心见壬癸死，脾见甲乙死，肺见丙丁死，肾见戊己死，是谓真藏见皆死。

颈脉动喘疾咳，曰水。目裹微肿，如卧蚕起之状，曰水。溺黄赤，安卧者，黄疸。已食如饥者，胃疸。面肿曰风。足胫肿曰水。目黄者曰黄疸。妇人手少阴脉动甚者，妊子也。

脉有逆从四时，未有藏形，春夏而脉瘦，秋冬而脉浮大，命曰逆四时也。风热而脉静，泄而脱血脉实，病在中脉虚，病在外脉涩坚者，皆难治，命曰反四时也。

人以水谷为本，故人绝水谷则死，脉无胃气亦死。所谓无胃气者，但得真藏脉，不得胃气也。所谓脉不得胃气者，肝不弦，肾不石也。

太阳脉至，洪大以长；少阳脉至，乍数乍疏，乍短乍长；阳明脉至，浮大而短。

夫平心脉来，累累如连珠，如循琅玕，曰心平。夏以胃气为本；病心脉来，喘喘连属，其中微曲，曰心病；死心脉来，前曲后居，如操

dài gōu　　yuē xīn sǐ
带钩，曰心死。

píng fèi mài lái　　yàn yàn niè niè　　rú luò yú jiá　　yuē fèi píng　　qiū yǐ wèi qì wéi běn　　bìng fèi mài
平肺脉来，厌厌聂聂，如落榆荚，曰肺平，秋以胃气为本；病肺脉

lái　　bú shàng bú xià　　rú xún jī yǔ　　yuē fèi bìng　　sǐ fèi mài lái　　rú wù zhī fú　　rú fēng chuī máo
来，不上不下，如循鸡羽，曰肺病；死肺脉来，如物之浮，如风吹毛，

yuē fèi sǐ
曰肺死。

píng gān mài lái　　ruǎn ruò zhāo zhāo　　rú jiē cháng gān mò shāo　　yuē gān píng　　chūn yǐ wèi qì wéi běn　　bìng
平肝脉来，软弱招招，如揭长竿末梢，曰肝平，春以胃气为本；病

gān mài lái　　yíng shí ér huá　　rú xún cháng gān　　yuē gān bìng　　sǐ gān mài lái　　jí yì jìn　　rú xīn zhāng
肝脉来，盈实而滑，如循长竿，曰肝病；死肝脉来，急益劲，如新张

gōng xián　　yuē gān sǐ
弓弦，曰肝死。

píng pí mài lái　　hé róu xiāng lí　　rú jī jiàn dì　　yuē pí píng　　cháng xià yǐ wèi qì wéi běn　　bìng pí
平脾脉来，和柔相离，如鸡践地，曰脾平，长夏以胃气为本；病脾

mài lái　　shí ér yíng shuò　　rú jī jǔ zú　　yuē pí bìng　　sǐ pí mài lái　　ruì jiān rú niǎo zhī huì　　rú niǎo
脉来，实而盈数，如鸡举足，曰脾病；死脾脉来，锐坚如鸟之喙，如鸟

zhī jù　　rú wū zhī lòu　　rú shuǐ zhī liú　　yuē pí sǐ
之距，如屋之漏，如水之流，曰脾死。

píng shèn mài lái　　chuǎn chuǎn lěi lěi rú gōu　　àn zhī ér jiān　　yuē shèn píng　　dōng yǐ wèi qì wéi běn
平肾脉来，喘喘累累如钩，按之而坚，曰肾平，冬以胃气为本；

bìng shèn mài lái　　rú yǐn gě　　àn zhī yì jiān　　yuē shèn bìng　　sǐ shèn mài lái　　fā rú duó suǒ　　pì pì rú
病肾脉来，如引葛，按之益坚，曰肾病；死肾脉来，发如夺索，辟辟如

dàn shí　　yuē shèn sǐ
弹石，曰肾死。

yù jī zhēn zàng lùn piān dì shí jiǔ
玉机真藏论篇第十九

huáng dì wèn yuē　　chūn mài rú xián　　hé rú ér xián
黄帝问曰：春脉如弦，何如而弦？

qí bó duì yuē　　chūn mài zhě gān yě　　dōng fāng mù yě　　wàn wù zhī suǒ yǐ shǐ shēng yě　　gù qí qì
岐伯对曰：春脉者肝也，东方木也，万物之所以始生也，故其气

lái　　ruǎn ruò qīng xū ér huá　　duān zhí yǐ cháng　　gù yuē xián　　fǎn cǐ zhě bìng
来，软弱轻虚而滑，端直以长，故曰弦，反此者病。

dì yuē　　hé rú ér fǎn
帝曰：何如而反？

043

qí bó yuē   qí qì lái shí ér qiáng   cǐ wèi tài guò   bìng zài wài   qí qì lái bù shí ér wēi   cǐ
岐伯曰：其气来时而强，此谓太过，病在外；其气来不实而微，此

wèi bù jí   bìng zài zhōng
谓不及，病在中。

dì yuē   chūn mài tài guò yǔ bù jí   qí bìng jiē hé rú
帝曰：春脉太过与不及，其病皆何如？

qí bó yuē   tài guò zé lìng rén shàn wàng   hū hū xuàn mào ér diān jí   qí bù jí   zé lìng rén xiōng tòng
岐伯曰：太过则令人善忘，忽忽眩冒而颠疾；其不及，则令人胸痛

yǐn bèi   xià zé liǎng xié qū mǎn
引背，下则两胁胠满。

dì yuē   shàn   xià mài rú gōu   hé rú ér gōu
帝曰：善。夏脉如钩，何如而钩？

qí bó yuē   xià mài zhě xīn yě   nán fāng huǒ yě   wàn wù zhī suǒ yǐ shèng zhǎng yě   gù qí qì lái
岐伯曰：夏脉者心也，南方火也，万物之所以盛长也，故其气来

shèng qù shuāi   gù yuē gōu   fǎn cǐ zhě bìng
盛去衰，故曰钩，反此者病。

dì yuē   hé rú ér fǎn
帝曰：何如而反？

qí bó yuē   qí qì lái shèng qù yì shèng   cǐ wèi tài guò   bìng zài wài   qí qì lái bú shèng qù fǎn
岐伯曰：其气来盛去亦盛，此谓太过，病在外；其气来不盛去反

shèng   cǐ wèi bù jí   bìng zài zhōng
盛，此谓不及，病在中。

dì yuē   xià mài tài guò yǔ bù jí   qí bìng jiē hé rú
帝曰：夏脉太过与不及，其病皆何如？

qí bó yuē   tài guò zé lìng rén shēn rè ér fū tòng   wéi jìn yín   qí bù jí   zé lìng rén fán xīn
岐伯曰：太过则令人身热而肤痛，为浸淫；其不及，则令人烦心，

shàng jiàn ké tuò   xià wéi qì xiè
上见咳唾，下为气泄。

dì yuē   shàn   qiū mài rú fú   hé rú ér fú
帝曰：善。秋脉如浮，何如而浮？

qí bó yuē   qiū mài zhě fèi yě   xī fāng jīn yě   wàn wù zhī suǒ yǐ shōu chéng yě   gù qí qì lái
岐伯曰：秋脉者肺也，西方金也，万物之所以收成也，故其气来，

qīng xū yǐ fú   lái jí qù sàn   gù yuē fú   fǎn cǐ zhě bìng
轻虚以浮，来急去散，故曰浮，反此者病。

dì yuē   hé rú ér fǎn
帝曰：何如而反？

qí bó yuē   qí qì lái   máo ér zhōng yāng jiān   liǎng bàng xū   cǐ wèi tài guò   bìng zài wài   qí qì
岐伯曰：其气来，毛而中央坚，两傍虚，此谓太过，病在外；其气

lái máo ér wēi   cǐ wèi bù jí   bìng zài zhōng
来，毛而微，此谓不及，病在中。

帝曰：秋脉太过与不及，其病皆何如？

岐伯曰：太过则令人逆气而背痛，愠愠然；其不及，则令人喘，呼吸少气而咳，上气见血，下闻病音。

帝曰：善。冬脉如营，何如而营？

岐伯曰：冬脉者肾也，北方水也，万物之所以合藏也，故其气来，沉以搏，故曰营，反此者病。

帝曰：何如而反？

岐伯曰：其气来如弹石者，此谓太过，病在外；其去如数者，此谓不及，病在中。

帝曰：冬脉太过与不及，其病皆何如？

岐伯曰：太过，则令人解㑊，脊脉痛而少气不欲言；其不及，则令人心悬如病饥，䏚中清，脊中痛，少腹满，小便变。帝曰：善。

帝曰：四时之序，逆从之变异也，然脾脉独何主？

岐伯曰：脾脉者土也，孤藏以灌四傍者也。

帝曰：然则脾善恶，可得见之乎？

岐伯曰：善者不可得见，恶者可见。

帝曰：恶者何如可见？

岐伯曰：其来如水之流者，此谓太过，病在外；如鸟之喙者，此谓不及，病在中。

帝曰：夫子言脾为孤藏，中央土以灌四傍，其太过与不及，其病

jiē hé rú
皆何如？

qí bó yuē　　tài guò　　zé lìng rén sì zhī bù jǔ　　qí bù jí　　zé lìng rén jiǔ qiào bù tōng　　míng yuē
岐伯曰：太过，则令人四支不举；其不及，则令人九窍不通，名曰

zhòng qiáng
重强。

dì jù rán ér qǐ　　zài bài ér qǐ shǒu yuē　　shàn　　wú dé mài zhī dà yào　　tiān xià zhì shù　　wǔ sè
帝瞿然而起，再拜而稽首曰：善。吾得脉之大要，天下至数，五色

mài biàn　　kuí duó　　qí héng　　dào zài yú yī　　shén zhuǎn bù huí　　huí zé bù zhuǎn　　nǎi shī qí jī　　zhì
脉变，揆度、奇恒，道在于一，神转不回，回则不转，乃失其机，至

shù zhī yào　　pò jìn yǐ wēi　　zhù zhī yù bǎn　　cáng zhī zàng fǔ　　měi dàn dú zhī　　míng yuē　　yù jī
数之要，迫近以微，著之玉版，藏之藏府，每旦读之，名曰《玉机》。

wǔ zàng shòu qì yú qí suǒ shēng　　chuán zhī yú qí suǒ shèng　　qì shè yú qí suǒ shēng　　sǐ yú qí suǒ bú shèng
五藏受气于其所生，传之于其所胜，气舍于其所生，死于其所不胜。

bìng zhī qiě sǐ　　bì xiān chuán xíng zhì qí suǒ bú shèng　　bìng nǎi sǐ　　cǐ yán qì zhī nì xíng yě　　gù sǐ
病之且死，必先传行至其所不胜，病乃死。此言气之逆行也，故死。

gān shòu qì yú xīn　　chuán zhī yú pí　　qì shè yú shèn　　zhì fèi ér sǐ　　xīn shòu qì yú pí　　chuán zhī yú
肝受气于心，传之于脾，气舍于肾，至肺而死。心受气于脾，传之于

fèi　　qì shè yú gān　　zhì shèn ér sǐ　　pí shòu qì yú fèi　　chuán zhī yú shèn　　qì shè yú xīn　　zhì gān ér
肺，气舍于肝，至肾而死。脾受气于肺，传之于肾，气舍于心，至肝而

sǐ　　fèi shòu qì yú shèn　　chuán zhī yú gān　　qì shè yú pí　　zhì xīn ér sǐ　　shèn shòu qì yú gān　　chuán
死。肺受气于肾，传之于肝，气舍于脾，至心而死。肾受气于肝，传

zhī yú xīn　　qì shè yú fèi　　zhì pí ér sǐ　　cǐ jiē nì sǐ yě　　yí rì yí yè wǔ fēn zhī　　cǐ suǒ yǐ
之于心，气舍于肺，至脾而死。此皆逆死也。一日一夜五分之，此所以

zhān sǐ shēng zhī zǎo mù yě
占死生之早暮也。

huáng dì yuē　　wǔ zàng xiāng tōng　　yí jiē yǒu cì　　wǔ zàng yǒu bìng　　zé gè chuán qí suǒ shèng　　bú
黄帝曰：五藏相通，移皆有次，五藏有病，则各传其所胜。不

zhì　　fǎ sān yuè ruò liù yuè　　ruò sān rì ruò liù rì　　chuán wǔ zàng ér dāng sǐ　　shì shùn chuán suǒ shèng zhī
治，法三月若六月，若三日若六日，传五藏而当死，是顺传所胜之

cì　　gù yuē　　bié yú yáng zhě　　zhī bìng cóng lái　　bié yú yīn zhě　　zhī sǐ shēng zhī qī　　yán zhī zhì qí suǒ
次。故曰：别于阳者，知病从来；别于阴者，知死生之期。言知至其所

kùn ér sǐ
困而死。

shì gù fēng zhě bǎi bìng zhī zhǎng yě　　jīn fēng hán kè yú rén　　shǐ rén háo máo bì zhí　　pí fū bì ér wéi
是故风者百病之长也。今风寒客于人，使人毫毛毕直，皮肤闭而为

rè　　dāng shì zhī shí　　kě hàn ér fā yě　　huò bì bù rén zhǒng tòng　　dāng shì zhī shí　　kě tāng wèi jí huǒ
热，当是之时，可汗而发也；或痹不仁肿痛，当是之时，可汤熨及火

jiǔ cì ér qù zhī　　fú zhì　　bìng rù shè yú fèi　　míng yuē fèi bì　　fā ké shàng qì　　fú zhì　　fèi jí
灸刺而去之。弗治，病入舍于肺，名曰肺痹，发咳上气。弗治，肺即

传而行之肝，病名曰肝痹，一名曰厥，胁痛出食，当是之时，可按若

刺耳。弗治，肝传之脾，病名曰脾风，发瘅，腹中热，烦心出黄，当

此之时，可按、可药、可浴。弗治，脾传之肾，病名曰疝瘕，少腹冤

热而痛，出白，一名曰蛊，当此之时，可按、可药。弗治，肾传之心，

病筋脉相引而急，病名曰瘛，当此之时，可灸、可药。弗治，满十日，

法当死。肾因传之心，心即复反传而行之肺，发寒热，法当三岁死，

此病之次也。

然其猝发者，不必治于传，或其传化有不以次，不以次入者，忧

恐悲喜怒，令不得以其次，故令人有大病矣。因而喜大虚则肾气乘矣，

怒则肝气乘矣，悲则肺气乘矣，恐则脾气乘矣，忧则心气乘矣，此

其道也。故病有五，五五二十五变，及其传化。传，乘之名也。

大骨枯槁，大肉陷下，胸中气满，喘息不便，其气动形，期六月

死，真藏脉见，乃予之期日。大骨枯槁，大肉陷下，胸中气满，喘息

不便，内痛引肩项，期一月死，真藏见，乃予之期日。大骨枯槁，大肉

陷下，胸中气满，喘息不便，内痛引肩项，身热，脱肉破䐃，真藏

见，十月之内死。大骨枯槁，大肉陷下，肩髓内消，动作益衰，真藏来

见，期一岁死，见其真藏，乃予之期日。大骨枯槁，大肉陷下，胸中气

满，腹内痛，心中不便，肩项身热，破䐃脱肉，目眶陷，真藏见，目

不见人，立死，其见人者，至其所不胜之时则死。

急虚身中猝至，五藏绝闭，脉道不通，气不往来，譬于堕溺，不可

wéi qī　　qí mài jué bù lái　　ruò rén yì xī wǔ liù zhì　　qí xíng ròu bù tuō　　zhēn zàng suī bú xiàn　yóu

为期。其脉绝不来，若人一息五六至，其形肉不脱，真藏虽不见，犹

sǐ yě

死也。

zhēn gān mài zhì　　zhōng wài jí　　rú xún dāo rèn　　zé zé rán rú àn qín sè xián　　sè qīng bái bù zé

真肝脉至，中外急，如循刀刃，责责然如按琴瑟弦，色青白不泽，

máo zhé　　nǎi sǐ　　zhēn xīn mài zhì　　jiān ér bó　　rú xún yì yǐ zǐ　　lěi lěi rán　　sè chì hēi bù zé

毛折，乃死。真心脉至，坚而搏，如循薏苡子，累累然，色赤黑不泽，

máo zhé　　nǎi sǐ　　zhēn fèi mài zhì　　dà ér xū　　rú yǐ máo yǔ zhòng rén fū　　sè bái chì bù zé　máo

毛折，乃死。真肺脉至，大而虚，如以毛羽中人肤，色白赤不泽，毛

zhé　　nǎi sǐ　　zhēn shèn mài zhì　　bó ér jué　　rú zhǐ tán shí　　bì bì rán　　sè hēi huáng bù zé　máo

折，乃死。真肾脉至，搏而绝，如指弹石，辟辟然，色黑黄不泽，毛

zhé　　nǎi sǐ　　zhēn pí mài zhì　　ruò ér zhà shuò zhà shū　　sè huáng qīng bù zé　　máo zhé　nǎi sǐ　　zhū zhēn

折，乃死。真脾脉至，弱而乍数乍疏，色黄青不泽，毛折，乃死。诸真

zàng mài xiàn zhě　　jiē sǐ　　bú zhì yě

藏脉见者，皆死，不治也。

huáng dì yuē　　xiàn zhēn zàng yuē sǐ　　hé yě

黄帝曰：见真藏曰死，何也？

qí bó yuē　　wǔ zàng zhě　　jiē bǐng qì yú wèi　　wèi zhě wǔ zàng zhī běn yě　　zàng qì zhě　　bù néng zì

岐伯曰：五藏者，皆禀气于胃，胃者五藏之本也。藏气者，不能自

zhì yú shǒu tài yīn　　bì yīn yú wèi qì　　nǎi zhì yú shǒu tài yīn yě　　gù wǔ zàng gè yǐ qí shí　　zì wéi ér

致于手太阴，必因于胃气，乃至于手太阴也，故五藏各以其时，自为而

zhì yú shǒu tài yīn yě　　gù xié qì shèng zhě　　jīng qì shuāi yě　　gù bìng shèn zhě　　wèi qì bù néng yǔ zhī jù

至于手太阴也。故邪气胜者，精气衰也，故病甚者，胃气不能与之俱

zhì yú shǒu tài yīn　　gù zhēn zàng zhī qì dú xiàn　　dú xiàn zhě　　bìng shèng zàng yě　　gù yuē sǐ

至于手太阴，故真藏之气独见，独见者，病胜藏也，故曰死。

dì yuē　　shàn

帝曰：善。

huáng dì yuē　　fán zhì bìng　　chá qí xíng qì sè zé　　mài zhī shèng shuāi　　bìng zhī xīn gù　　nǎi zhì zhī

黄帝曰：凡治病，察其形气色泽，脉之盛衰，病之新故，乃治之

wú hòu qí shí　　xíng qì xiāng dé　　wèi zhī kě zhì　　sè zé yǐ fú　　wèi zhī yì yǐ　　mài cóng sì shí　　wèi

无后其时。形气相得，谓之可治；色泽以浮，谓之易已；脉从四时，谓

zhī kě zhì　　mài ruò yǐ huá　　shì yǒu wèi qì　　mìng yuē yì zhì　　qǔ zhī yǐ shí　　xíng qì xiāng shī　　wèi zhī

之可治；脉弱以滑，是有胃气，命曰易治，取之以时。形气相失，谓之

nán zhì　　sè yāo bù zé　　wèi zhī nán yǐ　　mài shí yǐ jiān　　wèi zhī yì shèn　　mài nì sì shí　　wéi bù kě

难治；色夭不泽，谓之难已；脉实以坚，谓之益甚；脉逆四时，为不可

zhì　　bì chá sì nán　　ér míng gào zhī

治。必察四难，而明告之。

suǒ wèi nì sì shí zhě　　chūn dé fèi mài　　xià dé shèn mài　　qiū dé xīn mài　　dōng dé pí mài　　qí zhì

所谓逆四时者，春得肺脉，夏得肾脉，秋得心脉，冬得脾脉，其至

皆悬绝沉涩者，命曰逆。四时未有藏形，于春夏而脉沉涩，秋冬而脉

浮大，名曰逆四时也。

病热脉静，泄而脉大，脱血而脉实，病在中，脉实坚，病在外，脉

不实坚者，皆难治。

黄帝曰：余闻虚实以决死生，愿闻其情。

岐伯曰：五实死，五虚死。

帝曰：愿闻五实五虚。

岐伯曰：脉盛，皮热，腹胀，前后不通，闷瞀，此谓五实。脉细，

皮寒，气少，泄利前后，饮食不入，此谓五虚。

帝曰：其时有生者，何也？

岐伯曰：浆粥入胃，泄注止，则虚者活；身汗得后利，则实者活。

此其候也。

<h1 style="text-align:center">三部九候论篇第二十</h1>

黄帝问曰：余闻九针于夫子，众多博大，不可胜数。余愿闻要道，

以属①子孙，传之后世，著之骨髓，藏之肝肺，歃血而受，不敢妄泄，

令合天道，必有终始，上应天光星辰历纪，下副四时五行，贵贱更

---

① 属：同"嘱"，嘱咐。

lì　dōng yīn xià yáng　　yǐ rén yìng zhī nài hé　　yuàn wén qí fāng
立，冬阴夏阳，以人应之奈何？愿闻其方。

qí bó duì yuē　miào hū zāi wèn yě　　cǐ tiān dì zhī zhì shù
岐伯对曰：妙乎哉问也！此天地之至数。

dì yuē　　yuàn wén tiān dì zhī zhì shù　　hé yú rén xíng xuè qì　　tōng jué sǐ shēng　　wéi zhī nài hé
帝曰：愿闻天地之至数，合于人形血气，通决死生，为之奈何？

qí bó yuē　tiān dì zhī zhì shù　shǐ yú yī　zhōng yú jiǔ yān　yǐ zhě tiān　èr zhě dì　sān zhě
岐伯曰：天地之至数，始于一，终于九焉。一者天，二者地，三者

rén　yīn ér sān zhī　sān sān zhě jiǔ　yǐ yìng jiǔ yě　gù rén yǒu sān bù　bù yǒu sān hòu　yǐ jué sǐ
人，因而三之，三三者九，以应九野。故人有三部，部有三候，以决死

shēng　yǐ chǔ bǎi bìng　yǐ tiáo xū shí　ér chú xié jí
生，以处百病，以调虚实，而除邪疾。

dì yuē　　hé wèi sān bù
帝曰：何谓三部？

qí bó yuē　yǒu xià bù　yǒu zhōng bù　yǒu shàng bù　bù gè yǒu sān hòu　sān hòu zhě　yǒu tiān
岐伯曰：有下部，有中部，有上部，部各有三候。三候者，有天、

yǒu dì　yǒu rén yě　bì zhǐ ér dǎo zhī　nǎi yǐ wéi zhēn　shàng bù tiān　liǎng é zhī dòng mài　shàng bù
有地、有人也，必指而导之，乃以为真。上部天，两额之动脉；上部

dì　liǎng jiá zhī dòng mài　shàng bù rén　ěr qián zhī dòng mài　zhōng bù tiān　shǒu tài yīn yě　zhōng bù
地，两颊之动脉；上部人，耳前之动脉。中部天，手太阴也；中部

dì　shǒu yáng míng yě　zhōng bù rén　shǒu shào yīn yě　xià bù tiān　zú jué yīn yě　xià bù dì　zú
地，手阳明也；中部人，手少阴也。下部天，足厥阴也；下部地，足

shào yīn yě　xià bù rén　zú tài yīn yě　gù xià bù zhī tiān yǐ hòu gān　dì yǐ hòu shèn　rén yǐ hòu pí
少阴也；下部人，足太阴也。故下部之天以候肝，地以候肾，人以候脾

wèi zhī qì
胃之气。

dì yuē　zhōng bù zhī hòu nài hé
帝曰：中部之候奈何？

qí bó yuē　yì yǒu tiān　yì yǒu dì　yì yǒu rén　tiān yǐ hòu fèi　dì yǐ hòu xiōng zhōng zhī qì
岐伯曰：亦有天，亦有地，亦有人。天以候肺，地以候胸中之气，

rén yǐ hòu xīn
人以候心。

dì yuē　shàng bù yǐ hé hòu zhī
帝曰：上部以何候之？

qí bó yuē　yì yǒu tiān　yì yǒu dì　yì yǒu rén　tiān yǐ hòu tóu jiǎo zhī qì　dì yǐ hòu kǒu chǐ
岐伯曰：亦有天，亦有地，亦有人，天以候头角之气，地以候口齿

zhī qì　rén yǐ hòu ěr mù zhī qì　sān bù zhě　gè yǒu tiān　gè yǒu dì　gè yǒu rén　sān ér chéng
之气，人以候耳目之气。三部者，各有天，各有地，各有人。三而成

tiān　sān ér chéng dì　sān ér chéng rén　sān ér sān zhī　hé zé wéi jiǔ　jiǔ fēn wéi jiǔ yě　jiǔ yě
天，三而成地，三而成人，三而三之，合则为九，九分为九野，九野

为九藏。故神藏五，形藏四，合为九藏。五藏已败，其色必夭，夭必

死矣。

帝曰：以候奈何？

岐伯曰：必先度其形之肥瘦，以调其气之虚实，实则泻之，虚则补

之。必先去其血脉而后调之，无问其病，以平为期。

帝曰：决死生奈何？

岐伯曰：形盛脉细，少气不足以息者，危。形瘦脉大，胸中多气

者，死。形气相得者，生。参伍不调者，病。三部九候皆相失者，死。

上下左右之脉相应如参舂者，病甚。上下左右相失不可数者，死。

中部之候虽独调，与众藏相失者，死。中部之候相减者，死。目内陷

者死。

帝曰：何以知病之所在？

岐伯曰：察九候，独小者病，独大者病，独疾者病，独迟者病，独

热者病，独寒者病，独陷下者病。以左手足上，去踝五寸按之，庶右

手足当踝而弹之，其应过五寸以上，蠕蠕然者，不病；其应疾，中手

浑浑然者，病；中手徐徐然者，病；其应上不能至五寸，弹之不应者，

死。是以脱肉身不去者，死。中部乍疏乍数者，死。其脉代而钩者，病

在络脉。九候之相应也，上下若一，不得相失。一候后则病，二候后

则病甚，三候后则病危。所谓后者，应不俱也。察其府藏，以知死生之

期。必先知经脉，然后知病脉，真藏脉见者，胜死。足太阳气绝者，其

zú bù kě qū shēn　　sǐ bì dài yǎn
足不可屈伸，死必戴眼。

　　dì yuē　　dōng yīn xià yáng nài hé
　　帝曰：冬阴夏阳奈何？

　　qí bó yuē　　jiǔ hòu zhī mài　　jiē chén xì xuán jué zhě wéi yīn　　zhǔ dōng　　gù yǐ yè bàn sǐ　　shèng zào
　　岐伯曰：九候之脉，皆沉细悬绝者为阴，主冬，故以夜半死。盛躁

chuǎn shuò zhě wéi yáng　　zhǔ xià　　gù yǐ rì zhōng sǐ　　shì gù hán rè bìng zhě　　yǐ píng dàn sǐ　　rè zhōng jí
喘数者为阳，主夏，故以日中死。是故寒热病者，以平旦死。热中及

rè bìng zhě　　yǐ rì zhōng sǐ　　bìng fēng zhě　　yǐ rì xī sǐ　　bìng shuǐ zhě　　yǐ yè bàn sǐ　　qí mài zhà shū
热病者，以日中死。病风者，以日夕死。病水者，以夜半死。其脉乍疏

zhà shuò　　zhà chí zhà jí zhě　　rì chéng sì jì sǐ　　xíng ròu yǐ tuō　　jiǔ hòu suī tiáo　　yóu sǐ　　qī zhěn suī
乍数，乍迟乍疾者，日乘四季死。形肉已脱，九候虽调，犹死。七诊虽

xiàn　　jiǔ hòu jiē cóng zhě bù sǐ　　suǒ yán bù sǐ zhě　　fēng qì zhī bìng　　jí jīng yuè zhī bìng　　sì qī zhěn zhī
见，九候皆从者不死。所言不死者，风气之病，及经月之病，似七诊之

bìng ér fēi yě　　gù yán bù sǐ　　ruò yǒu qī zhěn zhī bìng　　qí mài hòu yì bài zhě sǐ yǐ　　bì fā yuě ài
病而非也，故言不死。若有七诊之病，其脉候亦败者死矣，必发哕噫。

bì shěn wèn qí suǒ shǐ bìng　　yǔ jīn zhī suǒ fāng bìng　　ér hòu gè qiè xún qí mài　　shì qí jīng luò fú chén　　yǐ
必审问其所始病，与今之所方病，而后各切循其脉，视其经络浮沉，以

shàng xià nì cóng xún zhī　　qí mài jí zhě bú bìng　　qí mài chí zhě bìng　　mài bù wǎng lái zhě sǐ　　pí fū zhuó
上下逆从循之，其脉疾者不病，其脉迟者病，脉不往来者死，皮肤著

zhě sǐ
者死。

　　dì yuē　　qí kě zhì zhě nài hé
　　帝曰：其可治者奈何？

　　qí bó yuē　　jīng bìng zhě zhì qí jīng　　sūn luò bìng zhě zhì qí sūn luò xuè　　xuè bìng shēn yǒu tòng zhě　　zhì
　　岐伯曰：经病者治其经，孙络病者治其孙络血。血病身有痛者，治

qí jīng luò　　qí bìng zhě zài qí xié　　qí xié zhī mài zé miù cì zhī　　liú shòu bù yí　　jié ér cì zhī　　shàng
其经络。其病者在奇邪，奇邪之脉则缪刺之。留瘦不移，节而刺之。上

shí xià xū　　qiè ér cóng zhī　　suǒ qí jié luò mài　　cì chū qí xuè　　yǐ jiàn tōng zhī　　tóng zǐ gāo zhě　　tài
实下虚，切而从之，索其结络脉，刺出其血，以见通之。瞳子高者，太

yáng bù zú　　dài yǎn zhě　　tài yáng yǐ jué　　cǐ jué sǐ shēng zhī yào　　bù kě bù chá yě　　shǒu zhǐ jí shǒu
阳不足，戴眼者，太阳已绝，此决死生之要，不可不察也。手指及手

wài huái shàng wǔ zhǐ　　liú zhēn
外踝上五指，留针。

jīng mài bié lùn piān dì èr shí yī
经脉别论篇第二十一

　　huáng dì wèn yuē　　rén zhī jū chù　　dòng jìng　　yǒng qiè　　mài yì wéi zhī biàn hū
　　黄帝问曰：人之居处、动静、勇怯，脉亦为之变乎？

岐伯对曰：凡人之惊恐恚劳动静，皆为变也。是以夜行则喘出于肾，淫气病肺。有所堕恐，喘出于肝，淫气害脾。有所惊恐，喘出于肺，淫气伤心。度水跌仆，喘出于肾与骨，当是之时，勇者气行则已，怯者则着而为病也。故曰：诊病之道，观人勇怯，骨肉皮肤，能知其情，以为诊法也。

故饮食饱甚，汗出于胃。惊而夺精，汗出于心。持重远行，汗出于肾。疾走恐惧，汗出于肝。摇体劳苦，汗出于脾。故春秋冬夏，四时阴阳，生病起于过用，此为常也。

食气入胃，散精于肝，淫气于筋。食气入胃，浊气归心，淫精于脉。脉气流经，经气归于肺，肺朝百脉，输精于皮毛。毛脉合精，行气于府。府精神明，留于四藏，气归于权衡。权衡以平，气口成寸，以决死生。

053

饮入于胃，游溢精气，上输于脾。脾气散精，上归于肺，通调水道，下输膀胱。水精四布，五经并行，合于四时五藏阴阳，揆度以为常也。

太阳藏独至，厥喘虚气逆，是阴不足、阳有余也，表里当俱泻，取之下俞。

阳明藏独至，是阳气重并也，当泻阳补阴，取之下俞。

少阳藏独至，是厥气也，跷前猝大，取之下俞。

少阳独至者，一阳之过也。

tài yīn zàng bó zhě　　yòng xīn xǐng zhēn　　wǔ mài qì shǎo　　wèi qì bù píng　　sān yīn yě　　yí zhì qí xià

太阴藏搏者，用心省真，五脉气少，胃气不平，三阴也，宜治其下

shù　　bǔ yáng xiè yīn

俞，补阳泻阴。

yì yáng dú xiào　　shào yáng jué yě　　yáng bìng yú shàng　　sì mài zhēng zhāng　　qì guī yú shèn　　yí zhì qí

一阳独啸，少阳厥也，阳并于上，四脉争张，气归于肾，宜治其

jīng luò　　xiè yáng bǔ yīn

经络，泻阳补阴。

yì yīn zhì　　jué yīn zhī zhì yě　　zhēn xū tòng xīn　　jué qì liú bó　　fā wéi bái hàn　　tiáo shí hé yào

一阴至，厥阴之治也，真虚痛心，厥气留薄，发为白汗，调食和药，

zhì zài xià shù

治在下俞。

dì yuē　　tài yáng zàng hé xiàng

帝曰：太阳藏何象？

qí bó yuē　　xiàng sān yáng ér fú yě

岐伯曰：象三阳而浮也。

dì yuē　　shào yáng zàng hé xiàng

帝曰：少阳藏何象？

qí bó yuē　　xiàng yì yáng yě　　yì yáng zàng zhě　　huá ér bù shí yě

岐伯曰：象一阳也，一阳藏者，滑而不实也。

dì yuē　　yáng míng zàng hé xiàng

帝曰：阳明藏何象？

qí bó yuē　　xiàng dà fú yě　　tài yīn zàng bó　　yán fú gǔ yě　　èr yīn bó zhì　　shèn chén bù

岐伯曰：象大浮也，太阴藏搏，言伏鼓也。二阴搏至，肾沉不

fú yě

浮也。

zàng qì fǎ shí lùn piān dì èr shí èr

藏气法时论篇第二十二

huáng dì wèn yuē　　hé rén xíng yǐ fǎ sì shí wǔ xíng ér zhì　　hé rú ér cóng　　hé rú ér nì　　dé shī

黄帝问曰：合人形以法四时五行而治，何如而从？何如而逆？得失

zhī yì　　yuàn wén qí shì

之意，愿闻其事。

qí bó duì yuē　　wǔ xíng zhě　　jīn mù shuǐ huǒ tǔ yě　　gèng guì gèng jiàn　　yǐ zhī sǐ shēng　　yǐ jué

岐伯对曰：五行者，金木水火土也，更贵更贱，以知死生，以决

chéng bài　　ér dìng wǔ zàng zhī qì　　jiān shèn zhī shí　　sǐ shēng zhī qī yě

成败，而定五藏之气，间甚之时，死生之期也。

帝曰：愿卒闻之。

岐伯曰：肝主春，足厥阴、少阳主治，其日甲乙，肝苦急，急食甘以缓之。心主夏，手少阴、太阳主治；其日丙丁，心苦缓，急食酸以收之。脾主长夏，足太阴、阳明主治；其日戊己，脾苦湿，急食苦以燥之。肺主秋，手太阴、阳明主治；其日庚辛，肺苦气上逆，急食苦以泄之。肾主冬，足少阴、太阳主治；其日壬癸，肾苦燥，急食辛以润之，开腠理，致津液，通气也。

病在肝，愈于夏，夏不愈，甚于秋，秋不死，持于冬，起于春，禁当风。肝病者，愈在丙丁，丙丁不愈，加于庚辛，庚辛不死，持于壬癸，起于甲乙。肝病者，平旦慧，下晡甚，夜半静。肝欲散，急食辛以散之，用辛补之，酸泻之。

病在心，愈在长夏，长夏不愈，甚于冬，冬不死，持于春，起于夏，禁温食热衣。心病者，愈在戊己，戊己不愈，加于壬癸，壬癸不死，持于甲乙，起于丙丁。心病者，日中慧，夜半甚，平旦静。心欲软，急食咸以软之，用咸补之，甘泻之。

病在脾，愈在秋，秋不愈，甚于春，春不死，持于夏，起于长夏，禁温食饱食、湿地濡衣。脾病者，愈在庚辛，庚辛不愈，加于甲乙，甲乙不死，持于丙丁，起于戊己。脾病者，日昳慧，日出甚，下晡静。脾欲缓，急食甘以缓之，用苦泻之，甘补之。

病在肺，愈在冬，冬不愈，甚于夏，夏不死，持于长夏，起于秋，禁寒饮食寒衣。肺病者，愈在壬癸，壬癸不愈，加于丙丁，丙丁不死，持于戊己，起于庚辛。肺病者，下晡慧，日中甚，夜半静。肺欲收，急食酸以收之，用酸补之，辛泻之。

病在肾，愈在春，春不愈，甚于长夏，长夏不死，持于秋，起于冬，禁犯焠㶸热食、温灸衣。肾病者，愈在甲乙，甲乙不愈，甚于戊己，戊己不死，持于庚辛，起于壬癸。肾病者，夜半慧，四季甚，下晡静。肾欲坚，急食苦以坚之，用苦补之，咸泻之。

夫邪气之客于身也，以胜相加，至其所生而愈，至其所不胜而甚，至于所生而持，自得其位而起。必先定五藏之脉，乃可言间甚之时，死生之期也。

肝病者，两胁下痛引少腹，令人善怒，虚则目䀮䀮无所见，耳无所闻，善恐，如人将捕之。取其经，厥阴与少阳，气逆则头痛，耳聋不聪，颊肿，取血者。

心病者，胸中痛，胁支满，胁下痛，膺背肩甲①间痛，两臂内痛；虚则胸腹大，胁下与腰相引而痛，取其经，少阴太阳，舌下血者。其变病，刺郄中血者。

脾病者，身重，善饥，肉痿，足不收，行善瘛，脚下痛；虚则腹满肠鸣，飧泄食不化，取其经，太阴阳明少阴血者。

肺病者，喘咳逆气，肩背痛，汗出，尻阴股膝髀腨胻足皆痛；虚

---

① 甲：同"胛"。

则少气不能报息，耳聋嗌干，取其经，太阴足太阳之外，厥阴内血者。

肾病者，腹大胫肿，喘咳身重，寝汗出，憎风；虚则胸中痛，大腹小腹痛，清厥意不乐，取其经，少阴太阳血者。

肝色青，宜食甘，粳米、牛肉、枣、葵皆甘。心色赤，宜食酸，小豆、犬肉、李、韭皆酸。肺色白，宜食苦，麦、羊肉、杏、薤皆苦。脾色黄，宜食咸，大豆、豕肉、栗、藿皆咸。肾色黑，宜食辛，黄黍、鸡肉、桃、葱皆辛。辛散，酸收，甘缓，苦坚，咸软。

毒药攻邪，五谷为养，五果为助，五畜为益，五菜为充，气味合而服之，以补精益气。此五者，有辛酸甘苦咸，各有所利，或散，或收，或缓，或急，或坚，或软，四时五藏，病随五味所宜也。

宣明五气篇第二十三

五味所入：酸入肝，辛入肺，苦入心，咸入肾，甘入脾，是谓五入。

五气所病：心为噫，肺为咳，肝为语，脾为吞，肾为欠、为嚏，胃为气逆、为哕、为恐，大肠小肠为泄，下焦溢为水，膀胱不利为癃，不约为遗溺，胆为怒，是谓五病。

五精所并：精气并于心则喜，并于肺则悲，并于肝则忧，并于脾则畏，并于肾则恐，是谓五并，虚而相并者也。

五藏所恶：心恶热，肺恶寒，肝恶风，脾恶湿，肾恶燥，是谓五恶。

wǔ zàng huà yè　　xīn wéi hàn　　fèi wéi tì　　gān wéi lèi　　pí wéi xián　　shèn wéi tuò　　shì wèi wǔ yè
五藏化液：心为汗，肺为涕，肝为泪，脾为涎，肾为唾，是谓五液。

wǔ wèi suǒ jìn　　xīn zǒu qì　　qì bìng wú duō shí xīn　　xián zǒu xuè　　xuè bìng wú duō shí xián　　kǔ zǒu
五味所禁：辛走气，气病无多食辛；咸走血，血病无多食咸；苦走

gǔ　　gǔ bìng wú duō shí kǔ　　gān zǒu ròu　　ròu bìng wú duō shí gān　　suān zǒu jīn　　jīn bìng wú duō shí suān
骨，骨病无多食苦；甘走肉，肉病无多食甘；酸走筋，筋病无多食酸；

shì wèi wǔ jìn　　wú lìng duō shí
是谓五禁，无令多食。

wǔ bìng suǒ fā　　yīn bìng fā yú gǔ　　yáng bìng fā yú xuè　　yīn bìng fā yú ròu　　yáng bìng fā yú dōng
五病所发：阴病发于骨，阳病发于血，阴病发于肉，阳病发于冬，

yīn bìng fā yú xià　　shì wèi wǔ fā
阴病发于夏，是谓五发。

wǔ xié suǒ luàn　　xié rù yú yáng zé kuáng　　xié rù yú yīn zé bì　　bó yáng zé wéi diān jí　　bó yīn zé
五邪所乱：邪入于阳则狂，邪入于阴则痹，搏阳则为颠疾，搏阴则

wéi yīn　　yáng rù zhī yīn zé jìng　　yīn chū zhī yáng zé nù　　shì wèi wǔ luàn
为喑，阳入之阴则静，阴出之阳则怒，是谓五乱。

wǔ xié suǒ xiàn　　chūn dé qiū mài　　xià dé dōng mài　　cháng xià dé chūn mài　　qiū dé xià mài　　dōng dé
五邪所见：春得秋脉，夏得冬脉，长夏得春脉，秋得夏脉，冬得

cháng xià mài　　míng yuē yīn chū zhī yáng　　bìng shàn nù bú zhì　　shì wèi wǔ xié　　jiē tóng mìng　　sǐ bú zhì
长夏脉，名曰阴出之阳，病善怒不治，是谓五邪。皆同命，死不治。

wǔ zàng suǒ cáng　　xīn cáng shén　　fèi cáng pò　　gān cáng hún　　pí cáng yì　　shèn cáng zhì　　shì wèi wǔ zàng
五藏所藏：心藏神，肺藏魄，肝藏魂，脾藏意，肾藏志，是谓五藏

suǒ cáng
所藏。

wǔ zàng suǒ zhǔ　　xīn zhǔ mài　　fèi zhǔ pí　　gān zhǔ jīn　　pí zhǔ ròu　　shèn zhǔ gǔ　　shì wèi wǔ zhǔ
五藏所主：心主脉，肺主皮，肝主筋，脾主肉，肾主骨，是谓五主。

wǔ láo suǒ shāng　　jiǔ shì shāng xuè　　jiǔ wò shāng qì　　jiǔ zuò shāng ròu　　jiǔ lì shāng gǔ　　jiǔ xíng
五劳所伤：久视伤血，久卧伤气，久坐伤肉，久立伤骨，久行

shāng jīn　　shì wèi wǔ láo suǒ shāng
伤筋，是谓五劳所伤。

wǔ mài yìng xiàng　　gān mài xián　　xīn mài gōu　　pí mài dài　　fèi mài máo　　shèn mài shí　　shì wèi wǔ zàng
五脉应象：肝脉弦，心脉钩，脾脉代，肺脉毛，肾脉石，是谓五藏

zhī mài
之脉。

xuè qì xíng zhì piān dì èr shí sì
血气形志篇第二十四

fú rén zhī cháng shù　　tài yáng cháng duō xuè shǎo qì　　shào yáng cháng shǎo xuè duō qì　　yáng míng cháng duō qì
夫人之常数，太阳常多血少气，少阳常少血多气，阳明常多气

多血，少阴常少血多气，厥阴常多血少气，太阴常多气少血，此天之
常数。

足太阳与少阴为表里，少阳与厥阴为表里，阳明与太阴为表里，
是为足阴阳也。手太阳与少阴为表里，少阳与心主为表里，阳明与太
阴为表里，是为手之阴阳也。

今知手足阴阳所苦，凡治病必先去其血，乃去其所苦，伺之所欲，
然后泻有余，补不足。

欲知背俞，先度其两乳间，中折之，更以他草度去半已，即以两隅
相拄也，乃举以度其背，令其一隅居上，齐脊大椎，两隅在下，当其
下隅者，肺之俞也。复下一度，心之俞也。复下一度，左角肝之俞也，
右角脾之俞也。复下一度，肾之俞也。是谓五藏之俞，灸刺之度也。

形乐志苦，病生于脉，治之以灸刺。形乐志乐，病生于肉，治之以
针石。形苦志乐，病生于筋，治之以熨引。形苦志苦，病生于咽嗌，
治之以百药。形数惊恐，经络不通，病生于不仁，治之以按摩醪药。
是谓五形志也。

刺阳明出血气，刺太阳出血恶①气，刺少阳出气恶血，刺太阴出气
恶血，刺少阴出气恶血，刺厥阴出血恶气也。

---

① 恶：同"勿"，不宜，不应当，不要。

bǎo mìng quán xíng lùn piān dì èr shí wǔ
宝命全形论篇第二十五

huáng dì wèn yuē　tiān fù dì zài　wàn wù xī bèi　mò guì yú rén　rén yǐ tiān dì zhī qì shēng　sì
黄帝问曰：天覆地载，万物悉备，莫贵于人。人以天地之气生，四

shí zhī fǎ chéng　jūn wáng zhòng shù　jìn yù quán xíng　xíng zhī jí bìng　mò zhī qí qíng　liú yín rì shēn
时之法成，君王众庶，尽欲全形。形之疾病，莫知其情，留淫日深，

zhuó yú gǔ suǐ　xīn sī lǜ zhī　yú yù zhēn chú qí jí bìng　wéi zhī nài hé
著于骨髓，心私虑之，余欲针除其疾病，为之奈何？

qí bó duì yuē　fú yán zhī wèi xián zhě　qí qì lìng qì jīn xiè　xián jué zhě　qí yīn sī bài　mù
岐伯对曰：夫盐之味咸者，其气令器津泄；弦绝者，其音嘶败；木

fū zhě　qí yè fèi①　bìng shēn zhě　qí shēng yuě　rén yǒu cǐ sān zhě　shì wèi huài fǔ　dú yào wú zhì
敷者，其叶发①；病深者，其声哕。人有此三者，是谓坏府，毒药无治，

duǎn zhēn wú qǔ　cǐ jiē jué pí shāng ròu　xuè qì zhēng hēi
短针无取，此皆绝皮伤肉，血气争黑。

dì yuē　yú niàn qí tòng　xīn wéi zhī luàn huò fǎn shèn　qí bìng　bù kě gēng dài　bǎi xìng wén zhī
帝曰：余念其痛，心为之乱惑反甚，其病，不可更代，百姓闻之，

yǐ wéi cán zéi　wéi zhī nài hé
以为残贼，为之奈何？

qí bó yuē　fú rén shēng yú dì　xuán mìng yú tiān　tiān dì hé qì　mìng zhī yuē rén　rén néng yìng
岐伯曰：夫人生于地，悬命于天，天地合气，命之曰人。人能应

sì shí zhě　tiān dì wéi zhī fù mǔ　zhī wàn wù zhě　wèi zhī tiān zǐ　tiān yǒu yīn yáng　rén yǒu shí èr
四时者，天地为之父母；知万物者，谓之天子。天有阴阳，人有十二

jié　tiān yǒu hán shǔ　rén yǒu xū shí　néng jīng tiān dì yīn yáng zhī huà zhě　bù shī sì shí　zhī shí èr jié
节；天有寒暑，人有虚实。能经天地阴阳之化者，不失四时；知十二节

zhī lǐ zhě　shèng zhì bù néng qī yě　néng cún bā dòng zhī biàn　wǔ shèng gēng lì　néng dá xū shí zhī shù
之理者，圣智不能欺也；能存八动之变，五胜更立；能达虚实之数

zhě　dú chū dú rù　qū yín zhì wēi　qiū háo zài mù
者，独出独入，呿吟至微，秋毫在目。

dì yuē　rén shēng yǒu xíng　bù lí yīn yáng　tiān dì hé qì　bié wéi jiǔ yě　fēn wéi sì shí　yuè
帝曰：人生有形，不离阴阳，天地合气，别为九野，分为四时，月

yǒu xiǎo dà　rì yǒu duǎn cháng　wàn wù bìng zhì　bù kě shèng liáng　xū shí qū yín　gǎn wèn qí fāng
有小大，日有短长，万物并至，不可胜量，虚实呿吟，敢问其方？

---

① 发：同"废"，凋零。

岐伯曰：木得金而伐，火得水而灭，土得木而达，金得火而缺，水得土而绝，万物尽然，不可胜竭。故针有悬布天下者五，黔首共余食，莫知之也。一曰治神，二曰知养身，三曰知毒药为真，四曰制砭石小大，五曰知府藏血气之诊。五法俱立，各有所先。今末世之刺也，虚者实之，满者泄之，此皆众工所共知也。若夫法天则地，随应而动，和之者若响，随之者若影，道无鬼神，独来独往。

帝曰：愿闻其道。

岐伯曰：凡刺之真，必先治神，五藏已定，九候已备，后乃存针，众脉①不见，众凶弗闻，外内相得，无以形先，可玩往来，乃施于人。人有虚实，五虚勿近，五实勿远，至其当发，间不容瞚。手动若务，针耀而匀，静意视义，观适之变，是谓冥冥。莫知其形，见其乌乌，见其稷稷，从见其飞，不知其谁。伏如横弩，起如发机。

帝曰：何如而虚？何如而实？

岐伯曰：刺虚者须其实，刺实者须其虚，经气已至，慎守勿失，深浅在志，远近若一，如临深渊，手如握虎，神无营于众物。

八正神明论篇第二十六

黄帝问曰：用针之服，必有法则焉，今何法何则？

---

① 脉：视，看。

061

qí bó duì yuē　　fǎ tiān zé dì　　hé yǐ tiān guāng
岐伯对曰：法天则地，合以天光。

dì yuē　　yuàn zú wén zhī
帝曰：愿卒闻之。

qí bó yuē　　fán cì zhī fǎ　　bì hòu rì yuè xīng chén sì shí bā zhèng zhī qì　qì dìng nǎi cì zhī　shì
岐伯曰：凡刺之法，必候日月星辰四时八正之气，气定乃刺之。是

gù tiān wēn rì míng　　zé rén xuè nào yè ér wèi qì fú　　gù xuè yì xiè　　qì yì xíng tiān hán rì yīn　zé
故天温日明，则人血淖液而卫气浮，故血易泻，气易行；天寒日阴，则

rén xuè níng sè　　ér wèi qì chén　yuè shǐ shēng　zé xuè qì shǐ jīng　wèi qì shǐ xíng　yuè guō mǎn　zé
人血凝泣①，而卫气沉。月始生，则血气始精，卫气始行；月郭满，则

xuè qì shí　jī ròu jiān　yuè guō kōng　zé jī ròu jiǎn　jīng luò xū　wèi qì qù xíng dú jū shì yǐ
血气实，肌肉坚；月郭空，则肌肉减，经络虚，卫气去，形独居。是以

yīn tiān shí ér tiáo xuè qì yě　shì yǐ tiān hán wú cì　tiān wēn wú yí　yuè shēng wú xiè　yuè mǎn wú bǔ
因天时而调血气也。是以天寒无刺，天温无疑。月生无泻，月满无补，

yuè guō kōng wú zhì　shì wèi dé shí ér tiáo zhī　yīn tiān zhī xù　shèng xū zhī shí　yí guāng dìng wèi　zhèng
月郭空无治，是谓得时而调之。因天之序，盛虚之时，移光定位，正

lì ér dài zhī　gù yuē　yuè shēng ér xiè　shì wèi zàng xū　yuè mǎn ér bǔ　xuè qì yáng yì　luò yǒu liú
立而待之。故曰：月生而泻，是谓藏虚；月满而补，血气扬溢，络有留

xuè　mìng yuē chóng shí　yuè guō kōng ér zhì　shì wèi luàn jīng　yīn yáng xiāng cuò　zhēn xié bù bié　chén yǐ
血，命曰重实；月郭空而治，是谓乱经。阴阳相错，真邪不别，沉以

liú zhǐ　wài xū nèi luàn　yín xié nǎi qǐ
留止，外虚内乱，淫邪乃起。

dì yuē　　xīng chén bā zhèng hé hòu
帝曰：星辰八正何候？

qí bó yuē　xīng chén zhě　suǒ yǐ zhì rì yuè zhī xíng yě　bā zhèng zhě　suǒ yǐ hòu bā fēng zhī xū xié
岐伯曰：星辰者，所以制日月之行也。八正者，所以候八风之虚邪

yǐ shí zhì zhě yě　sì shí zhě　suǒ yǐ fēn chūn qiū dōng xià zhī qì suǒ zài　yǐ shí tiáo zhī yě　bā zhèng
以时至者也。四时者，所以分春秋冬夏之气所在，以时调之也。八正

zhī xū xié　ér bì zhī wù fàn yě　yǐ shēn zhī xū　ér féng tiān zhī xū　liǎng xū xiāng gǎn　qí qì zhì
之虚邪，而避之勿犯也。以身之虚，而逢天之虚，两虚相感，其气至

gǔ　rù zé shāng wǔ zàng　gōng hòu jiù zhī　fú néng shāng yě　gù yuē tiān jì bù kě bù zhī yě
骨，入则伤五藏，工候救之，弗能伤也，故曰天忌不可不知也。

dì yuē　shàn　qí fǎ xīng chén zhě　yú wén zhī yǐ　yuàn wén fǎ wǎng gǔ zhě
帝曰：善。其法星辰者，余闻之矣，愿闻法往古者。

qí bó yuē　fǎ wǎng gǔ zhě　xiān zhī　zhēn jīng　yě　yàn yú lái jīn zhě　xiān zhī rì zhī hán
岐伯曰：法往古者，先知《针经》也。验于来今者，先知日之寒

wēn　yuè zhī xū shèng　yǐ hòu qì zhī fú chén　ér tiáo zhī yú shēn　guān qí lì yǒu yàn yě　guān qí míng
温、月之虚盛，以候气之浮沉，而调之于身，观其立有验也。观其冥

062

————————

① 泣：同"涩"。

冥者，言形气荣卫之不形于外，而工独知之。以日之寒温，月之虚盛，四时气之浮沉，参伍相合而调之，工常先见之，然而不形于外，故曰观于冥冥焉。通于无穷者，可以传于后世也。是故工之所以异也，然而不形见于外，故俱不能见也。视之无形，尝之无味，故谓冥冥，若神仿佛。虚邪者，八正之虚邪气也。正邪者，身形若用力，汗出，腠理开，逢虚风，其中人也微，故莫知其情，莫见其形。上工救其萌牙，必先见三部九候之气，尽调不败而救之，故曰上工。下工救其已成，救其已败。救其已成者，言不知三部九候之相失，因病而败之也。知其所在者，知诊三部九候之病脉处而治之，故曰守其门户焉，莫知其情而见邪形也。

帝曰：余闻补泻，未得其意。

岐伯曰：泻必用方。方者，以气方盛也，以月方满也，以日方温也，以身方定也，以息方吸而内①针，乃复候其方吸而转针，乃复候其方呼而徐引针，故曰泻必用方，其气而行焉。补必用员，员者行也，行者移也，刺必中其荣，复以吸排针也。故员与方，非针也。故养神者，必知形之肥瘦，荣卫血气之盛衰。血气者，人之神，不可不谨养。

帝曰：妙乎哉论也。合人形于阴阳四时，虚实之应，冥冥之期，其非夫子孰能通之。然夫子数言形与神，何谓形？何谓神？愿卒闻之。

岐伯曰：请言形。形乎形，目冥冥，问其所病，索之于经，慧然在

---

① 内：同"纳"。

qián　　àn zhī bù dé　　bù zhī qí qíng　　gù yuē xíng
前，按之不得，不知其情，故日形。

dì yuē　　hé wèi shén
帝曰：何谓神？

qí bó yuē　　qīng yán shén　　shén hū shén　　ěr bù wén　　mù míng xīn kāi ér zhì xiān　　huì rán dú wù
岐伯曰：请言神。神乎神，耳不闻，目明心开而志先，慧然独悟，

kǒu fú néng yán　　jù shì dú jiàn　　shì ruò hūn　　zhāo rán dú míng　　ruò fēng chuī yún　　gù yuē shén　　sān bù
口弗能言，俱视独见，适若昏，昭然独明，若风吹云，故日神。《三部

jiǔ hòu　　wéi zhī yuán　　jiǔ zhēn zhī lùn　　bú bì cún yě
九候》为之原，九针之论，不必存也。

lí　hé zhēn xié lùn piān dì　èr shí qī
离合真邪论篇第二十七

huáng dì wèn yuē　　yú wén jiǔ zhēn jiǔ piān　　fū zǐ nǎi yīn ér jiǔ zhī　　jiǔ jiǔ bā shí yī piān　　yú jìn
黄帝问曰：余闻九针九篇，夫子乃因而九之，九九八十一篇，余尽

tōng qí yì yǐ　　jīng yán qì zhī shèng shuāi　　zuǒ yòu qīng yí　　yǐ shàng tiáo xià　　yǐ zuǒ tiáo yòu　　yǒu yú bù
通其意矣。经言气之盛衰，左右倾移，以上调下，以左调右，有余不

zú　　bǔ xiè yú xíng shū　　yú zhī zhī yǐ　　cǐ jiē róng wèi zhī qīng yí　　xū shí zhī suǒ shēng　　fēi xié qì cóng
足，补泻于荥输，余知之矣。此皆荣卫之倾移，虚实之所生，非邪气从

wài rù yú jīng yě　　yú yuàn wén xié qì zhī zài jīng yě　　qí bìng rén hé rú　　qǔ zhī nài hé
外入于经也。余愿闻邪气之在经也，其病人何如？取之奈何？

qí bó duì yuē　　fū shèng rén zhī qǐ dù shù　　bì yìng yú tiān dì　　gù tiān yǒu xiù dù　　dì yǒu jīng
岐伯对曰：夫圣人之起度数，必应于天地。故天有宿度，地有经

shuǐ　　rén yǒu jīng mài　　tiān dì wēn hé　　zé jīng shuǐ ān jìng　　tiān hán dì dòng　　zé jīng shuǐ níng sè　　tiān shǔ
水，人有经脉。天地温和，则经水安静；天寒地冻，则经水凝泣；天暑

dì rè　　zé jīng shuǐ fèi yì　　cù fēng bào qǐ　　zé jīng shuǐ bō yǒng ér lǒng qǐ　　fú xié zhī rù yú mài yě
地热，则经水沸溢；猝风暴起，则经水波涌而陇起。夫邪之入于脉也，

hán zé xuè níng sè　　shǔ zé qì nào zé　　xū xié yīn ér rù kè　　yì rú jīng shuǐ zhī dé fēng yě　　jīng zhī dòng
寒则血凝泣，暑则气淖泽，虚邪因而入客，亦如经水之得风也，经之动

mài　　qí zhì yě　　yì shí lǒng qǐ　　qí xíng yú mài zhōng　　xún xún rán　　qí zhì cùn kǒu zhòng shǒu yě　　shí
脉，其至也，亦时陇起，其行于脉中，循循然。其至寸口中手也，时

dà shí xiǎo　　dà zé xié zhì　　xiǎo zé píng　　qí xíng wú cháng chù　　zài yīn yǔ yáng　　bù kě wéi duó　　cóng ér
大时小，大则邪至，小则平，其行无常处，在阴与阳，不可为度。从而

chá zhī　　sān bù jiǔ hòu　　cù rán féng zhī　　zǎo è qí lù　　xī zé nà zhēn　　wú lìng qì wǔ　　jìng yǐ jiǔ
察之，三部九候，猝然逢之，早遏其路。吸则内针，无令气忤；静以久

liú　　wú lìng xié bù　　xī zé zhuǎn zhēn　　yǐ dé qì wéi gù　　hòu hū yǐn zhēn　　hū jìn nǎi qù　　dà qì jiē
留，无令邪布；吸则转针，以得气为故；候呼引针，呼尽乃去；大气皆

<ruby>出<rt>chū</rt></ruby>，<ruby>故<rt>gù</rt></ruby><ruby>命<rt>mìng</rt></ruby><ruby>曰<rt>yuē</rt></ruby><ruby>泻<rt>xiè</rt></ruby>。

<ruby>帝<rt>dì</rt></ruby><ruby>曰<rt>yuē</rt></ruby>：<ruby>不<rt>bù</rt></ruby><ruby>足<rt>zú</rt></ruby><ruby>者<rt>zhě</rt></ruby><ruby>补<rt>bǔ</rt></ruby><ruby>之<rt>zhī</rt></ruby>，<ruby>奈<rt>nài</rt></ruby><ruby>何<rt>hé</rt></ruby>？

<ruby>岐<rt>qí</rt></ruby><ruby>伯<rt>bó</rt></ruby><ruby>曰<rt>yuē</rt></ruby>：<ruby>必<rt>bì</rt></ruby><ruby>先<rt>xiān</rt></ruby><ruby>扪<rt>mén</rt></ruby><ruby>而<rt>ér</rt></ruby><ruby>循<rt>xún</rt></ruby><ruby>之<rt>zhī</rt></ruby>，<ruby>切<rt>qiè</rt></ruby><ruby>而<rt>ér</rt></ruby><ruby>散<rt>sàn</rt></ruby><ruby>之<rt>zhī</rt></ruby>，<ruby>推<rt>tuī</rt></ruby><ruby>而<rt>ér</rt></ruby><ruby>按<rt>àn</rt></ruby><ruby>之<rt>zhī</rt></ruby>，<ruby>弹<rt>tán</rt></ruby><ruby>而<rt>ér</rt></ruby><ruby>怒<rt>nù</rt></ruby><ruby>之<rt>zhī</rt></ruby>，<ruby>抓<rt>zhuā</rt></ruby><ruby>而<rt>ér</rt></ruby><ruby>下<rt>xià</rt></ruby><ruby>之<rt>zhī</rt></ruby>，<ruby>通<rt>tōng</rt></ruby><ruby>而<rt>ér</rt></ruby><ruby>取<rt>qǔ</rt></ruby><ruby>之<rt>zhī</rt></ruby>，<ruby>外<rt>wài</rt></ruby><ruby>引<rt>yǐn</rt></ruby><ruby>其<rt>qí</rt></ruby><ruby>门<rt>mén</rt></ruby>，<ruby>以<rt>yǐ</rt></ruby><ruby>闭<rt>bì</rt></ruby><ruby>其<rt>qí</rt></ruby><ruby>神<rt>shén</rt></ruby>。<ruby>呼<rt>hū</rt></ruby><ruby>尽<rt>jìn</rt></ruby><ruby>内<rt>nà</rt></ruby><ruby>针<rt>zhēn</rt></ruby>，<ruby>静<rt>jìng</rt></ruby><ruby>以<rt>yǐ</rt></ruby><ruby>久<rt>jiǔ</rt></ruby><ruby>留<rt>liú</rt></ruby>，<ruby>以<rt>yǐ</rt></ruby><ruby>气<rt>qì</rt></ruby><ruby>至<rt>zhì</rt></ruby><ruby>为<rt>wéi</rt></ruby><ruby>故<rt>gù</rt></ruby>，<ruby>如<rt>rú</rt></ruby><ruby>待<rt>dài</rt></ruby><ruby>所<rt>suǒ</rt></ruby><ruby>贵<rt>guì</rt></ruby>，<ruby>不<rt>bù</rt></ruby><ruby>知<rt>zhī</rt></ruby><ruby>日<rt>rì</rt></ruby><ruby>暮<rt>mù</rt></ruby>，<ruby>其<rt>qí</rt></ruby><ruby>气<rt>qì</rt></ruby><ruby>以<rt>yǐ</rt></ruby><ruby>至<rt>zhì</rt></ruby>，<ruby>适<rt>shì</rt></ruby><ruby>而<rt>ér</rt></ruby><ruby>自<rt>zì</rt></ruby><ruby>护<rt>hù</rt></ruby>，<ruby>候<rt>hòu</rt></ruby><ruby>吸<rt>xī</rt></ruby><ruby>引<rt>yǐn</rt></ruby><ruby>针<rt>zhēn</rt></ruby>，<ruby>气<rt>qì</rt></ruby><ruby>不<rt>bù</rt></ruby><ruby>得<rt>dé</rt></ruby><ruby>出<rt>chū</rt></ruby>，<ruby>各<rt>gè</rt></ruby><ruby>在<rt>zài</rt></ruby><ruby>其<rt>qí</rt></ruby><ruby>处<rt>chù</rt></ruby>，<ruby>推<rt>tuī</rt></ruby><ruby>阖<rt>hé</rt></ruby><ruby>其<rt>qí</rt></ruby><ruby>门<rt>mén</rt></ruby>，<ruby>令<rt>lìng</rt></ruby><ruby>神<rt>shén</rt></ruby><ruby>气<rt>qì</rt></ruby><ruby>存<rt>cún</rt></ruby>，<ruby>大<rt>dà</rt></ruby><ruby>气<rt>qì</rt></ruby><ruby>留<rt>liú</rt></ruby><ruby>止<rt>zhǐ</rt></ruby>，<ruby>故<rt>gù</rt></ruby><ruby>命<rt>mìng</rt></ruby><ruby>曰<rt>yuē</rt></ruby><ruby>补<rt>bǔ</rt></ruby>。

<ruby>帝<rt>dì</rt></ruby><ruby>曰<rt>yuē</rt></ruby>：<ruby>候<rt>hòu</rt></ruby><ruby>气<rt>qì</rt></ruby><ruby>奈<rt>nài</rt></ruby><ruby>何<rt>hé</rt></ruby>？

<ruby>岐<rt>qí</rt></ruby><ruby>伯<rt>bó</rt></ruby><ruby>曰<rt>yuē</rt></ruby>：<ruby>夫<rt>fú</rt></ruby><ruby>邪<rt>xié</rt></ruby><ruby>去<rt>qù</rt></ruby><ruby>络<rt>luò</rt></ruby><ruby>入<rt>rù</rt></ruby><ruby>于<rt>yú</rt></ruby><ruby>经<rt>jīng</rt></ruby><ruby>也<rt>yě</rt></ruby>，<ruby>舍<rt>shè</rt></ruby><ruby>于<rt>yú</rt></ruby><ruby>血<rt>xuè</rt></ruby><ruby>脉<rt>mài</rt></ruby><ruby>之<rt>zhī</rt></ruby><ruby>中<rt>zhōng</rt></ruby>，<ruby>其<rt>qí</rt></ruby><ruby>寒<rt>hán</rt></ruby><ruby>温<rt>wēn</rt></ruby><ruby>未<rt>wèi</rt></ruby><ruby>相<rt>xiāng</rt></ruby><ruby>得<rt>dé</rt></ruby>，<ruby>如<rt>rú</rt></ruby><ruby>涌<rt>yǒng</rt></ruby><ruby>波<rt>bō</rt></ruby><ruby>之<rt>zhī</rt></ruby><ruby>起<rt>qǐ</rt></ruby><ruby>也<rt>yě</rt></ruby>，<ruby>时<rt>shí</rt></ruby><ruby>来<rt>lái</rt></ruby><ruby>时<rt>shí</rt></ruby><ruby>去<rt>qù</rt></ruby>，<ruby>故<rt>gù</rt></ruby><ruby>不<rt>bù</rt></ruby><ruby>常<rt>cháng</rt></ruby><ruby>在<rt>zài</rt></ruby>。<ruby>故<rt>gù</rt></ruby><ruby>曰<rt>yuē</rt></ruby><ruby>方<rt>fāng</rt></ruby><ruby>其<rt>qí</rt></ruby><ruby>来<rt>lái</rt></ruby><ruby>也<rt>yě</rt></ruby>，<ruby>必<rt>bì</rt></ruby><ruby>按<rt>àn</rt></ruby><ruby>而<rt>ér</rt></ruby><ruby>止<rt>zhǐ</rt></ruby><ruby>之<rt>zhī</rt></ruby>，<ruby>止<rt>zhǐ</rt></ruby><ruby>而<rt>ér</rt></ruby><ruby>取<rt>qǔ</rt></ruby><ruby>之<rt>zhī</rt></ruby>，<ruby>无<rt>wú</rt></ruby><ruby>逢<rt>féng</rt></ruby><ruby>其<rt>qí</rt></ruby><ruby>冲<rt>chōng</rt></ruby><ruby>而<rt>ér</rt></ruby><ruby>泻<rt>xiè</rt></ruby><ruby>之<rt>zhī</rt></ruby>。<ruby>真<rt>zhēn</rt></ruby><ruby>气<rt>qì</rt></ruby><ruby>者<rt>zhě</rt></ruby>，<ruby>经<rt>jīng</rt></ruby><ruby>气<rt>qì</rt></ruby><ruby>也<rt>yě</rt></ruby>，<ruby>经<rt>jīng</rt></ruby><ruby>气<rt>qì</rt></ruby><ruby>太<rt>tài</rt></ruby><ruby>虚<rt>xū</rt></ruby>，<ruby>故<rt>gù</rt></ruby><ruby>曰<rt>yuē</rt></ruby><ruby>其<rt>qí</rt></ruby><ruby>来<rt>lái</rt></ruby><ruby>不<rt>bù</rt></ruby><ruby>可<rt>kě</rt></ruby><ruby>逢<rt>féng</rt></ruby>，<ruby>此<rt>cǐ</rt></ruby><ruby>之<rt>zhī</rt></ruby><ruby>谓<rt>wèi</rt></ruby><ruby>也<rt>yě</rt></ruby>。<ruby>故<rt>gù</rt></ruby><ruby>曰<rt>yuē</rt></ruby><ruby>候<rt>hòu</rt></ruby><ruby>邪<rt>xié</rt></ruby><ruby>不<rt>bù</rt></ruby><ruby>审<rt>shěn</rt></ruby>，<ruby>大<rt>dà</rt></ruby><ruby>气<rt>qì</rt></ruby><ruby>已<rt>yǐ</rt></ruby><ruby>过<rt>guò</rt></ruby>，<ruby>泻<rt>xiè</rt></ruby><ruby>之<rt>zhī</rt></ruby><ruby>则<rt>zé</rt></ruby><ruby>真<rt>zhēn</rt></ruby><ruby>气<rt>qì</rt></ruby><ruby>脱<rt>tuō</rt></ruby>，<ruby>脱<rt>tuō</rt></ruby><ruby>则<rt>zé</rt></ruby><ruby>不<rt>bú</rt></ruby><ruby>复<rt>fù</rt></ruby>，<ruby>邪<rt>xié</rt></ruby><ruby>气<rt>qì</rt></ruby><ruby>复<rt>fù</rt></ruby><ruby>至<rt>zhì</rt></ruby>，<ruby>而<rt>ér</rt></ruby><ruby>病<rt>bìng</rt></ruby><ruby>益<rt>yì</rt></ruby><ruby>蓄<rt>xù</rt></ruby>，<ruby>故<rt>gù</rt></ruby><ruby>曰<rt>yuē</rt></ruby><ruby>其<rt>qí</rt></ruby><ruby>往<rt>wǎng</rt></ruby><ruby>不<rt>bù</rt></ruby><ruby>可<rt>kě</rt></ruby><ruby>追<rt>zhuī</rt></ruby>，<ruby>此<rt>cǐ</rt></ruby><ruby>之<rt>zhī</rt></ruby><ruby>谓<rt>wèi</rt></ruby><ruby>也<rt>yě</rt></ruby>。<ruby>不<rt>bù</rt></ruby><ruby>可<rt>kě</rt></ruby><ruby>挂<rt>guà</rt></ruby><ruby>以<rt>yǐ</rt></ruby><ruby>发<rt>fā</rt></ruby><ruby>者<rt>zhě</rt></ruby>，<ruby>待<rt>dài</rt></ruby><ruby>邪<rt>xié</rt></ruby><ruby>之<rt>zhī</rt></ruby><ruby>至<rt>zhì</rt></ruby><ruby>时<rt>shí</rt></ruby><ruby>而<rt>ér</rt></ruby><ruby>发<rt>fā</rt></ruby><ruby>针<rt>zhēn</rt></ruby><ruby>泻<rt>xiè</rt></ruby><ruby>矣<rt>yǐ</rt></ruby>，<ruby>若<rt>ruò</rt></ruby><ruby>先<rt>xiān</rt></ruby><ruby>若<rt>ruò</rt></ruby><ruby>后<rt>hòu</rt></ruby><ruby>者<rt>zhě</rt></ruby>，<ruby>血<rt>xuè</rt></ruby><ruby>气<rt>qì</rt></ruby><ruby>已<rt>yǐ</rt></ruby><ruby>尽<rt>jìn</rt></ruby>，<ruby>其<rt>qí</rt></ruby><ruby>病<rt>bìng</rt></ruby><ruby>不<rt>bù</rt></ruby><ruby>可<rt>kě</rt></ruby><ruby>下<rt>xià</rt></ruby>，<ruby>故<rt>gù</rt></ruby><ruby>曰<rt>yuē</rt></ruby><ruby>知<rt>zhī</rt></ruby><ruby>其<rt>qí</rt></ruby><ruby>可<rt>kě</rt></ruby><ruby>取<rt>qǔ</rt></ruby><ruby>如<rt>rú</rt></ruby><ruby>发<rt>fā</rt></ruby><ruby>机<rt>jī</rt></ruby>，<ruby>不<rt>bù</rt></ruby><ruby>知<rt>zhī</rt></ruby><ruby>其<rt>qí</rt></ruby><ruby>取<rt>qǔ</rt></ruby><ruby>如<rt>rú</rt></ruby><ruby>扣<rt>kòu</rt></ruby><ruby>椎<rt>zhuī</rt></ruby>。<ruby>故<rt>gù</rt></ruby><ruby>曰<rt>yuē</rt></ruby><ruby>知<rt>zhī</rt></ruby><ruby>机<rt>jī</rt></ruby><ruby>道<rt>dào</rt></ruby><ruby>者<rt>zhě</rt></ruby><ruby>不<rt>bù</rt></ruby><ruby>可<rt>kě</rt></ruby><ruby>挂<rt>guà</rt></ruby><ruby>以<rt>yǐ</rt></ruby><ruby>发<rt>fā</rt></ruby>，<ruby>不<rt>bù</rt></ruby><ruby>知<rt>zhī</rt></ruby><ruby>机<rt>jī</rt></ruby><ruby>者<rt>zhě</rt></ruby><ruby>扣<rt>kòu</rt></ruby><ruby>之<rt>zhī</rt></ruby><ruby>不<rt>bù</rt></ruby><ruby>发<rt>fā</rt></ruby>，<ruby>此<rt>cǐ</rt></ruby><ruby>之<rt>zhī</rt></ruby><ruby>谓<rt>wèi</rt></ruby><ruby>也<rt>yě</rt></ruby>。

<ruby>帝<rt>dì</rt></ruby><ruby>曰<rt>yuē</rt></ruby>：<ruby>补<rt>bǔ</rt></ruby><ruby>泻<rt>xiè</rt></ruby><ruby>奈<rt>nài</rt></ruby><ruby>何<rt>hé</rt></ruby>？

<ruby>岐<rt>qí</rt></ruby><ruby>伯<rt>bó</rt></ruby><ruby>曰<rt>yuē</rt></ruby>：<ruby>此<rt>cǐ</rt></ruby><ruby>攻<rt>gōng</rt></ruby><ruby>邪<rt>xié</rt></ruby><ruby>也<rt>yě</rt></ruby>，<ruby>疾<rt>jí</rt></ruby><ruby>出<rt>chū</rt></ruby><ruby>以<rt>yǐ</rt></ruby><ruby>去<rt>qù</rt></ruby><ruby>盛<rt>shèng</rt></ruby><ruby>血<rt>xuè</rt></ruby>，<ruby>而<rt>ér</rt></ruby><ruby>复<rt>fù</rt></ruby><ruby>其<rt>qí</rt></ruby><ruby>真<rt>zhēn</rt></ruby><ruby>气<rt>qì</rt></ruby>，<ruby>此<rt>cǐ</rt></ruby><ruby>邪<rt>xié</rt></ruby><ruby>新<rt>xīn</rt></ruby><ruby>客<rt>kè</rt></ruby>，<ruby>溶<rt>róng</rt></ruby><ruby>溶<rt>róng</rt></ruby><ruby>未<rt>wèi</rt></ruby><ruby>有<rt>yǒu</rt></ruby><ruby>定<rt>dìng</rt></ruby><ruby>处<rt>chù</rt></ruby><ruby>也<rt>yě</rt></ruby>。<ruby>推<rt>tuī</rt></ruby><ruby>之<rt>zhī</rt></ruby><ruby>则<rt>zé</rt></ruby><ruby>前<rt>qián</rt></ruby>，<ruby>引<rt>yǐn</rt></ruby><ruby>之<rt>zhī</rt></ruby><ruby>则<rt>zé</rt></ruby><ruby>止<rt>zhǐ</rt></ruby>，<ruby>逆<rt>nì</rt></ruby><ruby>而<rt>ér</rt></ruby><ruby>刺<rt>cì</rt></ruby><ruby>之<rt>zhī</rt></ruby>，<ruby>温<rt>yùn</rt></ruby>①<ruby>血<rt>xuè</rt></ruby><ruby>也<rt>yě</rt></ruby>。<ruby>刺<rt>cì</rt></ruby><ruby>出<rt>chū</rt></ruby><ruby>其<rt>qí</rt></ruby><ruby>血<rt>xuè</rt></ruby>，<ruby>其<rt>qí</rt></ruby><ruby>病<rt>bìng</rt></ruby><ruby>立<rt>lì</rt></ruby><ruby>已<rt>yǐ</rt></ruby>。

---

① 温：同"蕴"，郁积。

dì yuē　shàn　rán zhēn xié yǐ hé　bō lǒng bù qǐ　hòu zhī nài hé
帝曰：善。然真邪以合，波陇不起，候之奈何？

qí bó yuē　shěn mén xún sān bù jiǔ hòu zhī shèng xū ér tiáo zhī　chá qí zuǒ yòu shàng xià xiāng shī jí xiāng
岐伯曰：审扪循三部九候之盛虚而调之。察其左右上下相失及相

jiǎn zhě　shěn qí bìng zàng yǐ qī zhī　bù zhī sān bù zhě　yīn yáng bù bié　tiān dì bù fēn　dì yǐ hòu
减者，审其病藏以期之。不知三部者，阴阳不别，天地不分。地以候

dì　tiān yǐ hòu tiān　rén yǐ hòu rén　tiáo zhī zhōng fǔ　yǐ dìng sān bù　gù yuē cì bù zhī sān bù jiǔ hòu
地，天以候天，人以候人，调之中府，以定三部，故曰刺不知三部九候

bìng mài zhī chù　suī yǒu dà guò qiě zhì　gōng bù néng jìn yě　zhū fá wú guò　mìng yuē dà huò　fǎn luàn dà
病脉之处，虽有大过且至，工不能禁也。诛罚无过，命曰大惑，反乱大

jīng　zhēn bù kě fù　yòng shí wéi xū　yǐ xié wéi zhēn　yòng zhēn wú yì　fǎn wéi qì zéi　duó rén zhèng
经，真不可复，用实为虚，以邪为真，用针无义，反为气贼，夺人正

qì　yǐ cóng wéi nì　róng wèi sàn luàn　zhēn qì yǐ shī　xié dú nèi zhuó　jué rén cháng mìng　yǔ rén yāo
气，以从为逆，荣卫散乱，真气已失，邪独内著，绝人长命，予人天

yāng　bù zhī sān bù jiǔ hòu　gù bù néng jiǔ cháng　yīn bù zhī hé zhī sì shí wǔ xíng　yīn jiā xiāng shèng
殃。不知三部九候，故不能久长。因不知合之四时五行，因加相胜，

shì xié gōng zhèng　jué rén cháng mìng　xié zhī xīn kè lái yě　wèi yǒu dìng chù　tuī zhī zé qián　yǐn zhī zé
释邪攻正，绝人长命。邪之新客来也，未有定处，推之则前，引之则

zhǐ　féng ér xiè zhī　qí bìng lì yǐ
止，逢而泻之，其病立已。

tōng píng xū shí lùn piān dì èr shí bā
通评虚实论篇第二十八

huáng dì wèn yuē　hé wèi xū shí　qí bó duì yuē　xié qì shèng zé shí　jīng qì duó zé xū　dì
黄帝问曰：何谓虚实？岐伯对曰：邪气盛则实，精气夺则虚。帝

yuē　xū shí hé rú　qí bó yuē　qì xū zhě　fèi xū yě　qì nì zhě　zú hán yě　fēi qí shí zé
曰：虚实何如？岐伯曰：气虚者，肺虚也；气逆者，足寒也。非其时则

shēng　dāng qí shí zé sǐ　yú zàng jiē rú cǐ
生，当其时则死。余藏皆如此。

dì yuē　hé wèi chóng shí　qí bó yuē　suǒ wèi chóng shí zhě　yán dà rè bìng　qì rè　mài mǎn
帝曰：何谓重实？岐伯曰：所谓重实者，言大热病，气热，脉满，

shì wèi chóng shí
是谓重实。

dì yuē　jīng luò jù shí hé rú　hé yǐ zhì zhī　qí bó yuē　jīng luò jiē shí　shì cùn mài jí ér
帝曰：经络俱实何如？何以治之？岐伯曰：经络皆实，是寸脉急而

chǐ huǎn yě　jiē dāng zhì zhī　gù yuē huá zé cóng　sè zé nì yě　fú xū shí zhě　jiē cóng qí wù lèi
尺缓也，皆当治之。故曰滑则从，涩则逆也。夫虚实者，皆从其物类

始，故五藏骨肉滑利，可以长久也。帝曰：络气不足，经气有余，何

如？岐伯曰：络气不足，经气有余者，脉口热而尺寒也，秋冬为逆，春

夏为从，治主病者。帝曰：经虚络满，何如？岐伯曰：经虚络满者，尺

热满，脉口寒涩也，此春夏死秋冬生也。帝曰：治此者奈何？岐伯曰：

络满经虚，灸阴刺阳；经满络虚，刺阴灸阳。

　　帝曰：何谓重虚？岐伯曰：脉气上虚尺虚，是谓重虚。帝曰：何

以治之？岐伯曰：所谓气虚者，言无常也。尺虚者，行步恇然。脉虚

者，不象阴也。如此者，滑则生，涩则死也。

　　帝曰：寒气暴上，脉满而实，何如？岐伯曰：实而滑则生，实而逆

则死。帝曰：脉实满，手足寒，头热，何如？岐伯曰：春秋则生，冬夏

则死。脉浮而涩，涩而身有热者死。帝曰：其形尽满何如？岐伯曰：其

形尽满者，脉急大坚，尺涩而不应也，如是者，故从则生，逆则死。帝

曰：何谓从则生，逆则死？岐伯曰：所谓从者，手足温也；所谓逆者，

手足寒也。

　　帝曰：乳子而病热，脉悬小者何如？岐伯曰：手足温则生，寒则

死。帝曰：乳子中风热，喘鸣肩息者，脉何如？岐伯曰：喘鸣肩息

者，脉实大也，缓则生，急则死。

　　帝曰：肠澼便血，何如？岐伯曰：身热则死，寒则生。帝曰：肠

澼下白沫，何如？岐伯曰：脉沉则生，脉浮则死。帝曰：肠澼下脓血，

何如？岐伯曰：脉悬绝则死，滑大则生。帝曰：肠澼之属，身不热，

脉不悬绝，何如？岐伯曰：滑大者曰生，悬涩者曰死，以藏期之。

帝曰：癫疾何如？岐伯曰：脉搏大滑，久自已；脉小坚急，死不治。

帝曰：癫疾之脉，虚实何如？岐伯曰：虚则可治，实则死。

帝曰：消瘅虚实何如？岐伯曰：脉实大，病久可治；脉悬小坚，病久不可治。

帝曰：形度、骨度、脉度、筋度，何以知其度也？

帝曰：春亟治经络；夏亟治经俞；秋亟治六府；冬则闭塞。闭塞者，用药而少针石也。所谓少针石者，非痈疽之谓也。痈疽不得顷时回。痛不知所，按之不应手，乍来乍已，刺手太阴傍三痏与缨脉各二。掖痛大热，刺足少阳五，刺而热不止，刺手心主三，刺手太阴经络者，大骨之会各三。暴痛筋软，随分而痛，魄汗不尽，胞^①气不足，治在经俞。

腹暴满，按之不下，取手太阳经络者，胃之募也，少阴俞去脊椎三寸傍五，用员利针。霍乱，刺俞傍五，足阳明及上傍三。刺痫惊脉五，针手太阴各五，刺经太阳五，刺手少阴经络傍者一，足阳明一，上踝五寸刺三针。

凡治消瘅、仆击、偏枯、痿厥、气满发逆，肥贵人，则膏粱之疾也。隔塞闭绝，上下不通，则暴忧之病也。暴厥而聋，偏塞闭不通，内气暴迫也。不从，内外中风之病，故瘦留著也。蹠跛，寒风湿之病也。

黄帝曰：黄疸、暴痛、癫疾、厥狂，久逆之所生也。五藏不平，

068

①胞：同"脬"，膀胱。

六府闭塞之所生也。头痛耳鸣，九窍不利，肠胃之所生也。

太阴阳明论篇第二十九

黄帝问曰：太阴阳明为表里，脾胃脉也，生病而异者何也？

岐伯对曰：阴阳异位，更虚更实，更逆更从，或从内，或从外，所从不同，故病异名也。

帝曰：愿闻其异状也。

岐伯曰：阳者，天气也，主外；阴者，地气也，主内。故阳道实，阴道虚。故犯贼风虚邪者，阳受之；食饮不节，起居不时者，阴受之。阳受之则入六府，阴受之，则入五藏。入六府，则身热不时卧，上为喘呼；入五藏，则䐜满闭塞，下为飧泄，久为肠澼。故喉主天气，咽主地气。故阳受风气，阴受湿气。故阴气从足上行至头，而下行循臂至指端；阳气从手上行至头，而下行至足。故曰：阳病者上行极而下，阴病者下行极而上。故伤于风者，上先受之；伤于湿者，下先受之。

帝曰：脾病而四支不用何也？

岐伯曰：四支皆禀气于胃，而不得至经，必因于脾，乃得禀也。今脾病不能为胃行其津液，四支不得禀水谷气，气日以衰，脉道不利，筋骨肌肉，皆无气以生，故不用焉。

069

dì yuē　　pí bù zhǔ shí hé yě
帝曰：脾不主时何也？

qí bó yuē　　pí zhě tǔ yě　　zhì zhōng yāng　　cháng yǐ sì shí cháng sì zàng　　gè shí bā rì jì zhì
岐伯曰：脾者土也，治中央，常以四时长四藏，各十八日寄治，

bù dé dú zhǔ yú shí yě　　pí zàng zhě cháng zhuó wèi tǔ zhī jīng yě　　tǔ zhě shēng wàn wù ér fǎ tiān dì　　gù
不得独主于时也。脾藏者常著胃土之精也。土者生万物而法天地，故

shàng xià zhì tóu zú　　bù dé zhǔ shí yě
上下至头足，不得主时也。

dì yuē　　pí yǔ wèi yǐ mó xiāng lián ěr　　ér néng wèi zhī xíng qí jīn yè　　hé yě
帝曰：脾与胃以膜相连耳，而能为之行其津液，何也？

qí bó yuē　　zú tài yīn zhě　　sān yīn yě　　qí mài guàn wèi shǔ pí luò yì　　gù tài yīn wèi zhī xíng qì
岐伯曰：足太阴者，三阴也，其脉贯胃属脾络嗌，故太阴为之行气

yú sān yīn　　yáng míng zhě biǎo yě　　wǔ zàng liù fǔ zhī hǎi yě　　yì wèi zhī xíng qì yú sān yáng　　zàng fǔ gè yīn
于三阴。阳明者表也，五藏六府之海也，亦为之行气于三阳。藏府各因

qí jīng ér shòu qì yú yáng míng　　gù wéi wèi xíng qí jīn yè　　sì zhī bù dé bǐng shuǐ gǔ qì　　rì yǐ yì shuāi
其经而受气于阳明，故为胃行其津液，四支不得禀水谷气，日以益衰，

yīn dào bú lì　　jīn gǔ jī ròu wú qì yǐ shēng　　gù bú yòng yān
阴道不利，筋骨肌肉无气以生，故不用焉。

yáng míng mài jiě piān dì sān shí
阳明脉解篇第三十

huáng dì wèn yuē　　zú yáng míng zhī mài bìng　　wù rén yǔ huǒ　　wén mù yīn zé tì rán ér jīng　　zhōng gǔ
黄帝问曰：足阳明之脉病，恶人与火，闻木音则惕然而惊，钟鼓

bù wéi dòng　　wén mù yīn ér jīng　　hé yě　　yuàn wén qí gù
不为动，闻木音而惊，何也？愿闻其故。

qí bó duì yuē　　yáng míng zhě　　wèi mài yě　　wèi zhě　　tǔ yě　　gù wén mù yīn ér jīng zhě　　tǔ wù
岐伯对曰：阳明者，胃脉也，胃者，土也，故闻木音而惊者，土恶

mù yě
木也。

dì yuē　　shàn　　qí wù huǒ hé yě
帝曰：善。其恶火何也？

qí bó yuē　　yáng míng zhǔ ròu　　qí mài xuè qì shèng　　xié kè zhī zé rè　　rè shèn zé wù huǒ
岐伯曰：阳明主肉，其脉血气盛，邪客之则热，热甚则恶火。

dì yuē　　qí wù rén hé yě
帝曰：其恶人何也？

qí bó yuē   yáng míng jué zé chuǎn ér mán   mán zé wù rén
岐伯曰：阳明厥则喘而悗^①，悗则恶人。

dì yuē   huò chuǎn ér sǐ zhě   huò chuǎn ér shēng zhě   hé yě
帝曰：或喘而死者，或喘而生者，何也？

qí bó yuē   jué nì lián zàng zé sǐ   lián jīng zé shēng
岐伯曰：厥逆连藏则死，连经则生。

dì yuē   shàn   bìng shèn zé qì yī ér zǒu   dēng gāo ér gē   huò zhì bù shí shù rì   yú yuán shàng
帝曰：善。病甚则弃衣而走，登高而歌，或至不食数日，逾垣上

wū   suǒ shàng zhī chù   jiē fēi qí sù suǒ néng yě   bìng fǎn néng zhě hé yě
屋，所上之处，皆非其素所能也，病反能者何也？

qí bó yuē   sì zhī zhě   zhū yáng zhī běn yě   yáng shèng zé sì zhī shí   shí zé néng dēng gāo yě
岐伯曰：四支者，诸阳之本也，阳盛则四支实，实则能登高也。

dì yuē   qí qì yī ér zǒu zhě   hé yě
帝曰：其弃衣而走者，何也？

qí bó yuē   rè shèng yú shēn   gù qì yī yù zǒu yě
岐伯曰：热盛于身，故弃衣欲走也。

dì yuē   qí wàng yán mà lì   bú bì qīn shū ér gē zhě   hé yě
帝曰：其妄言骂詈，不避亲疏而歌者，何也？

qí bó yuē   yáng shèng zé shǐ rén wàng yán mà lì   bú bì qīn shū ér bú yù shí   bú yù shí   gù
岐伯曰：阳盛则使人妄言骂詈，不避亲疏而不欲食，不欲食，故

wàng zǒu yě
妄走也。

rè lùn piān dì sān shí yī
热论篇第三十一

huáng dì wèn yuē   jīn fú rè bìng zhě   jiē shāng hán zhī lèi yě   huò yù huò sǐ   qí sǐ jiē yǐ liù
黄帝问曰：今夫热病者，皆伤寒之类也，或愈或死，其死皆以六

qī rì zhī jiān   qí yù jiē yǐ shí rì yǐ shàng zhě   hé yě   bù zhī qí jiě   yuàn wén qí gù
七日之间，其愈皆以十日以上者，何也？不知其解，愿闻其故。

qí bó duì yuē   jù yáng zhě   zhū yáng zhī shǔ yě   qí mài lián yú fēng fǔ   gù wéi zhū yáng zhǔ qì
岐伯对曰：巨阳者，诸阳之属也。其脉连于风府，故为诸阳主气

yě   rén zhī shāng yú hán yě   zé wéi bìng rè   rè suī shèn bù sǐ   qí liǎng gǎn yú hán ér bìng zhě   bì bù
也。人之伤于寒也，则为病热，热虽甚不死；其两感于寒而病者，必不

————————

① 悗：同"悗"，郁闷。《甲乙经》作"闷"。

miǎn yú sǐ
免于死。

dì yuē　yuàn wén qí zhuàng
帝曰：愿闻其状。

qí bó yuē　shāng hán yī rì　jù yáng shòu zhī　gù tóu xiàng tòng yāo jǐ jiāng　èr rì yáng míng shòu zhī
岐伯曰：伤寒一日，巨阳受之，故头项痛腰脊强。二日阳明受之，

yáng míng zhǔ ròu　qí mài jiā bí　luò yú mù　gù shēn rè mù téng ér bí gān　bù dé wò yě　sān rì shào
阳明主肉，其脉挟鼻，络于目，故身热目疼而鼻干，不得卧也。三日少

yáng shòu zhī　shào yáng zhǔ dǎn　qí mài xún xié luò yú ěr　gù xiōng xié tòng ér ěr lóng　sān yáng jīng luò jiē
阳受之，少阳主胆，其脉循胁络于耳，故胸胁痛而耳聋。三阳经络皆

shòu qí bìng　ér wèi rù yú zàng zhě　gù kě hàn ér yǐ　sì rì tài yīn shòu zhī　tài yīn mài bù wèi zhōng
受其病，而未入于藏者，故可汗而已。四日太阴受之，太阴脉布胃中，

luò yú yì　gù fù mǎn ér yì gān　wǔ rì shào yīn shòu zhī　shào yīn mài guàn shèn　luò yú fèi　xì shé
络于嗌，故腹满而嗌干。五日少阴受之，少阴脉贯肾，络于肺，系舌

běn　gù kǒu zào shé gān ér kě　liù rì jué yīn shòu zhī　jué yīn mài xún yīn qì ér luò yú gān　gù fán
本，故口燥舌干而渴。六日厥阴受之，厥阴脉循阴器而络于肝，故烦

mèn ér náng suō　sān yīn sān yáng　wǔ zàng liù fǔ jiē shòu bìng　róng wèi bù xíng　wǔ zàng bù tōng　zé
满①而囊缩。三阴三阳，五藏六府皆受病，荣卫不行，五藏不通，则

sǐ yǐ
死矣。

qí bù liǎng gǎn yú hán zhě　qī rì jù yáng bìng shuāi　tóu tòng shǎo yù　bā rì yáng míng bìng shuāi　shēn
其不两感于寒者，七日巨阳病衰，头痛少愈；八日阳明病衰，身

rè shǎo yù　jiǔ rì shào yáng bìng shuāi　ěr lóng wēi wén　shí rì tài yīn bìng shuāi　fù jiǎn rú gù　zé sī
热少愈；九日少阳病衰，耳聋微闻；十日太阴病衰，腹减如故，则思

yǐn shí　shí yī rì shào yīn bìng shuāi　kě zhǐ bù mǎn　shé gān yǐ ér tì　shí èr rì jué yīn bìng shuāi
饮食；十一日少阴病衰，渴止不满，舌干已而嚏；十二日厥阴病衰，

náng zòng　shào fù wēi xià　dà qì jiē qù　bìng rì yǐ yǐ
囊纵，少腹微下，大气皆去，病日已矣。

dì yuē　zhì zhī nài hé
帝曰：治之奈何？

qí bó yuē　zhì zhī gè tōng qí zàng mài　bìng rì shuāi yǐ yǐ　qí wèi mǎn sān rì zhě　kě hàn ér
岐伯曰：治之各通其藏脉，病日衰已矣。其未满三日者，可汗而

yǐ　qí mǎn sān rì zhě　kě xiè ér yǐ
已；其满三日者，可泄而已。

dì yuē　rè bìng yǐ yù　shí yǒu suǒ yí zhě　hé yě
帝曰：热病已愈，时有所遗者，何也？

qí bó yuē　zhū yí zhě　rè shèn ér qiáng shí zhī　gù yǒu suǒ yí yě　ruò cǐ zhě　jiē bìng yǐ
岐伯曰：诸遗者，热甚而强食之，故有所遗也。若此者，皆病已

① 满：同"懑"。

衰，而热有所藏，因其谷气相薄，两热相合，故有所遗也。

帝曰：善。治遗奈何？岐伯曰：视其虚实，调其逆从，可使必已矣。

帝曰：病热当何禁之？岐伯曰：病热少愈，食肉则复，多食则遗，此其禁也。

帝曰：其病两感于寒者，其脉应与其病形何如？

岐伯曰：两感于寒者，病一日则巨阳与少阴俱病，则头痛口干而烦满；二日则阳明与太阴俱病，则腹满身热，不欲食，谵言；三日则少阳与厥阴俱病，则耳聋囊缩而厥。水浆不入，不知人，六日死。

帝曰：五藏已伤，六府不通，荣卫不行，如是之后，三日乃死，何也？

岐伯曰：阳明者，十二经脉之长也，其血气盛，故不知人。三日其气乃尽，故死矣。

凡病伤寒而成温者，先夏至日者为病温，后夏至日者为病暑，暑当与汗皆出，勿止。

刺热篇第三十二

肝热病者，小便先黄，腹痛，多卧，身热。热争，则狂言及惊，胁满痛，手足躁，不得安卧；庚辛甚，甲乙大汗，气逆则庚辛死。刺足

jué yīn shào yáng qí nì zé tóu tòng yùn yùn mài yǐn chōng tóu yě
厥阴、少阳，其逆则头痛员员①，脉引冲头也。

xīn rè bìng zhě xiān bú lè shù rì nǎi rè rè zhēng zé cù xīn tòng fán mèn shàn ǒu tóu
心热病者，先不乐，数日乃热，热争则猝心痛，烦闷，善呕，头

tòng miàn chì wú hàn rén guǐ shèn bǐng dīng dà hàn qì nì zé rén guǐ sǐ cì shǒu shào yīn
痛，面赤，无汗；壬癸甚，丙丁大汗，气逆则壬癸死。刺手少阴、

tài yáng
太阳。

pí rè bìng zhě xiān tóu zhòng jiá tòng fán xīn yán qīng yù ǒu shēn rè rè zhēng zé yāo
脾热病者，先头重，颊痛，烦心，颜青，欲呕，身热。热争则腰

tòng bù kě yòng fǔ yǎng fù mǎn xiè liǎng hàn tòng jiǎ yǐ shèn wù jǐ dà hàn qì nì zé jiǎ yǐ
痛，不可用俯仰，腹满泄，两颔痛。甲乙甚，戊己大汗，气逆则甲乙

sǐ cì zú tài yīn yáng míng
死。刺足太阴、阳明。

fèi rè bìng zhě xiān xǐ rán jué qǐ háo máo wù fēng hán shé shàng huáng shēn rè rè zhēng zé
肺热病者，先淅然厥，起毫毛，恶风寒，舌上黄，身热。热争则

chuǎn ké tòng zǒu xiōng yīng bèi bù dé dà xī tóu tòng bù kān hàn chū ér hán bǐng dīng shèn gēng xīn
喘咳，痛走胸膺背，不得大息，头痛不堪，汗出而寒；丙丁甚，庚辛

dà hàn qì nì zé bǐng dīng sǐ cì shǒu tài yīn yáng míng chū xuè rú dà dòu lì yǐ
大汗，气逆则丙丁死。刺手太阴、阳明，出血如大豆，立已。

shèn rè bìng zhě xiān yāo tòng héng suān kǔ kě shuò yǐn shēn rè rè zhēng zé xiàng tòng ér jiāng héng
肾热病者，先腰痛胻酸，苦渴数饮，身热。热争则项痛而强，胻

hán qiě suān zú xià rè bú yù yán qí nì zé xiàng tòng yùn yùn dàn dàn rán wù jǐ shèn rén guǐ dà
寒且酸，足下热，不欲言，其逆则项痛员员澹澹然；戊己甚，壬癸大

hàn qì nì zé wù jǐ sǐ cì zú shào yīn tài yáng zhū hàn zhě zhì qí suǒ shèng rì hàn chū yě
汗，气逆则戊己死。刺足少阴、太阳。诸汗者，至其所胜日汗出也。

gān rè bìng zhě zuǒ jiá xiān chì xīn rè bìng zhě yán xiān chì pí rè bìng zhě bí xiān chì fèi
肝热病者，左颊先赤；心热病者，颜先赤；脾热病者，鼻先赤；肺

rè bìng zhě yòu jiá xiān chì shèn rè bìng zhě yí xiān chì bìng suī wèi fā jiàn chì sè zhě cì zhī míng
热病者，右颊先赤；肾热病者，颐先赤。病虽未发，见赤色者刺之，名

yuē zhì wèi bìng rè bìng cóng bù suǒ qǐ zhě zhì qī ér yǐ qí cì zhī fǎn zhě sān zhōu ér yǐ chóng nì
曰治未病。热病从部所起者，至期而已；其刺之反者，三周而已；重逆

zé sǐ zhū dāng hàn zhě zhì qí suǒ shèng rì hàn dà chū yě
则死。诸当汗者，至其所胜日，汗大出也。

zhū zhì rè bìng yǐ yǐn zhī hán shuǐ nǎi cì zhī bì hán yī zhī jū zhǐ hán chù shēn hán ér
诸治热病，以饮之寒水，乃刺之；必寒衣之，居止寒处，身寒而

zhǐ yě
止也。

---

① 员：同"晕""运"，旋转。文中为眩晕之意。

热病先胸胁痛，手足躁，刺足少阳，补足太阴，病甚者为五十九刺。热病始手臂痛者，刺手阳明太阴而汗出止。热病始于头首者，刺项太阳而汗出止。热病始于足胫者，刺足阳明而汗出止。热病先身重骨痛，耳聋好瞑，刺足少阴，病甚为五十九刺。热病先眩冒而热，胸胁满，刺足少阴、少阳。

太阳之脉，色荣颧骨，热病也，荣未交，曰今且得汗，待时而已。与厥阴脉争见者，死期不过三日。其热病内连肾，少阳之脉色也。少阳之脉，色荣颊前，热病也。荣未交，曰今且得汗，待时而已，与少阴脉争见者，死期不过三日。

热病气穴：三椎下间主胸中热，四椎下间主膈中热，五椎下间主肝热，六椎下间主脾热，七椎下间主肾热，荣在骶也，项上三椎陷者中也。颊下逆颧为大瘕，下牙车为腹满，颧后为胁痛。颊上者，膈上也。

评热病论篇第三十三

黄帝问曰：有病温者，汗出辄复热，而脉躁疾不为汗衰，狂言不能食，病名为何？岐伯对曰：病名阴阳交，交者死也。

帝曰：愿闻其说。

岐伯曰：人所以汗出者，皆生于谷，谷生于精。今邪气交争于骨肉而得汗者，是邪却而精胜也。精胜，则当能食而不复热。复热者邪

气也，汗者精气也；今汗出而辄复热者，是邪胜也。不能食者，精无俾

也，病而留者，其寿可立而倾也。且夫《热论》曰：汗出而脉尚躁盛

者死。今脉不与汗相应，此不胜其病也，其死明矣。狂言者是失志，

失志者死。今见三死，不见一生，虽愈必死也。

帝曰：有病身热汗出烦满，烦满不为汗解，此为何病？

岐伯曰：汗出而身热者，风也；汗出而烦满不解者，厥也，病名曰

风厥。帝曰：愿卒闻之。岐伯曰：巨阳主气，故先受邪；少阴与其为表

里也，得热则上从之，从之则厥也。帝曰：治之奈何？岐伯曰：表里刺

之，饮之服汤。

帝曰：劳风为病何如？

岐伯曰：劳风法在肺下，其为病也，使人强上瞑视，唾出若涕，恶

风而振寒，此为劳风之病。帝曰：治之奈何？岐伯曰：以救俯仰。巨阳

引精者三日，中年者五日，不精者七日，咳出青黄涕，其状如脓，大

如弹丸，从口中若鼻中出，不出则伤肺，伤肺则死也。

帝曰：有病肾风者，面胕痝①然壅，害于言，可刺不②？

岐伯曰：虚不当刺，不当刺而刺，后五日其气必至。帝曰：其至何

如？岐伯曰：至必少气时热，时热从胸背上至头，汗出，手热，口干

苦渴，小便黄，目下肿，腹中鸣，身重难以行，月事不来，烦而不能

---

① 胕痝：胕，通"浮"；痝，肿起的样子。

② 不：同"否"。

食，不能正偃，正偃则咳，病名曰风水，论在《刺法》中。

帝曰：愿闻其说。

岐伯曰：邪之所凑，其气必虚。阴虚者，阳必凑之，故少气时热而汗出也。小便黄者，少腹中有热也。不能正偃者，胃中不和也。正偃则咳甚，上迫肺也。诸有水气者，微肿先见于目下也。

帝曰：何以言？

岐伯曰：水者阴也，目下亦阴也，腹者至阴之所居，故水在腹者，必使目下肿也。真气上逆，故口苦舌干，卧不得正偃，正偃则咳出清水也。诸水病者，故不得卧，卧则惊，惊则咳甚也。腹中鸣者，病本于胃也。薄脾则烦不能食，食不下者，胃脘隔也。身重难以行者，胃脉在足也。月事不来者，胞脉闭也，胞脉者属心而络于胞中。今气上迫肺，心气不得下通，故月事不来也。

帝曰：善。

077

逆调论篇第三十四

黄帝问曰：人身非常温也，非常热也，为之热而烦满者何也？

岐伯对曰：阴气少而阳气胜，故热而烦满也。

帝曰：人身非衣寒也，中非有寒气也，寒从中生者何？

岐伯曰：是人多痹气也，阳气少，阴气多，故身寒如从水中出。

帝曰：人有四支热①，逢风寒如炙如火者，何也？

岐伯曰：是人者，阴气虚，阳气盛。四支者阳也，两阳相得，而阴气虚少，少水不能灭盛火，而阳独治。独治者，不能生长也，独胜而止耳。逢风而如炙如火者，是人当肉烁也。

帝曰：人有身寒，汤火不能热，厚衣不能温，然不冻慄，是为何病？

岐伯曰：是人者，素肾气胜，以水为事；太阳气衰，肾脂枯不长，一水不能胜两火。肾者水也，而生于骨，肾不生，则髓不能满，故寒甚至骨也。所以不能冻慄者，肝一阳也，心二阳也，肾孤藏也，一水不能胜二火，故不能冻慄，病名曰骨痹，是人当挛节也。

帝曰：人之肉苛者，虽近衣絮，犹尚苛也，是谓何疾？

岐伯曰：荣气虚，卫气实也。荣气虚则不仁，卫气虚则不用，荣卫俱虚，则不仁且不用，肉如故也。人身与志不相有，曰死。

帝曰：人有逆气不得卧而息有音者；有不得卧而息无音者；有起居如故而息有音者；有得卧，行而喘者；有不得卧，不能行而喘者；有不得卧，卧而喘者；皆何藏使然？愿闻其故。

岐伯曰：不得卧而息有音者，是阳明之逆也。足三阳者下行，今逆而上行，故息有音也。阳明者，胃脉也，胃者六府之海，其气亦下行，阳明逆，不得从其道，故不得卧也。《下经》曰：胃不和，则卧不安。

---

① 四支热：四肢发热。支，同"肢"。

此之谓也。夫起居如故而息有音者，此肺之络脉逆也。络脉不得随经上下，故留经而不行，络脉之病人也微，故起居如故而息有音也。夫不得卧，卧则喘者，是水气之客也；夫水者，循津液而流也。肾者，水藏，主津液，主卧与喘也。

帝曰：善。

疟论篇第三十五

黄帝问曰：夫痎疟皆生于风，其蓄作有时者何也？

岐伯对曰：疟之始发也，先起于毫毛，伸欠乃作，寒慄鼓颔，腰脊俱痛，寒去则内外皆热，头痛如破，渴欲冷饮。

帝曰：何气使然？愿闻其道。

岐伯曰：阴阳上下交争，虚实更作，阴阳相移也。阳并于阴，则阴实而阳虚，阳明虚则寒慄鼓颔也；巨阳虚则腰背头项痛；三阳俱虚，则阴气胜，阴气胜则骨寒而痛；寒生于内，故中外皆寒；阳盛则外热，阴虚则内热，外内皆热则喘而渴，故欲冷饮也。此皆得之夏伤于暑，热气盛，藏于皮肤之内，肠胃之外，此荣气之所舍也。此令人汗空疏，腠理开，因得秋气，汗出遇风，及得之以浴，水气舍于皮肤之内，与卫气并居。卫气者，昼日行于阳，夜行于阴，此气得阳而外出，得阴而内薄，内外相薄，是以日作。

dì yuē　　qí jiàn rì ér zuò zhě hé yě
帝曰：其间日而作者何也？

qí bó yuē　　qí qì zhī shè shēn　　nèi bó yú yīn　　yáng qì dú fā　　yīn xié nèi zhuó　　yīn yǔ yáng zhēng
岐伯曰：其气之舍深，内薄于阴，阳气独发，阴邪内著，阴与阳争

bù dé chū　　shì yǐ jiàn rì ér zuò yě
不得出，是以间日而作也。

dì yuē　　shàn　　qí zuò rì yàn yǔ qí rì zǎo zhě　　hé qì shǐ rán
帝曰：善。其作日晏与其日早者，何气使然？

qí bó yuē　　xié qì kè yú fēng fǔ　　xún lǚ ér xià　　wèi qì yí rì yí yè dà huì yú fēng fǔ　　qí
岐伯曰：邪气客于风府，循膂而下，卫气一日一夜大会于风府，其

míng rì rì xià yì jié　　gù qí zuò yě yàn　　cǐ xiān kè yú jǐ bèi yě　　měi zhì yú fēng fǔ zé còu lǐ kāi
明日日下一节，故其作也晏。此先客于脊背也，每至于风府则腠理开，

còu lǐ kāi zé xié qì rù　　xié qì rù zé bìng zuò　　yǐ cǐ rì zuò shāo yì yàn yě　　qí chū yú fēng fǔ　　rì
腠理开则邪气入，邪气入则病作，以此日作稍益晏也。其出于风府，日

xià yì jié　　èr shí wǔ rì xià zhì dǐ gǔ　　èr shí liù rì rù yú jǐ nèi　　zhù yú fú lǚ zhī mài　　qí qì
下一节，二十五日下至骶骨，二十六日入于脊内，注于伏膂之脉；其气

shàng xíng　　jiǔ rì chū yú quē pén zhī zhōng　　qí qì rì gāo　　gù zuò rì yì zǎo yě　　qí jiàn rì fā zhě
上行，九日出于缺盆之中，其气日高，故作日益早也。其间日发者，

yóu xié qì nèi bó yú wǔ zàng　　héng lián mù yuán yě　　qí dào yuǎn　　qí qì shēn　　qí xíng chí　　bù néng yǔ wèi
由邪气内薄于五藏，横连募原也。其道远，其气深，其行迟，不能与卫

qì jù xíng　　bù dé jiē chū　　gù jiàn rì nǎi zuò yě
气俱行，不得皆出，故间日乃作也。

dì yuē　　fū zǐ yán wèi qì měi zhì yú fēng fǔ　　còu lǐ nǎi fā　　fā zé xié qì rù　　rù zé bìng zuò
帝曰：夫子言卫气每至于风府，腠理乃发，发则邪气入，入则病作。

jīn wèi qì rì xià yì jié　　qí qì zhī fā yě　　bù dāng fēng fǔ　　qí rì zuò zhě nài hé
今卫气日下一节，其气之发也，不当风府，其日作者奈何？

qí bó yuē　　cǐ xié qì kè yú tóu xiàng　　xún lǚ ér xià zhě yě　　gù xū shí bù tóng　　xié zhòng yì
岐伯曰：此邪气客于头项，循膂而下者也，故虚实不同，邪中异

suǒ　　zé bù dé dāng qí fēng fǔ yě　　gù xié zhòng yú tóu xiàng zhě　　qì zhì tóu xiàng ér bìng　　zhòng yú bèi
所，则不得当其风府也。故邪中于头项者，气至头项而病；中于背

zhě　　qì zhì bèi ér bìng　　zhòng yú yāo jǐ zhě　　qì zhì yāo jǐ ér bìng　　zhòng yú shǒu zú zhě　　qì zhì shǒu
者，气至背而病；中于腰脊者，气至腰脊而病；中于手足者，气至手

zú ér bìng　　wèi qì zhī suǒ zài　　yǔ xié qì xiāng hé　　zé bìng zuò　　gù fēng wú cháng fǔ　　wèi qì zhī suǒ
足而病。卫气之所在，与邪气相合，则病作。故风无常府，卫气之所

fā　　bì kāi qí còu lǐ　　xié qì zhī suǒ hé　　zé qí fǔ yě
发，必开其腠理，邪气之所合，则其府也。

dì yuē　　shàn　　fú fēng zhī yǔ nüè yě　　xiāng sì tóng lèi　　ér fēng dú cháng zài　　nüè dé yǒu shí ér xiū
帝曰：善。夫风之与疟也，相似同类，而风独常在，疟得有时而休

zhě　　hé yě
者，何也？

岐伯曰：风气留其处，故常在，疟气随经络沉以内薄，故卫气应乃作。

帝曰：疟先寒而后热者，何也？

岐伯曰：夏伤于大暑，其汗大出，腠理开发，因遇夏气凄沧之水寒，藏于腠理皮肤之中，秋伤于风，则病成矣。夫寒者，阴气也，风者，阳气也，先伤于寒而后伤于风，故先寒而后热也，病以时作，名曰寒疟。帝曰：先热而后寒者，何也？

岐伯曰：此先伤于风而后伤于寒，故先热而后寒也，亦以时作，名曰温疟。

其但热而不寒者，阴气先绝，阳气独发，则少气烦冤，手足热而欲呕，名曰瘅疟。

帝曰：夫《经》言有余者泻之，不足者补之。今热为有余，寒为不足。夫疟者之寒，汤火不能温也，及其热，冰水不能寒也，此皆有余不足之类。当此之时，良工不能止，必须其自衰，乃刺之，其故何也？愿闻其说。

岐伯曰：《经》言无刺熇熇之热，无刺浑浑①之脉，无刺漉漉之汗，故为其病逆，未可治也。夫疟之始发也，阳气并于阴，当是之时，阳虚而阴盛，外无气，故先寒慄也。阴气逆极，则复出之阳，阳与阴复并于外，则阴虚而阳实，故先热而渴。夫疟气者，并于阳则阳胜，并于

081

---

① 浑浑：音为滚。指脉象纷乱的样子。

阴则阴胜，阴胜则寒，阳胜则热。疟者，风寒之气不常也，病极则复，至病之发也，如火之热，如风雨不可当也。故《经》言曰，方其盛时必毁，因其衰也，事必大昌，此之谓也。夫疟之未发也，阴未并阳，阳未并阴，因而调之，真气得安，邪气乃亡，故工不能治其已发，为其气逆也。

帝曰：善。攻之奈何？早晏何如？

岐伯曰：疟之且发也，阴阳之且移也，必从四末始也。阳已伤，阴从之，故先其时坚束其处，令邪气不得入，阴气不得出，审候见之，在孙络盛坚而血者皆取之，此真往而未得并者也。

帝曰：疟不发，其应何如？

岐伯曰：疟气者，必更盛更虚，当气之所在也，病在阳，则热而脉躁；在阴，则寒而脉静，极则阴阳俱衰，卫气相离，故病得休；卫气集，则复病也。

帝曰：时有间二日或至数日发，或渴或不渴，其故何也？

岐伯曰：其间日者，邪气与卫气客于六府，而有时相失，不能相得，故休数日乃作也。疟者，阴阳更胜也，或甚或不甚，故或渴或不渴。

帝曰：论言夏伤于暑，秋必病疟。今疟不必应者，何也？

岐伯曰：此应四时者也。其病异形者，反四时也。其以秋病者寒甚，以冬病者寒不甚，以春病者恶风，以夏病者多汗。

帝曰：夫病温疟与寒疟而皆安舍，舍于何藏？

岐伯曰：温疟者，得之冬中于风，寒气藏于骨髓之中，至春则阳气大发，邪气不能自出，因遇大暑，脑髓烁，肌肉消，腠理发泄，或有所用力，邪气与汗皆出，此病藏于肾，其气先从内出之于外也。如是者，阴虚而阳盛，阳盛则热矣，衰则气复反入，入则阳虚，阳虚则寒矣，故先热而后寒，名曰温疟。

帝曰：瘅疟何如？

岐伯曰：瘅疟者，肺素有热。气盛于身，厥逆上冲，中气实而不外泄，因有所用力，腠理开，风寒舍于皮肤之内、分肉之间而发，发则阳气盛，阳气盛而不衰则病矣。其气不及于阴，故但热而不寒，气内藏于心，而外舍于分肉之间，令人消烁脱肉，故命曰瘅疟。

帝曰：善。

刺疟篇第三十六

足太阳之疟，令人腰痛头重，寒从背起，先寒后热，熇熇暍暍然，热止汗出，难已，刺郄中出血。

足少阳之疟，令人身体解㑊，寒不甚，热不甚，恶见人，见人心惕惕然，热多汗出甚，刺足少阳。

zú yáng míng zhī nüè　　líng rén xiān hán xiǎn xǐ　　xiǎn xǐ hán shèn　　jiǔ nǎi rè　　rè qù hàn chū　　xǐ
足阳明之疟，令人先寒洒淅①，洒淅寒甚，久乃热，热去汗出，喜

jiàn rì yuè guāng huǒ qì　　nǎi kuài rán　　cì zú yáng míng fū shàng
见日月光火气，乃快然，刺足阳明跗上。

zú tài yīn zhī nüè　　líng rén bú lè　　hào tài xī　　bú shì shí　　duō hán rè hàn chū　　bìng zhì zé shàn
足太阴之疟，令人不乐，好太息，不嗜食，多寒热汗出，病至则善

ǒu　　ǒu yǐ nǎi shuāi　　jí qǔ zhī
呕，呕已乃衰，即取之。

zú shào yīn zhī nüè　　líng rén ǒu tǔ shèn　　duō hán rè　　rè duō hán shǎo　　yù bì hù yǒu ér chǔ　　qí
足少阴之疟，令人呕吐甚，多寒热，热多寒少，欲闭户牖而处，其

bìng nán yǐ
病难已。

zú jué yīn zhī nüè　　líng rén yāo tòng　　shào fù mǎn　　xiǎo biàn bú lì　　rú lóng zhuàng　　fēi lóng yě　　shuò
足厥阴之疟，令人腰痛，少腹满，小便不利，如癃状，非癃也。数

biàn　　yì kǒng jù　　qì bù zú　　fù zhōng yì yì　　cì zú jué yīn
便，意恐惧，气不足，腹中悒悒，刺足厥阴。

fèi nüè zhě　　líng rén xīn hán　　hán shèn rè　　rè jiān shàn jīng　　rú yǒu suǒ xiàn zhě　　cì shǒu tài yīn
肺疟者，令人心寒，寒甚热，热间善惊，如有所见者，刺手太阴、

yáng míng　　xīn nüè zhě　　líng rén fán xīn shèn　　yù dé qīng shuǐ　　fǎn hán duō　　bú shèn rè　　cì shǒu shào yīn
阳明。心疟者，令人烦心甚，欲得清水，反寒多，不甚热，刺手少阴。

 gān nüè zhě　　líng rén sè cāng cāng rán　　tài xī　　qí zhuàng ruò sǐ zhě　　cì zú jué yīn xiàn xuè　　pí nüè zhě
肝疟者，令人色苍苍然，太息，其状若死者，刺足厥阴见血。脾疟者，

líng rén hán　　fù zhōng tòng　　rè zé cháng zhōng míng　　míng yǐ hàn chū　　cì zú tài yīn　　shèn nüè zhě　　líng rén
令人寒，腹中痛，热则肠中鸣，鸣已汗出，刺足太阴。肾疟者，令人

xiǎn xiǎn rán　　yāo jǐ tòng　　wǎn zhuǎn　　dà biàn nán　　mù xuàn xuàn rán　　shǒu zú hán　　cì zú tài yáng　　shào
洒洒然，腰脊痛，宛转，大便难，目眴眴然，手足寒，刺足太阳、少

yīn　　wèi nüè zhě　　líng rén qiě bìng yě　　shàn jī ér bù néng shí　　shí ér zhī mǎn fù dà　　cì zú yáng míng
阴。胃疟者，令人且病也，善饥而不能食，食而支满腹大，刺足阳明、

tài yīn héng mài chū xuè
太阴横脉出血。

nüè fā shēn fāng rè　　cì fū shàng dòng mài　　kāi qí kōng　　chū qí xuè　　lì hán　　nüè fāng yù hán　　cì
疟发身方热，刺跗上动脉，开其空，出其血，立寒；疟方欲寒，刺

shǒu yáng míng　　tài yīn　　zú yáng míng　　tài yīn　　nüè mài mǎn dà jí　　cì bèi shù　　yòng zhōng zhēn　　páng wǔ
手阳明、太阴，足阳明、太阴。疟脉满大急，刺背俞，用中针，傍伍

qū shù gè yī　　shì féi shòu　　chū qí xuè yě　　nüè mài xiǎo shí jí　　jiǔ jìng shào yīn　　cì zhǐ jǐng　　nüè mài
胠俞各一，适肥瘦，出其血也。疟脉小实急，灸胫少阴，刺指井。疟脉

mǎn dà jí　　cì bèi shù　　yòng wǔ qū shù　　bèi shù gè yī　　shì xíng zhì yú xuè yě　　nüè mài huǎn dà xū
满大急，刺背俞，用五胠俞、背俞各一，适行至于血也。疟脉缓大虚，

---

① 洒淅：寒冷。

便宜用药，不宜用针。

凡治疟先发，如食顷，乃可以治，过之，则失时也。诸疟而脉不见，刺十指间出血，血去必已。先视身之赤如小豆者尽取之。十二疟者，其发各不同时，察其病形，以知其何脉之病也。先其发时，如食顷而刺之，一刺则衰，二刺则知，三刺则已；不已，刺舌下两脉出血，不已，刺郄中盛经出血，又刺项已下夹脊者，必已。舌下两脉者，廉泉也。

刺疟者，必先问其病之所先发者，先刺之。先头痛及重者，先刺头上及两额、两眉间出血。先项背痛者，先刺之。先腰脊痛者，先刺郄中出血。先手臂痛者，先刺手少阴、阳明十指间。先足胫酸痛者，先刺足阳明十指间出血。

风疟，疟发则汗出恶风，刺三阳经背俞之血者。胻酸痛甚，按之不可，名曰胕髓病，以镵针针绝骨出血，立已。身体小痛，刺至阴，诸阴之井无出血，间日一刺。疟不渴，间日而作，刺足太阳；渴而间日作，刺足少阳；温疟汗不出，为五十九刺。

085

气厥论篇第三十七

黄帝问曰：五藏六府，寒热相移者何？

岐伯曰：肾移寒于脾，痈肿少气。脾移寒于肝，痈肿筋挛。肝移寒于心，狂膈中。心移寒于肺，肺消，肺消者饮一溲二，死不治。肺

yí hán yú shèn　　wéi yǒng shuǐ　　yǒng shuǐ zhě　　àn fù bù jiān　　shuǐ qì kè yú dà cháng　　jí xíng zé míng zhuó

移寒于肾，为涌水，涌水者，按腹不坚，水气客于大肠，疾行则鸣濯

zhuó　　rú náng guǒ jiāng　　shuǐ zhī bìng yě

濯，如囊裹浆，水之病也。

pí yí rè yú gān　　zé wéi jīng nǜ　　gān yí rè yú xīn　　zé sǐ　　xīn yí rè yú fèi　　chuán wéi gé

脾移热于肝，则为惊衄。肝移热于心，则死。心移热于肺，传为膈

xiāo　　fèi yí rè yú shèn　　chuán wéi róu zhì　　shèn yí rè yú pí　　chuán wéi xū　　cháng pì　　sǐ　　bù

消。肺移热于肾，传为柔痓。肾移热于脾，传为虚，肠澼，死，不

kě zhì

可治。

bāo yí rè yú páng guāng　　zé lóng　　niào　　xuè　　páng guāng yí rè yú xiǎo cháng　　gé cháng bú biàn　　shàng

胞移热于膀胱，则癃，溺①血。膀胱移热于小肠，膈肠不便，上

wéi kǒu mí　　xiǎo cháng yí rè yú dà cháng　　wéi fú jiǎ　　wéi chén　　dà cháng yí rè yú wèi　　shàn shí ér shòu

为口糜。小肠移热于大肠，为虑瘕，为沉。大肠移热于胃，善食而瘦

rù　　wèi zhī shí yì　　wèi yí rè yú dǎn　　yì yuē shí yì　　dǎn yí rè yú nǎo　　zé xīn è bí yuān　　bí

入，谓之食亦。胃移热于胆，亦曰食亦。胆移热于脑，则辛颏鼻渊，鼻

yuān zhě　　zhuó tì xià bù zhǐ yě　　chuán wéi nǜ miè míng mù　　gù dé zhī qì jué yě

渊者，浊涕下不止也，传为衄蔑瞑目，故得之气厥也。

ké lùn piān dì sān shí bā

咳论篇第三十八

huáng dì wèn yuē　　fèi zhī lìng rén ké　　hé yě

黄帝问曰：肺之令人咳，何也？

qí bó duì yuē　　wǔ zàng liù fǔ jiē lìng rén ké　　fēi dú fèi yě

岐伯对曰：五藏六府皆令人咳，非独肺也。

dì yuē　　yuàn wén qí zhuàng

帝曰：愿闻其状。

qí bó yuē　　pí máo zhě　　fèi zhī hé yě　　pí máo xiān shòu xié qì　　xié qì yǐ cóng qí hé yě　　qí

岐伯曰：皮毛者，肺之合也，皮毛先受邪气，邪气以从其合也。其

hán yǐn shí rù wèi　　cóng fèi mài shàng zhì yú fèi　　zé fèi hán　　fèi hán zé wài nèi hé xié　　yīn ér kè zhī

寒饮食入胃，从肺脉上至于肺，则肺寒，肺寒则外内合邪，因而客之，

zé wéi fèi ké　　wǔ zàng gè yǐ qí shí shòu bìng　　fēi qí shí　　gè chuán yǐ yǔ zhī　　rén yǔ tiān dì xiāng cān

则为肺咳。五藏各以其时受病，非其时，各传以与之。人与天地相参，

① 溺：同"尿"。

故五藏各以治时，感于寒则受病，微则为咳，甚者为泄为痛。乘秋则肺先受邪，乘春则肝先受之，乘夏则心先受之，乘至阴则脾先受之，乘冬则肾先受之。

帝曰：何以异之？

岐伯曰：肺咳之状，咳而喘息有音，甚则唾血。心咳之状，则心痛，喉中介介如梗状，甚则咽肿喉痹。肝咳之状，咳则两胁下痛，甚则不可以转，转则两胠下满。脾咳之状，咳则右胁下痛，阴阴①引肩背，甚则不可以动，动则咳剧。肾咳之状，咳则腰背相引而痛，甚则咳涎。

帝曰：六府之咳奈何？安所受病？

岐伯曰：五藏之久咳，乃移于六府。脾咳不已，则胃受之。胃咳之状，咳而呕，呕甚则长虫出。肝咳不已，则胆受之。胆咳之状，咳呕胆汁。肺咳不已，则大肠受之。大肠咳状，咳而遗矢。心咳不已，则小肠受之，小肠咳状，咳而矢气，气与咳俱失。肾咳不已，则膀胱受之，膀胱咳状，咳而遗溺。久咳不已，则三焦受之，三焦咳状，咳而腹满，不欲食饮，此皆聚于胃，关于肺，使人多涕唾，而面浮肿气逆也。

帝曰：治之奈何？

岐伯曰：治藏者，治其俞；治府者，治其合；浮肿者，治其经。

---

① 阴阴：隐隐。

dì yuē　shàn
帝曰：善。

jǔ tòng lùn piān dì sān shí jiǔ
举痛论篇第三十九

huáng dì wèn yuē　　yú wén shàn yán tiān zhě　　bì yǒu yàn yú rén　　shàn yán gǔ zhě　　bì yǒu hé yú jīn
黄帝问曰：余闻善言天者，必有验于人；善言古者，必有合于今；

shàn yán rén zhě　　bì yǒu yàn yú jǐ　　rú cǐ　　zé dào bú huò ér yào shù jí　　suǒ wèi míng yě　　jīn yú wèn
善言人者，必有厌于己。如此，则道不惑而要数极，所谓明也。今余问

yú fū zǐ　　lìng yán ér kě zhī　　shì ér kě jiàn　　mén ér kě dé　　lìng yàn yú jǐ ér fā méng jiě huò　　kě
于夫子，令言而可知，视而可见，扪而可得，令验于己而发蒙解惑，可

dé ér wén hū
得而闻乎？

qí bó zài bài qǐ shǒu duì yuē　　hé dào zhī wèn yě
岐伯再拜稽首对曰：何道之问也？

dì yuē　　yuàn wén rén zhī wǔ zàng cù tòng　　hé qì shǐ rán
帝曰：愿闻人之五藏猝痛，何气使然？

qí bó duì yuē　　jīng mài liú xíng bù zhǐ　　huán zhōu bù xiū　　hán qì rù jīng ér jī chí　　sè ér bù
岐伯对曰：经脉流行不止、环周不休，寒气入经而稽迟，泣①而不

xíng　　kè yú mài wài zé xuè shǎo　　kè yú mài zhōng zé qì bù tōng　　gù cù rán ér tòng
行，客于脉外则血少，客于脉中则气不通，故猝然而痛。

dì yuē　　qí tòng huò cù rán ér zhǐ zhě　　huò tòng shèn bù xiū zhě　　huò tòng shèn bù kě àn zhě　　huò àn
帝曰：其痛或猝然而止者，或痛甚不休者，或痛甚不可按者，或按

zhī ér tòng zhǐ zhě　　huò àn zhī wú yì zhě　　huò chuǎn dòng yìng shǒu zhě　　huò xīn yǔ bèi xiāng yǐn ér tòng zhě
之而痛止者，或按之无益者，或喘动应手者，或心与背相引而痛者，

huò xié lèi yǔ shào fù xiāng yǐn ér tòng zhě　　huò fù tòng yǐn yīn gǔ zhě　　huò tòng sù xī ér chéng jǐ zhě　　huò
或胁肋与少腹相引而痛者，或腹痛引阴股者，或痛宿昔而成积者，或

cù rán tòng sǐ bù zhī rén　　yǒu shǎo jiàn fù shēng zhě　　huò tòng ér ǒu zhě　　huò fù tòng ér hòu xiè zhě　　huò
猝然痛死不知人，有少间复生者，或痛而呕者，或腹痛而后泄者，或

tòng ér bì bù tōng zhě　　fán cǐ zhū tòng　　gè bù tóng xíng　　bié zhī nài hé
痛而闭不通者，凡此诸痛，各不同形，别之奈何？

qí bó yuē　　hán qì kè yú mài wài zé mài hán　　mài hán zé suō quán　　suō quán zé mài qū　　jí　　qū
岐伯曰：寒气客于脉外则脉寒，脉寒则缩踡，缩踡则脉绌②急，绌

---

① 泣：同"涩"。
② 绌：同"诎"，屈曲之意。

急则外引小络，故猝然而痛。得炅则痛立止；因重中于寒，则痛久矣。

寒气客于经脉之中，与炅气相薄则脉满，满则痛而不可按也。寒气稽留，炅气从上，则脉充大而血气乱，故痛甚不可按也。寒气客于肠胃之间，膜原之下，血不得散，小络急引故痛，按之则血气散，故按之痛止。寒气客于夹脊之脉，则深按之不能及，故按之无益也。寒气客于冲脉，冲脉起于关元，随腹直上，寒气客则脉不通，脉不通则气因之，故喘动应手矣。寒气客于背俞之脉，则脉泣，脉泣则血虚，血虚则痛，其俞注于心，故相引而痛，按之则热气至，热气至则痛止矣。寒气客于厥阴之脉，厥阴之脉者，络阴器，系于肝。寒气客于脉中，则血泣脉急，故胁肋与少腹相引痛矣。厥气客于阴股，寒气上及少腹，血泣在下相引，故腹痛引阴股。寒气客于小肠膜原之间，络血之中，血泣不得注于大经，血气稽留不得行，故宿昔而成积矣。寒气客于五藏，厥逆上泄，阴气竭，阳气未入，故猝然痛死不知人，气复反则生矣。寒气客于肠胃，厥逆上出，故痛而呕也。寒气客于小肠，小肠不得成聚，故后泄腹痛矣。热气留于小肠，肠中痛，瘅热焦渴，则坚干不得出，故痛而闭不通矣。

帝曰：所谓言而可知者也，视而可见奈何？

岐伯曰：五藏六府，固尽有部，视其五色，黄赤为热，白为寒，青黑为痛，此所谓视而可见者也。

帝曰：扪而可得奈何？

qí bó yuē　shì qí zhǔ bìng zhī mài　jiān ér xuè jí xiàn xià zhě　jiē kě mén ér dé yě
岐伯曰：视其主病之脉，坚而血及陷下者，皆可扪而得也。

dì yuē　shàn　yú zhī bǎi bìng shēng yú qì yě　nù zé qì shàng　xǐ zé qì huǎn　bēi zé qì xiāo
帝曰：善。余知百病生于气也。怒则气上，喜则气缓，悲则气消，

kǒng zé qì xià　hán zé qì shōu　jiǒng zé qì xiè　jīng zé qì luàn　láo zé qì hào　sī zé qì jié　jiǔ
恐则气下，寒则气收，炅则气泄，惊则气乱，劳则气耗，思则气结，九

qì bù tóng　hé bìng zhī shēng
气不同，何病之生？

qí bó yuē　nù zé qì nì　shèn zé ǒu xuè jí sūn xiè　gù qì shàng yǐ　xǐ zé qì hé zhì dá
岐伯曰：怒则气逆，甚则呕血及飧泄，故气上矣。喜则气和志达，

róng wèi tōng lì　gù qì huǎn yǐ　bēi zé xīn xì jí　fèi bù yè jǔ　ér shàng jiāo bù tōng　róng wèi bú
荣卫通利，故气缓矣。悲则心系急，肺布叶举，而上焦不通，荣卫不

sàn　rè qì zài zhōng　gù qì xiāo yǐ　kǒng zé jīng què　què zé shàng jiāo bì　bì zé qì huán　huán zé
散，热气在中，故气消矣。恐则精却，却则上焦闭，闭则气还，还则

xià jiāo zhàng　gù qì xià xíng yǐ　hán zé còu lǐ bì　qì bù xíng　gù qì shōu yǐ　jiǒng zé còu lǐ kāi
下焦胀，故气下行矣。寒则腠理闭，气不行，故气收矣。炅则腠理开，

róng wèi tōng　hàn dà xiè　gù qì xiè　jīng zé xīn wú suǒ yǐ　shén wú suǒ guī　lǜ wú suǒ dìng　gù qì
荣卫通，汗大泄，故气泄。惊则心无所倚，神无所归，虑无所定，故气

luàn yǐ　láo zé chuǎn xī hàn chū　wài nèi jiē yuè　gù qì hào yǐ　sī zé xīn yǒu suǒ cún　shén yǒu suǒ
乱矣。劳则喘息汗出，外内皆越，故气耗矣。思则心有所存，神有所

guī　zhèng qì liú ér bù xíng　gù qì jié yǐ
归，正气留而不行，故气结矣。

fù zhōng lùn piān dì　sì shí
腹中论篇第四十

huáng dì wèn yuē　yǒu bìng xīn fù mǎn　dàn shí zé bù néng mù shí　cǐ wéi hé bìng
黄帝问曰：有病心腹满，旦食则不能暮食，此为何病？

qí bó duì yuē　míng wéi gǔ zhàng
岐伯对曰：名为鼓胀。

dì yuē　zhì zhī nài hé
帝曰：治之奈何？

qí bó yuē　zhì zhī yǐ jī shǐ lǐ　yī jì zhī　èr jì yǐ
岐伯曰：治之以鸡矢醴，一剂知，二剂已。

dì yuē　qí shí yǒu fù fā zhě　hé yě
帝曰：其时有复发者，何也？

qí bó yuē　cǐ yǐn shí bù jié　gù shí yǒu bìng yě　suī rán qí bìng qiě yǐ　shí gù dāng bìng　qì
岐伯曰：此饮食不节，故时有病也。虽然其病且已，时故当病，气

聚于腹也。

帝曰：有病胸胁支满者，妨于食，病至则先闻腥臊臭，出清液，先唾血，四支清，目眩，时时前后血，病名为何？何以得之？

岐伯曰：病名血枯。此得之年少时，有所大脱血，若醉入房中，气竭肝伤，故月事衰少不来也。

帝曰：治之奈何？复以何术？

岐伯曰：以四乌鲗骨，一藘茹，二物并合之，丸以雀卵，大如小豆，以五丸为后饭，饮以鲍鱼汁，利肠中及伤肝也。

帝曰：病有少腹盛，上下左右皆有根，此为何病？可治不？

岐伯曰：病名曰伏梁。

帝曰：伏梁何因而得之？

岐伯曰：裹大脓血，居肠胃之外，不可治，治之每切，按之致死。

帝曰：何以然？

岐伯曰：此下则因阴，必下脓血，上则迫胃脘，生膈，侠胃脘内痛，此久病也，难治。居脐上为逆，居脐下为从，勿动亟夺，论在《刺法》中。

帝曰：人有身体髀股䯒皆肿，环脐而痛，是为何病？

岐伯曰：病名伏梁，此风根也。其气溢于大肠而著于肓，肓之原在脐下，故环脐而痛也，不可动之，动之为水溺涩之病。

帝曰：夫子数言热中、消中，不可服膏粱芳草石药。石药发瘨，

fāng cǎo fā kuáng　　fú rè zhōng　xiāo zhōng zhě　　jiē fù guì rén yě　　jīn jìn gāo liáng　　shì bù hé qí xīn
芳草发狂。夫热中、消中者，皆富贵人也，今禁膏粱，是不合其心，

jìn fāng cǎo shí yào　　shì bìng bú yù　　yuàn wén qí shuō
禁芳草石药，是病不愈，愿闻其说。

qí bó yuē　　fú fāng cǎo zhī qì měi　　shí yào zhī qì hàn　　èr zhě qí qì jí jí jiān jìn　　gù fēi huǎn
岐伯曰：夫芳草之气美，石药之气悍，二者其气急疾坚劲，故非缓

xīn hé rén　　bù kě yǐ fú cǐ èr zhě
心和人，不可以服此二者。

dì yuē　　bù kě yǐ fú cǐ èr zhě　　hé yǐ rán
帝曰：不可以服此二者，何以然？

qí bó yuē　　fú rè qì piāo hàn　　yào qì yì rán　　èr zhě xiāng yù　　kǒng nèi shāng pí　　pí zhě tǔ
岐伯曰：夫热气慓悍，药气亦然，二者相遇，恐内伤脾，脾者土

yě　　ér wù mù　　fú cǐ yào zhě　　zhì jiǎ yǐ rì gèng lùn
也，而恶木，服此药者，至甲乙日更论。

dì yuē　　shàn　　yǒu bìng yīng zhǒng jǐng tòng　　xiōng mǎn fù zhàng　　cǐ wéi hé bìng　　hé yǐ dé zhī
帝曰：善。有病膺肿颈痛，胸满腹胀，此为何病？何以得之？

qí bó yuē　　míng jué nì
岐伯曰：名厥逆。

dì yuē　　zhì zhī nài hé
帝曰：治之奈何？

qí bó yuē　　jiǔ zhī zé yīn　　shí zhī zé kuáng　　xū qí qì bìng　　nǎi kě zhì yě
岐伯曰：灸之则喑，石之则狂，须其气并，乃可治也。

dì yuē　　hé yǐ rán
帝曰：何以然？

qí bó yuē　　yáng qì chóng shàng　　yǒu yú yú shàng　　jiǔ zhī zé yáng qì rù yīn　　rù zé yīn　　shí zhī
岐伯曰：阳气重上，有余于上，灸之则阳气入阴，入则喑；石之

zé yáng qì xū　　xū zé kuáng　　xū qí qì bìng ér zhì zhī　　kě shǐ quán yě
则阳气虚，虚则狂，须其气并而治之，可使全也。

dì yuē　　shàn　　hé yǐ zhī huái zǐ zhī qiě shēng yě
帝曰：善。何以知怀子之且生也？

qí bó yuē　　shēn yǒu bìng ér wú xié mài yě
岐伯曰：身有病而无邪脉也。

dì yuē　　bìng rè ér yǒu suǒ tòng zhě　　hé yě
帝曰：病热而有所痛者，何也？

qí bó yuē　　bìng rè zhě　　yáng mài yě　　yǐ sān yáng zhī dòng yě　　rén yíng yī shèng shào yáng　　èr shèng
岐伯曰：病热者，阳脉也。以三阳之动也，人迎一盛少阳，二盛

tài yáng　　sān shèng yáng míng　　rù yīn yě　　fú yáng rù yú yīn　　gù bìng zài tóu yǔ fù　　nǎi chēn zhàng ér tóu
太阳，三盛阳明，入阴也。夫阳入于阴，故病在头与腹，乃䐜胀而头

tòng yě
痛也。

dì yuē shàn
帝曰：善。

cì yāo tòng piān dì sì shí yī
刺腰痛篇第四十一

zú tài yáng mài lìng rén yāo tòng　yǐn xiàng jǐ kāo bèi rú zhòng zhuàng　cì qí xì zhōng tài yáng zhèng jīng chū
足太阳脉令人腰痛，引项脊尻背如重状；刺其郄中太阳正经出

xuè　chūn wú jiàn xuè
血，春无见血。

shào yáng lìng rén yāo tòng　rú yǐ zhēn cì qí pí zhōng　xún xún rán bù kě yǐ fǔ yǎng　bù kě yǐ gù
少阳令人腰痛，如以针刺其皮中，循循然不可以俯仰，不可以顾。

cì shào yáng chéng gǔ zhī duān chū xuè　chéng gǔ zài xī wài lián zhī gǔ dú qǐ zhě　xià wú jiàn xuè
刺少阳成骨之端出血，成骨在膝外廉之骨独起者，夏无见血。

yáng míng lìng rén yāo tòng　bù kě yǐ gù　gù rú yǒu jiàn zhě　shàn bēi　cì yáng míng yú héng qián sān
阳明令人腰痛，不可以顾，顾如有见者，善悲。刺阳明于胻前三

wěi　shàng xià hé zhī chū xuè　qiū wú jiàn xuè
痏，上下和之出血，秋无见血。

093

zú shào yīn lìng rén yāo tòng　tòng yǐn jǐ nèi lián　cì shào yīn yú nèi huái shàng èr wěi　chūn wú jiàn xuè
足少阴令人腰痛，痛引脊内廉。刺少阴于内踝上二痏，春无见血，

chū xuè tài duō　bù kě fù yě
出血太多，不可复也。

jué yīn zhī mài　lìng rén yāo tòng　yāo zhōng rú zhāng gōng nǔ xián　cì jué yīn zhī mài　zài shuàn zhōng yú
厥阴之脉，令人腰痛，腰中如张弓弩弦。刺厥阴之脉，在腨踵鱼

fù zhī wài　xún zhī léi léi rán　nǎi cì zhī　qí bìng lìng rén shàn yán　mò mò rán bú huì　cì zhī
腹之外，循之累累然，乃刺之。其病令人善言，默默然不慧，刺之

sān wěi
三痏。

jiě mài lìng rén yāo tòng　tòng yǐn jiān　mù huāng huāng rán　shí yí sōu　cì jiě mài　zài xī jīn ròu
解脉令人腰痛，痛引肩，目䀮䀮然，时遗溲。刺解脉，在膝筋肉

fēn jiān xì wài lián zhī héng mài chū xuè　xuè biàn ér zhǐ
分间郄外廉之横脉出血，血变而止。

jiě mài lìng rén yāo tòng rú yǐn dài　cháng rú zhé yāo zhuàng　shàn kǒng　cì jiě mài zài xì zhōng jié luò rú
解脉令人腰痛如引带，常如折腰状，善恐。刺解脉在郄中结络如

shǔ mǐ　cì zhī xuè shè yǐ hēi　jiàn chì xuè ér yǐ
黍米，刺之血射以黑，见赤血而已。

tóng yīn zhī mài　lìng rén yāo tòng　tòng rú xiǎo chuí jū qí zhōng　fú rán zhǒng　cì tóng yīn zhī mài　zài
同阴之脉，令人腰痛，痛如小锤居其中，怫然肿。刺同阴之脉，在

wài huái shàng jué gǔ zhī duān　wéi sān wěi
外踝上绝骨之端，为三痏。

yáng wéi zhī mài　lìng rén yāo tòng　tòng shàng fú rán zhǒng　cì yáng wéi zhī mài　mài yǔ tài yáng hé shuàn
阳维之脉，令人腰痛，痛上怫然肿。刺阳维之脉，脉与太阳合腨

xià jiān　qù dì yī chǐ suǒ
下间，去地一尺所。

héng luò zhī mài　lìng rén yāo tòng　bù kě yǐ fǔ yǎng　yǎng zé kǒng pū　dé zhī jǔ zhòng shāng yāo
衡络之脉，令人腰痛，不可以俯仰，仰则恐仆，得之举重伤腰，

héng luò jué　è xuè guī zhī　cì zhī zài xì yáng jīn zhī jiān　shàng xì shù cùn　héng jū wéi èr wěi chū xuè
衡络绝，恶血归之。刺之在郄阳筋之间，上郄数寸，衡居为二痏出血。

huì yīn zhī mài　lìng rén yāo tòng　tòng shàng tà tà rán hàn chū　hàn gān lìng rén yù yǐn　yǐn yǐ yù
会阴之脉，令人腰痛，痛上漯漯然汗出。汗干令人欲饮，饮已欲

zǒu　cì zhí yáng zhī mài shàng sān wěi　zài qiāo shàng xì xià wǔ cùn héng jū　shì qí shèng zhě chū xuè
走。刺直阳之脉上三痏，在跷上郄下五寸横居，视其盛者出血。

fēi yáng zhī mài　lìng rén yāo tòng　tòng shàng fú fú rán　shèn zé bēi yǐ kǒng　cì fēi yáng zhī mài　zài
飞阳之脉，令人腰痛，痛上怫怫然，甚则悲以恐。刺飞阳之脉，在

nèi huái shàng wǔ cùn　shào yīn zhī qián　yǔ yīn wéi zhī huì
内踝上五寸，少阴之前，与阴维之会。

chāng yáng zhī mài　lìng rén yāo tòng　tòng yǐn yīng　mù huāng huāng rán　shèn zé fǎn zhé　shé juǎn bù néng
昌阳之脉，令人腰痛，痛引膺，目䀮䀮然，甚则反折，舌卷不能

yán　cì nèi jīn wéi èr wěi　zài nèi huái shàng dà jīn qián　tài yīn hòu　shàng huái èr cùn suǒ
言。刺内筋为二痏，在内踝上大筋前，太阴后，上踝二寸所。

sàn mài　lìng rén yāo tòng ér rè　rè shèn shēng fán　yāo xià rú yǒu héng mù jū qí zhōng　shèn zé yí
散脉，令人腰痛而热，热甚生烦，腰下如有横木居其中，甚则遗

sōu　cì sàn mài　zài xī qián gǔ ròu fēn jiān　luò wài lián shù mài　wéi sān wěi
溲。刺散脉，在膝前骨肉分间，络外廉束脉，为三痏。

ròu lǐ zhī mài　lìng rén yāo tòng　bù kě yǐ ké　ké zé jīn suō jí　cì ròu lǐ zhī mài　wéi èr
肉里之脉，令人腰痛，不可以咳，咳则筋缩急。刺肉里之脉，为二

wěi　zài tài yáng zhī wài　shào yáng jué gǔ zhī hòu
痏，在太阳之外，少阳绝骨之后。

yāo tòng jiā jǐ ér tòng zhì tóu　shū shū rán　mù huāng huāng yù jiāng pū　cì zú tài yáng xì zhōng chū
腰痛夹脊而痛至头，几几然，目䀮䀮欲僵仆，刺足太阳郄中出

xuè　yāo tòng shàng hán　cì zú tài yáng　yáng míng　shàng rè　cì zú jué yīn　bù kě yǐ fǔ yǎng　cì
血。腰痛上寒，刺足太阳、阳明；上热，刺足厥阴；不可以俯仰，刺

zú shào yáng　zhōng rè ér chuǎn　cì zú shào yīn　cì xì zhōng chū xuè
足少阳；中热而喘，刺足少阴，刺郄中出血。

yāo tòng　shàng hán bù kě gù　cì zú yáng míng　shàng rè　cì zú tài yīn　zhōng rè ér chuǎn　cì
腰痛，上寒不可顾，刺足阳明；上热，刺足太阴；中热而喘，刺

zú shào yīn
足少阴。

094

dà biàn nán　　cì zú shào yīn　　shào fù mǎn　　cì zú jué yīn　　rú zhé　　bù kě yǐ fǔ yǎng　　bù kě
大便难，刺足少阴。少腹满，刺足厥阴。如折，不可以俯仰，不可

jǔ　　cì zú tài yáng　　yǐn jǐ nèi lián　　cì zú shào yīn
举，刺足太阳。引脊内廉，刺足少阴。

yāo tòng yǐn shào fù kòng miǎo　　bù kě yǐ yǎng　　cì yāo kāo jiāo zhě　　liǎng kē shēn shàng　　yǐ yuè shēng sǐ
腰痛引少腹控䏚，不可以仰。刺腰尻交者，两髁肿上。以月生死

wéi wěi shù　　fā zhēn lì yǐ　　zuǒ qǔ yòu　　yòu qǔ zuǒ
为痏数，发针立已，左取右，右取左。

风论篇第四十二
fēng lùn piān dì sì shí èr

huáng dì wèn yuē　　fēng zhī shāng rén yě　　huò wéi hán rè　　huò wéi rè zhōng　　huò wéi hán zhōng　　huò wéi
黄帝问曰：风之伤人也，或为寒热，或为热中，或为寒中，或为

lì fēng　　huò wéi piān kū　　huò wéi fēng yě　　qí bìng gè yì　　qí míng bù tóng　　huò nèi zhì wǔ zàng liù fǔ
疠风，或为偏枯，或为风也，其病各异，其名不同，或内至五藏六府，

bù zhī qí jiě　　yuàn wén qí shuō
不知其解，愿闻其说。

qí bó duì yuē　　fēng qì cáng yú pí fū zhī jiān　　nèi bù dé tōng　　wài bù dé xiè　　fēng zhě　　shàn xíng
岐伯对曰：风气藏于皮肤之间，内不得通，外不得泄。风者，善行

ér shuò biàn　　còu lǐ kāi　　zé xiǎn rán hán　　bì zé rè ér mén　　qí hán yě　　zé shuāi shí yǐn　　qí rè
而数变，腠理开，则洒然寒，闭则热而闷①。其寒也，则衰食饮；其热

yě　　zé xiāo jī ròu　　gù shǐ rén tū lì ér bù néng shí　　míng yuē hán rè
也，则消肌肉。故使人怢慄而不能食，名曰寒热。

fēng qì yǔ yáng míng rù wèi　　xún mài ér shàng zhì mù nèi zì　　qí rén féi　　zé fēng qì bù dé wài xiè
风气与阳明入胃，循脉而上至目内眦，其人肥，则风气不得外泄，

zé wéi rè zhōng ér mù huáng　　rén shòu zé wài xiè ér hán　　zé wéi hán zhōng ér qì chū
则为热中而目黄；人瘦则外泄而寒，则为寒中而泣出。

fēng qì yǔ tài yáng jù rù　　xíng zhū mài shù　　sàn yú fēn ròu zhī jiān　　yǔ wèi qì xiāng gān　　qí dào bú
风气与太阳俱入，行诸脉俞，散于分肉之间，与卫气相干，其道不

lì　　gù shǐ jī ròu fèn chēn ér yǒu yáng　　wèi qì yǒu suǒ níng ér bù xíng　　gù qí ròu yǒu bù rén yě　　lì
利。故使肌肉愤䐜而有疡，卫气有所凝而不行，故其肉有不仁也。疠

zhě　　yǒu róng qì rè fǔ　　qí qì bù qīng　　gù shǐ qí bí zhù huài ér sè bài　　pí fū yáng kuì　　fēng hán kè
者，有荣气热腑，其气不清，故使其鼻柱坏而色败，皮肤疡溃。风寒客

_____

① 闷：气郁不通。

yú mài ér bú qù　　míng yuē lì fēng　　huò míng yuē hán rè
于脉而不去，名曰疠风，或名曰寒热。

　　yǐ chūn jiǎ yǐ shāng yú fēng zhě wéi gān fēng　　yǐ xià bǐng dīng shāng yú fēng zhě wéi xīn fēng　　yǐ jì xià wù
　　以春甲乙伤于风者为肝风，以夏丙丁伤于风者为心风，以季夏戊

jǐ shāng yú xié zhě wéi pí fēng　　yǐ qiū gēng xīn zhòng yú xié zhě wéi fèi fēng　　yǐ dōng rén guǐ zhòng yú xié zhě wéi
己伤于邪者为脾风，以秋庚辛中于邪者为肺风，以冬壬癸中于邪者为

shèn fēng
肾风。

　　fēng zhòng wǔ zàng liù fǔ zhī shù　　yì wéi zàng fǔ zhī fēng　　gè rù qí mén hù suǒ zhòng　　zé wéi piān fēng
　　风中五藏六府之俞，亦为藏府之风，各入其门户所中，则为偏风。

fēng qì xún fēng fǔ ér shàng　　zé wéi nǎo fēng　　fēng rù xì tóu　　zé wéi mù fēng　yǎn hán　　yǐn jiǔ zhòng fēng
风气循风府而上，则为脑风；风入系头，则为目风、眼寒；饮酒中风，

zé wéi lòu fēng　　rù fáng hàn chū zhòng fēng　　zé wéi nèi fēng　　xīn mù zhòng fēng　　zé wéi shǒu fēng　jiǔ fēng rù
则为漏风；入房汗出中风，则为内风；新沐中风，则为首风；久风入

zhōng　　zé wéi cháng fēng sūn xiè　　wài zài còu lǐ　　zé wéi xiè fēng　gù fēng zhě bǎi bìng zhī zhǎng yě　　zhì qí
中，则为肠风飧泄；外在腠理，则为泄风。故风者百病之长也，至其

biàn huà　　nǎi wéi tā bìng yě　　wú cháng fāng　　rán zhì yǒu fēng qì yě
变化，乃为他病也，无常方，然致有风气也。

　　dì yuē　　wǔ zàng fēng zhī xíng zhuàng bù tóng zhě hé　　yuàn wén qí zhěn jí qí bìng tài
　　帝曰：五藏风之形状不同者何？愿闻其诊及其病能。

　　qí bó yuē　　fèi fēng zhī zhuàng　　duō hàn wù fēng　　sè pēng rán bái　　shí ké duǎn qì　　zhòu rì zé chài
　　岐伯曰：肺风之状，多汗恶风，色皏然白，时咳短气，昼日则瘥，

mù zé shèn　　zhěn zài méi shàng　　qí sè bái
暮则甚，诊在眉上，其色白。

　　xīn fēng zhī zhuàng　　duō hàn wù fēng　　jiāo jué　　shàn nù hè　　chì sè　　bìng shèn zé yán bù kě kuài　　zhěn
　　心风之状，多汗恶风，焦绝，善怒吓，赤色，病甚则言不可快，诊

zài kǒu　　qí sè chì
在口，其色赤。

　　gān fēng zhī zhuàng　　duō hàn wù fēng　　shàn bēi　　sè wēi cāng　　yì gān shàn nù　　shí zēng nǚ zǐ　　zhěn
　　肝风之状，多汗恶风，善悲，色微苍，嗌干善怒，时憎女子，诊

zài mù xià　　qí sè qīng
在目下，其色青。

　　pí fēng zhī zhuàng　　duō hàn wù fēng　　shēn tǐ dài duò　　sì zhī bú yù dòng　　sè bó wēi huáng　　bú shì
　　脾风之状，多汗恶风，身体怠惰，四支不欲动，色薄微黄，不嗜

shí　　zhěn zài bí shàng　　qí sè huáng
食，诊在鼻上，其色黄。

　　shèn fēng zhī zhuàng　　duō hàn wù fēng　　miàn máng rán fú zhǒng　　jǐ tòng bù néng zhèng lì　　qí sè tái　　yǐn
　　肾风之状，多汗恶风，面瘰然浮肿，脊痛不能正立，其色炲，隐

qū bú lì　　zhěn zài jī shàng　　qí sè hēi
曲不利，诊在肌上，其色黑。

胃风之状，颈多汗恶风，食饮不下，膈塞不通，腹善满，失衣则䐜胀，食寒则泄，诊形瘦而腹大。

首风之状，头面多汗，恶风，当先风一日则病甚，头痛不可以出内，至其风日，则病少愈。

漏风之状，或多汗，常不可单衣，食则汗出，甚则身汗，喘息恶风，衣常濡，口干善渴，不能劳事。

泄风之状，多汗，汗出泄衣上，口中干，上渍，其风不能劳事，身体尽痛，则寒。

帝曰：善。

痹论篇第四十三

黄帝问曰：痹之安生？

岐伯对曰：风寒湿三气杂至，合而为痹也。其风气胜者为行痹，寒气胜者为痛痹，湿气胜者为着痹也。

帝曰：其有五者何也？

岐伯曰：以冬遇此者为骨痹，以春遇此者为筋痹，以夏遇此者为脉痹，以至阴遇此者为肌痹，以秋遇此者为皮痹。

帝曰：内舍五藏六府，何气使然？

岐伯曰：五藏皆有合，病久而不去者，内舍于其合也。故骨痹不已，

fù gǎn yú xié　nèi shè yú shèn　jīn bì bù yǐ　fù gǎn yú xié　nèi shè yú gān　mài bì bù yǐ　fù
复感于邪，内舍于肾；筋痹不已，复感于邪，内舍于肝；脉痹不已，复

gǎn yú xié　nèi shè yú xīn　jī bì bù yǐ　fù gǎn yú xié　nèi shè yú pí　pí bì bù yǐ　fù gǎn
感于邪，内舍于心；肌痹不已，复感于邪，内舍于脾；皮痹不已，复感

yú xié　nèi shè yú fèi　suǒ wèi bì zhě　gè yǐ qí shí　chóng gǎn yú fēng hán shī zhī qì yě
于邪，内舍于肺。所谓痹者，各以其时，重感于风寒湿之气也。

fán bì zhī kè wǔ zàng zhě　fèi bì zhě　fán mèn chuǎn ér ǒu　xīn bì zhě　mài bù tōng　fán zé xīn
凡痹之客五藏者，肺痹者，烦满喘而呕；心痹者，脉不通，烦则心

xià gǔ　bào shàng qì ér chuǎn　yì gān shàn ài　jué qì shàng zé kǒng　gān bì zhě　yè wò zé jīng　duō
下鼓，暴上气而喘，嗌干善噫，厥气上则恐；肝痹者，夜卧则惊，多

yǐn　shuò xiǎo biàn　shàng wéi yǐn rú huái　shèn bì zhě　shàn zhàng　kāo yǐ dài zhǒng　jǐ yǐ dài tóu　pí
饮，数①小便，上为引如怀；肾痹者，善胀，尻以代踵，脊以代头；脾

bì zhě　sì zhī xiè duò　fā ké ǒu zhī　shàng wéi pǐ sāi　cháng bì zhě　shuò yǐn ér chū bù dé　zhōng
痹者，四支懈惰，发咳呕汁，上为大塞；肠痹者，数饮而出不得，中

qì chuǎn zhēng　shí fā sūn xiè　bāo bì zhě　shào fù páng guāng　àn zhī nèi tòng　ruò wò yǐ tāng　sè yú
气喘争，时发飧泄；胞痹者，少腹膀胱，按之内痛，若沃以汤，涩于

xiǎo biàn　shàng wéi qīng tì
小便，上为清涕。

yīn qì zhě　jìng zé shén cáng　zào zé xiāo wáng　yǐn shí zì bèi　cháng wèi nǎi shāng　yín qì chuǎn
阴气者，静则神藏，躁则消亡，饮食自倍，肠胃乃伤。淫气喘

xī　bì jù zài fèi　yín qì yōu sī　bì jù zài xīn　yín qì yí niào　bì jù zài shèn　yín qì fá
息，痹聚在肺；淫气忧思，痹聚在心；淫气遗溺②，痹聚在肾；淫气乏

jié　bì jù zài gān　yín qì jī jué　bì jù zài pí
竭，痹聚在肝；淫气肌绝，痹聚在脾。

zhū bì bù yǐ　yì yì nèi yě　qí fēng qì shèng zhě　qí rén yì yǐ yě
诸痹不已，亦益内也。其风气胜者，其人易已也。

dì yuē　bì　qí shí yǒu sǐ zhě　huò téng jiǔ zhě　huò yì yǐ zhě　qí gù hé yě
帝曰：痹，其时有死者，或疼久者，或易已者，其故何也？

qí bó yuē　qí rù zàng zhě sǐ　qí liú lián jīn gǔ jiān zhě téng jiǔ　qí liú pí fū jiān zhě yì yǐ
岐伯曰：其入藏者死，其留连筋骨间者疼久，其留皮肤间者易已。

dì yuē　qí kè yú liù fǔ zhě hé yě
帝曰：其客于六府者何也？

qí bó yuē　cǐ yì qí shí yǐn jū chǔ　wéi qí bìng běn yě　liù fǔ yì gè yǒu shù　fēng hán shī qì
岐伯曰：此亦其食饮居处，为其病本也。六府亦各有俞，风寒湿气

zhòng qí shù　ér shí yǐn yìng zhī　xún shù ér rù　gè shè qí fǔ yě
中其俞，而食饮应之，循俞而入，各舍其府也。

---

① 数：屡次。

② 溺：同"尿"。

帝曰：以针治之奈何？

岐伯曰：五藏有俞，六府有合，循脉之分，各有所发，各随其过，则病瘳也。

帝曰：荣卫之气，亦令人痹乎？

岐伯曰：荣者，水谷之精气也，和调于五藏，洒陈于六府，乃能入于脉也。故循脉上下，贯五藏，络六府也。卫者，水谷之悍气也，其气慓疾滑利，不能入于脉也。故循皮肤之中，分肉之间，熏于肓膜，散于胸腹，逆其气则病，从其气则愈，不与风寒湿气合，故不为痹。

帝曰：善。痹或痛，或不痛，或不仁，或寒，或热，或燥，或湿，其故何也？

岐伯曰：痛者，寒气多也，有寒故痛也。其不痛不仁者，病久入深，荣卫之行涩，经络时疏，故不通，皮肤不营，故为不仁。其寒者，阳气少，阴气多，与病相益，故寒也。其热者，阳气多，阴气少，病气胜，阳遭阴，故为痹热。其多汗而濡者，此其逢湿甚也，阳气少，阴气盛，两气相感，故汗出而濡也。

帝曰：夫痹之为病，不痛何也？

岐伯曰：痹在于骨则重，在于脉则血凝而不流，在于筋则屈不伸，在于肉则不仁，在于皮则寒。故具此五者则不痛也。凡痹之类，逢寒则虫，逢热则纵。

帝曰：善。

wěi lùn piān dì sì shí sì
痿论篇第四十四

huáng dì wèn yuē　　wǔ zàng shǐ rén wěi hé yě
黄帝问曰：五藏使人痿何也？

qí bó duì yuē　　fèi zhǔ shēn zhī pí máo　xīn zhǔ shēn zhī xuè mài　gān zhǔ shēn zhī jīn mó　pí zhǔ shēn
岐伯对曰：肺主身之皮毛，心主身之血脉，肝主身之筋膜，脾主身

zhī jī ròu　shèn zhǔ shēn zhī gǔ suǐ　gù fèi rè yè jiāo　zé pí máo xū ruò jí bó　zhuó zé shēng wěi bì
之肌肉，肾主身之骨髓。故肺热叶焦，则皮毛虚弱急薄，著则生痿躄

yě　xīn qì rè　zé xià mài jué ér shàng　shàng zé xià mài xū　xū zé shēng mài wěi　shū zhé qiè　jìng
也；心气热，则下脉厥而上，上则下脉虚，虚则生脉痿，枢折挈，胫

zòng ér bú rèn dì yě　gān qì rè　zé dǎn xiè kǒu kǔ jīn mó gān　jīn mó gān　zé jīn jí ér luán　fā
纵而不任地也；肝气热，则胆泄口苦筋膜干，筋膜干，则筋急而挛，发

wéi jīn wěi　pí qì rè　zé wèi gān ér kě　jī ròu bù rén　fā wéi ròu wěi　shèn qì rè　zé yāo jǐ
为筋痿；脾气热，则胃干而渴，肌肉不仁，发为肉痿；肾气热，则腰脊

bù jǔ　gǔ kū ér suǐ jiǎn　fā wéi gǔ wěi
不举，骨枯而髓减，发为骨痿。

dì yuē　hé yǐ dé zhī
帝曰：何以得之？

qí bó yuē　fèi zhě　zàng zhī zhǎng yě　wéi xīn zhī gài yě　yǒu suǒ shī wáng　suǒ qiú bù dé　zé
岐伯曰：肺者，藏之长也，为心之盖也；有所失亡，所求不得，则

fā fèi míng　míng zé fèi rè yè jiāo　gù yuē　wǔ zàng yīn fèi rè yè jiāo　fā wéi wěi bì　cǐ zhī wèi
发肺鸣，鸣则肺热叶焦，故曰：五藏因肺热叶焦，发为痿躄，此之谓

yě　bēi āi tài shèn　zé bāo luò jué　bāo luò jué　zé yáng qì nèi dòng　fā zé xīn xià bēng　shuò sōu xuè
也。悲哀太甚，则胞络绝，胞络绝，则阳气内动，发则心下崩，数溲血

yě　gù 《běn bìng》 yuē　dà jīng kōng xū　fā wéi jī bì　chuán wéi mài wěi　sī xiǎng wú qióng　suǒ
也。故《本病》曰：大经空虚，发为肌痹，传为脉痿。思想无穷，所

yuàn bù dé　yì yín yú wài　rù fáng tài shèn　zōng jīn chí zòng　fā wéi jīn wěi　jí wéi bái yín　gù
愿不得，意淫于外，入房太甚，宗筋弛纵，发为筋痿，及为白淫。故

xià jīng　yuē　jīn wěi zhě　shēng yú gān　shǐ nèi yě　yǒu jiàn yú shī　yǐ shuǐ wéi shì　ruò yǒu suǒ
《下经》曰：筋痿者，生于肝，使内也。有渐于湿，以水为事，若有所

liú　jū chù xiāng shī　jī ròu rú zì　bì ér bù rén　fā wéi ròu wěi　gù xià jīng　yuē　ròu wěi
留，居处相湿，肌肉濡渍，痹而不仁，发为肉痿。故《下经》曰：肉痿

zhě　dé zhī shī dì yě　yǒu suǒ yuǎn xíng láo juàn　féng dà rè ér kě　kě zé yáng qì nèi fá　nèi fá zé
者，得之湿地也。有所远行劳倦，逢大热而渴，渴则阳气内伐，内伐则

rè shè yú shèn　shèn zhě　shuǐ zàng yě　jīn shuǐ bú shèng huǒ　zé gǔ kū ér suǐ xū　gù zú bú rèn shēn
热舍于肾，肾者，水藏也，今水不胜火，则骨枯而髓虚，故足不任身，

fā wéi gǔ wěi　　gù　xià jīng　yuē　gǔ wěi zhě　　shēng yú dà rè yě
发为骨痿。故《下经》曰：骨痿者，生于大热也。

dì yuē　hé yǐ bié zhī
帝曰：何以别之？

qí bó yuē　fèi rè zhě　sè bái ér máo bài　xīn rè zhě　sè chì ér luò mài yì　gān rè zhě
岐伯曰：肺热者，色白而毛败；心热者，色赤而络脉溢；肝热者，

sè cāng ér zhǎo kū　pí rè zhě　sè huáng ér ròu rú dòng　shèn rè zhě　sè hēi ér chǐ gǎo
色苍而爪枯；脾热者，色黄而肉蠕动；肾热者，色黑而齿槁。

dì yuē　rú fū zǐ yán kě yǐ　lùn　yán zhì wěi zhě dú qǔ yáng míng　hé yě
帝曰：如夫子言可矣。《论》言治痿者独取阳明，何也？

qí bó yuē　yáng míng zhě　wǔ zàng liù fǔ zhī hǎi　zhǔ rùn zōng jīn　zōng jīn zhǔ shù gǔ ér lì jī guān
岐伯曰：阳明者，五藏六府之海，主润宗筋，宗筋主束骨而利机关

yě　chōng mài zhě　jīng mài zhī hǎi yě　zhǔ shèn guàn xī gǔ　yǔ yáng míng hé yú zōng jīn　yīn yáng zǒng zōng
也。冲脉者，经脉之海也，主渗灌溪谷，与阳明合于宗筋，阴阳总宗

jīn zhī huì　huì yú qì jiē　ér yáng míng wéi zhī zhǎng　jiē shǔ yú dài mài　ér luò yú dū mài　gù yáng
筋之会，会于气街，而阳明为之长，皆属于带脉，而络于督脉。故阳

míng xū zé zōng jīn zòng　dài mài bù yǐn　gù zú wěi bú yòng yě
明虚则宗筋纵，带脉不引，故足痿不用也。

dì yuē　zhì zhī nài hé
帝曰：治之奈何？

qí bó yuē　gè bǔ qí xíng ér tōng qí shù　tiáo qí xū shí　hé qí nì shùn　jīn　mài　gǔ
岐伯曰：各补其荥而通其俞，调其虚实，和其逆顺，筋、脉、骨、

ròu gè yǐ qí shí shòu yuè　zé bìng yǐ yǐ
肉各以其时受月，则病已矣。

dì yuē　shàn
帝曰：善。

jué lùn piān dì sì shí wǔ
厥论篇第四十五

huáng dì wèn yuē　jué zhī hán rè zhě　hé yě
黄帝问曰：厥之寒热者，何也？

qí bó duì yuē　yáng qì shuāi yú xià　zé wéi hán jué　yīn qì shuāi yú xià　zé wéi rè jué
岐伯对曰：阳气衰于下，则为寒厥；阴气衰于下，则为热厥。

dì yuē　rè jué zhī wéi rè yě　bì qǐ yú zú xià zhě　hé yě
帝曰：热厥之为热也，必起于足下者，何也？

qí bó yuē　yáng qì qǐ yú zú wǔ zhǐ zhī biǎo　yīn mài zhě　jí yú zú xià　ér jù yú zú xīn
岐伯曰：阳气起于足五趾之表，阴脉者，集于足下，而聚于足心，

gù yáng qì shèng zé zú xià rè yě
故阳气盛则足下热也。

dì yuē　hán jué zhī wéi hán yě　bì cóng wǔ zhǐ ér shàng yú xī zhě　hé yě
帝曰：寒厥之为寒也，必从五趾而上于膝者，何也？

qí bó yuē　yīn qì qǐ yú wǔ zhǐ zhī lǐ　jí yú xī xià ér jù yú xī shàng　gù yīn qì shèng
岐伯曰：阴气起于五趾之里，集于膝下而聚于膝上，故阴气盛，

zé cóng wǔ zhǐ zhì xī shàng hán　qí hán yě　bù cóng wài　jiē cóng nèi yě
则从五趾至膝上寒，其寒也，不从外，皆从内也。

dì yuē　hán jué hé shī ér rán yě
帝曰：寒厥何失而然也？

qí bó yuē　qián yīn zhě　zōng jīn zhī suǒ jù　tài yīn　yáng míng zhī suǒ hé yě　chūn xià zé yáng qì
岐伯曰：前阴者，宗筋之所聚，太阴、阳明之所合也。春夏则阳气

duō ér yīn qì shǎo　qiū dōng zé yīn qì shèng ér yáng qì shuāi　cǐ rén zhě zhì zhuàng　yǐ qiū dōng duó yú suǒ
多而阴气少，秋冬则阴气盛而阳气衰。此人者质壮，以秋冬夺于所

yòng　xià qì shàng zhēng　bù néng fù　jīng qì yì xià　xié qì yīn cóng zhī ér shàng yě　qì yīn yú zhōng
用，下气上争，不能复，精气溢下，邪气因从之而上也；气因于中，

yáng qì shuāi　bù néng shèn yíng qí jīng luò　yáng qì rì sǔn　yīn qì dú zài　gù shǒu zú wéi zhī hán yě
阳气衰，不能渗营其经络，阳气日损，阴气独在，故手足为之寒也。

dì yuē　rè jué hé rú ér rán yě
帝曰：热厥何如而然也？

qí bó yuē　jiǔ rù yú wèi　zé luò mài mǎn ér jīng mài xū　pí zhǔ wéi wèi xíng qí jīn yè zhě yě
岐伯曰：酒入于胃，则络脉满而经脉虚；脾主为胃行其津液者也，

yīn qì xū zé yáng qì rù　yáng qì rù zé wèi bù hé　wèi bù hé　zé jīng qì jié　jīng qì jié　zé bù
阴气虚则阳气入，阳气入则胃不和，胃不和，则精气竭，精气竭，则不

yíng qí sì zhī yě　cǐ rén bì shuò zuì ruò bǎo yǐ rù fáng　qì jù yú pí zhōng bù dé sàn　jiǔ qì yǔ gǔ
营其四支也。此人必数醉若饱以入房，气聚于脾中不得散，酒气与谷

qì xiāng bó　rè shèng yú zhōng　gù rè biàn yú shēn　nèi rè ér niào chì yě　fú jiǔ qì shèng ér piāo hàn
气相薄，热盛于中，故热遍于身，内热而溺赤也。夫酒气盛而慓悍，

shèn qì yǒu shuāi　yáng qì dú shèng　gù shǒu zú wéi zhī rè yě
肾气有衰，阳气独盛，故手足为之热也。

dì yuē　jué huò lìng rén fù mǎn　huò lìng rén bào bù zhī rén　huò zhì bàn rì yuǎn zhì yī rì nǎi zhī rén
帝曰：厥或令人腹满，或令人暴不知人，或至半日远至一日乃知人

zhě　hé yě
者，何也？

qí bó yuē　yīn qì shèng yú shàng zé xià xū　xià xū zé fù zhàng mǎn　yáng qì shèng yú shàng　zé
岐伯曰：阴气盛于上则下虚，下虚则腹胀满；阳气盛于上，则

xià qì chóng shàng ér xié qì nì　nì zé yáng qì luàn　yáng qì luàn　zé bù zhī rén yě
下气重上而邪气逆，逆则阳气乱，阳气乱，则不知人也。

dì yuē　shàn　yuàn wén liù jīng mài zhī jué zhuàng bìng tài yě
帝曰：善。愿闻六经脉之厥状病能也。

岐伯曰：巨阳之厥，则肿首头重，足不能行，发为眴仆；阳明之厥，则癫疾欲走呼，腹满不得卧，面赤而热，妄见而妄言；少阳之厥，则暴聋颊肿而热，胁痛，胻不可以运；太阴之厥，则腹满腹胀，后不利，不欲食，食则呕，不得卧；少阴之厥，则口干溺赤，腹满心痛；厥阴之厥，则少腹肿痛，腹胀，泾溲不利，好卧屈膝，阴缩肿，胻内热。

盛则泻之，虚则补之，不盛不虚，以经取之。

太阴厥逆，胻急挛，心痛引腹，治主病者；少阴厥逆，虚满呕变，下泄清，治主病者；厥阴厥逆，挛、腰痛，虚满前闭，谵言，治主病者；三阴俱逆，不得前后，使人手足寒，三日死。太阳厥逆，僵仆，呕血，善衄，治主病者；少阳厥逆，机关不利，机关不利者，腰不可以行，项不可以顾，发肠痈，不可治，惊者死；阳明厥逆，喘咳身热，善惊，衄，呕血。

手太阴厥逆，虚满而咳，善呕沫，治主病者；手心主、少阴厥逆，心痛引喉，身热死，不可治。手太阳厥逆，耳聋泣出，项不可以顾，腰不可以俯仰，治主病者；手阳明、少阳厥逆，发喉痹、嗌肿、痉，治主病者。

103

bìng tài lùn piān dì sì shí liù

病能①论篇第四十六

huáng dì wèn yuē   rén bìng wèi wǎn yōng zhě   zhěn dāng hé rú

黄帝问曰：人病胃脘痈者，诊当何如？

qí bó duì yuē   zhěn cǐ zhě dāng hòu wèi mài   qí mài dāng chén xì   chén xì zhě qì nì   nì zhě   rén

岐伯对曰：诊此者当候胃脉，其脉当沉细，沉细者气逆，逆者，人

yíng shèn shèng   shèn shèng zé rè   rén yíng zhě   wèi mài yě   nì ér shèng   zé rè jù yú wèi kǒu ér bù

迎甚盛，甚盛则热；人迎者，胃脉也，逆而盛，则热聚于胃口而不

xíng   gù wèi wǎn wéi yōng yě

行，故胃脘为痈也。

dì yuē   shàn   rén yǒu wò ér yǒu suǒ bù ān zhě   hé yě

帝曰：善。人有卧而有所不安者，何也？

qí bó yuē   zàng yǒu suǒ shāng   jí jīng yǒu suǒ zhī jì zé ān   gù rén bù néng xuán qí bìng yě

岐伯曰：藏有所伤，及精有所之寄则安，故人不能悬其病也。

dì yuē   rén zhī bù dé yǎn wò zhě   hé yě

帝曰：人之不得偃卧者，何也？

qí bó yuē   fèi zhě   zàng zhī gài yě   fèi qì shèng zé mài dà   mài dà zé bù dé yǎn wò   lùn zài

岐伯曰：肺者，藏之盖也，肺气盛则脉大，脉大则不得偃卧，论在

qí héng yīn yáng   zhōng

《奇恒阴阳》中。

dì yuē   yǒu bìng jué zhě   zhěn yòu mài chén ér jǐn   zuǒ mài fú ér chí   bù rán bìng zhǔ ān zài

帝曰：有病厥者，诊右脉沉而紧，左脉浮而迟，不然病主安在？

qí bó yuē   dōng zhěn zhī   yòu mài gù dāng chén jǐn   cǐ yìng sì shí   zuǒ mài fú ér chí   cǐ nì sì

岐伯曰：冬诊之，右脉固当沉紧，此应四时，左脉浮而迟，此逆四

shí   zài zuǒ dāng zhǔ bìng zài shèn   pō guān zài fèi   dāng yāo tòng yě

时，在左当主病在肾，颇关在肺，当腰痛也。

dì yuē   hé yǐ yán zhī

帝曰：何以言之？

qí bó yuē   shào yīn mài guàn shèn luò fèi   jīn dé fèi mài   shèn wéi zhī bìng   gù shèn wéi yāo tòng zhī

岐伯曰：少阴脉贯肾络肺，今得肺脉，肾为之病，故肾为腰痛之

bìng yě

病也。

---

① 能：同"态"。

104

帝曰：善。有病颈痈者，或石治之，或针灸治之，而皆已，其真安在？

岐伯曰：此同名异等者也。夫痈气之息者，宜以针开除去之；夫气盛血聚者，宜石而泻之。此所谓同病异治也。

帝曰：有病怒狂者，此病安生？

岐伯曰：生于阳也。

帝曰：阳何以使人狂？

岐伯曰：阳气者，因暴折而难决，故善怒也，病名曰阳厥。

帝曰：何以知之？

岐伯曰：阳明者常动，巨阳、少阳不动，不动而动，大疾，此其候也。

帝曰：治之奈何？

岐伯曰：夺其食即已。夫食入于阴，长气于阳，故夺其食即已。使之服以生铁洛①为饮，夫生铁洛者，下气疾也。

帝曰：善。有病身热解㑊，汗出如浴，恶风少气，此为何病？

岐伯曰：病名曰酒风。

帝曰：治之奈何？

岐伯曰：以泽泻、术各十分，麋衔五分，合，以三指撮，为后饭。

所谓深之细者，其中手如针也。摩之切之，聚者，坚也，博者，大

① 生铁洛：生铁落。

yě　　shàng jīng　zhě　yán qì zhī tōng tiān yě　　xià jīng　zhě　　yán bìng zhī biàn huà yě　　jīn guì

也。《上经》者，言气之通天也；《下经》者，言病之变化也；《金匮》

zhě　　jué sǐ shēng yě　　kuí duó　zhě　　qiè duó zhī yě　　qí héng　zhě　　yán qí bìng yě　　suǒ wèi qí

者，决死生也；《揆度》者，切度之也；《奇恒》者，言奇病也。所谓奇

zhě　　shǐ qí bìng bù dé yǐ sì shí sǐ yě　　héng zhě　　dé yǐ sì shí sǐ yě　　suǒ wèi kuí zhě　　fāng qiè qiú

者，使奇病不得以四时死也；恒者，得以四时死也。所谓揆者，方切求

zhī yě　　yán qiè qiú qí mài lǐ yě　　duó zhě　　dé qí bìng chù　　yǐ sì shí duó zhī yě

之也，言切求其脉理也；度者，得其病处，以四时度之也。

qí bìng lùn piān dì sì shí qī

奇病论篇第四十七

huáng dì wèn yuē　　rén yǒu chóng shēn　　jiǔ yuè ér yīn　　cǐ wéi hé yě

黄帝问曰：人有重身，九月而喑，此为何也？

qí bó duì yuē　　bāo zhī luò mài jué yě

岐伯对曰：胞之络脉绝也。

dì yuē　　hé yǐ yán zhī

帝曰：何以言之？

qí bó yuē　　bāo luò zhě　　xì yú shèn　　shào yīn zhī mài　　guàn shèn　　xì shé běn　　gù bù néng yán

岐伯曰：胞络者，系于肾，少阴之脉，贯肾，系舌本，故不能言。

dì yuē　　zhì zhī nài hé

帝曰：治之奈何？

qí bó yuē　　wú zhì yě　　dāng shí yuè fù　　cì fǎ　　yuē　　wú sǔn bù zú　　yì yǒu yú　　yǐ

岐伯曰：无治也，当十月复。《刺法》曰：无损不足，益有余，以

chéng qí chèn　　rán hòu tiáo zhī　　suǒ wèi wú sǔn bù zú zhě　　shēn léi shòu　　wú yòng chán shí yě　　wú yì qí

成其疹①，然后调之。所谓无损不足者，身羸瘦，无用镵石也；无益其

yǒu yú zhě　　fù zhōng yǒu xíng ér xiè zhī　　xiè zhī zé jīng chū ér bìng dú shàn zhōng　　gù yuē chèn chéng yě

有余者，腹中有形而泄之，泄之则精出而病独擅中，故曰疹成也。

dì yuē　　bìng xié xià mǎn qì nì　　èr sān suì bù yǐ　　shì wéi hé bìng

帝曰：病胁下满气逆，二三岁不已，是为何病？

qí bó yuē　　bìng míng yuē xī jī　　cǐ bù fáng yú shí　　bù kě jiǔ cì　　jī wéi dǎo yǐn fú yào　　yào

岐伯曰：病名曰息积，此不妨于食，不可灸刺，积为导引服药，药

bù néng dú zhì yě

不能独治也。

---

① 疹：同"疢"，热病，也泛指疾病。

帝曰：人有身体髀股胻皆肿，环脐而痛，是为何病？

岐伯曰：病名曰伏梁，此风根也。其气溢于大肠，而著于肓，肓之原在脐下，故环脐而痛也。不可动之，动之为水溺涩之病也。

帝曰：人有尺脉数甚，筋急而见，此为何病？

岐伯曰：此所谓疹筋，是人腹必急，白色黑色见，则病甚。

帝曰：人有病头痛，以数岁不已，此安得之？名为何病？

岐伯曰：当有所犯大寒，内至骨髓，髓者以脑为主，脑逆，故令头痛，齿亦痛，病名曰厥逆。

帝曰：善。

帝曰：有病口甘者，病名为何？何以得之？

岐伯曰：此五气之溢也，名曰脾瘅。夫五味入口，藏于胃，脾为之行其精气，津液在脾，故令人口甘也；此肥美之所发也，此人必数食甘美而多肥也。肥者，令人内热，甘者令人中满，故其气上溢，转为消渴。治之以兰，除陈气也。

帝曰：有病口苦，取阳陵泉。口苦者病名为何？何以得之？

岐伯曰：病名曰胆瘅。夫肝者，中之将也，取决于胆，咽为之使。此人者，数谋虑不决，故胆虚，气上溢，而口为之苦。治之以胆募俞，治在《阴阳十二官相使》中。

帝曰：有癃者，一日数十溲，此不足也。身热如炭，颈膺如格，人迎躁盛，喘息气逆，此有余也。太阴脉微细如发者，此不足也。其病

ān zài　　míng wéi hé bìng
安在？名为何病？

　　qí bó yuē　　bìng zài tài yīn　　qí shèng zài wèi　　pō zài fèi　　bìng míng yuē jué　　sǐ bú zhì　　cǐ suǒ
　　岐伯曰：病在太阴，其盛在胃，颇在肺，病名曰厥，死不治。此所
wèi dé wǔ yǒu yú èr bù zú yě
谓得五有余二不足也。

　　dì yuē　　hé wèi wǔ yǒu yú èr bù zú
　　帝曰：何谓五有余二不足？

　　qí bó yuē　　suǒ wèi wǔ yǒu yú zhě　　wǔ bìng zhī qì yǒu yú yě　　èr bù zú zhě　　yì bìng qì zhī bù
　　岐伯曰：所谓五有余者，五病之气有余也；二不足者，亦病气之不
zú yě　　jīn wài dé wǔ yǒu yú　　nèi dé èr bù zú　　cǐ qí shēn bù biǎo bù lǐ　　yì zhèng sǐ míng yǐ
足也。今外得五有余，内得二不足，此其身不表不里，亦正死明矣。

　　dì yuē　　rén shēng ér yǒu bìng diān jí zhě　　bìng míng yuē hé　　ān suǒ dé zhī
　　帝曰：人生而有病颠疾者，病名曰何？安所得之？

　　qí bó yuē　　bìng míng wéi tāi bìng　　cǐ dé zhī zài mǔ fù zhōng shí　　qí mǔ yǒu suǒ dà jīng　　qì shàng
　　岐伯曰：病名为胎病。此得之在母腹中时，其母有所大惊，气上
ér bú xià　　jīng qì bìng jū　　gù lìng zǐ fā wéi diān jí yě
而不下，精气并居，故令子发为颠疾也。

　　dì yuē　　yǒu bìng máng rán rú yǒu shuǐ zhuàng　　qiè qí mài dà jǐn　　shēn wú tòng zhě　　xíng bú shòu　　bù
　　帝曰：有病庞然如有水状，切其脉大紧，身无痛者，形不瘦，不
néng shí　　shí shǎo　　míng wéi hé bìng
能食，食少，名为何病？

108

　　qí bó yuē　　bìng shēng zài shèn　　míng wéi shèn fēng　　shèn fēng ér bù néng shí　　shàn jīng　　jīng yǐ　　xīn
　　岐伯曰：病生在肾，名为肾风。肾风而不能食，善惊，惊已，心
qì wěi zhě sǐ
气痿者死。

　　dì yuē　　shàn
　　帝曰：善。

dà qí lùn piān dì sì shí bā
大奇论篇第四十八

　　gān mǎn　　shèn mǎn　　fèi mǎn jiē shí　　jí wéi zhǒng　　fèi zhī yōng　　chuǎn ér liǎng qū mǎn　　gān yōng
　　肝满、肾满、肺满皆实，即为肿。肺之雍，喘而两胠满；肝雍，
liǎng qū mǎn　　wò zé jīng　　bù dé xiǎo biàn　　shèn yōng　　jiǎo xià zhì shào fù mǎn　　jìng yǒu dà xiǎo　　bì héng dà
两胠满，卧则惊，不得小便；肾雍，脚下至少腹满，胫有大小，髀胻大
bǒ　　yì piān kū
跛，易偏枯。

心脉满大，痫瘛筋挛；肝脉小急，痫瘛筋挛；肝脉鹜暴，有所惊骇，脉不至若喑，不治自已。肾脉小急，肝脉小急，心脉小急，不鼓皆为瘕。

肾肝并沉为石水，并浮为风水，并虚为死，并小弦欲惊。肾脉大急沉，肝脉大急沉，皆为疝。心脉搏滑急为心疝，肺脉沉搏为肺疝。

三阳急为瘕，三阴急为疝，二阴急为痫厥，二阳急为惊。

脾脉外鼓，沉为肠澼，久自已。肝脉小缓为肠澼，易治。肾脉小搏沉，为肠澼下血，血温身热者死。心肝澼亦下血，二藏同病者可治。

其脉小沉涩为肠澼，其身热者死，热见七日死。

胃脉沉鼓涩，胃外鼓大，心脉小坚急，皆膈偏枯。男子发左，女子发右，不喑舌转，可治，三十日起，其从者喑，三岁起。年不满二十者，三岁死。

脉至而搏，血衄身热者死，脉来悬钩浮为常脉。脉至如喘，名曰暴厥。暴厥者，不知与人言。脉至如数，使人暴惊，三四日自已。

脉至浮合，浮合如数，一息十至以上，是经气予不足也，微见九十日死；脉至如火薪然，是心精之予夺也，草干而死；脉至如散叶，是肝气予虚也，木叶落而死；脉至如省客，省客者，脉塞而鼓，是肾气予不足也，悬去枣华①而死；脉至如丸泥，是胃精予不足也，榆荚落而死；脉至如横格，是胆气予不足也，禾熟而死；脉至如弦缕，是胞精予不足

---

① 华：同"花"。

也，病善言，下霜而死，不言可治；脉至如交漆，交漆者，左右傍至
也，微见三十日死；脉至如涌泉，浮鼓肌中，太阳气予不足也，少气
味，韭英而死；脉至如颓土之状，按之不得，是肌气予不足也，五色
先见黑，白垒发死。脉至如悬雍，悬雍者，浮揣切之益大，是十二俞之
予不足也，水凝而死；脉至如偃刀，偃刀者，浮之小急，按之坚大急，
五藏菀熟①，寒热独并于肾也，如此其人不得坐，立春而死；脉至如丸
滑，不直手，不直手者，按之不可得也，是大肠气予不足也，枣叶生
而死；脉至如华者，令人善恐，不欲坐卧，行立常听，是小肠气予不
足也，季秋而死。

脉解篇第四十九

太阳所谓肿腰脽痛者，正月太阳寅，寅，太阳也，正月阳气出在
上，而阴气盛，阳未得自次也，故肿腰脽痛也。病偏虚为跛者，正月
阳气冻解，地气而出也。所谓偏虚者，冬寒颇有不足者，故偏虚为跛
也。所谓强上引背者，阳气大上而争，故强上也。所谓耳鸣者，阳
气万物盛上而跃，故耳鸣也。所谓甚则狂颠疾者，阳尽在上，而阴
气从下，下虚上实，故狂颠疾也，所谓浮为聋者，皆在气也。所谓入

---

① 五藏菀熟：五脏郁热之意。菀，茂盛之意，音义同"郁"。

中为喑者，阳盛已衰，故为喑也。内夺而厥，则为喑俳①，此肾虚也。

少阴不至者，厥也。

少阳所谓心胁痛者，言少阳盛也。盛者心之所表也。九月阳气尽而阴气盛，故心胁痛也。所谓不可反侧者，阴气藏物也，物藏则不动，故不可反侧也。所谓甚则跃者，九月万物尽衰，草木毕落而堕，则气去阳而之阴，气盛而阳之下长，故谓跃。

阳明所谓洒洒振寒者，阳明者午也，五月盛阳之阴也，阳盛而阴气加之，故洒洒振寒也。所谓胫肿而股不收者，是五月盛阳之阴也，阳者衰于五月，而一阴气上，与阳始争，故胫肿而股不收也。所谓上喘而为水者，阴气下而复上，上则邪客于藏府间，故为水也。所谓胸痛少气者，水气在藏府也，水者，阴气也，阴气在中，故胸痛少气也。所谓甚则厥，恶人与火，闻木音则惕然而惊者，阳气与阴气相薄，水火相恶，故惕然而惊也。所谓欲独闭户牖而处者，阴阳相薄也，阳尽而阴盛，故欲独闭户牖而居。所谓病至则欲乘高而歌，弃衣而走者，阴阳复争，而外并于阳，故使之弃衣而走也。所谓客孙脉则头痛鼻鼽腹肿者，阳明并于上，上者则其孙络太阴也，故头痛鼻鼽腹肿也。

太阴所谓病胀者，太阴子也，十一月万物气皆藏于中，故曰病胀；所谓上走心为噫者，阴盛而上走于阳明，阳明络属心，故曰上走心

---

① 喑俳：同"喑痱"，喑哑不能说话，四肢瘫痪不能活动的病证。多由肾精亏虚，导致肾气厥逆。

为噫也；所谓食则呕者，物盛满而上溢，故呕也；所谓得后与气则快

然如衰者，十二月阴气下衰，而阳气且出，故曰得后与气则快然如

衰也。

　　少阴所谓腰痛者，少阴者，肾也，十月万物阳气皆伤，故腰痛也。

所谓呕咳上气喘者，阴气在下，阳气在上，诸阳气浮，无所依从，故

呕咳上气喘也。所谓色色不能久立久坐，起则目𥉉𥉉无所见者，万

物阴阳不定未有主也。秋气始至，微霜始下，而方杀万物，阴阳内夺，

故目𥉉𥉉无所见也。所谓少气善怒者，阳气不治，阳气不治，则阳气

不得出，肝气当治而未得，故善怒，善怒者，名曰煎厥。所谓恐如人将

捕之者，秋气万物未有毕去，阴气少，阳气入，阴阳相薄，故恐也。所

谓恶闻食臭者，胃无气，故恶闻食臭也。所谓面黑如地色者，秋气内

夺，故变于色也。所谓咳则有血者，阳脉伤也，阳气未盛于上而脉

满，满则咳，故血见于鼻也。

　　厥阴所谓癞疝，妇人少腹肿者，厥阴者辰也，三月阳中之阴，邪

在中，故曰癞疝少腹肿也。所谓腰脊痛不可以俯仰者，三月一振，荣

华万物，一俯而不仰也。所谓癞癃疝肤胀者，曰阴亦盛而脉胀不通，

故曰癞癃疝也。所谓甚则嗌干热中者，阴阳相薄而热，故嗌干也。

刺要论篇第五十
cì yào lùn piān dì wǔ shí

黄帝问曰：愿闻刺要？
huáng dì wèn yuē　　yuàn wén cì yào

岐伯对曰：病有浮沉，刺有浅深，各至其理，无过其道，过之则内
qí bó duì yuē　bìng yǒu fú chén　cì yǒu qiǎn shēn　gè zhì qí lǐ　wú guò qí dào　guò zhī zé nèi

伤，不及则生外雍，雍则邪从之。浅深不得，反为大贼，内动五藏，
shāng　bù jí zé shēng wài yōng　yōng zé xié cóng zhī　qiǎn shēn bù dé　fǎn wéi dà zéi　nèi dòng wǔ zàng

后生大病。故曰：病有在毫毛腠理者，有在皮肤者，有在肌肉者，有在
hòu shēng dà bìng　gù yuē　bìng yǒu zài háo máo còu lǐ zhě　yǒu zài pí fū zhě　yǒu zài jī ròu zhě　yǒu zài

脉者，有在筋者，有在骨者，有在髓者。
mài zhě　yǒu zài jīn zhě　yǒu zài gǔ zhě　yǒu zài suǐ zhě

是故刺毫毛腠理无①伤皮，皮伤则内动肺，肺动则秋病温疟，沂沂
shì gù cì háo máo còu lǐ wú shāng pí　pí shāng zé nèi dòng fèi　fèi dòng zé qiū bìng wēn nüè　sù sù

然寒慄。
rán hán lì

113

刺皮无伤肉，肉伤则内动脾，脾动则七十二日四季之月，病腹
cì pí wú shāng ròu　ròu shāng zé nèi dòng pí　pí dòng zé qī shí èr rì sì jì zhī yuè　bìng fù

胀，烦不嗜食。
zhàng　fán bú shì shí

刺肉无伤脉，脉伤则内动心，心动则夏病心痛。
cì ròu wú shāng mài　mài shāng zé nèi dòng xīn　xīn dòng zé xià bìng xīn tòng

刺脉无伤筋，筋伤则内动肝，肝动则春病热而筋弛。
cì mài wú shāng jīn　jīn shāng zé nèi dòng gān　gān dòng zé chūn bìng rè ér jīn chí

刺筋无伤骨，骨伤则内动肾，肾动则冬病胀腰痛。
cì jīn wú shāng gǔ　gǔ shāng zé nèi dòng shèn　shèn dòng zé dōng bìng zhàng yāo tòng

刺骨无伤髓，髓伤则销铄胻酸，体解㑊然不去矣。
cì gǔ wú shāng suǐ　suǐ shāng zé xiāo shuò héng suān　tǐ xiè yì rán bú qù yǐ

---

① 无：同"毋"，不要。

cì qí lùn piān dì wǔ shí yī

刺齐论篇第五十一

huáng dì wèn yuē　yuàn wén cì qiǎn shēn zhī fèn

黄帝问曰：愿闻刺浅深之分。

qí bó duì yuē　cì gǔ zhě wú shāng jīn　cì jīn zhě wú shāng ròu　cì ròu zhě wú shāng mài　cì mài

岐伯对曰：刺骨者无伤筋，刺筋者无伤肉，刺肉者无伤脉，刺脉

zhě wú shāng pí　cì pí zhě wú shāng ròu　cì ròu zhě wú shāng jīn　cì jīn zhě wú shāng gǔ

者无伤皮，刺皮者无伤肉，刺肉者无伤筋，刺筋者无伤骨。

dì yuē　yú wèi zhī qí suǒ wèi　yuàn wén qí jiě

帝曰：余未知其所谓，愿闻其解。

qí bó yuē　cì gǔ wú shāng jīn zhě　zhēn zhì jīn ér qù　bù jí gǔ yě　cì jīn wú shāng ròu zhě

岐伯曰：刺骨无伤筋者，针至筋而去，不及骨也。刺筋无伤肉者，

zhì ròu ér qù　bù jí jīn yě　cì ròu wú shāng mài zhě　zhì mài ér qù　bù jí ròu yě　cì mài wú

至肉而去，不及筋也。刺肉无伤脉者，至脉而去，不及肉也。刺脉无

shāng pí zhě　zhì pí ér qù　bù jí mài yě

伤皮者，至皮而去，不及脉也。

suǒ wèi cì pí wú shāng ròu zhě　bìng zài pí zhōng　zhēn rù pí zhōng　wú shāng ròu yě　cì ròu wú

所谓刺皮无伤肉者，病在皮中，针入皮中，无伤肉也。刺肉无

shāng jīn zhě　guò ròu zhòng jīn yě　cì jīn wú shāng gǔ zhě　guò jīn zhòng gǔ yě　cǐ zhī wèi fǎn yě

伤筋者，过肉中筋也。刺筋无伤骨者，过筋中骨也。此之谓反也。

cì jìn lùn piān dì wǔ shí èr

刺禁论篇第五十二

huáng dì wèn yuē　yuàn wén jìn shù

黄帝问曰：愿闻禁数。

qí bó duì yuē　zàng yǒu yào hài　bù kě bù chá　gān shēng yú zuǒ　fèi cáng yú yòu　xīn bù yú

岐伯对曰：藏有要害，不可不察。肝生于左，肺藏于右，心部于

biǎo　shèn zhì yú lǐ　pí wéi zhī shǐ　wèi wéi zhī shì　gé huāng zhī shàng　zhōng yǒu fù mǔ　qī jié zhī

表，肾治于里，脾为之使，胃为之市。膈肓之上，中有父母，七节之

páng　zhōng yǒu xiǎo xīn　cóng zhī yǒu fú　nì zhī yǒu jiù

傍，中有小心，从之有福，逆之有咎。

刺中心，一日死，其动为噫。刺中肝，五日死，其动为语。刺中肾，六日死，其动为嚏。刺中肺，三日死，其动为咳。刺中脾，十日死，其动为吞。刺中胆，一日半死，其动为呕。刺跗上，中大脉，血出不止，死。刺面，中溜①脉，不幸为盲。刺头，中脑户，入脑立死。刺舌下，中脉太过，血出不止为喑。刺足下布络中脉，血不出为肿。刺郄中大脉，令人仆脱色。刺气街中脉，血不出为肿，鼠仆。刺脊间中髓，为伛。刺乳上，中乳房，为肿，根蚀。刺缺盆中内陷，气泄，令人喘咳逆。刺手鱼腹内陷，为肿。

无刺大醉，令人气乱。无刺大怒，令人气逆。无刺大劳人，无刺新饱人，无刺大饥人，无刺大渴人，无刺大惊人。

刺阴股中大脉，血出不止死。刺客主人内陷中脉，为内漏、为聋。刺膝髌出液，为跛。刺臂太阴脉，出血多立死。刺足少阴脉，重虚出血，为舌难以言。刺膺中陷中肺，为喘逆仰息。刺肘中内陷，气归之，为不屈伸。刺阴股下三寸内陷，令人遗溺。刺腋下胁间内陷，令人咳。刺少腹，中膀胱，溺出，令人少腹满。刺腨肠内陷为肿。刺匡上陷骨中脉，为漏、为盲。刺关节中液出，不得屈伸。

---

① 溜：同"流"，流注，贯注。

cì zhì lùn piān dì wǔ shí sān
刺志论篇第五十三

huáng dì wèn yuē　yuàn wén xū shí zhī yào
黄帝问曰：愿闻虚实之要。

qí bó duì yuē　qì shí xíng shí　qì xū xíng xū　cǐ qí cháng yě　fǎn cǐ zhě bìng　gǔ shèng qì
岐伯对曰：气实形实，气虚形虚，此其常也，反此者病。谷盛气
shèng　gǔ xū qì xū　cǐ qí cháng yě　fǎn cǐ zhě bìng　mài shí xuè shí　mài xū xuè xū　cǐ qí cháng
盛，谷虚气虚，此其常也，反此者病。脉实血实，脉虚血虚，此其常
yě　fǎn cǐ zhě bìng
也，反此者病。

dì yuē　rú hé ér fǎn
帝曰：如何而反？

qí bó yuē　qì xū shēn rè　cǐ wèi fǎn yě　gǔ rù duō ér qì shǎo　cǐ wèi fǎn yě　gǔ bú rù
岐伯曰：气虚身热，此谓反也；谷入多而气少，此谓反也；谷不入
ér qì duō　cǐ wèi fǎn yě　mài shèng xuè shǎo　cǐ wèi fǎn yě　mài shǎo xuè duō　cǐ wèi fǎn yě
而气多，此谓反也；脉盛血少，此谓反也；脉少血多，此谓反也。

qì shèng shēn hán　dé zhī shāng hán　qì xū shēn rè　dé zhī shāng shǔ　gǔ rù duō ér qì shǎo zhě
气盛身寒，得之伤寒。气虚身热，得之伤暑。谷入多而气少者，
dé zhī yǒu suǒ tuō xuè　shī jū xià yě　gǔ rù shǎo ér qì duō zhě　xié zài wèi jí yǔ fèi yě　mài xiǎo xuè
得之有所脱血，湿居下也。谷入少而气多者，邪在胃及与肺也。脉小血
duō zhě　yǐn zhōng rè yě　mài dà xuè shǎo zhě　mài yǒu fēng qì　shuǐ jiāng bú rù　cǐ zhī wèi yě
多者，饮中热也。脉大血少者，脉有风气，水浆不入，此之谓也。

fú shí zhě　qì rù yě　xū zhě　qì chū yě　qì shí zhě　rè yě　qì xū zhě　hán yě
夫实者，气入也；虚者，气出也；气实者，热也；气虚者，寒也。

rù shí zhě　zuǒ shǒu kāi zhēn kōng　yě　rù xū zhě　zuǒ shǒu bì zhēn kōng yě
入实者，左手开针空①也；入虚者，左手闭针空也。

116

---

① 空：同"孔"。

zhēn jiě piān dì wǔ shí sì
针解篇第五十四

huáng dì wèn yuē　　yuàn wén jiǔ zhēn zhī jiě　　xū shí zhī dào
黄帝问曰：愿闻九针之解，虚实之道。

qí bó duì yuē　　cì xū zé shí zhī zhě　　zhēn xià rè yě　　qì shí nǎi rè yě　　mǎn ér xiè zhī zhě
岐伯对曰：刺虚则实之者，针下热也，气实乃热也。满而泄之者，

zhēn xià hán yě　　qì xū nǎi hán yě　　yù chén zé chú zhī zhě　　chū è xuè yě　　xié shèng zé xū zhī zhě
针下寒也，气虚乃寒也。菀①陈则除之者，出恶血也。邪胜则虚之者，

chū zhēn wù àn　　xú ér jí zé shí zhě　　xú chū zhēn ér jí àn zhī　　jí ér xú zé xū zhě　　jí chū zhēn ér
出针勿按；徐而疾则实者，徐出针而疾按之；疾而徐则虚者，疾出针而

xú àn zhī　　yán shí yǔ xū zhě　　hán wēn qì duō shǎo yě　　ruò wú ruò yǒu zhě　　jí bù kě zhī yě　　chá hòu
徐按之；言实与虚者，寒温气多少也。若无若有者，疾不可知也。察后

yǔ xiān zhě　　zhī bìng xiān hòu yě　　wéi xū yǔ shí zhě　　gōng wù shī qí fǎ　　ruò dé ruò shī zhě　　lí qí fǎ
与先者，知病先后也。为虚与实者，工勿失其法。若得若失者，离其法

yě　　xū shí zhī yào　　jiǔ zhēn zuì miào zhě　　wéi qí gè yǒu suǒ yí yě　　bǔ xiè zhī shí zhě　　yǔ qì kāi hé
也。虚实之要，九针最妙者，为其各有所宜也。补泻之时者，与气开阖

xiāng hé yě　　jiǔ zhēn zhī míng　　gè bù tóng xíng zhě　　zhēn qióng qí suǒ dāng bǔ xiè yě
相合也。九针之名，各不同形者，针穷其所当补泻也。

cì shí xū qí xū zhě　　liú zhēn yīn qì lóng zhì　　nǎi qù zhēn yě　　cì xū xū qí shí zhě　　yáng qì lóng
刺实须其虚者，留针阴气隆至，乃去针也；刺虚须其实者，阳气隆

zhì　　zhēn xià rè　　nǎi qù zhēn yě　　jīng qì yǐ zhì　　shèn shǒu wù shī zhě　　wù biàn gēng yě　　shēn qiǎn zài zhì
至，针下热，乃去针也。经气已至，慎守勿失者，勿变更也。深浅在志

zhě　　zhī bìng zhī nèi wài yě　　jìn yuǎn rú yī zhě　　shēn qiǎn qí hòu děng yě　　rú lín shēn yuān zhě　　bù gǎn duò
者，知病之内外也；近远如一者，深浅其候等也。如临深渊者，不敢堕

yě　　shǒu rú wò hǔ zhě　　yù qí zhuàng yě　　shén wú yíng yú zhòng wù zhě　　jìng zhì guān bìng rén　　wú zuǒ yòu
也。手如握虎者，欲其壮也。神无营于众物者，静志观病人，无左右

shì yě　　yì wú xié xià zhě　　yù duān yǐ zhèng yě　　bì zhèng qí shén zhě　　yù zhān bìng rén mù　　zhì qí shén
视也；义无邪下者，欲端以正也；必正其神者，欲瞻病人目，制其神，

lìng qì yì xíng yě　　suǒ wèi sān lǐ zhě　　xià xī sān cùn yě　　suǒ wèi fū zhī zhě　　jǔ xī fēn yì xiàn yě
令气易行也。所谓三里者，下膝三寸也；所谓跗之者，举膝分易见也；

jù xū zhě　　qiāo zú héng dú xiàn zhě　　xià lián zhě　　xiàn xià zhě yě
巨虚者，跷足胻独陷者；下廉者，陷下者也。

---

① 菀：聚积，郁结。

dì yuē   yú wén jiǔ zhēn   shàng yìng tiān dì sì shí yīn yáng   yuàn wén qí fāng   lìng kě chuán yú hòu shì
帝曰：余闻九针，上应天地四时阴阳，愿闻其方，令可传于后世，

yǐ wéi cháng yě
以为常也。

qí bó yuē   fú yī tiān   èr dì   sān rén   sì shí   wǔ yīn   liù lǜ   qī xīng   bā fēng   jiǔ
岐伯曰：夫一天、二地、三人、四时、五音、六律、七星、八风、九

yě   shēn xíng yì yìng zhī   zhēn gè yǒu suǒ yí   gù yuē jiǔ zhēn   rén pí yìng tiān   rén ròu yìng dì   rén mài
野，身形亦应之，针各有所宜，故曰九针。人皮应天，人肉应地，人脉

yìng rén   rén jīn yìng shí   rén shēng yìng yīn   rén yīn yáng hé qì yìng lǜ   rén chǐ miàn mù yìng xīng   rén chū
应人，人筋应时，人声应音，人阴阳合气应律，人齿面目应星，人出

rù qì yìng fēng   rén jiǔ qiào sān bǎi liù shí wǔ luò yìng yě
入气应风，人九窍三百六十五络应野。

gù yī zhēn pí   èr zhēn ròu   sān zhēn mài   sì zhēn jīn   wǔ zhēn gǔ   liù zhēn tiáo yīn yáng   qī zhēn
故一针皮，二针肉，三针脉，四针筋，五针骨，六针调阴阳，七针

yì jīng   bā zhēn chú fēng   jiǔ zhēn tōng jiǔ qiào   chú sān bǎi liù shí wǔ jié qì   cǐ zhī wèi gè yǒu suǒ zhǔ
益精，八针除风，九针通九窍，除三百六十五节气，此之谓各有所主

yě   rén xīn yì yìng bā fēng   rén qì yìng tiān   rén fà chǐ ěr mù wǔ shēng yìng wǔ yīn liù lǜ   rén yīn yáng
也。人心意应八风，人气应天，人发齿耳目五声应五音六律，人阴阳

mài xuè qì yìng dì   rén gān mù yìng zhī jiǔ
脉血气应地，人肝目应之九。

jiǔ qiào sān bǎi liù shí wǔ   rén yī yǐ guān dòng jìng   tiān èr yǐ hòu wǔ sè   qī xīng yìng zhī yǐ hòu fà
九窍三百六十五。人一以观动静，天二以候五色，七星应之以候发

wú zé   wǔ yīn yī yǐ hòu gōng shāng jué zhǐ yǔ   liù lǜ yǒu yú   bù zú yìng zhī   èr dì yī yǐ hòu gāo
毋泽，五音一以候宫商角徵羽，六律有余，不足应之，二地一以候高

xià yǒu yú   jiǔ yě yī jié shù yìng zhī yǐ hòu bì jié   sān rén biàn yī fēn rén hòu chǐ xiè duō xuè shǎo   shí fēn
下有余，九野一节俞应之以候闭节，三人变一分人候齿泄多血少。十分

jué zhī biàn   wǔ fēn yǐ hòu huǎn jí   liù fēn bù zú   sān fēn hán guān jié   dì jiǔ fēn sì shí rén hán wēn zào
角之变，五分以候缓急，六分不足，三分寒关节，第九分四时人寒温燥

shī   sì shí yī yìng zhī   yǐ hòu xiāng fǎn yī   sì fāng gè zuò jiě
湿，四时一应之，以候相反一，四方各作解。

cháng cì jié lùn piān dì wǔ shí wǔ
长刺节论篇第五十五

cì jiā bù zhěn   tīng bìng zhě yán   zài tóu   tóu jí tòng   wéi cáng zhēn zhī   cì zhì gǔ bìng yǐ   shàng
刺家不诊，听病者言，在头，头疾痛，为藏针之，刺至骨病已，上

wú shāng gǔ ròu jí pí   pí zhě dào yě
无伤骨肉及皮，皮者道也。

阴刺，入一傍四处，治寒热。深专者，刺大藏，迫藏刺背，背俞也。刺之迫藏，藏会，腹中寒热去而止。

与刺之要，发针而浅出血。治腐肿者，刺腐上，视痈小大深浅刺。刺大者多血，小者深之，必端内针为故止。

病在少腹有积，刺皮髓以下，至少腹而止；刺夹脊两傍四椎间，刺两髂髎季胁肋间，导腹中气热下已。病在少腹，腹痛不得大小便，病名曰疝，得之寒；刺少腹两股间，刺腰髁骨间，刺而多之，尽炅病已。

病在筋，筋挛节痛，不可以行，名曰筋痹。刺筋上为故，刺分肉间，不可中骨也；病起筋炅，病已止。

病在肌肤，肌肤尽痛，名曰肌痹，伤于寒湿。刺大分、小分，多发针而深之，以热为故，无伤筋骨，伤筋骨，痈发若变；诸分尽热，病已止。

病在骨，骨重不可举，骨髓酸痛，寒气至，名曰骨痹。深者刺，无伤脉肉为故，其道大分小分，骨热病已止。

病在诸阳脉，且寒且热，诸分且寒且热，名曰狂。刺之虚脉，视分尽热，病已止。

病初发，岁一发，不治，月一发，不治，月四五发，名曰癫病。刺诸分诸脉，其无寒者以针调之，病已止。

病风且寒且热，炅汗出，一日数过，先刺诸分理络脉；汗出且寒且热，三日一刺，百日而已。

bìng dà fēng　　gǔ jié zhòng　　xū méi duò　　míng yuē dà fēng　　cì jī ròu wéi gù　　hàn chū bǎi rì　　cì

病大风，骨节重，须眉堕，名曰大风，刺肌肉为故，汗出百日，刺

gǔ suǐ　　hàn chū bǎi rì　　fán èr bǎi rì　　xū méi shēng ér zhǐ zhēn

骨髓，汗出百日，凡二百日，须眉生而止针。

pí bù lùn piān dì wǔ shí liù
皮部论篇第五十六

huáng dì wèn yuē　　yú wén pí yǒu fēn bù　　mài yǒu jīng jì　　jīn yǒu jié luò　　gǔ yǒu dù liàng　　qí suǒ

黄帝问曰：余闻皮有分部，脉有经纪，筋有结络，骨有度量。其所

shēng bìng gè yì　　bié qí fēn bù　　zuǒ yòu shàng xià　　yīn yáng suǒ zài　　bìng zhī shǐ zhōng　　yuàn wén qí dào

生病各异，别其分部，左右上下，阴阳所在，病之始终，愿闻其道。

qí bó duì yuē　　yù zhī pí bù yǐ jīng mài wéi jì zhě　　zhū jīng jiē rán　　yáng míng zhī yáng　　míng yuē hé

岐伯对曰：欲知皮部以经脉为纪者，诸经皆然。阳明之阳，名曰害

fēi　　shàng xià tóng fǎ　　shì qí bù zhōng yǒu fú luò zhě　　jiē yáng míng zhī luò yě　　qí sè duō qīng zé tòng

蜚。上下同法，视其部中有浮络者，皆阳明之络也。其色多青则痛，

duō hēi zé bì　　huáng chì zé rè　　duō bái zé hán　　wǔ sè jiē xiàn　　zé hán rè yě　　luò shèng zé rù kè

多黑则痹，黄赤则热，多白则寒，五色皆见①，则寒热也。络盛则入客

yú jīng　　yáng zhǔ wài　　yīn zhǔ nèi

于经，阳主外，阴主内。

shào yáng zhī yáng　　míng yuē shū chí　　shàng xià tóng fǎ　　shì qí bù zhōng yǒu fú luò zhě　　jiē shào yáng zhī

少阳之阳，名曰枢持。上下同法，视其部中有浮络者，皆少阳之

luò yě　　luò shèng zé rù kè yú jīng　　gù zài yáng zhě zhǔ nèi　　zài yīn zhě zhǔ chū　　yǐ shèn yú nèi　　zhū

络也。络盛则入客于经，故在阳者主内，在阴者主出，以渗于内，诸

jīng jiē rán

经皆然。

tài yáng zhī yáng　　míng yuē guān shū　　shàng xià tóng fǎ　　shì qí bù zhōng yǒu fú luò zhě　　jiē tài yáng zhī

太阳之阳，名曰关枢。上下同法，视其部中有浮络者，皆太阳之

luò yě　　luò shèng zé rù kè yú jīng

络也。络盛则入客于经。

shào yīn zhī yīn　　míng yuē shū rú　　shàng xià tóng fǎ　　shì qí bù zhōng yǒu fú luò zhě　　jiē shào yīn zhī

少阴之阴，名曰枢儒。上下同法，视其部中有浮络者，皆少阴之

luò yě　　luò shèng zé rù kè yú jīng　　qí rù jīng yě　　cóng yáng bù zhù yú jīng　　qí chū zhě　　cóng yīn nèi

络也。络盛则入客于经，其入经也，从阳部注于经；其出者，从阴内

120

① 见：同"现"。

zhù yú gǔ
注于骨。

xīn zhǔ zhī yīn　míng yuē hé jiān　shàng xià tóng fǎ　shì qí bù zhōng yǒu fú luò zhě　jiē xīn zhǔ zhī
心主之阴，名曰害肩。上下同法，视其部中有浮络者，皆心主之

luò yě　luò shèng zé rù kè yú jīng
络也。络盛则入客于经。

tài yīn zhī yīn　míng yuē guān zhé　shàng xià tóng fǎ　shì qí bù zhōng yǒu fú luò zhě　jiē tài yīn zhī
太阴之阴，名曰关蛰。上下同法，视其部中有浮络者，皆太阴之

luò yě　luò shèng zé rù kè yú jīng
络也。络盛则入客于经。

fán shí èr jīng luò mài zhě　pí zhī bù yě
凡十二经络脉者，皮之部也。

shì gù bǎi bìng zhī shǐ shēng yě　bì xiān yú pí máo　xié zhòng zhī zé còu lǐ kāi　kāi zé rù kè yú
是故百病之始生也，必先于皮毛。邪中之则腠理开，开则入客于

luò mài　liú ér bú qù　chuán rù yú jīng　liú ér bú qù　chuán rù yú fǔ　lǐn yú cháng wèi
络脉，留而不去，传入于经，留而不去，传入于府，禀于肠胃。

xié zhī shǐ rù yú pí máo yě　sù rán　qǐ háo máo　kāi còu lǐ　qí rù yú luò yě　zé luò mài
邪之始入于皮毛也，沂然①起毫毛，开腠理；其入于络也，则络脉

shèng sè biàn　qí rù kè yú jīng yě　zé gǎn xū nǎi xiàn xià　qí liú yú jīn gǔ zhī jiān　hán duō zé jīn luán
盛色变；其入客于经也，则感虚乃陷下。其留于筋骨之间，寒多则筋挛

gǔ tòng　rè duō zé jīn chí gǔ xiāo　ròu shuò jùn pò　máo zhí ér bài
骨痛，热多则筋弛骨消，肉烁䐃破，毛直而败。

121

dì yuē　fū zǐ yán pí zhī shí èr bù　qí shēng bìng jiē hé rú
帝曰：夫子言皮之十二部，其生病皆何如？

qí bó yuē　pí zhě　mài zhī bù yě　xié kè yú pí zé còu lǐ kāi　kāi zé xié rù kè yú luò mài
岐伯曰：皮者，脉之部也。邪客于皮则腠理开，开则邪入客于络脉，

luò mài mǎn　zé zhù yú jīng mài　jīng mài mǎn　zé rù shè yú fǔ zàng yě　gù pí zhě yǒu fēn bù　bù yǔ
络脉满，则注于经脉，经脉满，则入舍于府藏也。故皮者有分部，不与

ér shēng dà bìng yě　dì yuē　shàn
而生大病也。帝曰：善。

jīng luò lùn piān dì wǔ shí qī
经络论篇第五十七

huáng dì wèn yuē　fú luò mài zhī xiàn yě　qí wǔ sè gè yì　qīng huáng chì bái hēi bù tóng　qí gù
黄帝问曰：夫络脉之见也，其五色各异，青黄赤白黑不同，其故

---

① 沂然：寒栗的样子。

hé yě
何也？

qí bó duì yuē　　jīng yǒu cháng sè　　ér luò wú cháng biàn yě
岐伯对曰：经有常色，而络无常变也。

dì yuē　　jīng zhī cháng sè hé rú
帝曰：经之常色何如？

qí bó yuē　　xīn chì　fèi bái　gān qīng　pí huáng　shèn hēi　jiē yì yìng qí jīng mài zhī sè yě
岐伯曰：心赤、肺白、肝青、脾黄、肾黑，皆亦应其经脉之色也。

dì yuē　　luò zhī yīn yáng　　yì yìng qí jīng hū
帝曰：络之阴阳，亦应其经乎？

qí bó yuē　　yīn luò zhī sè yìng qí jīng　　yáng luò zhī sè biàn wú cháng　　suí sì shí ér xíng yě　　hán duō
岐伯曰：阴络之色应其经，阳络之色变无常，随四时而行也。寒多

zé níng sè　　níng sè zé qīng hēi　　rè duō zé nào zé　　nào zé zé huáng chì　　cǐ jiē cháng sè　　wèi zhī wú
则凝泣，凝泣则青黑；热多则淖泽，淖泽则黄赤；此皆常色，谓之无

bìng　　wǔ sè jù xiàn zhě　　wèi zhī hán rè
病，五色具见者，谓之寒热。

dì yuē　　shàn
帝曰：善。

122

qì xué lùn piān dì wǔ shí bā
气穴论篇第五十八

huáng dì wèn yuē　　yú wén qì xué sān bǎi liù shí wǔ　　yǐ yìng yí suì　　wèi zhī qí suǒ　　yuàn zú
黄帝问曰：余闻气穴三百六十五，以应一岁，未知其所，愿卒

wén zhī
闻之。

qí bó qǐ shǒu zài bài　　duì yuē　　jiǒng hū zāi wèn yě　　qí fēi shèng dì　　shú néng qióng qí dào yān
岐伯稽首再拜，对曰：窘乎哉问也！其非圣帝，孰能穷其道焉！

yīn qǐng yì yì jìn yán qí chù
因请溢意尽言其处。

dì pěng shǒu qūn xún ér què yuē　　fū zǐ zhī kāi yú dào yě　　mù wèi jiàn qí chù　　ěr wèi wén qí shù
帝捧手逡巡而却曰：夫子之开余道也，目未见其处，耳未闻其数，

ér mù yǐ míng　　ěr yǐ cōng yǐ
而目以明，耳以聪矣。

qí bó yuē　　cǐ suǒ wèi shèng rén yì yǔ　　liáng mǎ yì yù yě
岐伯曰：此所谓圣人易语，良马易御也。

dì yuē　　yú fēi shèng rén zhī yì yǔ yě　　shì yán zhēn shù kāi rén yì　　jīn yú suǒ fǎng wèn zhě zhēn shù
帝曰：余非圣人之易语也，世言真数开人意，今余所访问者真数，

发蒙解惑，未足以论也。然余愿闻夫子溢志尽言其处，令解其意，请藏之金匮，不敢复出。

岐伯再拜而起，曰：臣请言之，背与心相控而痛，所治天突与十椎及上纪下纪。上纪者，胃脘也，下纪者，关元也。背胸邪系阴阳左右，如此其病前后痛涩，胸胁痛而不得息，不得卧，上气短气偏痛，脉满起，斜出尻脉，络胸胁，支心贯膈，上肩加天突，斜下肩，交十椎下。

藏俞五十穴，府俞七十二穴，热俞五十九穴，水俞五十七穴，头上五行，行五，五五二十五穴，中膂两傍各五，凡十穴，大椎上两傍各一，凡二穴，目瞳子浮白二穴，两髀厌分中二穴，犊鼻二穴，耳中多所闻二穴，眉本二穴，完骨二穴，项中央一穴，枕骨二穴，上关二穴，大迎二穴，下关二穴，天柱二穴，巨虚上下廉四穴，曲牙二穴，天突一穴，天府二穴，天牖二穴，扶突二穴，天窗二穴，肩解二穴，关元一穴，委阳二穴，肩贞二穴，喑门一穴，齐①一穴，胸俞十二穴，背俞二穴，膺俞十二穴，分肉二穴，踝上横二穴，阴阳跷四穴，水俞在诸分，热俞在气穴，寒热俞在两骸厌中二穴，大禁二十五，在天府下五寸，凡三百六十五穴，针之所由行也。

帝曰：余已知气穴之处，游针之居，愿闻孙络溪谷，亦有所应乎？

岐伯曰：孙络三百六十五穴会，亦以应一岁，以溢奇邪，以通荣卫，

---

① 齐：同"脐"。

róng wèi jǐ liú　wèi sàn róng yì　qì jié xuè zhuó　wài wéi fā rè　nèi wéi shǎo qì　jí xiè wú dài　yǐ
荣卫稽留，卫散荣溢，气竭血著，外为发热，内为少气，疾泻无怠，以

tōng róng wèi　xiàn ér xiè zhī　wú wèn suǒ huì
通荣卫，见而泻之，无问所会。

dì yuē　shàn　yuàn wén xī gǔ zhī huì yě
帝曰：善。愿闻溪谷之会也。

qí bó yuē　ròu zhī dà huì wéi gǔ　ròu zhī xiǎo huì wéi xī　ròu fēn zhī jiān　xī gǔ zhī huì　yǐ
岐伯曰：肉之大会为谷，肉之小会为溪，肉分之间，溪谷之会，以

xíng róng wèi　yǐ huì dà qì　xié yì qì yōng　mài rè ròu bài　róng wèi bù xíng　bì jiāng wéi nóng　nèi xiāo
行荣卫，以会大气。邪溢气壅，脉热肉败，荣卫不行，必将为脓，内销

gǔ suǐ　wài pò dà jùn　liú yú jié còu　bì jiāng wéi bài　jī hán liú shè　róng wèi bù jū　juǎn ròu suō
骨髓，外破大䐃。留于节凑，必将为败。积寒留舍，荣卫不居，卷肉缩

jīn　lèi zhǒu bù dé shēn　nèi wéi gǔ bì　wài wéi bù rén　mìng yuē bù zú　dà hán liú yú xī gǔ yě
筋，肋肘不得伸，内为骨痹，外为不仁，命曰不足，大寒留于溪谷也。

xī gǔ sān bǎi liù shí wǔ xué huì　yì yìng yí suì　qí xiǎo bì yín yì　xún mài wǎng lái　wēi zhēn suǒ jí
溪谷三百六十五穴会，亦应一岁，其小痹淫溢，循脉往来，微针所及，

yǔ fǎ xiāng tóng
与法相同。

dì nǎi bì zuǒ yòu ér qǐ　zài bài yuē　jīn rì fā méng jiě huò　cáng zhī jīn guì　bù gǎn fù chū
帝乃辟左右而起，再拜曰：今日发蒙解惑，藏之金匮，不敢复出。

nǎi cáng zhī jīn lán zhī shì　shǔ yuē　qì xué suǒ zài
乃藏之金兰之室，署曰："气穴所在。"

qí bó yuē　sūn luò zhī mài bié jīng zhě　qí xuè shèng ér dāng xiè zhě　yì sān bǎi liù shí wǔ mài　bìng
岐伯曰：孙络之脉别经者，其血盛而当泻者，亦三百六十五脉，并

zhù yú luò　chuán zhù shí èr luò mài　fēi dú shí sì luò mài yě　nèi jiě xiè yú zhōng zhě shí mài
注于络，传注十二络脉，非独十四络脉也，内解泻于中者十脉。

qì fǔ lùn piān dì wǔ shí jiǔ
气府论篇第五十九

zú tài yáng mài qì suǒ fā zhě　qī shí bā xué　liǎng méi tóu gè yī　rù fà zhì xiàng sān cùn bàn　páng
足太阳脉气所发者，七十八穴：两眉头各一，入发至项三寸半，傍

wǔ　xiāng qù sān cùn　qí fú qì zài pí zhōng zhě　fán wǔ háng　háng wǔ　wǔ wǔ èr shí wǔ　xiàng zhōng
五，相去三寸，其浮气在皮中者，凡五行，行五，五五二十五，项中

dà jīn liǎng páng gè yī　fēng fǔ liǎng páng gè yī　jiā jǐ yǐ xià zhì kāo wěi èr shí yī jié　shí wǔ jiān gè
大筋两傍各一，风府两傍各一，夹脊以下至尻尾二十一节，十五间各

一，五藏之俞各五，六府之俞各六，委中以下至足小趾傍各六俞。

足少阳脉气所发者，六十二穴：两角上各二，直目上发际内各五，耳前角上各一，耳前角下各一，锐发下各一，客主人各一，耳后陷中各一，下关各一，耳下牙车之后各一，缺盆各一，腋下三寸，胁下至胠，八间各一，髀枢中傍各一，膝以下至足小趾次趾各六俞。

足阳明脉气所发者，六十八穴：额颅发际傍各三，面鼽骨空各一，大迎之骨空各一，人迎各一，缺盆外骨空各一，膺中骨间各一，侠鸠尾之外，当乳下三寸，侠胃脘各五，侠脐广三寸各三，下齐二寸，侠之各三，气街动脉各一，伏兔上各一，三里以下至足中趾各八俞，分之所在穴空。

手太阳脉气所发者，三十六穴：目内眦各一，目外眦各一，鼽骨下各一，耳郭上各一，耳中各一，巨骨穴各一，曲腋上骨穴各一，柱骨上陷者各一，上天窗四寸各一，肩解各一，肩解下三寸各一，肘以下至手小指本各六俞。

手阳明脉气所发者二十二穴：鼻空外廉、项上各二，大迎骨空各一，柱骨之会各一，髃骨之会各一，肘以下至手大指次指本各六俞。

手少阳脉气所发者，三十二穴：鼽骨下各一，眉后各一，角上各一，下完骨后各一，项中足太阳之前各一，侠扶突各一，肩贞各一，肩贞下三寸分间各一，肘以下至手小指次指本各六俞。

督脉气所发者，二十八穴：项中央二，发际后中八，面中三，大

zhuī yǐ xià zhì kāo wěi jí páng shí wǔ xué　　zhì dǐ xià fán èr shí yī jié　　jǐ zhuī fǎ yě
椎以下至尻尾及傍十五穴，至骶下凡二十一节，脊椎法也。

rèn mài zhī qì suǒ fā zhě　　èr shí bā xué　hóu zhōng yāng èr　　yīng zhōng gǔ xiàn zhōng gè yī　jiū wěi
任脉之气所发者，二十八穴：喉中央二，膺中骨陷中各一，鸠尾

xià sān cùn　　wèi wǎn wǔ cùn　　wèi wǎn yǐ xià zhì héng gǔ liù cùn bàn yī　　fù mài fǎ yě　　xià yīn bié yī
下三寸，胃脘五寸，胃脘以下至横骨六寸半一，腹脉法也。下阴别一，

mù xià gè yī　　xià chún yī　　yín jiāo yī
目下各一，下唇一，龈交一。

chōng mài qì suǒ fā zhě　　èr shí èr xué　jiā jiū wěi wài gè bàn cùn　　zhì qí cùn yī　jiā qí xià páng
冲脉气所发者，二十二穴：侠鸠尾外各半寸，至齐寸一，侠齐下傍

gè wǔ fēn zhì héng gǔ cùn yī　　fù mài fǎ yě
各五分至横骨寸一，腹脉法也。

zú shào yīn shé xià　　jué yīn máo zhōng jí mài gè yī　　shǒu shào yīn gè yī　　yīn yáng qiāo gè yī　　shǒu
足少阴舌下，厥阴毛中急脉各一，手少阴各一，阴阳蹻各一，手

zú zhū yú jì mài qì suǒ fā zhě
足诸鱼际脉气所发者。

fán sān bǎi liù shí wǔ xué
凡三百六十五穴。

gǔ kǒng lùn piān dì liù shí
骨空论篇第六十

huáng dì wèn yuē　　yú wén fēng zhě bǎi bìng zhī shǐ yě　　yǐ zhēn zhì zhī　　nài hé
黄帝问曰：余闻风者百病之始也，以针治之，奈何？

qí bó duì yuē　　fēng cóng wài rù　　lìng rén zhèn hán　　hàn chū tóu tòng　　shēn zhòng wù hán　　zhì zài fēng
岐伯对曰：风从外入，令人振寒，汗出头痛，身重恶寒，治在风

fǔ　　tiáo qí yīn yáng　　bù zú zé bǔ　　yǒu yú zé xiè
府，调其阴阳，不足则补，有余则泻。

dà fēng jǐng xiàng tòng　　cì fēng fǔ　　fēng fǔ zài shàng zhuī　　dà fēng hàn chū　　jiǔ yì xǐ　　yì xǐ zài bèi
大风颈项痛，刺风府，风府在上椎。大风汗出，灸譩譆，譩譆在背

xià jiá jǐ páng sān cùn suǒ　　yàn zhī　　lìng bìng zhě hū yì xǐ　　yì xǐ yìng shǒu
下夹脊傍三寸所，厌之，令病者呼譩譆，譩譆应手。

cóng fēng zèng fēng　　cì méi tóu　　shī zhěn　　zài jiān shàng héng gǔ jiān　　zhé shǐ yú bì　　qí zhǒu zhèng
从风憎风，刺眉头。失枕，在肩上横骨间。折使揄臂，齐肘正，

jiǔ jǐ zhōng
灸脊中。

miǎo luò jì xié yǐn shào fù ér tòng zhàng　　cì yì xǐ
眇络季胁引少腹而痛胀，刺譩譆。

腰痛不可以转摇，急引阴卵，刺八髎与痛上，八髎在腰尻分间。

鼠瘘，寒热，还刺寒府。寒府在附膝外解营。取膝上外者，使之拜；取足心者，使之跪。

任脉者，起于中极之下，以上毛际，循腹里上关元，至咽喉，上颐循面入目。

冲脉者，起于气街，并少阴之经，夹脊上行，至胸中而散。

任脉为病，男子内结七疝，女子带下瘕聚。

冲脉为病，逆气里急。

督脉为病，脊强反折。

督脉者，起于少腹以下骨中央。女子入系廷孔，其孔，溺孔之端也。其络循阴器合篡间，绕篡后，别绕臀，至少阴与巨阳中络者合，少阴上股内后廉，贯脊属肾。与太阳起于目内眦，上额交颠上，入络脑，还出别下项，循肩髆内。夹脊抵腰中，入循膂络肾。其男子循茎下至篡，与女子等。其少腹直上者，贯齐中央，上贯心入喉，上颐环唇，上系两目之下中央。此生病，从少腹上冲心而痛，不得前后，为冲疝；其女子不孕，癃，痔，遗溺，嗌干。督脉生病治督脉，治在骨上，甚者在脐下营。

其上气有音者，治其喉中央，在缺盆中者，其病上冲喉者，治其渐，渐者，上侠颐也。蹇膝伸不屈，治其楗。坐而膝痛，治其机。立而暑解，治其骸关。膝痛，痛及拇指治其腘。坐而膝痛如物隐者，治其

127

guān　　xī tòng bù kě qū shēn　zhì qí bèi nèi　lián héng ruò zhé　zhì yáng míng zhōng shù liáo　ruò bié　zhì
关。膝痛不可屈伸，治其背内。连骱若折，治阳明中俞髎。若别，治

jù yáng shào yīn xíng　yín luò jìng suān　bù néng jiǔ lì　zhì shào yáng zhī luò　zài wài shàng wǔ cùn
巨阳少阴荥，淫泺胫酸，不能久立，治少阳之络，在外上五寸。

shuǐ rè xué lùn piān dì liù shí yī
水热穴论篇第六十一

huáng dì wèn yuē　shào yīn hé yǐ zhǔ shèn　shèn hé yǐ zhǔ shuǐ
黄帝问曰：少阴何以主肾？肾何以主水？

qí bó duì yuē　shèn zhě　zhì yīn yě　zhì yīn zhě　chéng shuǐ yě　fèi zhě　tài yīn yě　shào yīn
岐伯对曰：肾者，至阴也，至阴者，盛水也。肺者，太阴也。少阴

zhě　dōng mài yě　gù qí běn zài shèn　qí mò zài fèi　jiē jǐ shuǐ yě
者，冬脉也。故其本在肾，其末在肺，皆积水也。

dì yuē　shèn hé yǐ néng jù shuǐ ér shēng bìng
帝曰：肾何以能聚水而生病？

qí bó yuē　shèn zhě　wèi zhī guān yě　guān mén bú lì　gù jù shuǐ ér cóng qí lèi yě　shàng xià yì
岐伯曰：肾者，胃之关也。关门不利，故聚水而从其类也。上下溢

yú pí fū　gù wéi fú zhǒng　fú zhǒng zhě　jù shuǐ ér shēng bìng yě
于皮肤，故为胕肿。胕肿者，聚水而生病也。

dì yuē　zhū shuǐ jiē shēng yú shèn hū
帝曰：诸水皆生于肾乎？

qí bó yuē　shèn zhě　pìn zàng yě　dì qì shàng zhě　shǔ yú shèn　ér shēng shuǐ yè yě　gù yuē
岐伯曰：肾者，牝藏也，地气上者，属于肾，而生水液也，故曰

zhì yīn　yǒng ér láo shèn　zé shèn hàn chū　shèn hàn chū féng yú fēng　nèi bù dé rù yú zàng fǔ　wài bù dé
至阴。勇而劳甚，则肾汗出，肾汗出逢于风，内不得入于藏府，外不得

yuè yú pí fū　kè yú xuán fǔ　xíng yú pí lǐ　chuán wéi fú zhǒng　běn zhī yú shèn　míng yuē fēng shuǐ
越于皮肤，客于玄府，行于皮里，传为胕肿，本之于肾，名曰风水。

suǒ wèi xuán fǔ zhě　hàn kōng yě
所谓玄府者，汗空也。

dì yuē　shuǐ shù wǔ shí qī chù zhě　shì hé zhǔ yě
帝曰：水俞五十七处者，是何主也？

qí bó yuē　shèn shù wǔ shí qī xué　jī yīn zhī suǒ jù yě　shuǐ suǒ cóng chū rù yě　kāo shàng wǔ
岐伯曰：肾俞五十七穴，积阴之所聚也，水所从出入也。尻上五

háng　háng wǔ zhě　cǐ shèn shù　gù shuǐ bìng xià wéi fú zhǒng　dà fù　shàng wéi chuǎn hū　bù dé wò
行，行五者，此肾俞。故水病下为胕肿，大腹，上为喘呼，不得卧

zhě　biāo běn jù bìng　gù fèi wéi chuǎn hū　shèn wéi shuǐ zhǒng　fèi wéi nì bù dé wò　fēn wéi xiāng shū jù
者，标本俱病，故肺为喘呼，肾为水肿，肺为逆不得卧，分为相输俱

受者，水气之所留也。伏菟上各二行，行五者，此肾之街也，三阴之

所交结于脚也。踝上各一行，行六者，此肾脉之下行也，名日太冲。

凡五十七穴者，皆藏之阴络，水之所客也。

帝曰：春取络脉分肉，何也？

岐伯曰：春者木始治，肝气始生，肝气急，其风疾，经脉常深，

其气少，不能深入，故取络脉分肉间。

帝曰：夏取盛经分腠，何也？

岐伯曰：夏者火始治，心气始长，脉瘦气弱，阳气留溢，热熏分

腠，内至于经，故取盛经分腠，绝肤而病去者，邪居浅也。所谓盛经

者，阳脉也。

帝曰：秋取经俞，何也？

岐伯曰：秋者金始治，肺将收杀，金将胜火，阳气在合，阴气初

胜，湿气及体，阴气未盛，未能深入，故取俞以泻阴邪，取合以虚阳

邪，阳气始衰，故取于合。

帝曰：冬取井荥，何也？

岐伯曰：冬者水始治，肾方闭，阳气衰少，阴气坚盛，巨阳伏沉，

阳脉乃去，故取井以下阴逆，取荥以实阳气。故曰：冬取井荥，春不鼽

衄。此之谓也。

帝曰：夫子言治热病五十九俞，余论其意，未能领别其处，愿闻其

处，因闻其意。

qí bó yuē　　tóu shàng wǔ háng　　háng wǔ zhě　　yǐ yuè zhū yáng zhī rè nì yě　　dà zhù　yíng shù　quē

岐伯曰：头上五行，行五者，以越诸阳之热逆也；大杼、膺俞、缺

pén　bèi shù　cǐ bā zhě　　yǐ xiè xiōng zhōng zhī rè yě　　qì jiē　sān lǐ　jù xū　shàng xià lián　cǐ

盆、背俞，此八者，以泻胸中之热也；气街、三里、巨虚、上下廉，此

bā zhě　　yǐ xiè wèi zhōng zhī rè yě　　yún mén　yú gǔ　wěi zhōng　suǐ kōng　cǐ bā zhě　　yǐ xiè sì zhī

八者，以泻胃中之热也；云门、髃骨、委中、髓空，此八者，以泻四支

zhī rè yě　　wǔ zàng shù páng wǔ　cǐ shí zhě　　yǐ xiè wǔ zàng zhī rè yě　　fán cǐ wǔ shí jiǔ xué zhě　jiē

之热也；五藏俞傍五，此十者，以泻五藏之热也。凡此五十九穴者，皆

rè zhī zuǒ yòu yě

热之左右也。

dì yuē　　rén shāng yú hán ér chuán wéi rè　　hé yě

帝曰：人伤于寒而传为热，何也？

qí bó yuē　　fú hán shèng zé shēng rè yě

岐伯曰：夫寒盛则生热也。

tiáo jīng lùn piān dì liù shí èr

调经论篇第六十二

130

huáng dì wèn yuē　　yú wén　　cì fǎ　　yán　　yǒu yú xiè zhī　　bù zú bǔ zhī　　hé wèi yǒu yú　hé

黄帝问曰：余闻《刺法》言，有余泻之，不足补之，何谓有余？何

wèi bù zú

谓不足？

qí bó duì yuē　　yǒu yú yǒu wǔ　　bù zú yì yǒu wǔ　　dì yù hé wèn

岐伯对曰：有余有五，不足亦有五，帝欲何问？

dì yuē　　yuàn jìn wén zhī

帝曰：愿尽闻之。

qí bó yuē　　shén yǒu yú yǒu bù zú　　qì yǒu yú yǒu bù zú　　xuè yǒu yú yǒu bù zú　　xíng yǒu yú yǒu

岐伯曰：神有余有不足，气有余有不足，血有余有不足，形有余有

bù zú　　zhì yǒu yú yǒu bù zú　　fán cǐ shí zhě　　qí qì bù děng yě

不足，志有余有不足，凡此十者，其气不等也。

dì yuē　　rén yǒu jīng qì　　jīn yè　　sì zhī jiǔ qiào　　wǔ zàng　　shí liù bù　　sān bǎi liù shí wǔ jié

帝曰：人有精气、津液、四支九窍、五藏、十六部、三百六十五节，

nǎi shēng bǎi bìng　　bǎi bìng zhī shēng　　jiē yǒu xū shí　　jīn fū zǐ nǎi yán yǒu yú yǒu wǔ　　bù zú yì yǒu wǔ

乃生百病，百病之生，皆有虚实。今夫子乃言有余有五，不足亦有五，

hé yǐ shēng zhī hū

何以生之乎？

qí bó yuē　　jiē shēng yú wǔ zàng yě　　fú xīn cáng shén　　fèi cáng qì　　gān cáng xuè　　pí cáng ròu

岐伯曰：皆生于五藏也。夫心藏神，肺藏气，肝藏血，脾藏肉，

肾藏志，而此成形。志意通，内连骨髓，而成身形五藏。五藏之道，

皆出于经隧，以行血气，血气不和，百病乃变化而生，是故守经隧焉。

帝曰：神有余不足，何如？

岐伯曰：神有余则笑不休，神不足则悲。血气未并，五藏安定，邪

客于形，洒淅起于毫毛，未入于经络也，故命曰神之微。

帝曰：补泻奈何？

岐伯曰：神有余，则泻其小络之血，出血勿之深斥，无中其大经，

神气乃平。神不足者，视其虚络，按而致之，刺而利之，无出其血，无

泄其气，以通其经，神气乃平。

帝曰：刺微奈何？

岐伯曰：按摩勿释，著针勿斥，移气于不足，神气乃得复。

帝曰：善。有余不足奈何？

岐伯曰：气有余则喘咳上气，不足则息利少气。血气未并，五藏

安定，皮肤微病，命曰白气微泄。

帝曰：补泻奈何？

岐伯曰：气有余，则泻其经隧，无伤其经，无出其血，无泄其气。

不足，则补其经隧，无出其气。

帝曰：刺微奈何？

岐伯曰：按摩勿释，出针视之，曰我将深之，适人必革，精气自伏，

邪气散乱，无所休息，气泄腠理，真气乃相得。

dì yuē　shàn　xuè yǒu yú bù zú　nài hé
帝曰：善。血有余不足，奈何？

qí bó yuē　xuè yǒu yú zé nù　bù zú zé kǒng　xuè qì wèi bìng　wǔ zàng ān dìng　sūn luò shuǐ yì
岐伯曰：血有余则怒，不足则恐。血气未并，五藏安定，孙络水溢，

zé jīng yǒu liú xuè
则经有留血。

dì yuē　bǔ xiè nài hé
帝曰：补泻奈何？

qí bó yuē　xuè yǒu yú　zé xiè qí shèng jīng chū qí xuè　bù zú　zé shì qí xū jīng nà zhēn qí mài
岐伯曰：血有余，则泻其盛经出其血。不足，则视其虚经内针其脉

zhōng　jiǔ liú ér shì　mài dà　jí chū qí zhēn　wú lìng xuè xiè
中，久留而视；脉大，疾出其针，无令血泄。

dì yuē　cì liú xuè　nài hé
帝曰：刺留血，奈何？

qí bó yuē　shì qí xuè luò　cì chū qí xuè　wú lìng è xuè dé rù yú jīng　yǐ chéng qí jí
岐伯曰：视其血络，刺出其血，无令恶血得入于经，以成其疾。

dì yuē　shàn　xíng yǒu yú bù zú　nài hé
帝曰：善。形有余不足，奈何？

qí bó yuē　xíng yǒu yú zé fù zhàng　jīng sōu bú lì　bù zú zé sì zhī bú yòng　xuè qì wèi bìng
岐伯曰：形有余则腹胀，泾溲不利，不足则四支不用。血气未并，

wǔ zàng ān dìng　jī ròu rú dòng　mìng yuē wēi fēng
五藏安定，肌肉蠕动，命曰微风。

dì yuē　bǔ xiè nài hé
帝曰：补泻奈何？

qí bó yuē　xíng yǒu yú zé xiè qí yáng jīng　bù zú zé bǔ qí yáng luò
岐伯曰：形有余则泻其阳经，不足则补其阳络。

dì yuē　cì wēi nài hé
帝曰：刺微奈何？

qí bó yuē　qǔ fēn ròu jiān　wú zhòng qí jīng　wú shāng qí luò　wèi qì dé fù　xié qì nǎi suǒ
岐伯曰：取分肉间，无中其经，无伤其络，卫气得复，邪气乃索。

dì yuē　shàn　zhì yǒu yú bù zú　nài hé
帝曰：善。志有余不足，奈何？

qí bó yuē　zhì yǒu yú zé fù zhàng sūn xiè　bù zú zé jué　xuè qì wèi bìng　wǔ zàng ān dìng　gǔ
岐伯曰：志有余则腹胀飧泄，不足则厥。血气未并，五藏安定，骨

jié yǒu dòng
节有动。

dì yuē　bǔ xiè nài hé
帝曰：补泻奈何？

qí bó yuē　zhì yǒu yú zé xiè rán jīn xuè zhě　bù zú zé bǔ qí fù liū
岐伯曰：志有余则泻然筋血者，不足则补其复溜。

帝曰：刺未并奈何？

岐伯曰：即取之，无中其经，邪所乃能立虚。

帝曰：善。余已闻虚实之形，不知其何以生！

岐伯曰：气血以并，阴阳相倾，气乱于卫，血逆于经，血气离居，一实一虚。血并于阴，气并于阳，故为惊狂；血并于阳，气并于阴，乃为炅中；血并于上，气并于下，心烦惋善怒；血并于下，气并于上，乱而喜忘。

帝曰：血并于阴，气并于阳，如是血气离居，何者为实？何者为虚？

岐伯曰：血气者，喜温而恶寒，寒则泣不能流，温则消而去之，是故气之所并为血虚，血之所并为气虚。

帝曰：人之所有者，血与气耳。今夫子乃言血并为虚，气并为虚，是无实乎？

岐伯曰：有者为实，无者为虚，故气并则无血，血并则无气，今血与气相失，故为虚焉。络之与孙脉俱输于经，血与气并，则为实焉。血之与气并走于上，则为大厥，厥则暴死，气复反则生，不反则死。

帝曰：实者何道从来？虚者何道从去？虚实之要，愿闻其故。

岐伯曰：夫阴与阳，皆有俞会，阳注于阴，阴满之外，阴阳匀平，以充其形，九候若一，命曰平人。夫邪之生也，或生于阴，或生于阳。其生于阳者，得之风雨寒暑；其生于阴者，得之饮食居处，阴阳喜怒。

133

dì yuē　fēng yǔ zhī shāng rén　　nài hé

帝曰：风雨之伤人，奈何？

qí bó yuē　fēng yǔ zhī shāng rén yě　xiān kè yú pí fū　chuán rù yú sūn mài　sūn mài mǎn zé chuán

岐伯曰：风雨之伤人也，先客于皮肤，传入于孙脉，孙脉满则传

rù yú luò mài　　luò mài mǎn zé shū yú dà jīng mài　xuè qì yǔ xié bìng kè yú fēn còu zhī jiān　qí mài jiān

入于络脉，络脉满则输于大经脉。血气与邪并客于分腠之间，其脉坚

dà　gù yuē shí　shí zhě　wài jiān chōng mǎn　bù kě àn zhī　àn zhī zé tòng

大，故曰实。实者，外坚充满，不可按之，按之则痛。

dì yuē　hán shī zhī shāng rén　　nài hé

帝曰：寒湿之伤人，奈何？

qí bó yuē　hán shī zhī zhòng rén yě　pí fū bù shōu　jī ròu jiān jǐn　róng xuè sè　wèi qì qù

岐伯曰：寒湿之中人也，皮肤不收，肌肉坚紧，荣血泣，卫气去，

gù yuē xū　xū zhě　zhě bì　qì bù zú　àn zhī zé qì zú yǐ wēn zhī　gù kuài rán ér bú tòng

故曰虚。虚者，聂辟①，气不足，按之则气足以温之，故快然而不痛。

dì yuē　shàn　yīn zhī shēng shí　nài hé

帝曰：善。阴之生实，奈何？

qí bó yue　xǐ nù bù jié　zé yīn qì shàng nì　shàng nì zé xià xū　xià xū zé yáng qì zǒu zhī

岐伯曰：喜怒不节，则阴气上逆，上逆则下虚，下虚则阳气走之，

gù yuē shí yǐ

故曰实矣。

134

dì yuē　yīn zhī shēng xū　nài hé

帝曰：阴之生虚，奈何？

qí bó yuē　xǐ zé qì xià　bēi zé qì xiāo　xiāo zé mài xū kōng　yīn hán yǐn shí　hán qì xūn mǎn

岐伯曰：喜则气下，悲则气消，消则脉虚空。因寒饮食，寒气熏满，

zé xuè sè qì qù　gù yuē xū yǐ

则血泣气去，故曰虚矣。

dì yuē　jīng　yán yáng xū zé wài hán　yīn xū zé nèi rè　yáng shèng zé wài rè　yīn shèng zé nèi

帝曰：《经》言阳虚则外寒，阴虚则内热，阳盛则外热，阴盛则内

hán　yú yǐ wén zhī yǐ　bù zhī qí suǒ yóu rán yě

寒，余已闻之矣，不知其所由然也。

qí bó yuē　yáng shòu qì yú shàng jiāo　yǐ wēn pí fū fēn ròu zhī jiān　jīn hán qì zài wài　zé shàng

岐伯曰：阳受气于上焦，以温皮肤分肉之间。今寒气在外，则上

jiāo bù tōng　shàng jiāo bù tōng　zé hán qì dú liú yú wài　gù hán lì

焦不通，上焦不通，则寒气独留于外，故寒慄。

dì yuē　yīn xū shēng nèi rè　nài hé

帝曰：阴虚生内热，奈何？

qí bó yuē　yǒu suǒ láo juàn　xíng qì shuāi shǎo　gǔ qì bú shèng　shàng jiāo bù xíng　xià wǎn bù tōng

岐伯曰：有所劳倦，形气衰少，谷气不盛，上焦不行，下脘不通，

_____

① 聂辟：同"褶襞"，指肌肤皱褶，此处为"短"的意思。

胃气热，热气熏胸中，故内热。

帝曰：阳盛生外热，奈何？

岐伯曰：上焦不通利，则皮肤致密，腠理闭塞，玄府不通，卫气不得泄越，故外热。

帝曰：阴盛生内寒，奈何？

岐伯曰：厥气上逆，寒气积于胸中而不泻，不泻则温气去，寒独留，则血凝泣，凝则脉不通，其脉盛大以涩，故中寒。

帝曰：阴与阳并，血气以并，病形以成，刺之奈何？

岐伯曰：刺此者，取之经隧，取血于营，取气于卫。用形哉，因四时多少高下。

帝曰：血气以并，病形以成，阴阳相倾，补泻奈何？

岐伯曰：泻实者，气盛乃内针，针与气俱内，以开其门，如利其户；针与气俱出，精气不伤，邪气乃下，外门不闭，以出其疾；摇大其道，如利其路，是谓大泻，必切而出，大气乃屈。

帝曰：补虚奈何？

岐伯曰：持针勿置，以定其意，候呼内针，气出针入，针空四塞，精无从去，方实而疾出针，气入针出，热不得还，闭塞其门，邪气布散，精气乃得存，动气候时，近气不失，远气乃来，是谓追之。

帝曰：夫子言虚实者有十，生于五藏，五藏五脉耳。夫十二经脉皆生其病，今夫子独言五藏。夫十二经脉者，皆络三百六十五节，节有病

bì pī jīng mài　　jīng mài zhī bìng　　jiē yǒu xū shí　　hé yǐ hé zhī
必被^①经脉，经脉之病，皆有虚实，何以合之？

qí bó yuē　　wǔ zàng zhě　　gù dé liù fǔ yǔ wéi biǎo lǐ　　jīng luò zhī jié　　gè shēng xū shí　　qí bìng
　　岐伯曰：五藏者，故得六府与为表里，经络支节，各生虚实，其病

suǒ jū　　suí ér tiáo zhī　　bìng zài mài　　tiáo zhī xuè　　bìng zài xuè　　tiáo zhī luò　　bìng zài qì　　tiáo zhī wèi
所居，随而调之。病在脉，调之血；病在血，调之络；病在气，调之卫；

bìng zài ròu　　tiáo zhī fēn ròu　　bìng zài jīn　　tiáo zhī jīn　　bìng zài gǔ　　tiáo zhī gǔ　　fán zhēn jié cì qí xià
病在肉，调之分肉；病在筋，调之筋；病在骨，调之骨；燔针劫刺其下

jí yǔ jí zhě　　bìng zài gǔ　　cuì zhēn yào wèi　　bìng bù zhī suǒ tòng　　liǎng qiāo wéi shàng　　shēn xíng yǒu tòng　　jiǔ
及与急者；病在骨，焠针药熨；病不知所痛，两跷为上；身形有痛，九

hòu mò bìng　　zé miù cì zhī　　tòng zài yú zuǒ ér yòu mài bìng zhě　　jù cì zhī　　bì jǐn chá qí jiǔ hòu　　zhēn
候莫病，则缪刺之；痛在于左而右脉病者，巨刺之。必谨察其九候，针

dào bèi yǐ
道备矣。

miù cì lùn piān dì liù shí sān
缪刺论篇第六十三

huáng dì wèn yuē　　yú wén miù cì　　wèi dé qí yì　　hé wèi miù cì
黄帝问曰：余闻缪刺，未得其意，何谓缪刺？

qí bó duì yuē　　fú xié zhī kè yú xíng yě　　bì xiān shè yú pí máo　　liú ér bú qù　　rù shè yú sūn
岐伯对曰：夫邪之客于形也，必先舍于皮毛；留而不去，入舍于孙

mài　　liú ér bú qù　　rù shè yú luò mài　　liú ér bú qù　　rù shè yú jīng mài　　nèi lián wǔ zàng　　sàn yú
脉；留而不去，入舍于络脉；留而不去，入舍于经脉；内连五藏，散于

cháng wèi　　yīn yáng jù gǎn　　wǔ zàng nǎi shāng　　cǐ xié zhī cóng pí máo ér rù　　jí yú wǔ zàng zhī cì yě
肠胃，阴阳俱感，五藏乃伤。此邪之从皮毛而入，极于五藏之次也。

rú cǐ zé zhì qí jīng yān　　jīn xié kè yú pí máo　　rù shè yú sūn luò　　liú ér bú qù　　bì sāi bù tōng
如此则治其经焉。今邪客于皮毛，入舍于孙络，留而不去，闭塞不通，

bù dé rù yú jīng　　liú yì yú dà luò　　ér shēng qí bìng yě　　fú xié kè dà luò zhě　　zuǒ zhù yòu　　yòu zhù
不得入于经，流溢于大络，而生奇病也。夫邪客大络者，左注右，右注

zuǒ　　shàng xià zuǒ yòu　　yǔ jīng xiāng gān　　ér bù yú sì mò　　qí qì wú cháng chù　　bú rù yú jīng shù
左，上下左右，与经相干，而布于四末，其气无常处，不入于经俞，

mìng yuē miù cì
命曰缪刺。

---

① 被：同"披"，分散之意。

帝曰：愿闻缪刺，以左取右，以右取左，奈何？其与巨刺何以别之？

岐伯曰：邪客于经，左盛则右病，右盛则左病，亦有移易者，左痛未已而右脉先病，如此者，必巨刺之，必中其经，非络脉也。故络病者，其痛与经脉缪处，故命曰缪刺。

帝曰：愿闻缪刺奈何？取之何如？

岐伯曰：邪客于足少阴之络，令人猝心痛，暴胀，胸胁支满。无积者，刺然骨之前出血，如食顷而已。不已，左取右，右取左。病新发者，取五日已。

邪客于手少阳之络，令人喉痹舌卷，口干心烦，臂外廉痛，手不及头。刺手中指、次指爪甲上，去端如韭叶，各一痏，壮者立已，老者有顷已，左取右，右取左，此新病，数日已。

邪客于足厥阴之络，令人猝疝暴痛。刺足大趾爪甲上，与肉交者，各一痏，男子立已，女子有顷已，左取右，右取左。

邪客于足太阳之络，令人头项肩痛，刺足小趾爪甲上，与肉交者，各一痏，立已。不已，刺外踝下三痏，左取右，右取左，如食顷已。

邪客于手阳明之络，令人气满胸中，喘息而支胠，胸中热。刺手大指、次指爪甲上，去端如韭叶，各一痏，左取右，右取左，如食顷已。

邪客于臂掌之间，不可得屈。刺其踝后，先以指按之痛，乃刺之。以月死生为数，月生一日一痏，二日二痏，十五日十五痏，十六日十

sì wěi
四痏。

xié kè yú zú yáng qiāo zhī mài　　lìng rén mù tòng　cóng nèi zì shǐ　　cì wài huái zhī xià bàn cùn suǒ　　gè
邪客于足阳跷之脉，令人目痛，从内眦始。刺外踝之下半寸所，各

èr wěi　　zuǒ cì yòu　　yòu cì zuǒ　　rú xíng shí lǐ qǐng ér yǐ
二痏，左刺右，右刺左，如行十里顷而已。

rén yǒu suǒ duò zhuì　　è xuè liú nèi　　fù zhōng mǎn zhàng　　bù dé qián hòu　　xiān yǐn lì yào　　cǐ shàng
人有所堕坠，恶血留内，腹中满胀，不得前后。先饮利药，此上

shāng jué yīn zhī mài　　xià shāng shào yīn zhī luò　　cì zú nèi huái zhī xià　　rán gǔ zhī qián　　xuè mài chū xuè
伤厥阴之脉，下伤少阴之络，刺足内踝之下，然骨之前，血脉出血，

cì zú fū shàng dòng mài　　bù yǐ　　cì sān máo shàng　　gè yì wěi　　jiàn xuè lì yǐ　　zuǒ cì yòu　　yòu cì
刺足跗上动脉。不已，刺三毛上，各一痏，见血立已，左刺右，右刺

zuǒ　　shàn bēi jīng bú lè　　cì rú yòu fāng
左。善悲惊不乐，刺如右方。

xié kè yú shǒu yáng míng zhī luò　　lìng rén ěr lóng　　shí bù wén yīn　　cì shǒu dà zhǐ　　cì zhǐ zhǎo jiǎ
邪客于手阳明之络，令人耳聋，时不闻音。刺手大指、次指爪甲

shàng　　qù duān rú jiǔ yè gè yì wěi　　lì wén　　bù yǐ　　cì zhōng zhǐ zhǎo jiǎ shàng yǔ ròu jiāo zhě　　lì
上，去端如韭叶各一痏，立闻。不已，刺中指爪甲上与肉交者，立

wén　　qí bù shí wén zhě　　bù kě cì yě　　ěr zhōng shēng fēng zhě　　yì cì zhī rú cǐ shù　　zuǒ cì yòu
闻。其不时闻者，不可刺也。耳中生风者，亦刺之如此数，左刺右，

yòu cì zuǒ
右刺左。

fán bì wǎng lái　　xíng wú cháng chù zhě　　zài fēn ròu jiān tòng ér cì zhī　　yǐ yuè sǐ shēng wéi shù　　yòng
凡痹往来，行无常处者，在分肉间痛而刺之，以月死生为数，用

zhēn zhě suí qì shèng shuāi　　yǐ wéi wěi shù　　zhēn guò qí rì shù zé tuō qì　　bù jí rì shù zé qì bú xiè
针者随气盛衰，以为痏数，针过其日数则脱气，不及日数则气不泻，

zuǒ cì yòu　　yòu cì zuǒ　　bìng yǐ zhǐ　　bù yǐ　　fù cì zhī rú fǎ　　yuè shēng yí rì yì wěi　　èr rì èr
左刺右，右刺左，病已止，不已，复刺之如法，月生一日一痏，二日二

wěi　　jiàn duō zhī　　shí wǔ rì shí wǔ wěi　　shí liù rì shí sì wěi　　jiàn shǎo zhī
痏，渐多之；十五日十五痏，十六日十四痏，渐少之。

xié kè yú zú yáng míng zhī jīng　　lìng rén qiú nǜ　　shàng chǐ hán　　cì zú zhōng zhǐ　　cì zhǐ zhǎo jiǎ
邪客于足阳明之经，令人鼽衄，上齿寒，刺足中趾、次趾爪甲

shàng　　yǔ ròu jiāo zhě gè yì wěi　　zuǒ cì yòu　　yòu cì zuǒ
上，与肉交者各一痏，左刺右，右刺左。

xié kè yú zú shào yáng zhī luò　　lìng rén xié tòng　　bù dé xī　　ké ér hàn chū　　ké zhě wēn yī yǐn
邪客于足少阳之络，令人胁痛，不得息，咳而汗出，咳者温衣饮

shí　　yí rì yǐ　　zuǒ cì yòu　　yòu cì zuǒ　　bìng lì yǐ　　bù yǐ　　fù cì rú fǎ
食，一日已，左刺右，右刺左，病立已，不已，复刺如法。

xié kè yú zú shào yīn zhī luò　　lìng rén yì tòng　　bù kě nà shí　　wú gù shàn nù　　qì shàng zǒu bēn
邪客于足少阴之络，令人嗌痛，不可内食，无故善怒，气上走贲

上。刺足下中央之脉，各三痏，凡六刺，立已，左刺右，右刺左。嗌中肿，不能内唾，时不能出唾者，刺然骨之前，出血立已，左刺右，右刺左。

邪客于足太阴之络，令人腰痛，引少腹控䏚，不可以仰息，刺腰尻之解，两胂之上，是腰俞，以月死生为痏数，发针立已，左刺右，右刺左。

邪客于足太阳之络，令人拘挛、背急、引胁而痛，刺之从项始，数脊椎夹脊，疾按之应手如痛，刺之傍三痏，立已。

邪客于足少阳之络，令人留于枢中痛，髀不可举。刺枢中，以毫针，寒，则久留针，以月死生为数，立已。

治诸经刺之，所过者不病，则缪刺之。

耳聋，刺手阳明，不已，刺其通脉，出耳前者。

齿龋，刺手阳明，不已，刺其脉，入齿中，立已。

邪客于五藏之间，其病也，脉引而痛，时来时止。视其病，缪刺之于手足爪甲上，视其脉，出其血，间日一刺，一刺不已，五刺已。

缪传引上齿，齿唇寒痛，视其手背脉血者，去之，足阳明中趾爪甲上，一痏，手大指，次指爪甲上，各一痏，立已，左取右，右取左。

邪客于手足少阴太阴足阳明之络，此五络，皆会于耳中，上络左角，五络俱竭，令人身脉皆动，而形无知也，其状若尸，或曰尸厥。刺其足大趾内侧爪甲上，去端如韭叶，后刺足心，后刺足中趾爪甲

shàng　　gè yì wěi　　hòu cì shǒu dà zhǐ nèi cè　　qù duān rú jiǔ yè　　hòu cì shǒu xīn zhǔ　　shào yīn ruì gǔ
上，各一痏，后刺手大指内侧，去端如韭叶，后刺手心主，少阴锐骨

zhǐ duān　　gè yì wěi　　lì yǐ　　bù yǐ　　yǐ zhú guǎn chuī qí liǎng ěr　　tì qí zuǒ jiǎo zhī fà　　fāng yí
之端，各一痏，立已。不已，以竹管吹其两耳，鬄其左角之发，方一

cùn　　fán zhì　　yǐn yǐ měi jiǔ yì bēi　　bù néng yǐn zhě　　guàn zhī　　lì yǐ
寸，燔治，饮以美酒一杯，不能饮者，灌之，立已。

fán cì zhī shù　　xiān shì qí jīng mài　　qiè ér cóng zhī　　shěn qí xū ér tiáo zhī　　bù tiáo zhě　　jīng cì
凡刺之数，先视其经脉，切而从之，审其虚而调之，不调者，经刺

zhī　　yǒu tòng ér jīng bú bìng zhě　　miù cì zhī　　yīn shì qí pí bù yǒu xuè luò zhě　　jìn qǔ zhī　　cǐ miù cì
之。有痛而经不病者，缪刺之。因视其皮部有血络者，尽取之，此缪刺

zhī shù yě
之数也。

sì shí cì nì cóng lùn piān dì liù shí sì
四时刺逆从论篇第六十四

jué yīn yǒu yú　　bìng yīn bì　　bù zú　　bìng shēng rè bì　　huá zé bìng hú shàn fēng　　sè zé bìng shào fù
厥阴有余，病阴痹；不足，病生热痹；滑则病狐疝风；涩则病少腹

jī qì
积气。

shào yīn yǒu yú　　bìng pí bì yǐn zhěn　　bù zú　　bìng fèi bì　　huá zé bìng fèi fēng shàn　　sè zé bìng jī
少阴有余，病皮痹隐轸；不足，病肺痹；滑则病肺风疝；涩则病积

sōu xuè
溲血。

tài yīn yǒu yú　　bìng ròu bì hán zhōng　　bù zú　　bìng pí bì　　huá zé bìng pí fēng shàn　　sè zé bìng jī
太阴有余，病肉痹寒中；不足，病脾痹；滑则病脾风疝；涩则病积

xīn fù shí mǎn
心腹时满。

yáng míng yǒu yú　　bìng mài bì　　shēn shí rè　　bù zú　　bìng xīn bì　　huá zé bìng xīn fēng shàn　　sè zé
阳明有余，病脉痹，身时热；不足，病心痹；滑则病心风疝；涩则

bìng jī shí shàn jīng
病积时善惊。

tài yáng yǒu yú　　bìng gǔ bì shēn zhòng　　bù zú　　bìng shèn bì　　huá zé bìng shèn fēng shàn　　sè zé bìng jī
太阳有余，病骨痹身重；不足，病肾痹；滑则病肾风疝；涩则病积

shí shàn diān jí
时善颠疾。

shào yáng yǒu yú　　bìng jīn bì xié mǎn　　bù zú　　bìng gān bì　　huá zé bìng gān fēng shàn　　sè zé bìng jī
少阳有余，病筋痹胁满；不足，病肝痹；滑则病肝风疝；涩则病积

140

shí jīn jí mù tòng
时筋急目痛。

shì gù　chūn qì zài jīng mài　xià qì zài sūn luò　cháng xià qì zài jī ròu　qiū qì zài pí fū　dōng
是故，春气在经脉，夏气在孙络，长夏气在肌肉，秋气在皮肤，冬

qì zài gǔ suǐ zhōng
气在骨髓中。

dì yuē　yú yuàn wén qí gù
帝曰：余愿闻其故。

qí bó yuē　chūn zhě　tiān qì shǐ kāi　dì qì shǐ xiè　dòng jiě bīng shì　shuǐ xíng jīng tōng　gù rén
岐伯曰：春者，天气始开，地气始泄，冻解冰释，水行经通，故人

qì zài mài　xià zhě　jīng mǎn qì yì　rù sūn luò shòu xuè　pí fū chōng shí　cháng xià zhě　jīng luò jiē
气在脉。夏者，经满气溢，入孙络受血，皮肤充实。长夏者，经络皆

shèng　nèi yì jī zhōng　qiū zhě　tiān qì shǐ shōu　còu lǐ bì sāi　pí fū yǐn jí　dōng zhě　gài cáng
盛，内溢肌中。秋者，天气始收，腠理闭塞，皮肤引急。冬者，盖藏，

xuè qì zài zhōng　nèi zhuó gǔ suǐ　tōng yú wǔ zàng　shì gù xié qì zhě　cháng suí sì shí zhī qì xuè ér rù
血气在中，内著骨髓，通于五藏。是故邪气者，常随四时之气血而入

kè yě　zhì qí biàn huà bù kě wéi dù　rán bì cóng qí jīng qì　pì chú qí xié　chú qí xié　zé luàn
客也，至其变化不可为度，然必从其经气，辟①除其邪，除其邪，则乱

qì bù shēng
气不生。

dì yuē　nì sì shí ér shēng luàn qì　nài hé
帝曰：逆四时而生乱气，奈何？

qí bó yuē　chūn cì luò mài　xuè qì wài yì　lìng rén shǎo qì　chūn cì jī ròu　xuè qì huán nì
岐伯曰：春刺络脉，血气外溢，令人少气；春刺肌肉，血气环逆，

lìng rén shàng qì　chūn cì jīn gǔ　xuè qì nèi zhuó　lìng rén fù zhàng　xià cì jīng mài　xuè qì nǎi jié
令人上气；春刺筋骨，血气内著，令人腹胀。夏刺经脉，血气乃竭，

lìng rén xiè yì　xià cì jī ròu　xuè qì nèi què　lìng rén shàn kǒng　xià cì jīn gǔ　xuè qì shàng nì　lìng
令人解㑊；夏刺肌肉，血气内却，令人善恐；夏刺筋骨，血气上逆，令

rén shàn nù　qiū cì jīng mài　xuè qì shàng nì　lìng rén shàn wàng　qiū cì luò mài　qì bú wài xíng　lìng
人善怒。秋刺经脉，血气上逆，令人善忘；秋刺络脉，气不外行，令

rén wò　bú yù dòng　qiū cì jīn gǔ　xuè qì nèi sàn　lìng rén hán lì　dōng cì jīng mài　xuè qì jiē
人卧，不欲动；秋刺筋骨，血气内散，令人寒慄。冬刺经脉，血气皆

tuō　lìng rén mù bù míng　dōng cì luò mài　nèi qì wài xiè　liú wéi dà bì　dōng cì jī ròu　yáng qì jié
脱，令人目不明；冬刺络脉，内气外泄，留为大痹；冬刺肌肉，阳气竭

jué　lìng rén shàn wàng　fán cǐ sì shí cì zhě　dà nì zhī bìng　bù kě bù cóng yě　fǎn zhī　zé shēng
绝，令人善忘。凡此四时刺者，大逆之病，不可不从也，反之，则生

luàn qì xiāng yín bìng yān　gù cì bù zhī sì shí zhī jīng　bìng zhī suǒ shēng　yǐ cóng wéi nì　zhèng qì nèi luàn
乱气相淫病焉。故刺不知四时之经，病之所生，以从为逆，正气内乱，

---

① 辟：排除，驱除。

yǔ jīng xiāng bó　　bì shěn jiǔ hòu　　zhèng qì bé luàn　　jīng qì bù zhuǎn
与精相薄，必审九候，正气不乱，精气不转。

dì yuē shàn　　cì wǔ zàng　　zhòng xīn yí rì sǐ　　qí dòng wéi ài　　zhòng gān wǔ rì sǐ　　qí dòng
帝曰：善。刺五藏，中心一日死，其动为噫；中肝五日死，其动

wéi yǔ　　zhòng fèi sān rì sǐ　　qí dòng wéi ké　　zhòng shèn liù rì sǐ　　qí dòng wéi tì qiàn　　zhòng pí shí rì
为语；中肺三日死，其动为咳；中肾六日死，其动为嚏欠；中脾十日

sǐ　　qí dòng wéi tūn　　cì shāng rén wǔ zàng bì sǐ　　qí dòng zé yī qí zàng zhī suǒ biàn hòu zhī qí sǐ yě
死，其动为吞。刺伤人五藏必死，其动则依其藏之所变候知其死也。

biāo běn bìng chuán lùn piān dì liù shí wǔ
标本病传论篇第六十五

huáng dì wèn yuē　　bìng yǒu biāo běn　　cì yǒu nì cóng　　nài hé
黄帝问曰：病有标本，刺有逆从，奈何？

qí bó duì yuē　　fán cì zhī fāng　　bì bié yīn yáng　　qián hòu xiāng yìng　　nì cóng dé shī　　biāo běn xiāng
岐伯对曰：凡刺之方，必别阴阳，前后相应，逆从得施，标本相

yí　　gù yuē　　yǒu qí zài biāo ér qiú zhī yú biāo　　yǒu qí zài běn ér qiú zhī yú běn　　yǒu qí zài běn ér qiú
移。故曰：有其在标而求之于标，有其在本而求之于本，有其在本而求

zhī yú biāo　　yǒu qí zài biāo ér qiú zhī yú běn　　gù zhì yǒu qǔ biāo ér dé zhě　　yǒu qǔ běn ér dé zhě　　yǒu
之于标，有其在标而求之于本。故治有取标而得者，有取本而得者，有

nì qǔ ér dé zhě　　yǒu cóng qǔ ér dé zhě　　gù zhī nì yǔ cóng　　zhèng xíng wú wèn　　zhī biāo běn zhě　　wàn jǔ
逆取而得者，有从取而得者。故知逆与从，正行无问，知标本者，万举

wàn dàng　　bù zhī biāo běn　　shì wèi wàng xíng
万当①，不知标本，是谓妄行。

fú yīn yáng nì cóng　　biāo běn zhī wéi dào yě　　xiǎo ér dà　　yán yī ér zhī bǎi bìng zhī hài　　shǎo ér
夫阴阳逆从，标本之为道也，小而大，言一而知百病之害。少而

duō　　qiǎn ér bó　　kě yǐ yán yī ér zhī bǎi yě　　yǐ qiǎn ér zhī shēn　　chá jìn ér zhī yuǎn　　yán biāo yǔ
多，浅而博，可以言一而知百也。以浅而知深，察近而知远，言标与

běn　　yì ér wù jí　　zhì fǎn wéi nì　　zhì dé wéi cóng
本，易而勿及。治反为逆，治得为从。

xiān bìng ér hòu nì zhě　　zhì qí běn　　xiān nì ér hòu bìng zhě　　zhì qí běn　　xiān hán ér hòu shēng bìng
先病而后逆者，治其本；先逆而后病者，治其本；先寒而后生病

zhě　　zhì qí běn　　xiān bìng ér hòu shēng hán zhě　　zhì qí běn　　xiān rè ér hòu shēng bìng zhě　　zhì qí běn
者，治其本；先病而后生寒者，治其本；先热而后生病者，治其本；

---

① 当：适宜，合适。

先热而后生中满者，治其标；先病而后泄者，治其本；先泄而后生他病者，治其本。必且调之，乃治其他病。先病而后生中满者，治其标；先中满而后烦心者，治其本。人有客气，有同气。小大不利治其标，小大利治其本。病发而有余，本而标之，先治其本，后治其标；病发而不足，标而本之，先治其标，后治其本。谨察间甚，以意调之，间者并行，甚者独行。先小大不利而后生病者，治其本。

夫病传者，心病先心痛，一日而咳，三日胁支痛，五日闭塞不通，身痛体重；三日不已，死。冬夜半，夏日中。

肺病喘咳，三日而胁支满痛，一日身重体痛，五日而胀，十日不已，死。冬日入，夏日出。

肝病头目眩，胁支满，三日体重身痛，五日而胀，三日腰脊少腹痛、胫酸，三日不已，死。冬日入，夏早食。

脾病身痛体重，一日而胀，二日少腹腰脊痛、胫酸，三日背胠筋痛，小便闭，十日不已，死。冬人定，夏晏食。

肾病少腹腰脊痛，骱酸，三日背胠筋痛，小便闭，三日腹胀；三日两胁支痛，三日不已，死。冬大晨，夏晏晡。

胃病胀满，五日少腹腰脊痛，骱酸；三日背胠筋痛，小便闭，五日身体重，六日不已，死。冬夜半后，夏日昳。

膀胱病，小便闭，五日少腹胀，腰脊痛，骱酸；一日腹胀，一日身体痛，二日不已，死。冬鸡鸣，夏下晡。

zhū bìng yǐ cì shì xiāng chuán rú shì zhě jiē yǒu sǐ qī bù kě cì jiàn yī zàng zhǐ jí zhì sān

诸病以次是相传，如是者，皆有死期，不可刺。间一藏止，及至三

sì zàng zhě nǎi kě cì yě

四藏者，乃可刺也。

tiān yuán jì dà lùn piān dì liù shí liù

天元纪大论篇第六十六

huáng dì wèn yuē tiān yǒu wǔ xíng yù wǔ wèi yǐ shēng hán shǔ zào shī fēng rén yǒu wǔ zàng huà

黄帝问曰：天有五行，御五位，以生寒暑燥湿风；人有五藏，化

wǔ qì yǐ shēng xǐ nù sī yōu kǒng lùn yán wǔ yùn xiāng xí ér jiē zhì zhī zhōng jī zhī rì zhōu

五气，以生喜怒思忧恐。《论》言五运相袭而皆治之，终期①之日，周

ér fù shǐ yú yǐ zhī zhī yǐ yuàn wén qí yǔ sān yīn sān yáng zhī hòu nài hé hé zhī

而复始，余已知之矣。愿闻其与三阴三阳之候，奈何合之？

guǐ yú qū qí shǒu zài bài duì yuē zhāo hū zāi wèn yě fú wǔ yùn yīn yáng zhě tiān dì zhī dào yě

鬼臾区稽首再拜对曰：昭乎哉问也。夫五运阴阳者，天地之道也，

wàn wù zhī gāng jì biàn huà zhī fù mǔ shēng shā zhī běn shǐ shén míng zhī fǔ yě kě bù tōng hū gù

万物之纲纪，变化之父母，生杀之本始，神明之府也。可不通乎！故

wù shēng wèi zhī huà wù jí wèi zhī biàn yīn yáng bú cè wèi zhī shén shén yòng wú fāng wèi zhī shèng fú biàn

物生谓之化，物极谓之变，阴阳不测谓之神，神用无方谓之圣。夫变

huà zhī wéi yòng yě zài tiān wéi xuán zài rén wéi dào zài dì wéi huà huà shēng wǔ wèi dào shēng zhì

化之为用也，在天为玄，在人为道，在地为化，化生五味，道生智，

xuán shēng shén shén zài tiān wéi fēng zài dì wéi mù zài tiān wéi rè zài dì wéi huǒ zài tiān wéi shī zài

玄生神。神在天为风，在地为木；在天为热，在地为火；在天为湿，在

dì wéi tǔ zài tiān wéi zào zài dì wéi jīn zài tiān wéi hán zài dì wéi shuǐ gù zài tiān wéi qì zài

地为土；在天为燥，在地为金；在天为寒，在地为水；故在天为气，在

dì chéng xíng xíng qì xiāng gǎn ér huà shēng wàn wù yǐ rán tiān dì zhě wàn wù zhī shàng xià yě zuǒ yòu

地成形，形气相感而化生万物矣。然天地者，万物之上下也；左右

zhě yīn yáng zhī dào lù yě shuǐ huǒ zhě yīn yáng zhī zhēng zhào yě jīn mù zhě shēng chéng zhī zhōng shǐ

者，阴阳之道路也；水火者，阴阳之征兆也；金木者，生成之终始

yě qì yǒu duō shǎo xíng yǒu shèng shuāi shàng xià xiāng zhào ér sǔn yì zhāng yǐ

也。气有多少，形有盛衰，上下相召，而损益彰矣。

dì yuē yuàn wén wǔ yùn zhī zhǔ shí yě hé rú

帝曰：愿闻五运之主时也，何如？

---

① 期：音（jī），周年，同"朞""稘"。

鬼臾区曰：五气运行，各终期日，非独主时也。

帝曰：请闻其所谓也。

鬼臾区曰：臣稽考《太始天元册》文曰：太虚寥廓，肇基化元，万物资始，五运终天，布气真灵，揔统坤元，九星悬朗，七曜周旋，曰阴曰阳，曰柔曰刚，幽显既位，寒暑弛张，生生化化，品物咸章。臣斯十世，此之谓也。

帝曰：善。何谓气有多少，形有盛衰？

鬼臾区曰：阴阳之气，各有多少，故曰三阴三阳也。形有盛衰，谓五行之治，各有太过不及也。故其始也，有余而往，不足随之，不足而往，有余从之，知迎知随，气可与期。应天为天符，承岁为岁直，三合为治。

帝曰：上下相召奈何？

鬼臾区曰：寒暑燥湿风火，天之阴阳也，三阴三阳上奉之。木火土金水火，地之阴阳也，生长化收藏下应之。天以阳生阴长，地以阳杀阴藏。天有阴阳，地亦有阴阳。木火土金水火，地之阴阳也，生长化收藏。故阳中有阴，阴中有阳。所以欲知天地之阴阳者，应天之气，动而不息，故五岁而右迁，应地之气，静而守位，故六期而环会。动静相召，上下相临，阴阳相错，而变由生也。

帝曰：上下周纪，其有数乎？

鬼臾区曰：天以六为节，地以五为制，周天气者，六期为一备；终

145

地纪者，五岁为一周。君火以明，相火以位，五六相合，而七百二十

气为一纪，凡三十岁；千四百四十气，凡六十岁，而为一周，不及太

过，斯皆见矣。

帝曰：夫子之言，上终天气，下毕地纪，可谓悉矣。余愿闻而藏

之，上以治民，下以治身，使百姓昭著，上下和亲，德泽下流，子孙

无忧，传之后世，无有终时，可得闻乎？

鬼臾区曰：至数之机，迫迮以微，其来可见，其往可追，敬之者

昌，慢之者亡。无道行私，必得天殃。谨奉天道，请言真要。

帝曰：善言始者，必会于终，善言近者，必知其远，是则至数极而

道不惑，所谓明矣。愿夫子推而次之，令有条理，简而不匮，久而不

绝，易用难忘，为之纲纪。至数之要，愿尽闻之。

鬼臾区曰：昭乎哉问！明乎哉道！如鼓之应桴，响之应声也。臣

闻之：甲己之岁，土运统之；乙庚之岁，金运统之；丙辛之岁，水运统

之；丁壬之岁，木运统之；戊癸之岁，火运统之。

帝曰：其于三阴三阳，合之奈何？

鬼臾区曰：子午之岁，上见少阴；丑未之岁，上见太阴；寅申之岁，

上见少阳；卯酉之岁，上见阳明；辰戌之岁，上见太阳；巳亥之岁，

上见厥阴。少阴，所谓标也，厥阴，所谓终也。厥阴之上，风气主之；

少阴之上，热气主之；太阴之上，湿气主之；少阳之上，相火主之；

阳明之上，燥气主之；太阳之上，寒气主之。所谓本也，是谓六元。

dì yuē　　guāng hū zāi dào　　míng hū zāi lùn　　qǐng zhù zhī yù bǎn　　cáng zhī jīn guì　　shǔ yuē　　tiān yuán

帝曰：光乎哉道！明乎哉论！请著之玉版，藏之金匮，署曰《天元

jì

纪》。

wǔ yùn xíng dà lùn piān dì liù shí qī

五运行大论篇第六十七

huáng dì zuò míng táng　　shǐ zhèng tiān gāng　　lín guān bā jí　　kǎo jiàn wǔ cháng　　qǐng tiān shī ér wèn zhī

黄帝坐明堂，始正天纲，临观八极，考建五常。请天师而问之

yuē　　lùn　　yán tiān dì zhī dòng jìng　　shén míng wéi zhī jì　　yīn yáng zhī shēng jiàng　　hán shǔ zhāng qí zhào

曰：《论》言天地之动静，神明为之纪；阴阳之升降，寒暑彰其兆。

yú wén wǔ yùn zhī shù yú fū zǐ　　fū zǐ zhī suǒ yán　　zhèng wǔ qì zhī gè zhǔ suì ěr　　shǒu jiǎ dìng yùn

余闻五运之数于夫子，夫子之所言，正五气之各主岁尔，首甲定运，

yú yīn lùn zhī

余因论之。

guǐ yú qū yuē　　tǔ zhǔ jiǎ jǐ　　jīn zhǔ yǐ gēng　　shuǐ zhǔ bǐng xīn　　mù zhǔ dīng rén　　huǒ zhǔ wù guǐ

鬼臾区曰：土主甲己，金主乙庚，水主丙辛，木主丁壬，火主戊癸。

zǐ wǔ zhī shàng　　shào yīn zhǔ zhī　　chǒu wèi zhī shàng　　tài yīn zhǔ zhī　　yín shēn zhī shàng　　shào yáng zhǔ zhī

子午之上，少阴主之；丑未之上，太阴主之；寅申之上，少阳主之；

mǎo yǒu zhī shàng　　yáng míng zhǔ zhī　　chén xū zhī shàng　　tài yáng zhǔ zhī　　sì hài zhī shàng　　jué yīn zhǔ zhī

卯酉之上，阳明主之；辰戌之上，太阳主之；巳亥之上，厥阴主之。

bù hé yīn yáng　　qí gù hé yě

不合阴阳，其故何也？

qí bó yuē　　shì míng dào yě　　cǐ tiān dì zhī yīn yáng yě　　fú shù zhī kě shǔ zhě　　rén zhōng zhī yīn yáng

岐伯曰：是明道也，此天地之阴阳也。夫数之可数者，人中之阴阳

yě　　rán suǒ hé　　shù zhī kě dé zhě yě　　fú yīn yáng zhě　　shù zhī kě shí　　tuī zhī kě bǎi　　shù zhī kě

也。然所合，数之可得者也。夫阴阳者，数之可十，推之可百，数之可

qiān　　tuī zhī kě wàn　　tiān dì yīn yáng zhě　　bù yǐ shù tuī　　yǐ xiàng zhī wèi yě

千，推之可万。天地阴阳者，不以数推，以象之谓也。

dì yuē　　yuàn wén qí suǒ shǐ yě

帝曰：愿闻其所始也。

qí bó yuē　　zhāo hū zāi wèn yě　　chén lǎn　　tài shǐ tiān yuán cè　　wén　　dān tiān zhī qì　　jīng yú niú

岐伯曰：昭乎哉问也！臣览《太始天元册》文，丹天之气，经于牛

nǚ wù fēn　　qián tiān zhī qì　　jīng yú xīn wěi jǐ fēn　　cāng tiān zhī qì　　jīng yú wēi shì liǔ guǐ　　sù tiān zhī

女戊分；黅天之气，经于心尾己分；苍天之气，经于危室柳鬼；素天之

qì　　jīng yú kàng dī mǎo bì　　xuán tiān zhī qì　　jīng yú zhāng yì lóu wèi　　suǒ wèi wù jǐ fēn zhě　　kuí bì jiǎo

气，经于亢氐昴毕；玄天之气，经于张翼娄胃。所谓戊己分者，奎壁角

zhěn　　zé tiān dì zhī mén hù yě　　fú hòu zhī suǒ shǐ　　dào zhī suǒ shēng　　bù kě bù tōng yě
轸，则天地之门户也。夫候之所始，道之所生，不可不通也。

dì yuē　　shàn　　lùn yán tiān dì zhě　　wàn wù zhī shàng xià　　zuǒ yòu zhě　　yīn yáng zhī dào lù　　wèi zhī
帝曰：善。论言天地者，万物之上下；左右者，阴阳之道路，未知

qí suǒ wèi yě
其所谓也。

qí bó yuē　　suǒ wèi shàng xià zhě　　suì shàng xià jiàn yīn yáng zhī suǒ zài yě　　zuǒ yòu zhě　　zhū shàng jiàn
岐伯曰：所谓上下者，岁上下见阴阳之所在也。左右者，诸上见

jué yīn　　zuǒ shǎo yīn　　yòu tài yáng　　jiàn shǎo yīn　　zuǒ tài yīn　　yòu jué yīn　　jiàn tài yīn　　zuǒ shǎo yáng
厥阴，左少阴，右太阳；见少阴，左太阴，右厥阴；见太阴，左少阳，

yòu shǎo yīn　　jiàn shǎo yáng　　zuǒ yáng míng　　yòu tài yīn　　jiàn yáng míng　　zuǒ tài yáng　　yòu shǎo yáng　　jiàn tài
右少阴；见少阳，左阳明，右太阴；见阳明，左太阳，右少阳；见太

yáng　　zuǒ jué yīn　　yòu yáng míng　　suǒ wèi miàn běi ér mìng qí wèi　　yán qí jiàn yě
阳，左厥阴，右阳明。所谓面北而命其位，言其见也。

dì yuē　　hé wèi xià
帝曰：何谓下？

qí bó yuē　　jué yīn zài shàng　　zé shǎo yáng zài xià　　zuǒ yáng míng　　yòu tài yīn　　shào yīn zài shàng
岐伯曰：厥阴在上，则少阳在下，左阳明，右太阴。少阴在上，

zé yáng míng zài xià　　zuǒ tài yáng　　yòu shǎo yáng　　tài yīn zài shàng zé tài yáng zài xià　　zuǒ jué yīn yòu yáng
则阳明在下，左太阳，右少阳。太阴在上则太阳在下，左厥阴右阳

míng　　shào yáng zài shàng zé jué yīn zài xià　　zuǒ shǎo yīn yòu tài yáng　　yáng míng zài shàng zé shào yīn zài xià　　zuǒ
明。少阳在上则厥阴在下，左少阴右太阳。阳明在上则少阴在下，左

tài yīn yòu jué yīn　　tài yáng zài shàng zé tài yīn zài xià　　zuǒ shǎo yáng yòu shǎo yīn　　suǒ wèi miàn nán ér mìng qí
太阴右厥阴。太阳在上则太阴在下，左少阳右少阴。所谓面南而命其

wèi　　yán qí jiàn yě　　shàng xià xiāng gòu　　hán shǔ xiāng lín　　qì xiāng dé zé hé　　bù xiāng dé zé bìng
位，言其见也。上下相遘，寒暑相临，气相得则和，不相得则病。

dì yuē　　qì xiāng dé ér bìng zhě　　hé yě
帝曰：气相得而病者，何也？

qí bó yuē　　yǐ xià lín shàng　　bú dāng wèi yě
岐伯曰：以下临上，不当位也。

dì yuē　　dòng jìng hé rú
帝曰：动静何如？

qí bó yuē　　shàng zhě yòu xíng　　xià zhě zuǒ xíng　　zuǒ yòu zhōu tiān　　yú ér fù huì yě
岐伯曰：上者右行，下者左行，左右周天，余而复会也。

dì yuē　　yú wén guǐ yú qū yuē　　yìng dì zhě jìng　　jīn fū zǐ nǎi yán xià zhě zuǒ xíng　　bù zhī qí suǒ
帝曰：余闻鬼臾区曰，应地者静。今夫子乃言下者左行，不知其所

wèi yě　　yuàn wén hé yǐ shēng zhī hū
谓也，愿闻何以生之乎？

qí bó yuē　　tiān dì dòng jìng　　wǔ xíng qiān fù　　suī guǐ yú qū qí shàng hòu ér yǐ　　yóu bù néng biàn
岐伯曰：天地动静，五行迁复，虽鬼臾区其上候而已，犹不能遍

明。夫变化之用，天垂象，地成形，七曜纬虚，五行丽地。地者，所以

载生成之形类也。虚者，所以列应天之精气也。形精之动，犹根本之

与枝叶也，仰观其象，虽远可知也。

帝曰：地之为下，否乎？

岐伯曰：地为人之下，太虚之中者也。

帝曰：冯①乎？

岐伯曰：大气举之也。燥以干之，暑以蒸之，风以动之，湿以润

之，寒以坚之，火以温之。故风寒在下，燥热在上，湿气在中，火游

行其间，寒暑六入，故令虚而生化也。故燥胜则地干，暑胜则地热，

风胜则地动，湿胜则地泥，寒胜则地裂，火胜则地固矣。

149

帝曰：天地之气，何以候之？

岐伯曰：天地之气，胜复之作，不形于诊也。《脉法》曰：天地之

变，无以脉诊，此之谓也。

帝曰：间气何如？

岐伯曰：随气所在，期于左右。

帝曰：期之奈何？

岐伯曰：从其气则和，违其气则病。不当②其位者病，迭移其位者

病，失守其位者危，尺寸反者死，阴阳交者死。先立其年，以知其气，

---

① 冯：通"凭"，依托，依靠。

② 当：适宜，合适。

zuǒ yòu yìng xiàn　　rán hòu nǎi kě yǐ yán sǐ shēng zhī nì shùn yě
左右应见，然后乃可以言死生之逆顺也。

dì yuē　　hán shǔ zào shī fēng huǒ　　zài rén hé zhī nài hé　　qí yú wàn wù hé yǐ shēng huà
帝曰：寒暑燥湿风火，在人合之奈何？其于万物何以生化？

qí bó yuē　　dōng fāng shēng fēng　　fēng shēng mù　　mù shēng suān　　suān shēng gān　　gān shēng jīn　　jīn shēng
岐伯曰：东方生风，风生木，木生酸，酸生肝，肝生筋，筋生

xīn　　qí zài tiān wéi xuán　　zài rén wéi dào　　zài dì wéi huà　　huà shēng wǔ wèi　　dào shēng zhì　　xuán shēng
心。其在天为玄，在人为道，在地为化。化生五味，道生智，玄生

shén　　huà shēng qì　　shén zài tiān wéi fēng　　zài dì wéi mù　　zài tǐ wéi jīn　　zài qì wéi róu　　zài zàng wéi
神，化生气。神在天为风，在地为木，在体为筋，在气为柔，在藏为

gān　　qí xìng wéi xuān　　qí dé wéi hé　　qí yòng wéi dòng　　qí sè wéi cāng　　qí huà wéi róng　　qí chóng máo
肝。其性为暄，其德为和，其用为动，其色为苍，其化为荣，其虫毛，

qí zhèng wéi sàn　　qí lìng xuān fā　　qí biàn cuī lā　　qí shěng wéi yǔn　　qí wèi wéi suān　　qí zhì wéi nù
其政为散，其令宣发，其变摧拉，其眚为陨，其味为酸，其志为怒。

nù shāng gān　　bēi shèng nù　　fēng shāng gān　　zào shèng fēng　　suān shāng jīn　　xīn shèng suān
怒伤肝，悲胜怒；风伤肝，燥胜风；酸伤筋，辛胜酸。

nán fāng shēng rè　　rè shēng huǒ　　huǒ shēng kǔ　　kǔ shēng xīn　　xīn shēng xuè　　xuè shēng pí　　qí zài
南方生热，热生火，火生苦，苦生心，心生血，血生脾。其在

tiān wéi rè　　zài dì wéi huǒ　　zài tǐ wéi mài　　zài qì wéi xī　　zài zàng wéi xīn　　qí xìng wéi shǔ　　qí dé
天为热，在地为火，在体为脉，在气为息，在藏为心。其性为暑，其德

wéi xiǎn　　qí yòng wéi zào　　qí sè wéi chì　　qí huà wéi mào　　qí chóng yǔ　　qí zhèng wéi míng　　qí lìng yù
为显，其用为躁，其色为赤，其化为茂，其虫羽，其政为明，其令郁

zhēng　　qí biàn yán shuò　　qí shěng fán ruò　　qí wèi wéi kǔ　　qí zhì wéi xǐ　　xǐ shāng xīn　　kǒng shèng xǐ
蒸，其变炎烁，其眚燔焫，其味为苦，其志为喜。喜伤心，恐胜喜；

rè shāng qì　　hán shèng rè　　kǔ shāng qì　　xián shèng kǔ
热伤气，寒胜热；苦伤气，咸胜苦。

zhōng yāng shēng shī　　shī shēng tǔ　　tǔ shēng gān　　gān shēng pí　　pí shēng ròu　　ròu shēng fèi　　qí zài
中央生湿，湿生土，土生甘，甘生脾，脾生肉，肉生肺。其在

tiān wéi shī　　zài dì wéi tǔ　　zài tǐ wéi ròu　　zài qì wéi chōng　　zài zàng wéi pí　　qí xìng jìng jiān　　qí dé
天为湿，在地为土，在体为肉，在气为充，在藏为脾。其性静兼，其德

wéi rú　　qí yòng wéi huà　　qí sè wéi huáng　　qí huà wéi yíng　　qí chóng luǒ　　qí zhèng wéi mì　　qí lìng yún
为濡，其用为化，其色为黄，其化为盈，其虫倮，其政为谧，其令云

yǔ　　qí biàn dòng zhù　　qí shěng yín kuì　　qí wèi wéi gān　　qí zhì wéi sī　　sī shāng pí　　nù shèng sī
雨，其变动注，其眚淫溃，其味为甘，其志为思。思伤脾，怒胜思；

shī shāng ròu　　fēng shèng shī　　gān shāng pí　　suān shèng gān
湿伤肉，风胜湿；甘伤脾，酸胜甘。

xī fāng shēng zào　　zào shēng jīn　　jīn shēng xīn　　xīn shēng fèi　　fèi shēng pí máo　　pí máo shēng shèn
西方生燥，燥生金，金生辛，辛生肺，肺生皮毛，皮毛生肾。

qí zài tiān wéi zào　　zài dì wéi jīn　　zài tǐ wéi pí máo　　zài qì wéi chéng　　zài zàng wéi fèi　　qí xìng wéi
其在天为燥，在地为金，在体为皮毛，在气为成，在藏为肺。其性为

150

凉，其德为清，其用为固，其色为白，其化为敛，其虫介，其政为劲，其令雾露，其变肃杀，其眚苍落，其味为辛，其志为忧。忧伤肺，喜胜忧；热伤皮毛，寒胜热；辛伤皮毛，苦胜辛。

北方生寒，寒生水，水生咸，咸生肾，肾生骨髓，髓生肝。其在天为寒，在地为水，在体为骨，在气为坚，在藏为肾。其性为凛，其德为寒，其用为藏，其色为黑，其化为肃，其虫鳞，其政为静，其令霰雪，其变凝冽，其眚冰雹，其味为咸，其志为恐。恐伤肾，思胜恐；寒伤血，燥胜寒；咸伤血，甘胜咸。五气更立，各有所先，非其位则邪，当其位则正。

帝曰：病生之变，何如？

岐伯曰：气相得则微，不相得则甚。

帝曰：主岁何如？

岐伯曰：气有余，则制己所胜而侮所不胜；其不及，则己所不胜侮而乘之，己所胜，轻而侮之。侮反受邪，侮而受邪，寡于畏也。

帝曰：善。

六微旨大论篇第六十八

黄帝问曰：呜呼！远哉，天之道也，如迎浮云，若视深渊，视深渊尚可测，迎浮云莫知其极。夫子数言谨奉天道，余闻而藏之，心私异之，不知其所谓也。愿夫子溢志尽言其事，令终不灭，久而不绝，天之道可得闻乎？

岐伯稽首再拜对曰：明乎哉问，天之道也！此因天之序，盛衰之时也。

帝曰：愿闻天道六六之节，盛衰何也？

岐伯曰：上下有位，左右有纪。故少阳之右，阳明治之；阳明之右，太阳治之；太阳之右，厥阴治之；厥阴之右，少阴治之；少阴之右，太阴治之；太阴之右，少阳治之。此所谓气之标，盖南面而待之也。故曰：因天之序，盛衰之时，移光定位，正立而待之，此之谓也。

少阳之上，火气治之，中见厥阴；阳明之上，燥气治之，中见太阴；太阳之上，寒气治之，中见少阴；厥阴之上，风气治之，中见少阳；少阴之上，热气治之，中见太阳；太阴之上，湿气治之，中见阳明。所谓本也，本之下，中之见也，见之下，气之标也。本标不同，气应异象。

帝曰：其有至而至，有至而不至，有至而太过，何也？

岐伯曰：至而至者和；至而不至，来气不及也；未至而至，来气有余也。

帝曰：至而不至，未至而至，如何？

岐伯曰：应则顺，否则逆，逆则变生，变则病。

帝曰：善。请言其应。

152

岐伯曰：物，生其应也。气，脉其应也。

帝曰：善。愿闻地理之应六节气位，何如？

岐伯曰：显明之右，君火之位也；君火之右，退行一步，相火治之；复行一步，土气治之；复行一步，金气治之；复行一步，水气治之；复行一步，木气治之；复行一步，君火治之。

相火之下，水气承之；水位之下，土气承之；土位之下，风气承之；风位之下，金气承之；金位之下，火气承之；君火之下，阴精承之。

帝曰：何也？

岐伯曰：亢则害，承乃制，制则生化，外列盛衰；害则败乱，生化大病。

帝曰：盛衰何如？

岐伯曰：非其位则邪，当其位则正，邪则变甚，正则微。

帝曰：何谓当位？

岐伯曰：木运临卯，火运临午，土运临四季，金运临酉，水运临子，所谓岁会，气之平也。

帝曰：非位何如？

岐伯曰：岁不与会也。

帝曰：土运之岁，上见太阴；火运之岁，上见少阳少阴；金运之岁，上见阳明；木运之岁，上见厥阴；水运之岁，上见太阳，奈何？

岐伯曰：天之与会也。故《天元册》曰天符。

帝曰：天符岁会何如？

岐伯曰：太一天符之会也。

帝曰：其贵贱何如？

岐伯曰：天符为执法，岁位为行令，太一天符为贵人。

帝曰：邪之中也奈何？

岐伯曰：中执法者，其病速而危；中行令者，其病徐而持；中贵人者，其病暴而死。

帝曰：位之易也何如？

岐伯曰：君位臣则顺，臣位君则逆，逆则其病近，其害速；顺则其病远，其害微。所谓二火也。

帝曰：善。愿闻其步何如？

岐伯曰：所谓步者，六十度而有奇，故二十四步积盈百刻而成日也。

帝曰：六气应五行之变何如？

岐伯曰：位有终始，气有初中，上下不同，求之亦异也。

帝曰：求之奈何？

岐伯曰：天气始于甲，地气始于子，子甲相合，命曰岁立，谨候其时，气可与期。

帝曰：愿闻其岁，六气始终，早晏何如？

qí bó yuē　　míng hū zāi wèn yě
岐伯曰：明乎哉问也！

jiǎ zǐ zhī suì　　chū zhī qì　　tiān shù shǐ yú shuǐ xià yī kè　　zhōng yú bā shí qī kè bàn　　èr zhī qì
甲子之岁，初之气，天数始于水下一刻，终于八十七刻半；二之气

shǐ yú bā shí qī kè liù fēn　　zhōng yú qī shí wǔ kè　　sān zhī qì　　shǐ yú qī shí liù kè　　zhōng yú liù
始于八十七刻六分，终于七十五刻；三之气，始于七十六刻，终于六

shí èr kè bàn　　sì zhī qì　　shǐ yú liù shí èr kè liù fēn　　zhōng yú wǔ shí kè　　wǔ zhī qì　　shǐ yú wǔ
十二刻半；四之气，始于六十二刻六分，终于五十刻；五之气，始于五

shí yī kè　　zhōng yú sān shí qī kè bàn　　liù zhī qì　　shǐ yú sān shí qī kè liù fēn　　zhōng yú èr shí wǔ
十一刻，终于三十七刻半；六之气，始于三十七刻六分，终于二十五

kè　　suǒ wèi chū liù　　tiān zhī shù yě
刻。所谓初六，天之数也。

yǐ chǒu suì　　chū zhī qì　　tiān shù shǐ yú èr shí liù kè　　zhōng yú yī shí èr kè bàn　　èr zhī qì
乙丑岁，初之气，天数始于二十六刻，终于一十二刻半；二之气，

shǐ yú yī shí èr kè liù fēn　　zhōng yú shuǐ xià bǎi kè　　sān zhī qì　　shǐ yú yī kè　　zhōng yú bā shí qī
始于一十二刻六分，终于水下百刻；三之气，始于一刻，终于八十七

kè bàn　　sì zhī qì　　shǐ yú bā shí qī kè liù fēn　　zhōng yú qī shí wǔ kè　　wǔ zhī qì　　shǐ yú qī shí
刻半；四之气，始于八十七刻六分，终于七十五刻；五之气，始于七十

liù kè　　zhōng yú liù shí èr kè bàn　　liù zhī qì　　shǐ yú liù shí èr kè liù fēn　　zhōng yú wǔ shí kè
六刻，终于六十二刻半；六之气，始于六十二刻六分，终于五十刻。

suǒ wèi liù èr　　tiān zhī shù yě
所谓六二，天之数也。

bǐng yín suì　　chū zhī qì　　tiān shù shǐ yú wǔ shí yī kè　　zhōng yú sān shí qī kè bàn　　èr zhī qì
丙寅岁，初之气，天数始于五十一刻，终于三十七刻半；二之气，

shǐ yú sān shí qī kè liù fēn　　zhōng yú èr shí wǔ kè　　sān zhī qì　　shǐ yú èr shí liù kè　　zhōng yú yī
始于三十七刻六分，终于二十五刻；三之气，始于二十六刻，终于一

shí èr kè bàn　　sì zhī qì　　shǐ yú yī shí èr kè liù fēn　　zhōng yú shuǐ xià bǎi kè　　wǔ zhī qì　　shǐ yú
十二刻半；四之气，始于一十二刻六分，终于水下百刻；五之气，始于

yī kè　　zhōng yú bā shí qī kè bàn　　liù zhī qì　　shǐ yú bā shí qī kè liù fēn　　zhōng yú qī shí wǔ kè
一刻，终于八十七刻半；六之气，始于八十七刻六分，终于七十五刻。

suǒ wèi liù sān　　tiān zhī shù yě
所谓六三，天之数也。

dīng mǎo suì　　chū zhī qì　　tiān shù shǐ yú qī shí liù kè　　zhōng yú liù shí èr kè bàn　　èr zhī qì
丁卯岁，初之气，天数始于七十六刻，终于六十二刻半；二之气，

shǐ yú liù shí èr kè liù fēn　　zhōng yú wǔ shí kè　　sān zhī qì　　shǐ yú wǔ shí yī kè　　zhōng yú sān shí
始于六十二刻六分，终于五十刻；三之气，始于五十一刻，终于三十

qī kè bàn　　sì zhī qì　　shǐ yú sān shí qī kè liù fēn　　zhōng yú èr shí wǔ kè　　wǔ zhī qì　　shǐ yú èr
七刻半；四之气，始于三十七刻六分，终于二十五刻；五之气，始于二

shí liù kè　　zhōng yú yī shí èr kè bàn　　liù zhī qì　　shǐ yú yī shí èr kè liù fēn　　zhōng yú shuǐ xià bǎi
十六刻，终于一十二刻半；六之气，始于一十二刻六分，终于水下百

kè　　suǒ wèi liù sì　tiān zhī shù yě　　cì wù chén suì　　chū zhī qì fù shǐ yú yī kè　　cháng rú shì wú
刻。所谓六四，天之数也。次戊辰岁，初之气复始于一刻，常如是无

yǐ　zhōu ér fù shǐ
已，周而复始。

　　dì yuē　　yuàn wén qí suì hòu hé rú
　　帝曰：愿闻其岁候何如？

　　qí bó yuē　　xī hū zāi wèn yě　　rì xíng yī zhōu　tiān qì shǐ yú yī kè　　rì xíng zài zhōu　tiān qì
　　岐伯曰：悉乎哉问也！日行一周，天气始于一刻，日行再周，天气

shǐ yú èr shí liù kè　　rì xíng sān zhōu　tiān qì shǐ yú wǔ shí yī kè　　rì xíng sì zhōu　tiān qì shǐ yú qī
始于二十六刻，日行三周，天气始于五十一刻，日行四周，天气始于七

shí liù kè　　rì xíng wǔ zhōu　tiān qì fù shǐ yú yī kè　　suǒ wèi yī jì yě　　shì gù yín wǔ xū suì qì huì
十六刻，日行五周，天气复始于一刻，所谓一纪也。是故寅午戌岁气会

tóng　mǎo wèi hài suì qì huì tóng　　chén shēn zǐ suì qì huì tóng　　sì yǒu chǒu suì qì huì tóng　zhōng ér fù shǐ
同，卯未亥岁气会同，辰申子岁气会同，巳酉丑岁气会同，终而复始。

　　dì yuē　　yuàn wén qí yòng yě
　　帝曰：愿闻其用也。

　　qí bó yuē　　yán tiān zhě qiú zhī běn　　yán dì zhě qiú zhī wèi　　yán rén zhě qiú zhī qì jiāo
　　岐伯曰：言天者求之本，言地者求之位，言人者求之气交。

　　dì yuē　　hé wèi qì jiāo
　　帝曰：何谓气交？

　　qí bó yuē　　shàng xià zhī wèi　　qì jiāo zhī zhōng　　rén zhī jū yě　　gù yuē　　tiān shū zhī shàng　　tiān
　　岐伯曰：上下之位，气交之中，人之居也。故曰：天枢之上，天

qì zhǔ zhī　　tiān shū zhī xià　　dì qì zhǔ zhī　　qì jiāo zhī fēn　　rén qì cóng zhī　　wàn wù yóu zhī　　cǐ zhī
气主之；天枢之下，地气主之；气交之分，人气从之，万物由之，此之

wèi yě
谓也。

　　dì yuē　　hé wèi chū zhōng
　　帝曰：何谓初中？

　　qí bó yuē　　chū fán sān shí dù ér yǒu jī　　zhōng qì tóng fǎ
　　岐伯曰：初凡三十度而有奇，中气同法。

　　dì yuē　　chū zhōng hé yě
　　帝曰：初中何也？

　　qí bó yuē　　suǒ yǐ fēn tiān dì yě
　　岐伯曰：所以分天地也。

　　dì yuē　　yuàn zú wén zhī
　　帝曰：愿卒闻之。

　　qí bó yuē　　chū zhě dì qì yě　　zhōng zhě tiān qì yě
　　岐伯曰：初者地气也，中者天气也。

　　dì yuē　　qí shēng jiàng hé rú
　　帝曰：其升降何如？

156

岐伯曰：气之升降，天地之更用也。

帝曰：愿闻其用何如？

岐伯曰：升已而降，降者谓天；降已而升，升者谓地。天气下降，气流于地；地气上升，气腾于天。故高下相召，升降相因，而变作矣。

帝曰：善。寒湿相遘，燥热相临，风火相值，其有闻乎？

岐伯曰：气有胜复，胜复之作，有德有化，有用有变，变则邪气居之。

帝曰：何谓邪乎？

岐伯曰：夫物之生从于化，物之极由乎变，变化之相薄，成败之所由也。故气有往复，用有迟速，四者之有，而化而变，风之来也。

帝曰：迟速往复，风所由生，而化而变，故因盛衰之变耳。成败倚伏游乎中，何也？

岐伯曰：成败倚伏生乎动，动而不已，则变作矣。

帝曰：有期乎？

岐伯曰：不生不化，静之期也。

帝曰：不生化乎？

岐伯曰：出入废，则神机化灭；升降息，则气立孤危。故非出入，则无以生长壮老已。非升降，则无以生长化收藏。是以升降出入，无器不有。故器者，生化之宇，器散则分之，生化息矣。故无不出入，

wú bù shēng jiàng　huà yǒu xiǎo dà　qī yǒu jìn yuǎn　sì zhě zhī yǒu ér guì cháng shǒu　fǎn cháng zé zāi hài zhì
无不升降。化有小大，期有近远，四者之有而贵常守，反常则灾害至

yǐ　gù yuē wú xíng wú huàn　cǐ zhī wèi yě
矣。故曰无形无患，此之谓也。

dì yuē　shàn　yǒu bù shēng bú huà hū
帝曰：善。有不生不化乎？

qí bó yuē　xī hū zāi wèn yě　yǔ dào hé tóng　wéi zhēn rén yě
岐伯曰：悉乎哉问也！与道合同，惟真人也。

dì yuē　shàn
帝曰：善。

qì jiāo biàn dà lùn piān dì liù shí jiǔ
气交变大论篇第六十九

huáng dì wèn yuē　wǔ yùn gēng zhì　shàng yìng tiān jī　yīn yáng wǎng fù　hán shǔ yíng suí　zhēn xié xiāng
黄帝问曰：五运更治，上应天期，阴阳往复，寒暑迎随，真邪相

bó　nèi wài fēn lí　liù jīng bō dàng　wǔ qì qīng yí　tài guò bù jí　zhuān shèng jiān bìng　yuàn yán qí
薄，内外分离，六经波荡，五气倾移，太过不及，专胜兼并，愿言其

shǐ　ér yǒu cháng míng　kě dé wén hū
始，而有常名，可得闻乎？

qí bó qǐ shǒu zài bài duì yuē　zhāo hū zāi wèn yě　shì míng dào yě　cǐ shàng dì suǒ guì　xiān shī
岐伯稽首再拜对曰：昭乎哉问也！是明道也。此上帝所贵，先师

chuán zhī　chén suī bù mǐn　wǎng wén qí zhǐ
传之，臣虽不敏，往闻其旨。

dì yuē　yú wén dé qí rén bú jiào　shì wèi shī dào　chuán fēi qí rén　màn xiè tiān bǎo　yú chéng fěi
帝曰：余闻得其人不教，是谓失道，传非其人，慢泄天宝。余诚菲

dé　wèi zú yǐ shòu zhì dào　rán ér zhòng zǐ āi qí bù zhōng　yuàn fū zǐ bǎo yú wú qióng　liú yú wú
德，未足以受至道；然而众子哀其不终，愿夫子保于无穷，流于无

jí　yú sī qí shì　zé ér xíng zhī　nài hé
极，余司其事，则而行之，奈何？

qí bó yuē　qǐng suì yán zhī yě　shàng jīng　yuē　fú dào zhě shàng zhī tiān wén　xià zhī dì lǐ
岐伯曰：请遂言之也。《上经》曰：夫道者上知天文，下知地理，

zhōng zhī rén shì　kě yǐ cháng jiǔ　cǐ zhī wèi yě
中知人事，可以长久，此之谓也。

dì yuē　hé wèi yě
帝曰：何谓也？

qí bó yuē　běn qì wèi yě　wèi tiān zhě　tiān wén yě　wèi dì zhě　dì lǐ yě　tōng yú rén qì
岐伯曰：本气位也。位天者，天文也；位地者，地理也；通于人气

158

之变化者，人事也。故太过者先天，不及者后天，所谓治化而人应之也。

帝曰：五运之化，太过何如？

岐伯曰：岁木太过，风气流行，脾土受邪。民病飧泄，食减，体重，烦冤，肠鸣，腹支满，上应岁星。甚则忽忽善怒，眩冒颠疾。化气不政，生气独治，云物飞动，草木不宁，甚而摇落，反胁痛而吐甚，冲阳绝者，死不治。上应太白星。

岁火太过，炎暑流行，肺金受邪。民病疟，少气咳喘，血溢、血泄、注下，嗌燥、耳聋、中热、肩背热，上应荧惑星。甚则胸中痛，胁支满，胁痛，膺背肩胛间痛，两臂内痛，身热骨痛而为浸淫。收气不行，长气独明，雨水霜寒，上应辰星。上临少阴、少阳，火燔焫，冰泉涸，物焦槁，病反谵妄狂越，咳喘息鸣，下甚，血溢泄不已，太渊绝者，死不治，上应荧惑星。

159

岁土太过，雨湿流行，肾水受邪。民病腹痛，清厥意不乐，体重烦冤，上应镇星。甚则肌肉萎，足痿不收，行善瘛，脚下痛，饮发，中满，食减，四支不举。变生得位，藏气伏，化气独治之，泉涌河衍，涸泽生鱼，风雨大至，土崩溃，鳞见于陆，病腹满溏泄，肠鸣，反下甚，而太溪绝者，死不治，上应岁星。

岁金太过，燥气流行，肝木受邪。民病两胁下少腹痛，目赤痛，眦疡，耳无所闻。肃杀而甚，则体重烦冤，胸痛引背，两胁满且痛引少

　　fù　　shàng yìng tài bái xīng　　shèn zé chuǎn ké nì qì　　jiān bèi tòng　　kāo yīn gǔ xī bì shuàn héng zú jiē bìng
腹，上 应 太 白 星。甚 则 喘 咳 逆 气，肩 背 痛，尻 阴 股 膝 髀 腨 胻 足 皆 病，

shàng yìng yíng huò xīng　　shōu qì jùn　　shēng qì xià　　cǎo mù liǎn　　cāng gān diāo yǔn　　bìng fǎn bào tòng　　qū xié
上 应 荧 惑 星。收 气 峻，生 气 下，草 木 敛，苍 干 凋 陨，病 反 暴 痛，胠 胁

bù kě fǎn cè　　ké nì shèn ér xuè yì　　tài chōng jué zhě　　sǐ bú zhì　　shàng yìng tài bái xīng
不 可 反 侧，咳 逆 甚 而 血 溢，太 冲 绝 者，死 不 治，上 应 太 白 星。

　　suì shuǐ tài guò　　hán qì liú xíng　　xié hài xīn huǒ　　mín bìng shēn rè fán xīn　　zào jì　　yīn jué　　shàng
　　岁 水 太 过，寒 气 流 行，邪 害 心 火。民 病 身 热 烦 心，躁 悸，阴 厥，上

xià zhōng hán　　zhān wàng xīn tòng　　hán qì zǎo zhì　　shàng yìng chén xīng　　shèn zé fù dà　　jìng zhǒng　　chuǎn ké
下 中 寒，谵 妄 心 痛，寒 气 早 至，上 应 辰 星。甚 则 腹 大，胫 肿，喘 咳，

qǐn hàn chū　　zēng fēng　　dà yǔ zhì　　āi wù méng yù　　shàng yìng zhèn xīng　　shàng lín tài yáng　　yǔ bīng xuě
寝 汗 出，憎 风，大 雨 至，埃 雾 朦 郁，上 应 镇 星。上 临 太 阳，雨 冰 雪，

shuāng bù shí jiàng　　shī qì biàn wù　　bìng fǎn fù mǎn cháng míng táng xiè　　shí bú huà　　kě ér wàng mào　　shén mén
霜 不 时 降，湿 气 变 物，病 反 腹 满 肠 鸣 溏 泄，食 不 化，渴 而 妄 冒，神 门

jué zhě　　sǐ bú zhì　　shàng yìng yíng huò chén xīng
绝 者，死 不 治，上 应 荧 惑 辰 星。

　　dì yuē　　shàn　　qí bù jí hé rú
　　帝 曰：善。其 不 及 何 如？

　　qí bó yuē　　xī hū zāi wèn yě　　suì mù bù jí　　zào nǎi dà xíng　　shēng qì shī yìng　　cǎo mù wǎn
　　岐 伯 曰：悉 乎 哉 问 也！岁 木 不 及，燥 乃 大 行，生 气 失 应，草 木 晚

róng　　sù shā ér shèn　　zé gāng mù bì zhuó　　róu wěi cāng gān　　shàng yìng tài bái xīng　　mín bìng zhōng qīng　　qū
荣，肃 杀 而 甚，则 刚 木 辟 著，柔 萎 苍 干，上 应 太 白 星，民 病 中 清，胠

xié tòng　　shào fù tòng　　cháng míng táng xiè　　liáng yǔ shí zhì　　shàng yìng tài bái　　suì xīng　　qí gǔ cāng　　shàng
胁 痛，少 腹 痛，肠 鸣 溏 泄。凉 雨 时 至，上 应 太 白、岁 星，其 谷 苍。上

lín yáng míng　　shēng qì shī zhèng　　cǎo mù zài róng　　huà qì nǎi jí　　shàng yìng tài bái zhèn xīng　　qí zhǔ cāng
临 阳 明，生 气 失 政，草 木 再 荣，化 气 乃 急，上 应 太 白 镇 星，其 主 苍

zǎo　　fù zé yán shǔ liú huǒ　　shī xìng zào　　róu cuì cǎo mù jiāo gǎo　　xià tǐ zài shēng　　huá shí qí huà　　bìng
早。复 则 炎 暑 流 火，湿 性 燥，柔 脆 草 木 焦 槁，下 体 再 生，华 实 齐 化，病

hán rè chuāng yáng　　fèi zhěn　　yōng cuó　　shàng yìng yíng huò　　tài bái　　qí gǔ bái jiān　　bái lù zǎo jiàng　　shōu
寒 热 疮 疡、痱 胗、痈 痤，上 应 荧 惑、太 白，其 谷 白 坚。白 露 早 降，收

shā qì xíng　　hán yǔ hài wù　　chóng shí gān huáng　　pí tǔ shòu xié　　chì qì hòu huà　　xīn qì wǎn zhì　　shàng
杀 气 行，寒 雨 害 物，虫 食 甘 黄，脾 土 受 邪，赤 气 后 化，心 气 晚 治，上

shèng fèi jīn　　bái qì nǎi qū　　qí gǔ bù chéng　　ké ér qiú　　shàng yìng yíng huò　　tài bái xīng
胜 肺 金，白 气 乃 屈，其 谷 不 成，咳 而 鼽，上 应 荧 惑、太 白 星。

　　suì huǒ bù jí　　hán nǎi dà xíng　　zhǎng zhèng bú yòng　　wù róng ér xià　　níng cǎn ér shèn　　zé yáng qì
　　岁 火 不 及，寒 乃 大 行，长 政 不 用，物 荣 而 下，凝 惨 而 甚，则 阳 气

bú huà　　nǎi zhé róng měi　　shàng yìng chén xīng　　mín bìng xiōng zhōng tòng　　xié zhī mǎn　　liǎng xié tòng　　yīng bèi jiān
不 化，乃 折 荣 美，上 应 辰 星，民 病 胸 中 痛，胁 支 满，两 胁 痛，膺 背 肩

jiǎ jiān jí liǎng bì nèi tòng　　yù mào méng mèi　　xīn tòng bào yīn　　xiōng fù dà　　xié xià yǔ yāo bèi xiāng yǐn ér
胛 间 及 两 臂 内 痛，郁 冒 朦 昧，心 痛 暴 喑，胸 腹 大，胁 下 与 腰 背 相 引 而

痛，甚则屈不能伸，髋髀如别，上应荧惑、辰星，其谷丹。复则埃郁，

大雨且至，黑气乃辱，病骛溏腹满，食饮不下，寒中，肠鸣，泄注腹

痛，暴挛痿痹，足不任身，上应镇星、辰星，玄谷不成。

岁土不及，风乃大行，化气不令，草木茂荣，飘扬而甚，秀而不实，

上应岁星。民病飧泄霍乱，体重腹痛，筋骨繇复，肌肉瞤酸，善怒，

藏气举事，蛰虫早附①，咸病寒中，上应岁星、镇星，其谷龄。复则收

政严峻，名木苍凋，胸胁暴痛，下引少腹，善太息，虫食甘黄，气客

于脾，龄谷乃减，民食少失味，苍谷乃损，上应太白、岁星。上临厥

阴，流水不冰，蛰虫来见，藏气不用，白乃不复，上应岁星，民乃康。

岁金不及，炎火乃行，生气乃用，长气专胜，庶物以茂，燥烁以

行，上应荧惑星。民病肩背瞀重，鼽嚏，血便注下，收气乃后，上应

太白星，其谷坚芒。复则寒雨暴至，乃零冰雹霜雪杀物，阴厥且格，

阳反上行，头脑户痛，延及囟顶发热，上应辰星，丹谷不成，民病口

疮，甚则心痛。

岁水不及，湿乃大行，长气反用，其化乃速，暑雨数至，上应镇

星，民病腹满身重，濡泄，寒疡流水，腰股痛发，腘腨股膝不便，烦

冤，足痿，清厥，脚下痛，甚则跗肿，藏气不政，肾气不衡，上应辰

星，其谷秬。上临太阴，则大寒数举，蛰虫早藏，地积坚冰，阳光不

治，民病寒疾于下，甚则腹满浮肿，上应镇星，其主龄谷。复则大风

① 附：同"伏"。

暴发，草偃木零，生长不鲜，面色时变，筋骨并辟，肉瞤瘛，目视𥉠
𥉠，物疏璺，肌肉胗发，气并膈中，痛于心腹，黄气乃损，其谷不登，
上应岁星。

帝曰：善。愿闻其时也。

岐伯曰：悉哉问也！

木不及，春有鸣条律畅之化，则秋有雾露清凉之政。春有惨凄残
贼之胜，则夏有炎暑燔烁之复。其眚东，其藏肝，其病内舍胠胁，外
在关节。

火不及，夏有炳明光显之化，则冬有严肃霜寒之政。夏有惨凄凝
冽之胜，则不时有埃昏大雨之复。其眚南，其藏心，其病内舍膺胁，
外在经络。

土不及，四维有埃云润泽之化，则春有鸣条鼓拆之政。四维发振
拉飘腾之变，则秋有肃杀霖霪之复。其眚四维，其藏脾，其病内舍心
腹，外在肌肉四支①。

金不及，夏有光显郁蒸之令，则冬有严凝整肃之应。夏有炎烁燔
燎之变，则秋有冰雹霜雪之复。其眚西，其藏肺，其病内舍膺胁肩
背，外在皮毛。

水不及，四维有湍润埃云之化，则不时有和风生发之应。四维发埃
昏骤注之变，则不时有飘荡振拉之复。其眚北，其藏肾，其病内舍腰

---

① 四支：同"四肢"。

脊骨髓，外在溪谷腨膝。

夫五运之政，犹权衡也，高者抑之，下者举之，化者应之，变者复之，此生长化成收藏之理，气之常也，失常则天地四塞矣。故曰：天地之动静，神明为之纪，阴阳之往复，寒暑彰其兆，此之谓也。

帝曰：夫子之言五气之变，四时之应，可谓悉矣。夫气之动乱，触遇而作，发无常会，猝然灾合，何以期之？

岐伯曰：夫气之动变，固不常在，而德化政令灾变，不同其候也。

帝曰：何谓也？

岐伯曰：东方生风，风生木，其德敷和，其化生荣，其政舒启，其令风，其变振发，其灾散落。南方生热，热生火，其德彰显，其化蕃茂，其政明曜，其令热，其变销烁，其灾燔炳。中央生湿，湿生土，其德溽蒸，其化丰备，其政安静，其令湿，其变骤注，其灾霖溃。西方生燥，燥生金，其德清洁，其化紧敛，其政劲切，其令燥，其变肃杀，其灾苍陨。北方生寒，寒生水，其德凄沧，其化清谧，其政凝肃，其令寒，其变凛冽，其灾冰雪霜雹。是以察其动也，有德有化，有政有令，有变有灾，而物由之，而人应之也。

163

帝曰：夫子之言岁候，不及其太过，而上应五星。今夫德化政令，灾眚变易，非常而有也，猝然而动，其亦为之变乎？

岐伯曰：承天而行之，故无妄动，无不应也。猝然而动者，气之交变也，其不应焉。故曰：应常不应猝，此之谓也。

dì yuē　　qí yìng nài hé
帝曰：其应奈何？

qí bó yuē　　gè cóng qí qì huà yě
岐伯曰：各从其气化也。

dì yuē　　qí xíng zhī xú jí nì shùn　　hé rú
帝曰：其行之徐疾逆顺，何如？

qí bó yuē　　yǐ dào liú jiǔ　　nì shǒu ér xiǎo　　shì wèi xǐng xià　　yǐ dào ér qù　　qù ér sù lái
岐伯曰：以道留久，逆守而小，是谓省下；以道而去，去而速来，

qū ér guò zhī　　shì wèi xǐng yí guò yě　　jiǔ liú ér huán　　huò lí huò fù　　shì wèi yì zāi yǔ qí dé yě
曲而过之，是谓省遗过也；久留而环，或离或附，是谓议灾与其德也；

yìng jìn zé xiǎo　　yìng yuǎn zé dà　　máng ér dà　　bèi cháng zhī yī　　qí huà shèn　　dà cháng zhī èr　　qí shěng
应近则小，应远则大。芒而大，倍常之一，其化甚，大常之二，其眚

jí fā yě　　xiǎo cháng zhī yī　　qí huà jiǎn　　xiǎo cháng zhī èr　　shì wèi lín shì　　xǐng xià zhī guò yǔ qí dé
即发也；小常之一，其化减；小常之二，是谓临视，省下之过与其德

yě　　dé zhě fú zhī　　guò zhě fá zhī　　shì yǐ xiàng zhī xiàn yě　　gāo ér yuǎn zé xiǎo　　xià ér jìn zé dà
也。德者福之，过者伐之。是以象之见也，高而远则小，下而近则大，

gù dà zé xǐ nù ěr　　xiǎo zé huò fú yuǎn　　suì yùn tài guò　　zé yùn xīng běi yuè　　yùn qì xiāng dé　　zé gè
故大则喜怒迩，小则祸福远。岁运太过，则运星北越。运气相得，则各

xíng yǐ dào　　gù suì yùn tài guò　　wèi xīng shī sè ér jiān qí mǔ　　bù jí zé sè jiān qí suǒ bù shèng　　xiào zhě
行以道。故岁运太过，畏星失色而兼其母；不及则色兼其所不胜。肖者

jù jù　　mò zhī qí miào　　mǐn mǐn zhī dāng　　shú zhě wéi liáng　　wàng xíng wú zhēng　　shì wèi hòu wáng
瞿瞿，莫知其妙，闵闵之当，孰者为良，妄行无征，示畏候王。

dì yuē　　qí zāi yìng hé rú
帝曰：其灾应何如？

qí bó yuē　　yì gè cóng qí huà yě　　gù shí zhì yǒu shèng shuāi　　líng fàn yǒu nì shùn　　liú shǒu yǒu duō
岐伯曰：亦各从其化也。故时至有盛衰，凌犯有逆顺，留守有多

shǎo　　xíng xiàn yǒu shàn è　　xiù shǔ yǒu shèng fù　　zhēng yìng yǒu jí xiōng yǐ
少，形见有善恶，宿属有胜负，征应有吉凶矣。

dì yuē　　qí shàn è　　hé wèi yě
帝曰：其善恶，何谓也？

qí bó yuē　　yǒu xǐ yǒu nù　　yǒu yōu yǒu sàng　　yǒu zé yǒu zào　　cǐ xiàng zhī cháng yě　　bì jǐn
岐伯曰：有喜有怒，有忧有丧，有泽有燥，此象之常也，必谨

chá zhī
察之。

dì yuē　　liù zhě gāo xià yì hū
帝曰：六者高下异乎？

qí bó yuē　　xiàng xiàn gāo xià　　qí yìng yī yě　　gù rén yì yìng zhī
岐伯曰：象见高下，其应一也，故人亦应之。

dì yuē　　shàn　　qí dé huà zhèng lìng zhī dòng jìng sǔn yì jiē hé rú
帝曰：善。其德化政令之动静损益皆何如？

164

岐伯曰：夫德化政令灾变，不能相加也。胜复盛衰，不能相多也。往来小大，不能相过也。用之升降，不能相无也。各从其动而复之耳。

帝曰：其病生何如？

岐伯曰：德化者，气之祥；政令者，气之章；变易者，复之纪；灾眚者，伤之始；气相胜者和，不相胜者病，重感于邪则甚也。

帝曰：善。所谓精光之论，大圣之业，宣明大道，通于无穷，究于无极也。余闻之，善言天者，必应于人，善言古者，必验于今，善言气者，必彰于物，善言应者，同天地之化，善言化言变者，通神明之理，非夫子孰能言至道欤！乃择良兆而藏之灵室，每旦读之，命曰《气交变》，非斋戒不敢发，慎传也。

五常政大论篇第七十

黄帝问曰：太虚寥廓，五运回薄，衰盛不同，损益相从，愿闻平气何如而名？何如而纪也？

岐伯对曰：昭乎哉问也！木曰敷和，火曰升明，土曰备化，金曰审平，水曰静顺。

帝曰：其不及奈何？

岐伯曰：木曰委和，火曰伏明，土曰卑监，金曰从革，水曰涸流。

dì yuē　　tài guò hé wèi
帝曰：太过何谓？

qí bó yuē　　mù yuē fā shēng　　huǒ yuē hè xī　　tǔ yuē dūn fù　　jīn yuē jiān chéng　　shuǐ yuē liú yǎn
岐伯曰：木曰发生，火曰赫曦，土曰敦阜，金曰坚成，水曰流衍。

dì yuē　　sān qì zhī jì　　yuàn wén qí hòu
帝曰：三气之纪，愿闻其候。

qí bó yuē　　xī hū zāi wèn yě
岐伯曰：悉乎哉问也！

fū hé zhī jì　　mù dé zhōu xíng　　yáng shū yīn bù　　wǔ huà xuān píng　　qí qì duān　　qí xìng suí　　qí
敷和之纪，木德周行，阳舒阴布，五化宣平。其气端，其性随，其

yòng qū zhí　　qí huà shēng róng　　qí lèi cǎo mù　　qí zhèng fā sàn　　qí hòu wēn hé　　qí lìng fēng　　qí zàng
用曲直，其化生荣，其类草木，其政发散，其候温和，其令风，其藏

gān　　gān qí wèi qīng　　qí zhǔ mù　　qí gǔ má　　qí guǒ lǐ　　qí shí hé　　qí yìng chūn　　qí chóng máo
肝，肝其畏清，其主目，其谷麻，其果李，其实核，其应春，其虫毛，

qí chù quǎn　　qí sè cāng　　qí yǎng jīn　　qí bìng lǐ jí zhī mǎn　　qí wèi suān　　qí yīn jué　　qí wù zhōng
其畜犬，其色苍，其养筋，其病里急支满，其味酸，其音角，其物中

jiān　　qí shù bā
坚，其数八。

shēng míng zhī jì　　zhèng yáng ér zhì　　dé shī zhōu pǔ　　wǔ huà jūn héng　　qí qì gāo　　qí xìng sù
升明之纪，正阳而治，德施周普，五化均衡。其气高，其性速，

qí yòng fán zhuó　　qí huà fán mào　　qí lèi huǒ　　qí zhèng míng yào　　qí hòu yán shǔ　　qí lìng rè　　qí zàng
其用燔灼，其化蕃茂，其类火，其政明曜，其候炎暑，其令热，其藏

xīn　　xīn qí wèi hán　　qí zhǔ shé　　qí gǔ mài　　qí guǒ xìng　　qí shí luò　　qí yìng xià　　qí chóng yǔ
心，心其畏寒，其主舌，其谷麦，其果杏，其实络，其应夏，其虫羽，

qí chù mǎ　　qí sè chì　　qí yǎng xuè　　qí bìng shùn chì　　qí wèi kǔ　　qí yīn zhǐ　　qí wù mài　　qí
其畜马，其色赤，其养血，其病瞤瘛，其味苦，其音徵，其物脉，其

shù qī
数七。

bèi huà zhī jì　　qì xié tiān xiū　　dé liú sì zhèng　　wǔ huà qí xiū　　qí qì píng　　qí xìng shùn　　qí
备化之纪，气协天休，德流四政，五化齐修。其气平，其性顺，其

yòng gāo xià　　qí huà fēng mǎn　　qí lèi tǔ　　qí zhèng ān jìng　　qí hòu rù zhēng　　qí lìng shī　　qí zàng pí
用高下，其化丰满，其类土，其政安静，其候溽蒸，其令湿，其藏脾，

pí　　qí wèi fēng　　qí zhǔ kǒu　　qí gǔ jì　　qí guǒ zǎo　　qí shí ròu　　qí yìng cháng xià　　qí chóng luǒ　　qí
脾其畏风，其主口，其谷稷，其果枣，其实肉，其应长夏，其虫倮，其

chù niú　　qí sè huáng　　qí yǎng ròu　　qí bìng pǐ　　qí wèi gān　　qí yīn gōng　　qí wù fū　　qí shù wǔ
畜牛，其色黄，其养肉，其病否①，其味甘，其音宫，其物肤，其数五。

shěn píng zhī jì　　shōu ér bù zhēng　　shā ér wú fàn　　wǔ huà xuān míng　　qí qì jié　　qí xìng gāng　　qí
审平之纪，收而不争，杀而无犯，五化宣明，其气洁，其性刚，其

---

① 否：坏、恶的意思。

用散落，其化坚敛，其类金，其政劲肃，其候清切，其令燥，其藏肺，肺其畏热，其主鼻，其谷稻，其果桃，其实壳，其应秋，其虫介，其畜鸡，其色白，其养皮毛，其病咳，其味辛，其音商，其物外坚，其数九。

静顺之纪，藏而勿害，治而善下，五化咸整，其气明，其性下，其用沃衍，其化凝坚，其类水，其政流演，其候凝肃，其令寒，其藏肾，肾其畏湿，其主二阴，其谷豆，其果栗，其实濡，其应冬，其虫鳞，其畜彘，其色黑，其养骨髓，其病厥，其味咸，其音羽，其物濡，其数六。

故生而勿杀，长而勿罚，化而勿制，收而勿害，藏而勿抑，是谓平气。

委和之纪，是谓胜生。生气不政，化气乃扬，长气自平，收令乃早。凉雨时降，风云并兴，草木晚荣，苍干凋落，物秀而实，肤肉内充。其气敛，其用聚，其动緛戾拘缓，其发惊骇，其藏肝，其果枣李，其实核壳，其谷稷稻，其味酸辛，其色白苍，其畜犬鸡，其虫毛介，其主雾露凄沧，其声角商。其病摇动注恐，从金化也，少角与判商同，上角与正角同，上商与正商同；其病支废痈肿疮疡，其甘虫，邪伤肝也。上宫与正宫同。萧飂肃杀，则炎赫沸腾，眚于三，所谓复也。其主飞蠹蛆雉，乃为雷霆。

伏明之纪，是谓胜长。长气不宣，藏气反布，收气自政，化令乃衡，寒清数举，暑令乃薄。承化物生，生而不长，成实而稚，遇化已老，阳气屈伏，蛰虫早藏。其气郁，其用暴，其动彰伏变易，其发痛，其藏心，其果栗桃，其实络濡，其谷豆稻，其味苦咸，其色玄丹，其畜马彘，其虫羽鳞，其主冰雪霜寒，其声徵羽。其病昏惑悲忘，从水化也，少徵与少羽同，上商与正商同。邪伤心也。凝惨凛冽，则暴雨霖霪，眚于九，其主骤注雷霆震惊，沉黔淫雨。

卑监之纪，是谓减化。化气不令，生政独彰，长气整，雨乃愆，收气平，风寒并兴，草木荣美，秀而不实，成而秕也。其气散，其用静定，其动疡涌分溃痈肿，其发濡滞，其藏脾，其果李栗，其实濡核，其谷豆麻，其味酸甘，其色苍黄，其畜牛犬，其虫倮毛，其主飘怒振发，其声宫角，其病留满否塞，从木化也，少宫与少角同，上宫与正宫同，上角与正角同，其病飧泄，邪伤脾也。振拉飘扬，则苍干散落，其眚四维，其主败折虎狼，清气乃用，生政乃辱。

从革之纪，是谓折收。收气乃后，生气乃扬，长化合德，火政乃宣，庶类以蕃。其气扬，其用躁切，其动铿禁瞀厥，其发咳喘，其藏肺，其果李杏，其实壳络，其谷麻麦，其味苦辛，其色白丹，其畜鸡羊，其虫介羽，其主明曜炎烁，其声商徵，其病嚏咳鼽衄，从火化也，少商与少徵同，上商与正商同，上角与正角同，邪伤肺也。炎光赫烈，则冰雪霜雹，眚于七，其主鳞伏彘鼠，岁气早至，乃生大寒。

涸流之纪，是谓反阳，藏令不举，化气乃昌，长气宣布，蛰虫不藏，土润水泉减，草木条茂，荣秀满盛。其气滞，其用渗泄，其动坚止，其发燥槁，其藏肾，其果枣杏，其实濡肉，其谷黍稷，其味甘咸，其色黅玄，其畜彘牛，其虫鳞倮，其主埃郁昏翳，其声羽宫，其病痿厥坚下，从土化也，少羽与少宫同，上宫与正宫同，其病癃闭，邪伤肾也，埃昏骤雨，则振拉摧拔，眚于一，其主毛显狐貉，变化不藏。

故乘危而行，不速而至，暴虐无德，灾反及之，微者复微，甚者复甚，气之常也。

发生之纪，是谓启陈，土疏泄，苍气达，阳和布化，阴气乃随，生气淳化，万物以荣。其化生，其气美，其政散，其令条舒，其动掉眩颠疾，其德鸣靡启坼，其变振拉摧拔，其谷麻稻，其畜鸡犬，其果李桃，其色青黄白，其味酸甘辛，其象春，其经足厥阴少阳，其藏肝脾，其虫毛介，其物中坚外坚，其病怒。太角与上商同，上徵则其气逆，其病吐利。不务其德，则收气复，秋气劲切，甚则肃杀，清气大至，草木凋零，邪乃伤肝。

赫曦之纪，是谓蕃茂，阴气内化，阳气外荣，炎暑施化，物得以昌。其化长，其气高，其政动，其令鸣显，其动炎灼妄扰，其德暄暑郁蒸，其变炎烈沸腾，其谷麦豆，其畜羊彘，其果杏栗，其色赤白玄，其味苦辛咸，其象夏，其经手少阴太阳，手厥阴少阳，其藏心肺，其虫羽鳞，其物脉濡，其病笑疟，疮疡血流，狂妄目赤。上羽与正徵同，其收齐，其病痓，上徵而收气后也。暴烈其政，藏气乃复，时见凝惨，甚则雨水霜雹切寒，邪伤心也。

敦阜之纪，是谓广化，厚德清静，顺长以盈，至阴内实，物化充成，烟埃朦郁，见于厚土，大雨时行，湿气乃用，燥政乃辟。其化员，其气丰，其政静，其令周备，其动濡积并稸，其德柔润重淖，其变震惊飘骤崩溃，其谷稷麻，其畜牛犬，其果枣李，其色黅玄苍，其味甘咸酸，其象长夏，其经足太阴阳明，其藏脾肾，其虫倮毛，其物肌核，其病腹满，四支不举，大风迅至，邪伤脾也。

坚成之纪，是谓收引，天气洁，地气明，阳气随，阴治化，燥行其政，物以司成，收气繁布，化洽不终。其化成，其气削，其政肃，其令锐切，其动暴折疡疰，其德雾露萧飋，其变肃杀凋零，其谷稻黍，其畜鸡马，其果桃杏，其色白青丹，其味辛酸苦，其象秋，其经手太阴阳明，其藏肺肝，其虫介羽，其物壳络，其病喘喝，胸凭仰息。上徵与正商同，其生齐，其病咳，政暴变，则名木不荣，柔脆焦首，长气斯救，大火流，炎烁且至，蔓将槁，邪伤肺也。

流衍之纪，是谓封藏，寒司物化，天地严凝，藏政以布，长令不扬。其化凛，其气坚，其政谧，其令流注，其动漂泄沃涌，其德凝惨寒雾，其变冰雪霜雹，其谷豆稷，其畜彘牛，其果栗枣，其色黑丹黅，其味咸苦甘，其象冬，其经足少阴太阳，其藏肾心，其虫鳞倮，其物濡满，其病胀，上羽而长气不化也。政过则化气大举，而埃昏气交，大雨时降，邪伤肾也。故曰：不恒其德，则所胜来复；政恒其理，则所胜同化，此之谓也。

170

帝曰：天不足西北，左寒而右凉；地不满东南，右热而左温，其故何也？

岐伯曰：阴阳之气，高下之理，太少之异也。东南方，阳也，阳者其精降于下，故右热而左温。西北方，阴也，阴者其精奉于上，故左寒而右凉。是以地有高下，气有温凉，高者气寒，下者气热。故适寒凉者胀，之温热者疮，下之则胀已，汗之则疮已，此凑理开闭之常，太少之异耳。

帝曰：其于寿夭何如？

岐伯曰：阴精所奉其人寿，阳精所降其人夭。

帝曰：善。其病也，治之奈何？

岐伯曰：西北之气，散而寒之，东南之气，收而温之，所谓同病异治也。故曰：气寒气凉，治以寒凉，行水渍之。气温气热，治以温热，强其内守，必同其气，可使平也，假者反之。

帝曰：善。一州之气生化寿夭不同，其故何也？

岐伯曰：高下之理，地势使然也。崇高则阴气治之，污下则阳气治之，阳胜者先天，阴胜者后天，此地理之常，生化之道也。

帝曰：其有寿夭乎？

岐伯曰：高者其气寿，下者其气夭，地之小大异也。小者小异，大者大异。故治病者，必明天道地理，阴阳更胜，气之先后，人之寿夭，生化之期，乃可以知人之形气矣。

dì yuē　shàn　　qí suì yǒu bú bìng　　ér zàng qì bú yìng bú yòng zhě　　hé yě

帝曰：善。其岁有不病，而藏气不应不用者，何也？

qí bó yuē　tiān qì zhì zhī　　qì yǒu suǒ cóng yě

岐伯曰：天气制之，气有所从也。

dì yuē　　yuàn zú wén zhī

帝曰：愿卒闻之。

qí bó yuē　shào yáng sī tiān　huǒ qì xià lín　fèi qì shàng cóng　bái qǐ jīn yòng　cǎo mù shuì

岐伯曰：少阳司天，火气下临，肺气上从，白起金用，草木眚，

huǒ xiàn fán ruò　　gé jīn qiě hào　　dà shǔ yǐ xíng　ké tì　qiú nǜ　bí zhì　chuāng yáng　hán rè fú

火见燔焫，革金且耗，大暑以行，咳嚏，鼽衄，鼻室，疮疡，寒热胕

zhǒng　　fēng xíng yú dì　　chén shā fēi yáng　　xīn tòng wèi wǎn tòng　　jué nì gé bù tōng　　qí zhǔ bào sù

肿。风行于地，尘沙飞扬，心痛胃脘痛，厥逆膈不通，其主暴速。

yáng míng sī tiān　　zào qì xià lín　　gān qì shàng cóng　　cāng qǐ mù yòng ér lì　　tǔ nǎi shěng　　qī cāng

阳明司天，燥气下临，肝气上从，苍起木用而立，土乃眚，凄沧

shuò zhì　　mù fá cǎo wěi　　xié tòng mù chì　　diào zhèn gǔ lì　　jīn wěi bù néng jiǔ lì　　bào rè zhì tǔ nǎi

数至，木伐草萎，胁痛目赤，掉振鼓慄，筋痿不能久立。暴热至，土乃

shǔ　　yáng qì yù fā　　xiǎo biàn biàn　　hán rè rú nüè　　shèn zé xīn tòng　　huǒ xíng yú gǎo　　liú shuǐ bù bīng

暑，阳气郁发，小便变，寒热如疟，甚则心痛，火行于槁，流水不冰，

zhé chóng nǎi xiàn

蛰虫乃见。

tài yáng sī tiān　　hán qì xià lín　　xīn qì shàng cóng　　ér huǒ qiě míng　　dān qǐ　　jīn nǎi shěng　　hán

太阳司天，寒气下临，心气上从，而火且明，丹起，金乃眚，寒

qīng shí jǔ　　shèng zé shuǐ bīng　　huǒ qì gāo míng　　xīn rè fán　　yì gān shàn kě　　qiú tì　　xǐ bēi shuò qiàn

清时举，胜则水冰，火气高明，心热烦，嗌干善渴，鼽嚏，喜悲数欠，

rè qì wàng xíng　　hán nǎi fù　　shuāng bù shí jiàng　　shàn wàng　　shèn zé xīn tòng　　tǔ nǎi rùn　　shuǐ fēng yǎn

热气妄行，寒乃复，霜不时降，善忘，甚则心痛。土乃润，水丰衍，

hán kè zhì　　chén yīn huà　　shī qì biàn wù　　shuǐ yǐn nèi xù　　zhōng mǎn bù shí　　pí qún ròu kē　　jīn mài bú

寒客至，沉阴化，湿气变物，水饮内稸，中满不食，皮瘤肉苛，筋脉不

lì　　shèn zé fú zhǒng　　shēn hòu yōng

利，甚则胕肿，身后痈。

jué yīn sī tiān　　fēng qì xià lín　　pí qì shàng cóng　　ér tǔ qiě lóng　　huáng qǐ　　shuǐ nǎi shěng　　tǔ

厥阴司天，风气下临，脾气上从，而土且隆，黄起，水乃眚，土

yòng gé　　tǐ zhòng　　jī ròu wěi　　shí jiǎn kǒu shuǎng　　fēng xíng tài xū　　yún wù yáo dòng　　mù zhuǎn ěr míng

用革，体重，肌肉萎，食减口爽，风行太虚，云物摇动，目转耳鸣。

huǒ zòng qí bào　　dì nǎi shǔ　　dà rè xiāo shuò　　chì wò xià　　zhé chóng shuò xiàn　　liú shuǐ bù bīng　　qí fā

火纵其暴，地乃暑，大热消烁，赤沃下，蛰虫数见，流水不冰，其发

jī sù

机速。

shào yīn sī tiān　　rè qì xià lín　　fèi qì shàng cóng　　bái qǐ jīn yòng　　cǎo mù shěng　　chuǎn ǒu　　hán

少阴司天，热气下临，肺气上从，白起金用，草木眚，喘呕，寒

热，嚏鼽衄，鼻窒，大暑流行，甚则疮疡燔灼，金烁石流。地乃燥清，凄沧数至，胁痛，善太息，肃杀行，草木变。

太阴司天，湿气下临，肾气上从，黑起水变，埃冒云雨，胸中不利，阴痿，气大衰，而不起不用。当其时，反腰脽痛，动转不便也，厥逆。地乃藏阴，大寒且至，蛰虫早附，心下否痛，地裂冰坚，少腹痛，时害于食，乘金则止水增，味乃咸，行水减也。

帝曰：岁有胎孕不育，治之不全，何气使然？

岐伯曰：六气五类，有相胜制也，同者盛之，异者衰之，此天地之道，生化之常也。故厥阴司天，毛虫静，羽虫育，介虫不成；在泉，毛虫育，倮虫耗，羽虫不育。少阴司天，羽虫静，介虫育，毛虫不成；在泉，羽虫育，介虫耗，不育。太阴司天，倮虫静，鳞虫育，羽虫不成；在泉，倮虫育，鳞虫不成。少阳司天，羽虫静，毛虫育，倮虫不成；在泉，羽虫育，介虫耗，毛虫不育。阳明司天，介虫静，羽虫育，介虫不成；在泉，介虫育，毛虫耗，羽虫不成。太阳司天，鳞虫静，倮虫育；在泉，鳞虫耗，倮虫不育。诸乘所不成之运，则甚也。故气主有所制，岁立有所生，地气制己胜，天气制胜己，天制色，地制形，五类衰盛，各随其气之所宜也。故有胎孕不育，治之不全，此气之常也，所谓中根也。根于外者亦五，故生化之别，有五气、五味、五色、五类、五宜也。

帝曰：何谓也？

岐伯曰：根于中者，命曰神机，神去则机息。根于外者，命曰气立，气止则化绝。故各有制，各有胜，各有生，各有成。故曰：不知年之所加，气之同异，不足以言生化。此之谓也。

帝曰：气始而生化，气散而有形，气布而蕃育，气终而象变，其致一也。然而五味所资，生化有薄厚，成熟有多少，终始不同，其故何也？

岐伯曰：地气制之也，非天不生，地不长也。

帝曰：愿闻其道。

岐伯曰：寒热燥湿，不同其化也。故少阳在泉，寒毒不生，其味辛，其治苦酸，其谷苍丹。阳明在泉，湿毒不生，其味酸，其气湿，其治辛苦甘，其谷丹素。太阳在泉，热毒不生，其味苦，其治淡咸，其谷黔秬。厥阴在泉，清毒不生，其味甘，其治酸苦，其谷苍赤，其气专，其味正。少阴在泉，寒毒不生，其味辛，其治辛苦甘，其谷白丹。太阴在泉，燥毒不生，其味咸，其气热，其治甘咸，其谷黔秬。化淳则咸守，气专则辛化而俱治。

故曰：补上下者从之，治上下者逆之，以所在寒热盛衰而调之。

故曰：上取下取，内取外取，以求其过。能①毒者以厚药，不胜毒者以薄药，此之谓也。气反者，病在上，取之下；病在下，取之上；病在中，傍取之。治热以寒，温而行之；治寒以热，凉而行之；治温以清，

---

① 能：同"耐"。禁得起，受得住。

lěng ér xíng zhī　　　zhì qīng yǐ wēn　　　rè ér xíng zhī　　　gù xiāo zhī xiāo zhī　　tǔ zhī xià zhī　　bǔ zhī xiè zhī
冷而行之；治清以温，热而行之。故消之削之，吐之下之，补之泻之，

jiǔ xīn tóng fǎ
久新同法。

dì yuē　　bìng zài zhōng ér bù shí bù jiān　　qiě jù qiě sàn　　nài hé
帝曰：病在中而不实不坚，且聚且散，奈何？

qí bó yuē　　xī hū zǎi wèn yě　　wú jī zhě qiú qí zàng　　xū zé bǔ zhī　　yào yǐ qū zhī　　shí yǐ
岐伯曰：悉乎哉问也！无积者求其藏，虚则补之，药以祛之，食以

suí zhī　　xíng shuǐ zì zhī　　hé qí zhōng wài　　kě shǐ bì yǐ
随之，行水渍之，和其中外，可使毕已。

dì yuē　　yǒu dú wú dú　　fú yǒu yuē hū
帝曰：有毒无毒，服有约乎？

qí bó yuē　　bìng yǒu jiǔ xīn　　fāng yǒu dà xiǎo　　yǒu dú wú dú　　gù yí cháng zhì yǐ　　dà dú zhì
岐伯曰：病有久新，方有大小，有毒无毒，固宜常制矣。大毒治

bìng　　shí qù qí liù　　cháng dú zhì bìng　　shí qù qí qī　　xiǎo dú zhì bìng　　shí qù qí bā　　wú dú zhì
病，十去其六；常毒治病，十去其七；小毒治病，十去其八；无毒治

bìng　　shí qù qí jiǔ　　gǔ ròu guǒ cài　　shí yǎng jìn zhī　　wú shǐ guò zhī　　shāng qí zhèng yě　　bú jìn
病，十去其九。谷肉果菜，食养尽之，无使过之，伤其正也。不尽，

xíng fù rú fǎ　　bì xiān suì qì　　wú fá tiān hé　　wú shèng shèng　　wú xū xū　　ér yí rén yāo yāng　　wú
行复如法，必先岁气，无伐天和，无盛盛，无虚虚，而遗人夭殃，无

zhì xié　　wú shī zhèng　　jué rén cháng mìng
致邪，无失正，绝人长命。

dì yuē　　qí jiǔ bìng zhě　　yǒu qì cóng bù kāng　　bìng qù ér jí　　nài hé
帝曰：其久病者，有气从不康，病去而瘠，奈何？

qí bó yuē　　zhāo hū zǎi shèng rén zhī wèn yě　　huà bù kě dài　　shí bù kě wéi　　fú jīng luò yǐ tōng
岐伯曰：昭乎哉圣人之问也！化不可代，时不可违。夫经络以通，

xuè qì yǐ cóng　　fù qí bù zú　　yǔ zhòng qí tóng　　yǎng zhī hé zhī　　jìng yǐ dài shí　　jǐn shǒu qí qì　　wú
血气以从，复其不足，与众齐同，养之和之，静以待时，谨守其气，无

shǐ qīng yí　　qí xíng nǎi zhāng　　shēng qì yǐ zhǎng　　mìng yuē shèng wáng　　gù　　dà yào　　yuē　　wú dài huà
使倾移，其形乃彰，生气以长，命曰圣王。故《大要》曰：无代化，

wú wéi shí　　bì yǎng bì hé　　dài qí lái fù　　cǐ zhī wèi yě
无违时，必养必和，待其来复，此之谓也。

dì yuē　　shàn
帝曰：善。

liù yuán zhèng jì　dà lùn piān dì　qī shí　yī
六元正纪大论篇第七十一

huáng dì wèn yuē　　liù huà liù biàn　　shèng fù yín zhì　　gān kǔ xīn xián suān dàn xiān hòu　　yú zhī zhī yǐ
黄帝问曰：六化六变，胜复淫治，甘苦辛咸酸淡先后，余知之矣。

fú wǔ yùn zhī huà　　huò cóng tiān qì　　huò nì tiān qì　　huò cóng tiān qì ér nì dì qì　　huò cóng dì qì ér nì
夫五运之化，或从天气，或逆天气，或从天气而逆地气，或从地气而逆

tiān qì　　huò xiāng dé　　huò bù xiāng dé　　yú wèi néng míng qí shì　　yù tōng tiān zhī jì　cóng dì zhī lǐ
天气，或相得，或不相得，余未能明其事。欲通天之纪，从地之理，

hé qí yùn　　tiáo qí huà　　shǐ shàng xià hé dé　　wú xiāng duó lún　tiān dì shēng jiàng　bù shī qí yí　wǔ
和其运，调其化，使上下合德，无相夺伦，天地升降，不失其宜，五

yùn xuān xíng　　wù guāi qí zhèng　　tiáo zhī zhèng wèi　cóng nì nài hé
运宣行，勿乖其政，调之正味，从逆奈何？

　　qí bó qǐ shǒu zài bài duì yuē　　zhāo hū zāi wèn yě　cǐ tiān dì zhī gāng jì　biàn huà zhī yuān yuán　fēi
　　岐伯稽首再拜对曰：昭乎哉问也。此天地之纲纪，变化之渊源，非

shèng dì　shú néng qióng qí zhì lǐ yú　chén suī bù mǐn　qǐng chén qí dào　lìng zhōng bú miè　jiǔ ér
圣帝，孰能穷其至理欤！臣虽不敏，请陈其道，令终不灭，久而

bú yì
不易。

　　dì yuē　yuàn fū zǐ tuī ér cì zhī　cóng qí lèi xù　fēn qí bù zhǔ　bié qí zōng sī　zhāo qí qì
　　帝曰：愿夫子推而次之，从其类序，分其部主，别其宗司，昭其气

shù　míng qí zhèng huà　kě dé wén hū
数，明其正化，可得闻乎？

　　qí bó yuē　xiān lì qí nián　yǐ míng qí qì　jīn mù shuǐ huǒ tǔ　yùn xíng zhī shù　hán shǔ zào shī
　　岐伯曰：先立其年，以明其气，金木水火土，运行之数；寒暑燥湿

fēng huǒ　lín yù zhī huà　zé tiān dào kě jiàn　mín qì kě tiáo　yīn yáng juǎn shū　jìn ér wú huò　shù zhī
风火，临御之化，则天道可见，民气可调，阴阳卷舒，近而无惑，数之

kě shǔ zhě　qǐng suì yán zhī
可数者，请遂言之。

　　dì yuē　tài yáng zhī zhèng nài hé
　　帝曰：太阳之政奈何？

　　qí bó yuē　chén xū zhī jì yě
　　岐伯曰：辰戌之纪也。

tài yáng　tài jué　tài yīn　rén chén　rén xū　qí yùn fēng　qí huà míng wèn qǐ chāi　qí biàn zhèn
太阳、太角、太阴、壬辰、壬戌，其运风，其化鸣紊启拆，其变振

lā cuī bá　qí bìng xuàn diào mù míng
拉摧拔，其病眩掉目瞑。

tài jué　shào zhǐ　tài gōng　shào shāng　tài yǔ
太角初正、少徵、太宫、少商、太羽终。

tài yáng　tài zhǐ　tài yīn　wù chén　wù xū　qí yùn rè　qí huà xuān shǔ yù yù　qí
太阳、太徵、太阴、戊辰、戊戌同正徵。其运热，其化暄暑郁燠，其

biàn yán liè fèi téng　qí bìng rè yù
变炎烈沸腾，其病热郁。

tài zhǐ　shào gōng　tài shāng　shào yǔ　shào jué
太徵、少宫、太商、少羽终、少角初。

太阳、太宫、太阴、甲辰 岁会 同天符、甲戌 岁会 同天符。其运阴埃，其化

柔润重泽，其变震惊飘骤，其病湿下重。

太宫、少商、太羽 终、太角 初、少徵。

太阳、太商、太阴、庚辰、庚戌，其运凉，其化雾露萧瑟，其变肃

杀凋零，其病燥、背瞀、胸满。

太商、少羽 终、少角 初、太徵、少宫。

太阳、太羽、太阴、丙辰 天符、丙戌 天符，其运寒肃，其化凝惨凛冽，

其变冰雪霜雹，其病大寒留于溪谷。

太羽 终、太角 初、少徵、太宫、少商。

凡此太阳司天之政，气化运行先天，天气肃，地气静，寒临太虚，

阳气不令，水土合德，上应辰星镇星。其谷玄黅，其政肃，其令徐。

寒政大举，泽无阳焰，则火发待时。少阳中治，时雨乃涯，止极雨散，

还于太阴，云朝北极，湿化乃布，泽流万物，寒敷于上，雷动于下，

寒湿之气，持于气交。民病寒湿，发肌肉萎，足痿不收，濡泻血溢。

初之气，地气迁，气乃大温，草乃早荣，民乃厉，温病乃作，身热

头痛，呕吐，肌腠疮疡。二之气，大凉反至，民乃惨，草乃遇寒，火气

遂抑。民病气郁中满，寒乃始。三之气，天政布，寒气行，雨乃降。民

病寒，反热中，痈疽注下，心热瞀闷，不治者死。四之气，风湿交争，

风化为雨，乃长乃化乃成。民病大热少气，肌肉萎，足痿，注下赤白。

五之气，阳复化，草乃长，乃化乃成，民乃舒。终之气，地气正，湿

lìng xíng　　yīn níng tài xū　　āi hūn jiāo yě　　mín nǎi cǎn qī　　hán fēng yǐ zhì　　fǎn zhě yùn nǎi sǐ
令行，阴凝太虚，埃昏郊野，民乃惨凄，寒风以至，反者孕乃死。

gù suì yí kǔ yǐ zào zhī wēn zhī　　bì zhé qí yù qì　　xiān zī qí huà yuán　　yì qí yùn qì　　fú qí
故岁宜苦以燥之温之，必折其郁气，先资其化源，抑其运气，扶其

bú shèng　　wú shǐ bào guò ér shēng qí jí　　shí suì gǔ yǐ quán qí zhēn　　bì xū xié yǐ ān qí zhèng　　shì qì
不胜，无使暴过而生其疾，食岁谷以全其真，避虚邪以安其正。适气

tóng yì　　duō shǎo zhì zhī　　tóng hán shī zhě zào rè huà　　yì hán shī zhě zào shī huà　　gù tóng zhě duō zhī　　yì
同异，多少制之，同寒湿者燥热化，异寒湿者燥湿化，故同者多之，异

zhě shǎo zhī　　yòng hán yuǎn hán　　yòng liáng yuǎn liáng　　yòng wēn yuǎn wēn　　yòng rè yuǎn rè　　shí yí tóng fǎ　　yǒu
者少之，用寒远寒，用凉远凉，用温远温，用热远热，食宜同法。有

jiǎ zhě fǎn cháng　　fǎn shì zhě bìng　　suǒ wèi shí yě
假者反常，反是者病，所谓时也。

dì yuē　　shàn　　yáng míng zhī zhèng nài hé
帝曰：善。阳明之政奈何？

qí bó yuē　　mǎo yǒu zhī jì yě
岐伯曰：卯酉之纪也。

yáng míng　　shào jué　　shào yīn　　qīng rè shèng fù tóng　　tóng zhèng shāng　　dīng mǎo　　　dīng yǒu　　qí yùn
阳明、少角、少阴，清热胜复同，同正商。丁卯岁会、丁酉，其运

fēng　　qīng rè
风，清热。

shào jué　　　tài zhǐ　　shào gōng　　tài shāng　　shào yǔ
少角初正、太徵、少宫、太商、少羽终。

yáng míng　　shào zhǐ　　shào yīn　　hán yǔ shèng fù tóng　　tóng zhèng shāng　　guǐ mǎo　　　guǐ yǒu
阳明、少徵、少阴，寒雨胜复同，同正商。癸卯同岁会、癸酉同岁会，

qí yùn rè　　hán yǔ
其运热，寒雨。

shào zhǐ　　tài gōng　　shào shāng　　tài yǔ　　tài jué
少徵、太宫、少商、太羽终、太角初。

yáng míng　　shào gōng　　shào yīn　　fēng liáng shèng fù tóng　　jǐ mǎo　　　jǐ yǒu　　qí yùn yǔ　　fēng liáng
阳明、少宫、少阴，风凉胜复同。己卯、己酉，其运雨，风凉。

shào gōng　　tài shāng　　shào yǔ　　　shào jué　　tài zhǐ
少宫、太商、少羽终、少角初、太徵。

yáng míng　　shào shāng　　shào yīn　　rè hán shèng fù tóng　　tóng zhèng shāng　　yǐ mǎo　　　yǐ yǒu
阳明、少商、少阴，热寒胜复同，同正商。乙卯天符，乙酉岁会，

tài yī　　　qí yùn liáng rè hán
太一天符，其运凉热寒。

shào shāng　　tài yǔ　　　tài jué　　shào zhǐ　　tài gōng
少商、太羽终、太角初、少徵、太宫。

yáng míng　　shào yǔ　　shào yīn　　yǔ fēng shèng fù tóng　　xīn mǎo shào gōng tóng　　xīn yǒu　　xīn mǎo　　qí yùn
阳明、少羽、少阴，雨风胜复同，辛卯少宫同。辛酉、辛卯，其运

178

寒雨风。

少羽_终、少角_初、太徵、太宫、太商。

凡此阳明司天之政，气化运行后天，天气急，地气明，阳专其令，炎暑大行，物燥以坚，淳风乃治，风燥横运，流于气交，多阳少阴，云趋雨府，湿化乃敷。燥极而泽，其谷白丹，间谷命太者，其耗白甲品羽，金火合德，上应太白、荧惑。其政切，其令暴，蛰虫乃见，流水不冰。民病咳嗌塞，寒热发，暴振溧癃闷，清先而劲，毛虫乃死，热后而暴，介虫乃殃，其发躁，胜复之作，扰而大乱，清热之气，持于气交。

初之气，地气迁，阴始凝，气始肃，水乃冰，寒雨化。其病中热胀，面目浮肿，善眠，鼽衄，嚏欠，呕，小便黄赤，甚则淋。二之气，阳乃布，民乃舒，物乃生荣。厉大至，民善暴死。三之气，天政布，凉乃行，燥热交合，燥极而泽，民病寒热。四之气，寒雨降，病暴仆，振慄谵妄，少气，嗌干引饮，及为心痛，痈肿疮疡，疟寒之疾，骨痿血便。五之气，春令反行，草乃生荣，民气和。终之气，阳气布，候反温，蛰虫来见，流水不冰，民乃康平，其病温。

故食岁谷以安其气，食间谷以去其邪，岁宜以咸，以苦，以辛，汗之、清之、散之，安其运气，无使受邪，折其郁气，资其化源。以寒热轻重少多其制，同热者多天化，同清者多地化，用凉远凉，用热远热，用寒远寒，用温远温，食宜同法。有假者反之，此其道也。反是者，乱

179

tiān dì zhī jīng　　rǎo yīn yáng zhī jì yě
天地之经，扰阴阳之纪也。

dì yuē shàn　　shào yáng zhī zhèng nài hé
帝曰：善。少阳之政奈何？

qí bó yuē　　yín shēn zhī jì yě
岐伯曰：寅申之纪也。

shào yáng　tài jué　jué yīn　rén yín　　rén shēn　　qí yùn fēng gǔ　qí huà míng xún qǐ
少阳、太角、厥阴、壬寅同天符、壬申同天符，其运风鼓，其化鸣紊启

chè　qí biàn zhèn lā cuī bá　qí bìng diào xuàn　zhī xié　jīng hài
坼，其变振拉摧拔，其病掉眩，支胁，惊骇。

tài jué　shào zhǐ　tài gōng　shào shāng　tài yǔ
太角初正、少徵、太宫、少商、太羽终。

shào yáng　tài zhǐ　jué yīn　wù yín　　wù shēn　　qí yùn shǔ　qí huà xuān xiāo yù yù
少阳、太徵、厥阴、戊寅天符、戊申天符，其运暑，其化暄嚣郁燠，

qí biàn yán liè fèi téng　qí bìng shàng rè yù　xuè yì xuè xiè xīn tòng
其变炎烈沸腾，其病上热郁，血溢血泄心痛。

tài zhǐ　shào gōng　tài shāng　shào yǔ　shào jué
太徵、少宫、太商、少羽终、少角初。

shào yáng　tài gōng　jué yīn　jiǎ yín　jiǎ shēn　qí yùn yīn yǔ　qí huà róu rùn zhòng zé　qí biàn
少阳、太宫、厥阴、甲寅、甲申，其运阴雨，其化柔润重泽，其变

zhèn jīng piāo zhòu　　qí bìng tǐ zhòng　fú zhǒng pǐ yǐn
震惊飘骤，其病体重，胕肿痞饮。

tài gōng　shào shāng　tài yǔ　tài jué　shào zhǐ
太宫、少商、太羽终、太角初、少徵。

shào yáng　tài shāng　jué yīn　gēng yín　gēng shēn　tóng zhèng shāng　qí yùn liáng　qí huà wù lù qīng
少阳、太商、厥阴、庚寅、庚申、同正商，其运凉，其化雾露清

qiè　qí biàn sù shā diāo líng　qí bìng jiān bèi xiōng zhōng
切，其变肃杀凋零，其病肩背胸中。

tài shāng　shào yǔ　shào jué　tài zhǐ　shào gōng
太商、少羽终、少角初、太徵、少宫。

shào yáng　tài yǔ　jué yīn　bǐng yín　bǐng shēn　qí yùn hán sù　qí huà níng cǎn lǐn liè　qí biàn
少阳、太羽、厥阴、丙寅、丙申，其运寒肃，其化凝惨凛冽，其变

bīng xuě shuāng báo　qí bìng hán　fú zhǒng
冰雪霜雹，其病寒，浮肿。

tài yǔ　tài jué　shào zhǐ　tài gōng　shào shāng
太羽终、太角初、少徵、太宫、少商。

fán cǐ shào yáng sī tiān zhī zhèng　qì huà yùn xíng xiān tiān　tiān qì zhèng　dì qì rǎo　fēng nǎi bào jǔ
凡此少阳司天之政，气化运行先天，天气正，地气扰，风乃暴举，

mù yǎn shā fēi　yán huǒ nǎi liú　yīn xíng yáng huà　yǔ nǎi shí yìng　huǒ mù tóng dé　shàng yìng yíng huò suì
木偃沙飞，炎火乃流，阴行阳化，雨乃时应，火木同德，上应荧惑岁

星。其谷丹苍，其政严，其令扰。故风热参布，云物沸腾，太阴横流，寒乃时至，凉雨并起。民病寒中，外发疮疡，内为泄满。故圣人遇之，和而不争。往复之作，民病寒热，疟泄，聋瞑，呕吐，上怫肿色变。

初之气，地气迁，风胜乃摇，寒乃去，候乃大温，草木早荣。寒来不杀，温病乃起，其病气怫于上，血溢目赤，咳逆头痛，血崩胁满，肤腠中疮。二之气，火反郁，白埃四起，云趋雨府，风不胜湿，雨乃零，民乃康。其病热郁于上，咳逆呕吐，疮发于中，胸嗌不利，头痛身热，昏愦脓疮。三之气，天政布，炎暑至，少阳临上，雨乃涯。民病热中，聋瞑血溢，脓疮咳呕，鼽衄渴嚏欠，喉痹目赤，善暴死。四之气，凉乃至，炎暑间化，白露降，民气和平，其病满身重。五之气，阳乃去，寒乃来，雨乃降，气门乃闭，刚木早凋，民避寒邪，君子周密。终之气，地气正，风乃至，万物反生，霜雾以行。其病关闭不禁，心痛，阳气不藏而咳。抑其运气，赞所不胜，必折其郁气，先取化源，暴过不生，苛疾不起。故岁宜咸辛宜酸，渗之泄之，渍之发之，观气寒温以调其过，同风热者多寒化，异风热者少寒化，用热远热，用温远温，用寒远寒，用凉远凉，食宜同法，此其道也。有假者反之，反是者，病之阶也。

帝曰：善。太阴之政奈何？

岐伯曰：丑未之纪也。

181

太阴、少角、太阳，清热胜复同，同正宫，丁丑丁未，其运风清热。

少角_{初正}、太徵、少宫、太商、少羽_终。

太阴、少徵、太阳，寒雨胜复同，癸丑、癸未，其运热寒雨。

少徵、太宫、少商、太羽_终、太角_初。

太阴、少宫、太阳，风清胜复同，同正宫，己丑_{太一天符}、己未_{太一天符}，其运雨风清。

少宫、太商、少羽_终、少角_初、太徵。

太阴、少商、太阳，热寒胜复同，乙丑乙未，其运凉热寒。

少商、太羽_终、太角_初、少徵、太宫。

太阴、少羽、太阳，雨风胜复同，同正宫。辛丑_{同岁会}、辛未_{同岁会}，其运寒雨风。

少羽_终、少角_初、太徵、少宫、太商。

凡此太阴司天之政，气化运行后天，阴专其政，阳气退避，大风时起，天气下降，地气上腾，原野昏霿，白埃四起，云奔南极，寒雨数至，物成于差夏。民病寒湿，腹满，身䐜愤，胕肿，痞逆、寒厥、拘急。湿寒合德，黄黑埃昏，流行气交，上应镇星、辰星。其政肃，其令寂，其谷黅玄。故阴凝于上，寒积于下，寒水胜火，则为冰雹，阳光不治，杀气乃行。故有余宜高，不及宜下，有余宜晚，不及宜早。土之利，气之化也，民气亦从之，间谷命其太也。

初之气，地气迁，寒乃去，春气正，风乃来，生布万物以荣，民气条舒，风湿相薄，雨乃后。民病血溢，筋络拘强，关节不利，身重筋痿。二之气，大火正，物承化，民乃和，其病温厉大行，远近咸若，湿蒸相薄，雨乃时降。三之气，天政布，湿气降，地气腾，雨乃时降，寒乃随之。感于寒湿，则民病身重胕肿，胸腹满。四之气，畏火临，溽蒸化，地气腾，天气否隔，寒风晓暮，蒸热相薄，草木凝烟，湿化不流，则白露阴布，以成秋令。民病腠理热，血暴溢疟，心腹满热，胪胀，甚则胕肿。五之气，惨令已行，寒露下，霜乃早降，草木黄落，寒气及体，君子周密，民病皮腠。终之气，寒大举，湿大化，霜乃积，阴乃凝，水坚冰，阳光不治。感于寒则病人关节禁固，腰脽痛，寒湿推于气交而为疾也。

必折其郁气，而取化源，益其岁气，无使邪胜。食岁谷以全其真，食间谷以保其精。故岁宜以苦燥之温之，甚者发之泄之。不发不泄，则湿气外溢，肉溃皮拆而水血交流。必赞其阳火，令御甚寒，从气异同，少多其判也，同寒者以热化，同湿者以燥化，异者少之，同者多之，用凉远凉，用寒远寒，用温远温，用热远热，食宜同法。假者反之，此其道也，反是者病也。

帝曰：善，少阴之政奈何？

岐伯曰：子午之纪也。

少阴、太角、阳明、壬子、壬午，其运风鼓，其化鸣紊启拆，其变

zhèn lā cuī bá　　　qí bìng zhī mǎn
振拉摧拔，其病支满。

tài jué　　　shào zhǐ　tài gōng　shào shāng　tài yǔ
太角初正、少徵、太宫、少商、太羽终。

shào yīn　tài zhǐ　yáng míng　wù zǐ　　wù wǔ　　　qí yùn yán shǔ　qí huà xuān yào yù
少阴、太徵、阳明、戊子天符、戊午太一天符，其运炎暑，其化暄曜郁

yù　qí biàn yán liè fèi téng　qí bìng shàng rè xuè yì
燠，其变炎烈沸腾，其病上热血溢。

tài zhǐ　shào gōng　tài shāng　shào yǔ　　shào jué
太徵、少宫、太商、少羽终、少角初。

shào yīn　tài gōng　yáng míng　jiǎ zǐ　jiǎ wǔ　qí yùn yīn yǔ　qí huà róu rùn shí yǔ　qí biàn
少阴、太宫、阳明、甲子、甲午，其运阴雨，其化柔润时雨，其变

zhèn jīng piāo zhòu　qí bìng zhōng mǎn shēn zhòng
震惊飘骤，其病中满身重。

tài gōng　shào shāng　tài yǔ　tài jué　shào zhǐ
太宫、少商、太羽终、太角初、少徵。

shào yīn　tài shāng　yáng míng　gēng zǐ　　gēng wǔ　　tóng zhèng shāng　qí yùn liáng jìn
少阴、太商、阳明、庚子同天符、庚午同天符，同正商。其运凉劲，

qí huà wù lù xiāo sè　　qí biàn sù shā diāo líng　qí bìng xià qīng
其化雾露萧飓，其变肃杀凋零，其病下清。

tài shāng　shào yǔ　　shào jué　tài zhǐ　shào gōng
太商、少羽终、少角初、太徵、少宫。

shào yīn　tài yǔ　yáng míng　bǐng zǐ　　bǐng wǔ　qí yùn hán　qí huà níng cǎn lì liè　qí biàn
少阴、太羽、阳明、丙子岁会、丙午，其运寒，其化凝惨溧冽，其变

bīng xuě shuāng báo　qí bìng hán xià
冰雪霜雹，其病寒下。

tài yǔ　tài jué　shào zhǐ　tài gōng　shào shāng
太羽终、太角初、少徵、太宫、少商。

fán cǐ shào yīn sī tiān zhī zhèng　qì huà yùn xíng xiān tiān　dì qì sù　tiān qì míng　hán jiāo shǔ　rè
凡此少阴司天之政，气化运行先天，地气肃，天气明，寒交暑，热

jiā zào　yún chí yǔ fǔ　shī huà nǎi xíng　shí yǔ nǎi jiàng　jīn huǒ hé dé　shàng yìng yíng huò tài bái　qí
加燥，云驰雨府，湿化乃行，时雨乃降，金火合德，上应荧惑太白。其

zhèng míng　qí lìng qiè　qí gǔ dān bái　shuǐ huǒ hán rè chí yú qì jiāo ér wéi bìng shǐ yě　rè bìng shēng yú
政明，其令切，其谷丹白。水火寒热持于气交而为病始也。热病生于

shàng　qīng bìng shēng yú xià　hán rè líng fàn ér zhēng yú zhōng　mín bìng ké chuǎn　xuè yì xuè xiè　qiú tì
上，清病生于下，寒热凌犯而争于中，民病咳喘，血溢血泄，鼽嚏，

mù chì　zì yáng　hán jué rù wèi　xīn tòng　yāo tòng　fù dà　yì gān zhǒng shàng
目赤，眦疡，寒厥入胃，心痛，腰痛，腹大，嗌干肿上。

chū zhī qì　dì qì qiān　zào jiāng qù　hán nǎi shǐ　zhé fù cáng　shuǐ nǎi bīng　shuāng fù jiàng fēng
初之气，地气迁，燥将去，寒乃始，蛰复藏，水乃冰，霜复降，风

乃至，阳气郁，民反周密，关节禁固，腰脽痛，炎暑将起，中外疮痒。二之气，阳气布，风乃行，春气以正，万物应荣，寒气时至，民乃和，其病淋，目瞑目赤，气郁于上而热。三之气，天政布，大火行，庶类蕃鲜，寒气时至。民病气厥心痛，寒热更作，咳喘目赤。四之气，溽暑至，大雨时行，寒热互至。民病寒热，嗌干，黄瘅，鼽衄，饮发。五之气，畏火临，暑反至，阳乃化，万物乃生，乃长荣，民乃康，其病温。终之气，燥令行，余火内格，肿于上，咳喘，甚则血溢。寒气数举，则霜雾翳，病生皮腠，内舍于胁，下连少腹而作寒中，地将易也。必抑其运气，资其岁胜，折其郁发，先取化源，无使暴过而生其病也。食岁谷以全真气，食间谷以辟虚邪。岁宜咸以奥之，而调其上，甚则以苦发之，以酸收之，而安其下，甚则以苦泄之。适气同异而多少之，同天气者以寒清化，同地气者以温热化。用热远热，用凉远凉，用温远温，用寒远寒，食宜同法。有假则反，此其道也，反是者病作矣。

帝曰：善。厥阴之政奈何？

岐伯曰：巳亥之纪也。

厥阴、少角、少阳，清热胜复同，同正角。丁巳_{天符}，丁亥_{天符}，其运风清热。

少角_{初正}、太徵、少宫、太商、少羽_终。

厥阴、少徵、少阳，寒雨胜复同，癸巳_{同岁会}、癸亥_{同岁会}，其运热

hán yǔ
寒雨。

shào zhǐ　　tài gōng　　shào shāng　　tài yǔ　　　tài jué
少徵、太宫、少商、太羽终、太角初。

jué yīn　　shào gōng　　shào yáng　　fēng qīng shèng fù tóng　　tóng zhèng jué　　jǐ sì　　jǐ hài　　qí yùn yǔ
厥阴、少宫、少阳，风清胜复同，同正角。己巳，己亥，其运雨

fēng qīng
风清。

shào gōng　　tài shāng　　shào yǔ　　shào jué　　tài zhǐ
少宫、太商、少羽终、少角初、太徵。

jué yīn　　shào shāng　　shào yáng　　rè hán shèng fù tóng　　tóng zhèng jué　　yǐ sì　　yǐ hài　　qí yùn liáng
厥阴、少商、少阳，热寒胜复同，同正角。乙巳，乙亥，其运凉

rè hán
热寒。

shào shāng　　tài yǔ　　　tài jué　　　shào zhǐ　　tài gōng
少商、太羽终、太角初、少徵、太宫。

jué yīn　　shào yǔ　　　shào yáng　　yǔ fēng shèng fù tóng　　xīn sì　　xīn hài　　qí yùn hán yǔ fēng
厥阴、少羽终、少阳，雨风胜复同，辛巳，辛亥，其运寒雨风。

shào yǔ　　　shào jué　　　tài zhǐ　　shào gōng　　tài shāng
少羽终、少角初、太徵、少宫、太商。

fán cǐ jué yīn sī tiān zhī zhèng　　qì huà yùn xíng hòu tiān　　zhū tóng zhèng suì　　qì huà yùn xíng tóng tiān
凡此厥阴司天之政，气化运行后天，诸同正岁，气化运行同天，

tiān qì rǎo　　dì qì zhèng　　fēng shēng gāo yuǎn　　yán rè cóng zhī　　yún qū yǔ fǔ　　shī huà nǎi xíng　　fēng huǒ
天气扰，地气正，风生高远，炎热从之，云趋雨府，湿化乃行，风火

tóng dé　　shàng yìng suì xíng yíng huò　　qí zhèng náo　　qí lìng sù　　qí gǔ cāng dān　　jiān gǔ yán tài zhě　　qí
同德，上应岁星荧惑。其政挠，其令速，其谷苍丹，间谷言太者，其

hào wén jué pǐn yǔ　　fēng zào huǒ rè　　shèng fù gēng zuò　　zhé chóng lái xiàn　　liú shuǐ bù bīng　　rè bìng xíng yú
耗文角品羽。风燥火热，胜复更作，蛰虫来见，流水不冰，热病行于

xià　　fēng bìng xíng yú shàng　　fēng zào shèng fù xíng yú zhōng
下，风病行于上，风燥胜复形于中。

chū zhī qì　　hán shǐ sù　　shā qì fāng zhì　　mín bìng hán yú yòu zhī xià　　èr zhī qì　　hán bú qù
初之气，寒始肃，杀气方至，民病寒于右之下。二之气，寒不去，

huā xuě shuǐ bīng　　shā qì shī huà　　shuāng nǎi jiàng　　míng cǎo shàng jiāo　　hán yǔ shuò zhì　　yáng fù huà　　mín bìng
华雪水冰，杀气施化，霜乃降，名草上焦，寒雨数至，阳复化，民病

rè yú zhōng　　sān zhī qì　　tiān zhèng bù　　fēng nǎi shí jǔ　　mín bìng qì chū　　ěr míng diào xuàn　　sì zhī qì
热于中。三之气，天政布，风乃时举，民病泣出，耳鸣掉眩。四之气，

rù shǔ shī rè xiāng bó　　zhēng yú zuǒ zhī shàng　　mín bìng huáng dǎn ér wéi fú zhǒng　　wǔ zhī qì　　zào shī gēng
溽暑湿热相薄，争于左之上，民病黄疸而为胕肿。五之气，燥湿更

shèng　　chén yīn nǎi bù　　hán qì jí tǐ　　fēng yǔ nǎi xíng　　zhōng zhī qì　　wèi huǒ sī lìng　　yáng nǎi dà huà
胜，沉阴乃布，寒气及体，风雨乃行。终之气，畏火司令，阳乃大化，

186

蛰虫出见，流水不冰，地气大发，草乃生，人乃舒，其病温厉。

必折其郁气，资其化源，赞其运气，无使邪胜。岁宜以辛调上，以咸调下，畏火之气，无妄犯之，用温远温，用热远热，用凉远凉，用寒远寒，食宜同法。有假反常，此之道也，反是者病。

帝曰：善。夫子言可谓悉矣，然何以明其应乎？

岐伯曰：昭乎哉问也！夫六气者，行有次，止有位，故常以正月朔日平旦视之，睹其位而知其所在矣。运有余，其至先，运不及，其至后，此天之道，气之常也。运非有余非不足，是谓正岁，其至当其时也。

帝曰：胜复之气其常在也，灾眚时至，候也奈何？

岐伯曰：非气化者，是谓灾也。

帝曰：天地之数，终始奈何？

岐伯曰：悉乎哉问也！是明道也。数之始，起于上而终于下，岁半之前，天气主之，岁半之后，地气主之，上下交互，气交主之，岁纪毕矣。故曰位明，气月可知乎，所谓气也。

帝曰：余司其事，则而行之，不合其数，何也？

岐伯曰：气用有多少，化洽有盛衰，衰盛多少，同其化也。

帝曰：愿闻同化何如？

岐伯曰：风温春化同，热曛昏火夏化同，胜与复同，燥清烟露秋化同，云雨昏暝埃长夏化同，寒气霜雪冰冬化同，此天地五运六气之

huà　　gēng yòng shèng shuāi zhī cháng yě
化，更用盛衰之常也。

　　dì yuē　　　wǔ yùn xíng tóng tiān huà zhě　　mìng yuē tiān fú　　yú zhī zhī yǐ　　yuàn wén tóng dì huà zhě hé
　　帝曰：五运行同天化者，命曰天符，余知之矣。愿闻同地化者何

wèi yě
谓也？

　　qí bó yuē　　tài guò ér tóng tiān huà zhě sān　　bù jí ér tóng tiān huà zhě yì sān　　tài guò ér tóng dì huà
　　岐伯曰：太过而同天化者三，不及而同天化者亦三，太过而同地化

zhě sān　　bù jí ér tóng dì huà zhě yì sān　　cǐ fán èr shí sì suì yě
者三，不及而同地化者亦三，此凡二十四岁也。

　　dì yuē　　yuàn wén qí suǒ wèi yě
　　帝曰：愿闻其所谓也。

　　qí bó yuē　　jiǎ chén jiǎ xū tài gōng xià jiā tài yīn　　rén yín rén shēn tài jué xià jiā jué yīn　　gēng zǐ gēng
　　岐伯曰：甲辰甲戌太宫下加太阴，壬寅壬申太角下加厥阴，庚子庚

wǔ tài shāng xià jiā yáng míng　　rú shì zhě sān　　guǐ sì guǐ hài shào zhǐ xià jiā shào yáng　　xīn chǒu xīn wèi shào yǔ
午太商下加阳明，如是者三。癸巳癸亥少徵下加少阳，辛丑辛未少羽

xià jiā tài yáng　　guǐ mǎo guǐ yǒu shào zhǐ xià jiā shào yīn　　rú shì zhě sān　　wù zǐ wù wǔ tài zhǐ shàng lín shào
下加太阳，癸卯癸酉少徵下加少阴，如是者三。戊子戊午太徵上临少

yīn　　wù yín wù shēn tài zhǐ shàng lín shào yáng　　bǐng chén bǐng xū tài yǔ shàng lín tài yáng　　rú shì zhě sān　　dīng
阴，戊寅戊申太徵上临少阳，丙辰丙戌太羽上临太阳，如是者三。丁

sì dīng hài shào jué shàng lín jué yīn　　yǐ mǎo yǐ yǒu shào shāng shàng lín yáng míng　　jǐ chǒu jǐ wèi shào gōng shàng lín
巳丁亥少角上临厥阴，乙卯乙酉少商上临阳明，己丑己未少宫上临

tài yīn　　rú shì zhě sān　　chú cǐ èr shí sì suì　　zé bù jiā bù lín yě
太阴，如是者三。除此二十四岁，则不加不临也。

　　dì yuē　　jiā zhě hé wèi
　　帝曰：加者何谓？

　　qí bó yuē　　tài guò ér jiā tóng tiān fú　　bù jí ér jiā tóng suì huì yě
　　岐伯曰：太过而加同天符，不及而加同岁会也。

　　dì yuē　　lín zhě hé wèi
　　帝曰：临者何谓？

　　qí bó yuē　　tài guò bù jí　　jiē yuē tiān fú　　ér biàn xíng yǒu duō shǎo　　bìng xíng yǒu wēi shèn　　shēng sǐ
　　岐伯曰：太过不及，皆曰天符，而变行有多少，病形有微甚，生死

yǒu zǎo yàn ěr
有早晏耳。

　　dì yuē　　fū zǐ yán yòng hán yuǎn hán　　yòng rè yuǎn rè　　yú wèi zhī qí rán yě　　yuàn wén hé wèi yuǎn
　　帝曰：夫子言用寒远寒，用热远热，余未知其然也，愿闻何谓远？

　　qí bó yuē　　rè wú fàn rè　　hán wú fàn hán　　cóng zhě hé　　nì zhě bìng　　bù kě bú jìng wèi ér yuǎn
　　岐伯曰：热无犯热，寒无犯寒，从者和，逆者病，不可不敬畏而远

zhī　　suǒ wèi shí xīng liù wèi yě
之，所谓时兴六位也。

帝曰：温凉何如？

岐伯曰：司气以热，用热无犯，司气以寒，用寒无犯，司气以凉，用凉无犯，司气以温，用温无犯，间气同其主无犯，异其主则小犯之，是谓四畏，必谨察之。

帝曰：善。其犯者何如？

岐伯曰：天气反时，则可依时，及胜其主则可犯，以平为期，而不可过，是谓邪气反胜者。故曰：无失天信，无逆气宜，无翼其胜，无赞其复，是谓至治。

帝曰：善。五运气行主岁之纪，其有常数乎？

岐伯曰：臣请次之。

甲子、甲午岁。上少阴火，中太宫土运，下阳明金，热化二，雨化五，燥化四，所谓正化日也。其化上咸寒，中苦热，下酸热，所谓药食宜也。

乙丑、乙未岁。上太阴土，中少商金运，下太阳水，热化寒化胜复同，所谓邪气化日也。灾七宫。湿化五，清化四，寒化六，所谓正化日也。其化上苦热，中酸和，下甘热，所谓药食宜也。

丙寅、丙申岁。上少阳相火，中太羽水运，下厥阴木。火化二，寒化六，风化三，所谓正化日也。其化上咸寒，中咸温，下辛温，所谓药食宜也。

丁卯岁会、丁酉岁。上阳明金，中少角木运，下少阴火，清化热化

shèng fù tóng　　　suǒ wèi xié qì huà rì yě　　zāi sān gōng　　zào huà jiǔ　　fēng huà sān　　rè huà qī　　suǒ wèi
胜复同，所谓邪气化日也。灾三宫。燥化九，风化三，热化七，所谓

zhèng huà rì yě　　　qí huà shàng kǔ xiǎo wēn　　zhōng xīn hé　　xià xián hán　　suǒ wèi yào shí yí yě
正化日也。其化上苦小温，中辛和，下咸寒，所谓药食宜也。

wù chén　　wù xū suì　　shàng tài yáng shuǐ　　zhōng tài zhǐ huǒ yùn　　xià tài yīn tǔ　　hán huà liù　　rè huà
戊辰、戊戌岁。上太阳水，中太徵火运，下太阴土。寒化六，热化

qī　　shī huà wǔ　　suǒ wèi zhèng huà rì yě　　qí huà shàng kǔ wēn　　zhōng gān hé　　xià gān wēn　　suǒ wèi yào
七，湿化五，所谓正化日也。其化上苦温，中甘和，下甘温，所谓药

shí yí yě
食宜也。

jǐ sì　　jǐ hài suì　　shàng jué yīn mù　　zhōng shào gōng tǔ yùn　　xià shào yáng xiàng huǒ　　fēng huà qīng huà
己巳、己亥岁。上厥阴木，中少宫土运，下少阳相火，风化清化

shèng fù tóng　　　suǒ wèi xié qì huà rì yě　　zāi wǔ gōng　　fēng huà sān　　shī huà wǔ　　huǒ huà qī　　suǒ wèi
胜复同，所谓邪气化日也。灾五宫。风化三，湿化五，火化七，所谓

zhèng huà rì yě　　　qí huà shàng xīn liáng　　zhōng gān hé　　xià xián hán　　suǒ wèi yào shí yí yě
正化日也。其化上辛凉，中甘和，下咸寒，所谓药食宜也。

gēng wǔ　　　gēng zǐ suì　　　shàng shào yīn huǒ　　zhōng tài shāng jīn yùn　　xià yáng míng jīn　　rè
庚午同天符、庚子岁同天符。上少阴火，中太商金运，下阳明金，热

huà qī　　qīng huà jiǔ　　zào huà jiǔ　　suǒ wèi zhèng huà rì yě　　qí huà shàng xián hán　　zhōng xīn wēn　　xià suān
化七，清化九，燥化九，所谓正化日也。其化上咸寒，中辛温，下酸

wēn　　suǒ wèi yào shí yí yě
温，所谓药食宜也。

xīn wèi　　　　xīn chǒu suì　　　shàng tài yīn tǔ　　zhōng shào yǔ shuǐ yùn　　xià tài yáng shuǐ　　yǔ
辛未同岁会、辛丑岁同岁会。上太阴土，中少羽水运，下太阳水，雨

huà fēng huà shèng fù tóng　　suǒ wèi xié qì huà rì yě　　zāi yì gōng　　yǔ huà wǔ　　hán huà yī　　suǒ wèi zhèng
化风化胜复同，所谓邪气化日也。灾一宫。雨化五，寒化一，所谓正

huà rì yě qí huà shàng kǔ rè　　zhōng kǔ hé　　xià kǔ rè　　suǒ wèi yào shí yí yě
化日也。其化上苦热，中苦和，下苦热，所谓药食宜也。

rén shēn　　　　rén yín suì　　　shàng shào yáng xiàng huǒ　　zhōng tài jué mù yùn　　xià jué yīn mù
壬申同天符、壬寅岁同天符。上少阳相火，中太角木运，下厥阴木，

huǒ huà èr　　fēng huà bā　　suǒ wèi zhèng huà rì yě　　qí huà shàng xián hán　　zhōng suān hé　　xià xīn liáng　　suǒ
火化二，风化八，所谓正化日也。其化上咸寒，中酸和，下辛凉，所

wèi yào shí yí yě
谓药食宜也。

guǐ yǒu　　　　guǐ mǎo suì　　　shàng yáng míng jīn　　zhōng shào zhǐ huǒ yùn　　xià shào yīn huǒ　　hán
癸酉同岁会、癸卯岁同岁会。上阳明金，中少徵火运，下少阴火，寒

huà yǔ huà shèng fù tóng　　suǒ wèi xié qì huà rì yě　　zāi jiǔ gōng　　zào huà jiǔ　　rè huà èr　　suǒ wèi zhèng
化雨化胜复同，所谓邪气化日也。灾九宫。燥化九，热化二，所谓正

huà rì yě　　qí huà shàng kǔ xiǎo wēn　　zhōng xián wēn　　xià xián hán　　suǒ wèi yào shí yí yě
化日也。其化上苦小温，中咸温，下咸寒，所谓药食宜也。

甲戌_{岁会 同天符}、甲辰岁_{岁会 同天符}。上太阳水，中太宫土运，下太阴土，寒化六，湿化五，正化日也。其化上苦热，中苦温，下苦温，药食宜也。

乙亥、乙巳岁。上厥阴木，中少商金运，下少阳相火，热化寒化胜复同，邪气化日也。灾七宫。风化八，清化四，火化二，正化度也。其化上辛凉，中酸和，下咸寒，药食宜也。

丙子_{岁会}、丙午岁。上少阴火，中太羽水运，下阳明金，热化二，寒化六，清化四，正化度也。其化上咸寒，中咸热，下酸温，药食宜也。

丁丑、丁未岁。上太阴土，中少角木运，下太阳水，清化热化胜复同，邪气化度也。灾三宫。雨化五，风化三，寒化一，正化度也。其化上苦温，中辛温，下甘热，药食宜也。

戊寅_{天符}、戊申岁_{天符}。上少阳相火，中太徵火运，下厥阴木，火化七，风化三，正化度也。其化上咸寒，中甘和，下辛凉，药食宜也。

己卯、己酉岁。上阳明金，中少宫土运，下少阴火，风化清化胜复同，邪气化度也。灾五宫。清化九，雨化五，热化七，正化度也，其化上苦小温，中甘和，下咸寒，药食宜也。

庚辰、庚戌岁。上太阳水，中太商金运，下太阴土。寒化一，清化九，雨化五，正化度也。其化上苦热，中辛温，下甘热，药食宜也。

辛巳、辛亥岁。上厥阴木，中少羽水运，下少阳相火，雨化风化

^{shèng fù tóng} ^{xié qì huà dù yě} ^{zāi yī gōng} ^{fēng huà sān} ^{hán huà yī} ^{huǒ huà qī} ^{zhèng huà dù yě}
胜复同，邪气化度也。灾一宫。风化三，寒化一，火化七，正化度也。

^{qí huà shàng xīn liáng} ^{zhōng kǔ hé} ^{xià xián hán} ^{yào shí yí yě}
其化上辛凉，中苦和，下咸寒，药食宜也。

^{rén wǔ} ^{rén zǐ suì} ^{shàng shào yīn huǒ} ^{zhōng tài jué mù yùn} ^{xià yáng míng jīn} ^{rè huà èr} ^{fēng}
壬午、壬子岁。上少阴火，中太角木运，下阳明金。热化二，风

^{huà bā} ^{qīng huà sì} ^{zhèng huà dù yě} ^{qí huà shàng xián hán} ^{zhōng suān liáng} ^{xià suān wēn} ^{yào shí yí yě}
化八，清化四，正化度也。其化上咸寒，中酸凉，下酸温，药食宜也。

^{guǐ wèi} ^{guǐ chǒu suì} ^{shàng tài yīn tǔ} ^{zhōng shào zhǐ huǒ yùn} ^{xià tài yáng shuǐ} ^{hán huà yǔ huà shèng}
癸未、癸丑岁。上太阴土，中少徵火运，下太阳水，寒化雨化胜

^{fù tóng} ^{xié qì huà dù yě} ^{zāi jiǔ gōng} ^{yǔ huà wǔ} ^{huǒ huà èr} ^{hán huà yī} ^{zhèng huà dù yě} ^{qí}
复同，邪气化度也。灾九宫。雨化五，火化二，寒化一，正化度也。其

^{huà shàng kǔ wēn} ^{zhōng xián wēn} ^{xià gān rè} ^{yào shí yí yě}
化上苦温，中咸温，下甘热，药食宜也。

^{jiǎ shēn} ^{jiǎ yín suì} ^{shàng shào yáng xiàng huǒ} ^{zhōng tài gōng tǔ yùn} ^{xià jué yīn mù} ^{huǒ huà èr}
甲申、甲寅岁。上少阳相火，中太宫土运，下厥阴木。火化二，

^{yǔ huà wǔ} ^{fēng huà bā} ^{zhèng huà dù yě} ^{qí huà shàng xián hán} ^{zhōng xián hé} ^{xià xīn liáng} ^{yào shí}
雨化五，风化八，正化度也。其化上咸寒，中咸和，下辛凉，药食

^{yí yě}
宜也。

^{yǐ yǒu} ^{yǐ mǎo suì} ^{shàng yáng míng jīn} ^{zhōng shào shāng jīn yùn} ^{xià shào yīn huǒ} ^{rè}
乙酉_{太一天符}、乙卯岁_{天符}。上阳明金，中少商金运，下少阴火，热

^{huà hán huà shèng fù tóng} ^{xié qì huà dù yě} ^{zāi qī gōng} ^{zào huà sì} ^{qīng huà sì} ^{rè huà èr} ^{zhèng}
化寒化胜复同，邪气化度也。灾七宫。燥化四，清化四，热化二，正

^{huà dù yě} ^{qí huà shàng kǔ xiǎo wēn} ^{zhōng kǔ hé} ^{xià xián hán} ^{yào shí yí yě}
化度也。其化上苦小温，中苦和，下咸寒，药食宜也。

^{bǐng xū} ^{bǐng chén suì} ^{shàng tài yáng shuǐ} ^{zhōng tài yǔ shuǐ yùn} ^{xià tài yīn tǔ} ^{hán huà}
丙戌_{天符}、丙辰岁_{天符}。上太阳水，中太羽水运，下太阴土。寒化

^{liù} ^{yǔ huà wǔ} ^{zhèng huà dù yě} ^{qí huà shàng kǔ rè} ^{zhōng xián wēn} ^{xià gān rè} ^{yào shí yí yě}
六，雨化五，正化度也。其化上苦热，中咸温，下甘热，药食宜也。

^{dīng hài} ^{dīng sì suì} ^{shàng jué yīn mù} ^{zhōng shào jué mù yùn} ^{xià shào yáng xiàng huǒ} ^{qīng huà}
丁亥_{天符}、丁巳岁_{天符}。上厥阴木，中少角木运，下少阳相火，清化

^{rè huà shèng fù tóng} ^{xié qì huà dù yě} ^{zāi sān gōng} ^{fēng huà sān} ^{huǒ huà qī} ^{zhèng huà dù yě} ^{qí}
热化胜复同，邪气化度也。灾三宫。风化三，火化七，正化度也。其

^{huà shàng xīn liáng} ^{zhōng xīn hé} ^{xià xián hán} ^{yào shí yí yě}
化上辛凉，中辛和，下咸寒，药食宜也。

^{wù zǐ} ^{wù wǔ suì} ^{shàng shào yīn huǒ} ^{zhōng tài zhǐ huǒ yùn} ^{xià yáng míng jīn} ^{rè}
戊子_{天符}、戊午岁_{太一天符}。上少阴火，中太徵火运，下阳明金。热

^{huà qī} ^{qīng huà jiǔ} ^{zhèng huà dù yě} ^{qí huà shàng xián hán} ^{zhōng gān hán} ^{xià suān wēn} ^{yào shí yí yě}
化七，清化九，正化度也。其化上咸寒，中甘寒，下酸温，药食宜也。

己丑太一天符、己未岁太一天符。上太阴土，中少宫土运，下太阳水，风化清化胜复同，邪气化度也。灾五宫。雨化五，寒化一，正化度也。其化上苦热，中甘和，下甘热，药食宜也。

庚寅、庚申岁。上少阳相火，中太商金运，下厥阴木。火化七，清化九，风化三，正化度也。其化上咸寒，中辛温，下辛凉，药食宜也。

辛卯、辛酉岁。上阳明金，中少羽水运，下少阴火，雨化风化胜复同，邪气化度也。灾一宫。清化九，寒化一，热化七，正化度也。其化上苦小温，中苦和，下咸寒，药食宜也。

壬辰、壬戌岁。上太阳水，中太角木运，下太阴土。寒化六，风化八，雨化五，正化度也。其化上苦温，中酸和，下甘温，药食宜也。

癸巳同岁会、癸亥岁同岁会。上厥阴木，中少徵火运，下少阳相火，寒化雨化胜复同，邪气化度也。灾九宫。风化八，火化二，正化度也。其化上辛凉，中咸和，下咸寒，药食宜也。

凡此定期之纪，胜复正化，皆有常数，不可不察。故知其要者，一言而终，不知其要，流散无穷，此之谓也。

帝曰：善。五运之气，亦复岁乎？

岐伯曰：郁极乃发，待时而作者也。

帝曰：请问其所谓也？

岐伯曰：五常之气，太过不及，其发异也。

193

dì yuē　　yuàn zú wén zhī
帝曰：愿卒闻之。

qí bó yuē　　tài guò zhě bào　　bù jí zhě xú　　bào zhě wéi bìng shèn　　xú zhě wéi bìng chí
岐伯曰：太过者暴，不及者徐，暴者为病甚，徐者为病持。

dì yuē　　tài guò bù jí　　qí shù hé rú
帝曰：太过不及，其数何如？

qí bó yuē　　tài guò zhě qí shù chéng　　bù jí zhě qí shù shēng　　tǔ cháng yǐ shēng yě
岐伯曰：太过者其数成，不及者其数生，土常以生也。

dì yuē　　qí fā yě hé rú
帝曰：其发也何如？

qí bó yuē　　tǔ yù zhī fā　　yán gǔ zhèn jīng　　léi yǐn qì jiāo　　āi hūn huáng hēi　　huà wéi bái qì
岐伯曰：土郁之发，岩谷震惊，雷殷气交，埃昏黄黑，化为白气，

piāo zhòu gāo shēn　　jī shí fēi kōng　　hóng shuǐ nǎi cóng　　chuān liú màn yǎn　　tián mù tǔ jū　　huà qì nǎi fū
飘骤高深，击石飞空，洪水乃从，川流漫衍，田牧土驹。化气乃敷，

shàn wéi shí yǔ　　shǐ shēng shǐ zhǎng　　shǐ huà shǐ chéng　　gù mín bìng xīn fù zhàng　　cháng míng ér wéi shuò hòu
善为时雨，始生始长，始化始成。故民病心腹胀，肠鸣而为数后，

shèn zé xīn tòng xié chēn　　ǒu tù huò luàn　　yǐn fā zhù xià　　fú zhǒng shēn zhòng　　yún bēn yǔ fǔ　　xiá yōng zhāo
甚则心痛胁䐜，呕吐霍乱，饮发注下，胕肿身重。云奔雨府，霞拥朝

194

yáng　　shān zé āi hūn　　qí nǎi fā yě　　yǐ qí sì qì　　yún héng tiān shān　　fú yóu shēng miè　　fú zhī
阳，山泽埃昏。其乃发也，以其四气。云横天山，浮游生灭，怫之

xiān zhào
先兆。

jīn yù zhī fā　　tiān jié dì míng　　fēng qīng qì qiè　　dà liáng nǎi jǔ　　cǎo shù fú yān　　zào qì yǐ xíng
金郁之发，天洁地明，风清气切，大凉乃举，草树浮烟，燥气以行，

méng wù shuò qǐ　　shā qì lái zhì　　cǎo mù cāng gān　　jīn nǎi yǒu shēng　　gù mín bìng ké nì　　xīn xié mǎn
霜雾数起，杀气来至，草木苍干，金乃有声。故民病咳逆，心胁满，

yǐn shào fù　　shàn bào tòng　　bù kě fǎn cè　　yì gān miàn chén sè è　　shān zé jiāo kū　　tǔ níng shuāng lǔ
引少腹，善暴痛，不可反侧，嗌干面尘色恶。山泽焦枯，土凝霜卤，

fú nǎi fā yě　　qí qì wǔ　　yè líng bái lù　　lín mǎng shēng qī　　fú zhī zhào yě
怫乃发也，其气五。夜零白露，林莽声凄，怫之兆也。

shuǐ yù zhī fā　　yáng qì nǎi bì　　yīn qì bào jǔ　　dà hán nǎi zhì　　chuān zé yán níng　　hán fēn jié wéi
水郁之发，阳气乃辟，阴气暴举，大寒乃至，川泽严凝，寒雰结为

shuāng xuě　　shèn zé huáng hēi hūn yì　　liú xíng qì jiāo　　nǎi wéi shuāng shā　　shuǐ nǎi xiàn xiáng　　gù mín bìng hán
霜雪，甚则黄黑昏翳，流行气交，乃为霜杀，水乃见祥。故民病寒

kè xīn tòng　　yāo shuí tòng　　dà guān jié bú lì　　qū shēn bú biàn　　shàn jué nì　　pǐ jiān fù mǎn　　yáng guāng
客心痛，腰脽痛，大关节不利，屈伸不便，善厥逆，痞坚腹满。阳光

bú zhì　　kōng jī chén yīn　　bái āi hūn míng　　ér nǎi fā yě　　qí qì èr huǒ qián hòu　　tài xū shēn xuán　　qì
不治，空积沉阴，白埃昏暝，而乃发也，其气二火前后。太虚深玄，气

yóu má sàn　　wēi xiàn ér yǐn　　sè hēi wēi huáng　　fú zhī xiān zhào yě
犹麻散，微见而隐，色黑微黄，怫之先兆也。

木郁之发，太虚埃昏，云物以扰，大风乃至，屋发折木，木有变。故民病胃脘当心而痛，上支两胁，膈咽不通，食饮不下，甚则耳鸣眩转，目不识人，善暴僵仆。太虚苍埃，天山一色，或气浊色，黄黑郁若，横云不起，雨而乃发也，其气无常。长川草偃，柔叶呈阴，松吟高山，虎啸岩岫，怫之先兆也。

火郁之发，太虚曛翳，大明不彰，炎火行，大暑至，山泽燔燎，材木流津，广厦腾烟，土浮霜卤，止水乃减，蔓草焦黄，风行惑言，湿化乃后。故民病少气，疮疡痈肿，胁腹胸背，面首四支膜愤胪胀，疡痱，呕逆，瘛疭骨痛，节乃有动，注下温疟，腹中暴痛，血溢流注，精液乃少，目赤心热，甚则瞀闷懊恼，善暴死。刻终大温，汗濡玄府，其乃发也，其气四。动复则静，阳极反阴，湿令乃化乃成。华发水凝，山川冰雪，焰阳午泽，怫之先兆也。

有怫之应而后报也，皆观其极而乃发也。木发无时，水随火也。谨候其时，病可与期，失时反岁，五气不行，生化收藏，政无恒也。

帝曰：水发而雹雪，土发而飘骤，木发而毁折，金发而清明，火发而曛昧，何气使然？

岐伯曰：气有多少，发有微甚。微者当其气，甚者兼其下，征其下气，而见可知也。

帝曰：善。五气之发，不当位者，何也？

岐伯曰：命其差。

195

dì yuē　　chā yǒu shù hū
帝曰：差有数乎？

qí bó yuē　　hòu jiē sān shí dù ér yǒu jǐ yě
岐伯曰：后皆三十度而有奇也。

dì yuē　　qì zhì ér xiān hòu zhě hé
帝曰：气至而先后者何？

qí bó yuē　　yùn tài guò zé qí zhì xiān　　yùn bù jí zé qí zhì hòu　　cǐ hòu zhī cháng yě
岐伯曰：运太过则其至先。运不及则其至后，此候之常也。

dì yuē　　dāng shí ér zhì zhě hé yě
帝曰：当时而至者何也？

qí bó yuē　　fēi tài guò　　fēi bù jí　　zé zhì dāng shí　　fēi shì zhě shěng yě
岐伯曰：非太过，非不及，则至当时，非是者眚也。

dì yuē　　shàn　　qì yǒu fēi shí ér huà zhě hé yě
帝曰：善。气有非时而化者何也？

qí bó yuē　　tài guò zhě dāng qí shí　　bù jí zhě guī qí jǐ shèng yě
岐伯曰：太过者当其时，不及者归其已胜也。

dì yuē　　sì shí zhī qì　　zhì yǒu zǎo yàn gāo xià zuǒ yòu　　qí hòu hé rú
帝曰：四时之气，至有早晏高下左右，其候何如？

qí bó yuē　　xíng yǒu nì shùn　　zhì yǒu chí sù　　gù tài guò zhě huà xiān tiān　　bù jí zhě huà hòu tiān
岐伯曰：行有逆顺，至有迟速，故太过者化先天，不及者化后天。

dì yuē　　yuàn wén qí xíng hé wèi yě
帝曰：愿闻其行何谓也？

qí bó yuē　　chūn qì xī xíng　　xià qì běi xíng　　qiū qì dōng xíng　　dōng qì nán xíng　　gù chūn qì shǐ yú
岐伯曰：春气西行，夏气北行，秋气东行，冬气南行。故春气始于

xià　　qiū qì shǐ yú shàng　　xià qì shǐ yú zhōng　　dōng qì shǐ yú biāo　　chūn qì shǐ yú zuǒ　　qiū qì shǐ yú
下，秋气始于上，夏气始于中，冬气始于标。春气始于左，秋气始于

yòu　　dōng qì shǐ yú hòu　　xià qì shǐ yú qián　　cǐ sì shí zhèng huà zhī cháng　　gù zhì gāo zhī dì　　dōng qì
右，冬气始于后，夏气始于前。此四时正化之常。故至高之地，冬气

cháng zài　　zhì xià zhī dì　　chūn qì cháng zài　　bì jǐn chá zhī
常在，至下之地，春气常在。必谨察之。

dì yuē　　shàn
帝曰：善。

huáng dì wèn yuē　　wǔ yùn liù qì zhī yìng xiàn　　liù huà zhī zhèng　　liù biàn zhī jì　　hé rú
黄帝问曰：五运六气之应见，六化之正，六变之纪，何如？

qí bó duì yuē　　fú liù qì zhèng jì　　yǒu huà yǒu biàn　　yǒu shèng yǒu fù　　yǒu yòng yǒu bìng　　bù tóng
岐伯对曰：夫六气正纪，有化有变，有胜有复，有用有病，不同

qí hòu　　dì yù hé hū
其候，帝欲何乎？

dì yuē　　yuàn jìn wén zhī
帝曰：愿尽闻之。

岐伯曰：请遂言之。夫气之所至也，厥阴所至为和平，少阴所至为暄，太阴所至为埃溽，少阳所至为炎暑，阳明所至为清劲，太阳所至为寒雾。时化之常也。

厥阴所至为风府，为璺启；少阴所至为火府，为舒荣；太阴所至为雨府，为员盈；少阳所至为热府，为行出；阳明所至为司杀府，为庚苍；太阳所至为寒府，为归藏。司化之常也。

厥阴所至为生，为风摇；少阴所至为荣，为形见；太阴所至为化，为云雨；少阳所至为长，为蕃鲜；阳明所至为收，为雾露；太阳所至为藏，为周密。气化之常也。

厥阴所至为风生，终为肃；少阴所至为热生，中为寒；太阴所至为湿生，终为注雨；少阳所至为火生，终为蒸溽；阳明所至为燥生，终为凉；太阳所至为寒生，中为温。德化之常也。

厥阴所至为毛化，少阴所至为羽化，太阴所至为倮化，少阳所至为羽化，阳明所至为介化，太阳所至为鳞化。德化之常也。

厥阴所至为生化，少阴所至为荣化，太阴所至为濡化，少阳所至为茂化，阳明所至为坚化，太阳所至为藏化。布政之常也。

厥阴所至为飘怒、大凉，少阴所至为大暄、寒，太阴所至为雷霆骤注、烈风，少阳所至为飘风燔燎、霜凝，阳明所至为散落、温，太阳所至为寒雪冰雹、白埃。气变之常也。

厥阴所至为挠动，为迎随；少阴所至为高明，焰为曛；太阴所至为

沉阴，为白埃，为晦暝；少阳所至为光显，为彤云，为曛；阳明所至

为烟埃，为霜，为劲切，为凄鸣；太阳所至为刚固，为坚芒，为立。

令行之常也。

厥阴所至为里急；少阴所至为疡胗身热；太阴所至为积饮否隔；少

阳所至为嚏呕，为疮疡；阳明所至为浮虚；太阳所至为屈伸不利。病

之常也。

厥阴所至为支痛；少阴所至为惊惑、恶寒、战慄、谵妄；太阴所至

为稸满，少阳所至为惊躁、瞀昧、暴病；阳明所至为鼽，尻阴膝髀腨

胻足病；太阳所至为腰痛。病之常也。

厥阴所至为緛戾；少阴所至为悲妄、衄蔑；太阴所至为中满、霍乱

吐下；少阳所至为喉痹、耳鸣呕涌；阳明所至为皴揭；太阳所至为寝

汗、痉。病之常也。

厥阴所至为胁痛、呕泄，少阴所至为语笑，太阴所至为身重、胕

肿，少阳所至为暴注、瞤瘛、暴死，阳明所至为鼽嚏，太阳所至为流

泄、禁止，病之常也。

凡此十二变者，报德以德，报化以化，报政以政，报令以令，气高

则高，气下则下，气后则后，气前则前，气中则中，气外则外，位之

常也。故风胜则动，热胜则肿，燥胜则干，寒胜则浮，湿胜则濡

泄，甚则水闭胕肿，随气所在，以言其变耳。

帝曰：愿闻其用也。

岐伯曰：夫六气之用，各归不胜而为化。故太阴雨化，施于太阳；太阳寒化，施于少阴；少阴热化，施于阳明；阳明燥化，施于厥阴；厥阴风化，施于太阴。各命其所在以征之也。

帝曰：自得其位何如？

岐伯曰：自得其位，常化也。

帝曰：愿闻所在也。

岐伯曰：命其位而方月可知也。

帝曰：六位之气盈虚，何如？

岐伯曰：太少异也。太者之至徐而常，少者暴而亡。

帝曰：天地之气盈虚，何如？

岐伯曰：天气不足，地气随之，地气不足，天气从之，运居其中而常先也。恶所不胜，归所同和，随运归从而生其病也。故上胜则天气降而下，下胜则地气迁而上。多少而差^①其分，微者小差，甚者大差，甚则位易气交易，则大变生而病作矣。《大要》曰：甚纪五分，微纪七分，其差可见。此之谓也。

帝曰：善。《论》言热无犯热，寒无犯寒。余欲不远热，不远热奈何？

岐伯曰：悉乎哉问也！发表不远热，攻里不远寒。

帝曰：不发不攻，而犯寒犯热，何如？

---

① 差：次第，等级。

qí bó yuē　hán rè nèi zéi　qí bìng yì shèn
岐伯曰：寒热内贼，其病益甚。

dì yuē　yuàn wén wú bìng zhě hé rú
帝曰：愿闻无病者何如？

qí bó yuē　wú zhě shēng zhī　yǒu zhě shèn zhī
岐伯曰：无者生之，有者甚之。

dì yuē　shēng zhě hé rú
帝曰：生者何如？

qí bó yuē　bù yuǎn rè zé rè zhì　bù yuǎn hán zé hán zhì　hán zhì zé jiān pǐ fù mǎn　tòng jí xià
岐伯曰：不远热则热至，不远寒则寒至。寒至则坚否腹满，痛急下
lì zhī bìng shēng yǐ　rè zhì zé shēn rè　tù xià huò luàn　yōng jū chuāng yáng　mào yù zhù xià　shùn chì zhǒng
利之病生矣。热至则身热，吐下霍乱，痈疽疮疡，瞀郁注下，瞤瘛肿
zhàng　ǒu　qiú nǜ　tóu tòng　gǔ jié biàn　ròu tòng　xuè yì xuè xiè　lìn bì zhī bìng shēng yǐ
胀，呕，鼽衄，头痛，骨节变，肉痛，血溢血泄，淋闷之病生矣。

dì yuē　zhì zhī nài hé
帝曰：治之奈何？

qí bó yuē　shí bì shùn zhī　fàn zhě　zhì yǐ shèng yě
岐伯曰：时必顺之，犯者，治以胜也。

huáng dì wèn yuē　fù rén chóng shēn　dú zhī hé rú
黄帝问曰：妇人重身，毒之何如？

qí bó yuē　yǒu gù wú yǔn　yì wú yǔn yě
岐伯曰：有故无殒，亦无殒也。

dì yuē　yuàn wén qí gù hé wèi yě
帝曰：愿闻其故何谓也？

qí bó yuē　dà jī dà jù　qí kě fàn yě　shuāi qí dà bàn ér zhī　guò zhě sǐ
岐伯曰：大积大聚，其可犯也，衰其大半而止，过者死。

dì yuē　shàn　yù zhī shèn zhě zhì zhī nài hé
帝曰：善。郁之甚者治之奈何？

qí bó yuē　mù yù dá zhī　huǒ yù fā zhī　tǔ yù duó zhī　jīn yù xiè zhī　shuǐ yù zhé zhī
岐伯曰：木郁达之，火郁发之，土郁夺之，金郁泄之，水郁折之，
rán tiáo qí qì　guò zhě zhé zhī　yǐ qí wèi yě　suǒ wèi xiè zhī
然调其气，过者折之，以其畏也，所谓泻之。

dì yuē　jiǎ zhě hé rú
帝曰：假者何如？

qí bó yuē　yǒu jiǎ qí qì　zé wú jìn yě　suǒ wèi zhǔ qì bù zú　kè qì shèng yě
岐伯曰：有假其气，则无禁也。所谓主气不足，客气胜也。

dì yuē　zhì zāi shèng rén zhī dào　tiān dì dà huà　yùn xíng zhī jié　lín yù zhī jì　yīn yáng zhī
帝曰：至哉圣人之道！天地大化，运行之节，临御之纪，阴阳之
zhèng　hán shǔ zhī lìng　fēi fū zǐ shú néng tōng zhī　qǐng cáng zhī líng lán zhī shì　shǔ yuē　liù yuán zhèng
政，寒暑之令，非夫子孰能通之！请藏之灵兰之室，署曰《六元正

纪》，非斋戒不敢示，慎传也。

刺法论篇第七十二

黄帝问曰：升降不前，气交有变，即成暴郁，余已知之。何如预救生灵，可得却乎？

岐伯稽首再拜对曰：昭乎哉问！臣闻夫子言，既明天元，须穷《刺法》，可以折郁扶运，补弱全真，泻盛蠲余，令除斯苦。

帝曰：愿卒闻之。

岐伯曰：升之不前，即有甚凶也。木欲升而天柱窒抑之，木欲发郁，亦须待时，当刺足厥阴之井。火欲升而天蓬窒抑之，火欲发郁，亦须待时，君火相火同刺包络之荥。土欲升而天冲窒抑之，土欲发郁，亦须待时，当刺足太阴之俞。金欲升而天英窒抑之，金欲发郁，亦须待时，当刺手太阴之经。水欲升而天芮窒抑之，水欲发郁，亦须待时，当刺足少阴之合。

帝曰：升之不前，可以预备，愿闻其降，可以先防。

岐伯曰：既明其升，必达其降也。升降之道，皆可先治也。木欲降而地晶窒抑之，降而不入，抑之郁发，散而可得位，降而郁发，暴如天间之待时也。降而不下，郁可速矣，降可折其所胜也。当刺手太阴之所出，刺手阳明之所入。火欲降而地玄窒抑之，降而不入，抑之郁

发，散而可矣。当折其所胜，可散其郁，当刺足少阴之所出，刺足太

阳之所入。土欲降而地苍窒抑之，降而不下，抑之郁发，散而可入，当

折其胜，可散其郁，当刺足厥阴之所出，刺足少阳之所入，金欲降而

地彤窒抑之，降而不下，抑之郁发，散而可入，当折其胜，可散其郁。

当刺心包络所出，刺手少阳所入也。水欲降而地阜窒抑之，降而不下，

抑之郁发，散而可入，当折其土，可散其郁，当刺足太阴之所出，刺足

阳明之所入。

帝曰：五运之至，有前后与升降往来，有所承抑之，可得闻乎

刺法？

岐伯曰：当取其化源也。是故太过取之，不及资之。太过取之，次

抑其郁，取其运之化源，令折郁气；不及扶资，以扶运气，以避虚邪

也。资取之法，令出《密语》。

黄帝问曰：升降之刺，以知其要。愿闻司天未得迁正，使司化之

失其常政，即万化之或其皆妄。然与民为病，可得先除。欲济群生，

愿闻其说。

岐伯稽首再拜曰：悉乎哉问！言其至理，圣念慈悯，欲济群生，

臣乃尽陈斯道。可申洞微，太阳复布，即厥阴不迁正，不迁正，气塞

于上，当泻足厥阴之所流。厥阴复布，少阴不迁正，不迁正，即气塞

于上，当刺心包络脉之所流。少阴复布，太阴不迁正，不迁正，即气

留于上，当刺足太阴之所流。太阴复布，少阳不迁正，不迁正，则气

塞未通，当刺手少阳之所流。少阳复布，则阳明不迁正，不迁正，则

气未通上，当刺手太阴之所流。阳明复布，太阳不迁正，不迁正，则

复塞其气，当刺足少阴之所流。

帝曰：迁正不前，以通其要。愿闻不退，欲折其余，无令过失，可

得明乎？

岐伯曰：气过有余，复作布正，是名不退位也。使地气不得后化，

新司天未可迁正，故复布化令如故也。巳亥之岁，天数有余，故厥阴不

退位也。风行于上，木化布天，当刺足厥阴之所入。子午之岁，天数有

余，故少阴不退位也，热行于上，火余化布天，当刺手厥阴之所入。

丑未之岁，天数有余，故太阴不退位也。湿行于上，雨化布天，当刺

足太阴之所入。寅申之岁，天数有余，故少阳不退位也，热行于上，

火化布天，当刺手少阳之所入。卯酉之岁，天数有余，故阳明不退位

也。金行于上，燥化布天，当刺手太阴之所入。辰戌之岁，天数有余，

故太阳不退位也，寒行于上，凛水化布天，当刺足少阴之所入。故天

地气逆，化成民病，以法刺之，预可平病。

黄帝问曰：刚柔二干，失守其位，使天运之气皆虚乎？与民为病，

可得平乎？

岐伯曰：深乎哉问！明其奥旨，天地迭移，三年化疫，是谓根之可

见，必有逃门。

假令甲子，刚柔失守，刚未正，柔孤而有亏，时序不令，即音律非

203

从，如此三年，变大疫也。详其微甚，察其浅深，欲至而可刺，刺之当先补肾俞，次三日，可刺足太阴之所注。又有下位己卯不至，而甲子孤立者，次三年作土疬，其法补泻，一如甲子同法也。其刺以毕，又不须夜行及远行，令七日洁，清静斋戒，所有自来，肾有久病者，可以寅时面向南，净神不乱思，闭气不息七遍，以引颈咽气顺之，如咽甚硬物，如此七遍后，饵舌下津令无数。

假令丙寅，刚柔失守，上刚干失守，下柔不可独主之，中水运非太过，不可执法而定之。布天有余，而失守上正，天地不合，即律吕音异，如此即天运失序，后三年变疫。详其微甚，差有大小，徐至即后三年，至甚即首三年，当先补心俞，次五日，可刺肾之所入。又有下位地甲子，辛巳柔不附刚，亦名失守，即地运皆虚，后三年变水疬，即刺法皆如此矣。其刺如毕，慎其大喜欲情于中，如不忌，即其气复散也，令静七日，心欲实，令少思。

假令庚辰，刚柔失守，上位失守，下位无合，乙庚金运，故非相招，布天未退，中运胜来，上下相错，谓之失守，姑洗林钟，商音不应也。如此则天运化易，三年变大疫。详其天数，差有微甚，微即微，三年至，甚即甚，三年至，当先补肝俞，次三日，可刺肺之所行。刺毕，可静神七日，慎勿大怒，怒必真气却散之。又或在下地甲子乙未失守者，即乙柔干，即上庚独治之，亦名失守者，即天运孤主之，三年变疬，名曰金疬，其至待时也。详其地数之等差，亦推其微甚，可知

204

迟速耳。诸位乙庚失守，刺法同。肝欲平，即勿怒。

假令壬午，刚柔失守，上壬未迁正，下丁独然，即虽阳年，亏及不同，上下失守，相招其有期，差之微甚，各有其数也。律吕二角，失而不和，同音有日，微甚如见，三年大疫。当刺脾之俞，次三日，可刺肝之所出也。刺毕，静神七日，勿大醉歌乐，其气复散，又勿饱食，勿食生物，欲令脾实，气无滞饱，无久坐，食无太酸，无食一切生物，宜甘宜淡。又或地下甲子，丁酉失守其位，未得中司，即气不当位，下不与壬奉合者，亦名失守，非名合德，故柔不附刚，即地运不合，三年变疠，其刺法亦如木疫之法。

假令戊申，刚柔失守，戊癸虽火运，阳年不太过也，上失其刚，柔地独主，其气不正，故有邪干，迭移其位，差有浅深，欲至将合，音律先同，如此天运失时，三年之中，火疫至矣，当刺肺之俞。刺毕，静神七日，勿大悲伤也，悲伤即肺动，而其气复散也，人欲实肺者，要在息气也。又或地下甲子，癸亥失守者，即柔失守位也，即上失其刚也，即亦名戊癸不相合德者也，即运与地虚，后三年变疠，即名火疠。

是故立地五年，以明失守，以穷法刺，于是疫之与疠，即是上下刚柔之名也，穷归一体也，即刺疫法，只有五法，即总其诸位失守，故只归五行而统之也。

黄帝曰：余闻五疫之至，皆相染易，无问大小，病状相似，不施救疗，如何可得不相移易者？

岐伯曰：不相染者，正气存内，邪不可干，避其毒气，天牝从来，复得其往，气出于脑，即不邪干。气出于脑，即室先想心如日，欲将入于疫室，先想青气自肝而出，左行于东，化作林木；次想白气自肺而出，右行于西，化作戈甲；次想赤气自心而出，南行于上，化作焰明；次想黑气自肾而出，北行于下，化作水；次想黄气自脾而出，存于中央，化作土。五气护身之毕，以想头上如北斗之煌煌，然后可入于疫室。又一法，于春分之日，日未出而吐之。又一法，于雨水日后，三浴以药泄汗。又一法，小金丹方：辰砂二两，水磨雄黄一两，叶子雌黄一两，紫金半两，同入合中，外固，了地一尺筑地实，不用炉，不须药制，用火二十斤煅之也；七日终，候冷七日取，次日出合子，埋药地中，七日取出，顺日研之三日，炼白沙蜜为丸，如梧桐子大，每日望东吸日华气一口，冰水下一丸，和气咽之，服十粒，无疫干也。

黄帝问曰：人虚即神游失守位，使鬼神外干，是致夭亡，何以全真？愿闻刺法。

岐伯稽首再拜曰：昭乎哉问！谓神移失守，虽在其体，然不致死，或有邪干，故令夭寿。只如厥阴失守，天以虚，人气肝虚，感天重虚。即魂游于上，邪干，厥大气，身温犹可刺之，刺其足少阳之所过，次刺肝之俞。人病心虚，又遇君相二火司天失守，感而三虚，遇火不及，黑尸鬼犯之，令人暴亡，可刺手少阳之所过，复刺心俞。人脾病，又遇太阴司天失守，感而三虚，又遇土不及，青尸鬼邪，犯之于人，令人暴

亡，可刺足阳明之所过，复刺脾之俞。人肺病，遇阳明司天失守，感

而三虚，又遇金不及，有赤尸鬼犯人，令人暴亡，可刺手阳明之所过，

复刺肺俞。人肾病，又遇太阳司天失守，感而三虚，又遇水运不及之

年，有黄尸鬼，干犯人正气，吸人神魂，致暴亡，可刺足太阳之所过，

复刺肾俞。

　　黄帝问曰：十二藏之相使，神失位，使神彩之不圆，恐邪干犯，

治之可刺，愿闻其要。

　　岐伯稽首再拜曰：悉乎哉问！至理道真宗，此非圣帝，焉究斯源，

是谓气神合道，契符上天。心者，君主之官，神明出焉，可刺手少阴

之源。肺者，相傅之官，治节出焉，可刺手太阴之源。肝者，将军之

官，谋虑出焉，可刺足厥阴之源。胆者，中正之官，决断出焉，可刺

足少阳之源。膻中者，臣使之官，喜乐出焉，可刺心包络所流。脾为

谏议之官，知周出焉，可刺脾之源。胃为仓廪之官，五味出焉，可刺胃

之源。大肠者，传道之官，变化出焉，可刺大肠之源。小肠者，受

盛之官，化物出焉，可刺小肠之源。肾者，作强之官，伎巧出焉，刺

其肾之源。三焦者，决渎之官，水道出焉，刺三焦之源。膀胱者，州

都之官，津液藏焉，气化则能出矣，刺膀胱之源。凡此十二官者，不

得相失也。是故《刺法》有全神养真之旨，亦法有修真之道，非治疾

也。故要修养和神也，道贵常存，补神固根，精气不散，神守不分，

然即神守而虽不去，亦能全真，人神不守，非达至真，至真之要，在

207

hū tiān xuán   shén shǒu tiān xī   fù rù běn yuán   mìng yuē guī zōng
乎天玄，神守天息，复入本元，命日归宗。

běn bìng lùn piān dì qī shí sān
本病论篇第七十三

huáng dì wèn yuē   tiān yuán jiǔ zhì   yú yǐ zhī zhī   yuàn wén qì jiāo   hé míng shī shǒu
黄帝问曰：天元九窒，余已知之，愿闻气交，何名失守？

qí bó yuē   wèi qí shàng xià shēng jiàng   qiān zhèng tuì wèi   gè yǒu jīng lùn   shàng xià gè yǒu bù qián
岐伯曰：谓其上下升降，迁正退位，各有经论，上下各有不前，

gù míng shī shǒu yě   shì gù qì jiāo shī yì wèi   qì jiāo nǎi biàn   biàn yì fēi cháng   jí sì shí shī xù
故名失守也。是故气交失易位，气交乃变，变易非常，即四时失序，

wàn huà bù ān biàn mín bìng yě
万化不安变民病也。

dì yuē   shēng jiàng bù qián   yuàn wén qí gù   qì jiāo yǒu biàn   hé yǐ míng zhī
帝曰：升降不前，愿闻其故，气交有变，何以明知？

qí bó yuē   zhāo hū zāi wèn   míng hū dào yǐ   qì jiāo yǒu biàn   shì wéi tiān dì jī   dàn yù jiàng ér
岐伯曰：昭乎哉问，明乎道矣？气交有变，是为天地机。但欲降而

bù dé jiàng zhě   dì zhì xíng zhī   yòu yǒu wǔ yùn tài guò   ér xiān tiān ér zhì zhě   jí jiāo bù qián   dàn yù
不得降者，地窒刑之。又有五运太过，而先天而至者，即交不前，但欲

shēng ér bù dé qí shēng   zhōng yùn yì zhī   dàn yù jiàng ér bù dé qí jiàng   zhōng yùn yì zhī   yú shì yǒu
升而不得其升，中运抑之。但欲降而不得其降，中运抑之。于是有

shēng zhī bù qián   jiàng zhī bú xià zhě   yǒu jiàng zhī bú xià   shēng ér zhì tiān zhě   yǒu shēng jiàng jù bù qián
升之不前，降之不下者，有降之不下，升而至天者，有升降俱不前，

zuò rú cǐ zhī fēn bié   jí qì jiāo zhī biàn   biàn zhī yǒu yì   cháng gè gè bù tóng   zāi yǒu wēi shèn zhě yě
作如此之分别，即气交之变，变之有异，常各各不同，灾有微甚者也。

dì yuē   yuàn wén qì jiāo yù huì shèng yì zhī yóu   biàn chéng mín bìng   qīng zhòng hé rú
帝曰：愿闻气交遇会胜抑之由，变成民病，轻重何如？

qí bó yuē   shèng xiāng huì   yì fú shǐ rán   shì gù chén xū zhī suì   mù qì shēng zhī   zhǔ féng tiān
岐伯曰：胜相会，抑伏使然。是故辰戌之岁，木气升之，主逢天

zhù   shèng ér bù qián   yòu yù gēng xū   jīn yùn xiān tiān   zhōng yùn shèng zhī   hū rán bù qián   mù yùn shēng
柱，胜而不前；又遇庚戌，金运先天，中运胜之，忽然不前；木运升

tiān   jīn nǎi yì zhī   shēng ér bù qián   jí qīng shēng fēng shǎo   sù shā yú chūn   lù shuāng fù jiàng   cǎo mù
天，金乃抑之，升而不前，即清生风少，肃杀于春，露霜复降，草木

nǎi wěi   mín bìng wēn yì zǎo fā   yǎn yì nǎi gān   liǎng xié mǎn   zhī jié jiē tòng   jiǔ ér huà yù   jí dà
乃萎。民病温疫早发，咽嗌乃干，两胁满，肢节皆痛；久而化郁，即大

fēng cuī lā   zhé yǔn míng wèn   mín bìng cù zhōng piān bì   shǒu zú bù rén
风摧拉，折陨鸣紊。民病猝中偏痹，手足不仁。

是故巳亥之岁，君火升天，主窒天蓬，胜之不前；又厥阴未迁正，则少阴未得升天，水运以至其中者；君火欲升，而中水运抑之，升之不前，即清寒复作，冷生旦暮。民病伏阳，而内生烦热，心神惊悸，寒热间作；日久成郁，即暴热乃至，赤风瞳翳，化疫，温疠暖作，赤气彰而化火疫，皆烦而燥渴，渴甚，治之，以泄之可止。

是故子午之岁，太阴升天，主窒天冲，胜之不前；又或遇壬子，木运先天而至者，中木运抑之也，升天不前，即风埃四起，时举埃昏，雨湿不化。民病风厥涎潮，偏痹不随，胀满，久而伏郁，即黄埃化疫也。民病天亡，脸肢府黄疸满闭。湿令弗布，雨化乃微。

是故丑未之年，少阳升天，主窒天蓬，胜之不前；又或遇太阴未迁正者，即少阴未升天也，水运以至者，升天不前，即寒雾反布，凛列如冬，水复涸，冰再结，暄暖乍作，冷复布之，寒暄不时。民病伏阳在内，烦热生中，心神惊骇，寒热间争，以久成郁，即暴热乃生，赤风气瞳翳，化成郁疠，乃化作伏热内烦，痹而生厥，甚则血溢。

是故寅申之年，阳明升天，主窒天英，胜之不前；又或遇戊申戊寅，火运先天而至；金欲升天，火运抑之，升之不前。即时雨不降，西风数举，咸卤燥生。民病上热，喘嗽，血溢；久而化郁，即白埃翳雾，清生杀气，民病胁满，悲伤，寒鼽嚏，嗌干，手折皮肤燥。

是故卯酉之年，太阳升天，主窒天芮，胜之不前；又遇阳明未迁正者，即太阳未升天也，土运以至；水欲升天，土运抑之，升之不

前，即湿而热蒸，寒生两间。民病注下，食不及化；久而成郁，冷来

客热，冰雹猝至。民病厥逆而哕，热生于内，气痹于外，足胫酸疼，反

生心悸，懊热，暴烦而复厥。

黄帝曰：升之不前，余已尽知其旨。愿闻降之不下，可得明乎？

岐伯曰：悉乎哉问！是之谓天地微旨，可以尽陈斯道。所谓升已必

降也，至天三年，次岁必降，降而入地，始为左间也。如此升降往来，

命之六纪者矣。

是故丑未之岁，厥阴降地，主窒地晶，胜而不前；又或遇少阴未退

位，即厥阴未降下，金运以至中，金运承之，降之未下，抑之变郁，

木欲降下，金运承之，降而不下，苍埃远见，白气承之，风举埃昏，

清燥行杀，霜露复下，肃杀布令。久而不降，抑之化郁，即作风燥相

伏，暄而反清，草木萌动，杀霜乃下，蛰虫未见，惧清伤藏。

是故寅申之岁，少阴降地，主窒地玄，胜之不入；又或遇丙申丙

寅，水运太过，先天而至，君火欲降，水运承之，降而不下，即彤云才

见，黑气反生，暄暖如舒，寒常布雪，凛冽复作，天云惨凄。久而不

降，伏之化郁，寒胜复热，赤风化疫，民病面赤、心烦、头痛、目眩

也，赤气彰而温病欲作也。

是故卯酉之岁，太阴降地，主窒地苍，胜之不入；又或少阳未退

位者，即太阴未得降也；或木运以至，木运承之，降而不下，即黄云

见而青霞彰，郁蒸作而大风，雾翳埃胜，折损乃作。久而不降也，伏

之化郁，天埃黄气，地布湿蒸。民病四支不举、昏眩、支节痛、腹满填臆。

是故辰戌之岁，少阳降地，主窒地玄，胜之不入；又或遇水运太过，先天而至也，水运承之，降而不下，即彤云才见，黑气反生，暄暖欲生，冷气猝至，甚则冰雹也。久而不降，伏之化郁，冰气复热，赤风化疫。民病面赤、心烦、头痛、目眩也，赤气彰而热病欲作也。

是故巳亥之岁，阳明降地，主窒地彤，胜而不入；又或遇太阳未退位，即阳明未得降；即火运以至之，火运承之不下，即天清而肃，赤气乃彰，暄热反作。民皆昏倦，夜卧不安，咽干引饮，懊热内烦，天清朝暮，暄还复作；久而不降，伏之化郁，天清薄寒，远生白气。民病掉眩，手足直而不仁，两胁作痛，满目𥄉𥄉。

211

是故子午之年，太阳降地，主窒地阜胜之，降而不入；又或遇土运太过，先天而至，土运承之，降而不入，即天彰黑气，瞑暗凄惨，才施黄埃而布湿，寒化令气，蒸湿复令。久而不降，伏之化郁，民病大厥，四支重怠，阴痿少力，天布沉阴，蒸湿间作。

帝曰：升降不前，晰知其宗，愿闻迁正，可得明乎？

岐伯曰：正司中位，是谓迁正位，司天不得其迁正者，即前司天，以过交司之日，即遇司天太过有余日也，即仍旧治天数，新司天未得迁正也。

厥阴不迁正，即风暄不时，花卉萎瘁。民病淋溲，目系转，转筋，

xǐ nù　xiǎo biàn chì　fēng yù lìng ér hán yóu bú qù　wēn xuān bú zhèng　chūn zhèng shī shí
喜怒，小便赤。风欲令而寒由不去，温暄不正，春正失时。

shào yīn bù qiān zhèng　jí lěng qì bú tuì　chūn lěng hòu hán　xuān nuǎn bù shí　mín bìng hán rè　sì zhī
少阴不迁正，即冷气不退，春冷后寒，暄暖不时。民病寒热，四支

fán tòng　yāo jǐ jiàng zhí　mù qì suī yǒu yú　ér wèi bú guò yú jūn huǒ yě
烦痛，腰脊强直。木气虽有余，而位不过于君火也。

tài yīn bù qiān zhèng　jí yún yǔ shī lìng　wàn wù kū jiāo　dāng shēng bù fā　mín bìng shǒu zú zhī jié
太阴不迁正，即云雨失令，万物枯焦，当生不发。民病手足肢节

zhǒng mǎn　dà fù shuǐ zhǒng　tián yì bù shí　sūn xiè xié mǎn　sì zhī bù jǔ　yǔ huà yù lìng　rè yóu
肿满，大腹水肿，填臆不食，飧泄胁满，四支不举。雨化欲令，热犹

zhì zhī　wēn xù yú qì　kàng ér bù zé
治之，温煦于气，亢而不泽。

shào yáng bù qiān zhèng　jí yán zhuó fú lìng　miáo yǒu bù róng　kù shǔ yú qiū　sù shā wǎn zhì　shuāng
少阳不迁正，即炎灼弗令，苗莠不荣，酷暑于秋，肃杀晚至，霜

lù bù shí　mín bìng jiē nüè　gǔ rè　xīn jì　jīng hài　shèn shí xuè yì
露不时。民病痎疟，骨热，心悸，惊骇，甚时血溢。

yáng míng bù qiān zhèng　zé shǔ huà yú qián　sù shā yú hòu　cǎo mù fǎn róng　mín bìng hán rè　qiú
阳明不迁正，则暑化于前，肃杀于后，草木反荣。民病寒热，鼽

tì　pí máo zhé　zhǎo jiǎ kū jiāo　shèn zé chuǎn sòu xī gāo　bēi shāng bú lè　rè huà nǎi bù　zào huà
嚏，皮毛折，爪甲枯焦；甚则喘嗽息高，悲伤不乐。热化乃布，燥化

wèi lìng　jí qīng jìn wèi xíng　fèi jīn fù bìng
未令，即清劲未行，肺金复病。

tài yáng bù qiān zhèng　jí dōng qīng fǎn hán　yì lìng yú chūn　shā shuāng zài qián　hán bīng yú hòu　yáng
太阳不迁正，即冬清反寒，易令于春，杀霜在前，寒冰于后，阳

guāng fù zhì　lǐn liè bú zuò　fēn yún dài shí　mín bìng wēn lì zhì　hóu bì yì gān　fán zào ér kě
光复治，凛冽不作，雾云待时，民病温疠至，喉闭嗌干，烦躁而渴，

chuǎn xī ér yǒu yīn yě　hán huà dài zào　yóu zhì tiān qì　guò shī xù　yǔ mín zuò zāi
喘息而有音也。寒化待燥，犹治天气，过失序，与民作灾。

dì yuē　qiān zhèng zǎo wǎn　yǐ mìng qí zhǐ　yuàn wén tuì wèi　kě dé míng zāi
帝曰：迁正早晚，以命其旨，愿闻退位，可得明哉？

qí bó yuē　suǒ wèi bú tuì zhě　jí tiān shù wèi zhōng　jí tiān shù yǒu yú　míng yuē fù bù zhèng
岐伯曰：所谓不退者，即天数未终，即天数有余，名曰复布政，

gù míng yuē zài zhì tiān yě　jí tiān lìng rú gù　ér bú tuì wèi yě
故名曰再治天也。即天令如故，而不退位也。

jué yīn bú tuì wèi　jí dà fēng zǎo jǔ　shí yǔ bú jiàng　shī lìng bú huà　mín bìng wēn yì　cī fèi
厥阴不退位，即大风早举，时雨不降，湿令不化。民病温疫，疵废，

fēng shēng　jiē zhī jié tòng　tóu mù tòng　fú rè nèi fán　yān hóu gān yǐn yǐn
风生，皆肢节痛，头目痛，伏热内烦，咽喉干引饮。

shào yīn bú tuì wèi　jí wēn shēng chūn dōng　zhé chóng zǎo zhì　cǎo mù fā shēng　mín bìng gé rè　yān
少阴不退位，即温生春冬，蛰虫早至，草木发生。民病膈热，咽

干，血溢，惊骇，小便赤涩，丹瘤疹疮 病留毒。

太阴不退位，而取寒暑不时，埃昏布作，湿令不去，民病四肢少力，食饮不下，泄注淋满，足胫寒，阴痿，闭塞，失溺，小便数。

少阳不退位，即热生于春，暑乃后化，冬温不冻，流水不冰，蛰虫出见。民病少气，寒热更作，便血，上热，小腹坚满，小便赤沃，甚则血溢。

阳明不退位，即春生清冷，草木晚荣，寒热间作。民病呕吐，暴注，食饮不下，大便干燥，四肢不举，目瞑掉眩。

太阳不退位，即春寒夏作，冷雹乃降，沉阴昏翳，二之气寒犹不去。民病痹厥，阴痿，失溺，腰膝皆痛，温疠晚发。

帝曰：天岁早晚，余已知之，愿闻地数，可得闻乎？

岐伯曰：地下迁正、升天及退位不前之法，即地土产化，万物失时之化也。

帝曰：余闻天地二甲子，十干十二支，上下经纬天地，数有迭移，失守其位，可得昭乎？

岐伯曰：失之迭位者，谓虽得岁正，未得正位之司，即四时不节，即生大疫。

假令甲子阳年，土运太窒，如癸亥天数有余者，年虽交得甲子，厥阴犹尚治天，地已迁正，阳明在泉，去岁少阳以作右间，即厥阴之地阳明，故不相和奉者也。癸巳相会，土运太过，虚反受木胜，故非太

过也，何以言土运太过？况 黄 钟 不应太窒，木既胜而金还复，金既

复而少阴如至，即木胜如火而金复微，如此则甲已失守，后三年化成

土疫，晚至丁卯，早至丙寅，土疫至也，大小善恶，推其天地，详乎太

一。又只如甲子年，如甲至子而合，应交司而治天，即下已卯未迁正，

而戊寅少阳未退位者，亦甲已未合德也，即土运非太过，而木乃乘虚

而胜土也，金次又行复胜之，即反邪化也。阴阳天地殊异尔，故其大

小善恶，一如天地之法旨也。

　　假令丙寅阳年太过，如乙丑天数有余者，虽交得丙寅，太阴尚治

天也。地已迁正，厥阴司地，去岁太阳以作右间，即天太阴而地厥阴，

故地不奉天化也。乙辛相会，水运太虚，反受土胜，故非太过，即太

簇之管，太羽不应，土胜而雨化，木复即风。此者丙辛失守其会，后

三年化成水疫，晚至己巳，早至戊辰，甚即速，微即徐，水疫至也。大

小善恶，推其天地数乃太乙游宫。又只如丙寅年，丙至寅且合，应交司

而治天，即辛巳未得迁正，而庚辰太阳未退位者，亦丙辛不合德也，

即水运亦小虚而小胜，或有复，后三年化疠，名曰水疠，其状如水

疫。治法如前。

　　假令庚辰阳年太过，如己卯天数有余者，虽交得庚辰年也，阳明

犹尚治天，地已迁正，太阴司地，去岁少阴以作右间，即天阳明而地

太阴也。故地下奉天也。乙巳相会，金运太虚，反受火胜，故非太过

也，即姑洗之管，太商不应，火胜热化，水复寒刑，此乙庚失守，其

后三年化成金疫也。速至壬午，徐至癸未，金疫至也，大小善恶，推本年天数及太一也。又只如庚辰，如庚至辰，且应交司而治天，即下乙未未得迁正者，即地甲午少阴未退位者，且乙庚不合德也，即下乙未柔干失刚，亦金运小虚也，有小胜或无复，且三年化疠，名曰金疠，其状如金疫也。治法如前。

假令壬午阳年太过，如辛巳天数有余者，虽交后壬午年也，厥阴犹尚治天，地已迁正，阳明在泉，去岁丙申少阳以作右间，即天厥阴而地阳明，故地不奉天者也。丁辛相合会，木运太虚，反受金胜，故非太过也，即蕤宾之管，太角不应，金行燥胜，火化热复，甚即速，微即徐。疫至大小善恶，推疫至之年天数及太一。又只如壬至午，且应交司而治之，即下丁酉未得迁正者，即地下丙申少阳未得退位者，见丁壬不合德也，即丁柔干失刚，亦木运小虚也，有小胜小复。后三年化疠，名曰木疠，其状如风疫，法治如前。

假令戊申阳年太过，如丁未天数太过者，虽交得戊申年也。太阴犹尚治天，地已迁正，厥阴在泉，去岁壬戌太阳以退位作右间，即天丁未，地癸亥，故地不奉天化也。丁癸相会，火运太虚，反受水胜，故非太过也，即夷则之管，上太徵不应，此戊癸失守其会，后三年化疫也，速至庚戌，大小善恶，推疫至之年天数及太一。又只如戊申，如戊至申，且应交司而治天，即下癸亥未得迁正者，即地下壬戌太阳未退位者，见戊癸未合德也，即下癸柔干失刚，见火运小虚也，有小胜或无

215

fù yě　　hòu sān nián huà lì　　míng yuē huǒ lì yě　zhì fǎ rú qián　zhì zhī fǎ　kě hán zhī xiè zhī
复也，后三年化疠，名日火疠也。治法如前；治之法，可寒之泄之。

huáng dì yuē　　rén qì bù zú　tiān qì rú xū　rén shén shī shǒu　shén guāng bú jù　xié guǐ gān rén
黄帝日：人气不足，天气如虚，人神失守，神光不聚，邪鬼干人，

zhì yǒu yāo wáng　　kě dé wén hū
致有夭亡，可得闻乎？

qí bó yuē　　rén zhī wǔ zàng　yī zàng bù zú　yòu huì tiān xū　gǎn xié zhī zhì yě　rén yōu chóu sī
岐伯日：人之五藏，一藏不足，又会天虚，感邪之至也。人忧愁思

lǜ jí shāng xīn　yòu huò yù shào yīn sī tiān　tiān shù bù jí　tài yīn zuò jiē jiān zhì　jí wèi tiān xū yě
虑即伤心，又或遇少阴司天，天数不及，太阴作接间至，即谓天虚也，

cǐ jí rén qì tiān qì tóng xū yě　yòu yù jīng ér duó jīng　hàn chū yú xīn　yīn ér sān xū　shén míng shī
此即人气天气同虚也。又遇惊而夺精，汗出于心，因而三虚，神明失

shǒu　xīn wéi jūn zhǔ zhī guān　shén míng chū yān　shén shī shǒu wèi　jí shén yóu shàng dān tián　zài dì tài yī
守。心为君主之官，神明出焉，神失守位，即神游上丹田，在帝太一

dì jūn ní wán gōng xià　shén jì shī shǒu shén guāng bú jù　què yù huǒ bù jí zhī suì　yǒu hēi shī guǐ xiàn zhī
帝君泥丸宫下。神既失守神光不聚，却遇火不及之岁，有黑尸鬼见之，

lìng rén bào wáng
令人暴亡。

rén yǐn shí　láo juàn jí shāng pí　yòu huò yù tài yīn sī tiān　tiān shù bù jí　jí shào yáng zuò jiē jiān
人饮食、劳倦即伤脾，又或遇太阴司天，天数不及，即少阳作接间

zhì　jí wèi zhī xū yě　cǐ jí rén qì xū ér tiān qì xū yě　yòu yù yǐn shí bǎo shèn　hàn chū yú wèi
至，即谓之虚也，此即人气虚而天气虚也。又遇饮食饱甚，汗出于胃，

zuì bǎo xíng fáng　hàn chū yú pí　yīn ér sān xū　pí shén shī shǒu　pí wéi jiàn yì zhī guān　zhì zhōu chū
醉饱行房，汗出于脾，因而三虚，脾神失守，脾为谏议之官，知周出

yān　shén jì shī shǒu　shén guāng shī wèi ér bú jù yě　què yù tǔ bù jí zhī nián　huò yǐ nián huò jiǎ nián
焉。神既失守，神光失位而不聚也，却遇土不及之年，或已年或甲年

shī shǒu　huò tài yīn tiān xū　qīng shī guǐ xiàn zhī　lìng rén cù wáng
失守，或太阴天虚，青尸鬼见之，令人猝亡。

rén jiǔ zuò shī dì　qiáng lì rù shuǐ jí shāng shèn　shèn wéi zuò qiáng zhī guān　jì qiǎo chū yān　yīn ér
人久坐湿地，强力入水即伤肾，肾为作强之官，伎巧出焉。因而

sān xū　shèn shén shī shǒu　shén zhì shī wèi　shén guāng bú jù　què yù shuǐ bù jí zhī nián　huò xīn bú huì
三虚，肾神失守，神志失位，神光不聚，却遇水不及之年，或辛不会

fú　huò bǐng nián shī shǒu　huò tài yáng sī tiān xū　yǒu huáng shī guǐ zhì　xiàn zhī lìng rén bào wáng
符，或丙年失守，或太阳司天虚，有黄尸鬼至，见之令人暴亡。

rén huò huì nù　qì nì shàng ér bú xià　jí shāng gān yě　yòu yù jué yīn sī tiān　tiān shù bù jí
人或恚怒，气逆上而不下，即伤肝也。又遇厥阴司天，天数不及，

jí shào yīn zuò jiē jiàn zhì　shì wèi tiān xū yě　cǐ wèi tiān xū rén xū yě　yòu yù jí zǒu kǒng jù　hàn chū
即少阴作接间至，是谓天虚也，此谓天虚人虚也。又遇疾走恐惧，汗出

yú gān　gān wéi jiāng jūn zhī guān　móu lǜ chū yān　shén wèi shī shǒu　shén guāng bú jù　yòu yù mù bù jí
于肝。肝为将军之官，谋虑出焉，神位失守，神光不聚，又遇木不及

年，或丁年不符，或壬年失守，或厥阴司天虚也，有白尸鬼见之，令人

暴亡也。

已上五失守者，天虚而人虚也，神游失守其位，即有五尸鬼干人，

令人暴亡也，谓之曰尸厥。人犯五神易位，即神光不圆也。非但尸鬼，

即一切邪犯者，皆是神失守位故也。此谓得守者生，失守者死。得神

者昌，失神者亡。

至真要大论篇第七十四

黄帝问曰：五气交合，盈虚更作，余知之矣。六气分治，司天地

者，其至何如？

岐伯再拜对曰：明乎哉问也！天地之大纪，人神之通应也。

帝曰：愿闻上合昭昭，下合冥冥，奈何？

岐伯曰：此道之所主，工之所疑也。

帝曰：愿闻其道也。

岐伯曰：厥阴司天，其化以风；少阴司天，其化以热；太阴司天，

其化以湿；少阳司天，其化以火；阳明司天，其化以燥；太阳司天，其

化以寒。以所临藏位，命其病者也。

帝曰：地化奈何？

岐伯曰：司天同候，间气皆然。

dì yuē　jiān qì hé wèi
帝曰：间气何谓？

qí bó yuē　sī zuǒ yòu zhě　shì wèi jiān qì yě
岐伯曰：司左右者，是谓间气也。

dì yuē　hé yǐ yì zhī
帝曰：何以异之？

qí bó yuē　zhǔ suì zhě jì suì　jiān qì zhě jì bù yě
岐伯曰：主岁者纪岁，间气者纪步也。

dì yuē　shàn　suì zhǔ nài hé
帝曰：善。岁主奈何？

qí bó yuē　jué yīn sī tiān wéi fēng huà　zài quán wéi suān huà　sī qì wéi cāng huà　jiān qì wéi dòng
岐伯曰：厥阴司天为风化，在泉为酸化，司气为苍化，间气为动

huà　shào yīn sī tiān wéi rè huà　zài quán wéi kǔ huà　bù sī qì huà　jū qì wéi zhuó huà　tài yīn sī tiān
化。少阴司天为热化，在泉为苦化，不司气化，居气为灼化。太阴司天

wéi shī huà　zài quán wéi gān huà　sī qì wéi jīn huà　jiān qì wéi róu huà　shào yáng sī tiān wéi huǒ huà　zài
为湿化，在泉为甘化，司气为黔化，间气为柔化。少阳司天为火化，在

quán wéi kǔ huà　sī qì wéi dān huà　jiān qì wéi míng huà　yáng míng sī tiān wéi zào huà　zài quán wéi xīn huà
泉为苦化，司气为丹化，间气为明化。阳明司天为燥化，在泉为辛化，

sī qì wéi sù huà　jiān qì wéi qīng huà　tài yáng sī tiān wéi hán huà　zài quán wéi xián huà　sī qì wéi xuán
司气为素化，间气为清化。太阳司天为寒化，在泉为咸化，司气为玄

huà　jiān qì wéi cáng huà　gù zhì bìng zhě　bì míng liù huà fēn zhì　wǔ wèi wǔ sè suǒ shēng　wǔ zàng suǒ
化，间气为藏化。故治病者，必明六化分治，五味五色所生，五藏所

yí　nǎi kě yǐ yán yíng xū bìng shēng zhī xù yě
宜，乃可以言盈虚病生之绪也。

dì yuē　jué yīn zài quán ér suān huà xiān　yú zhī zhī yǐ　fēng huà zhī xíng yě　hé rú
帝曰：厥阴在泉而酸化先，余知之矣。风化之行也，何如？

qí bó yuē　fēng xíng yú dì　suǒ wèi běn yě　yú qì tóng fǎ　běn hū tiān zhě　tiān zhī qì yě
岐伯曰：风行于地，所谓本也，余气同法。本乎天者，天之气也，

běn hū dì zhě　dì zhī qì yě　tiān dì hé qì　liù jié fēn ér wàn wù huà shēng yǐ　gù yuē　jǐn hòu qì
本乎地者，地之气也，天地合气，六节分而万物化生矣。故曰：谨候气

yí　wú shī bìng jī　cǐ zhī wèi yě
宜，无失病机，此之谓也。

dì yuē　qí zhǔ bìng hé rú
帝曰：其主病何如？

qí bó yuē　sī suì bèi wù　zé wú yí zhǔ yǐ
岐伯曰：司岁备物，则无遗主矣。

dì yuē　xiān suì wù hé yě
帝曰：先岁物何也？

qí bó yuē　tiān dì zhī zhuān jīng yě
岐伯曰：天地之专精也。

218

帝曰：司气者何如？

岐伯曰：司气者主岁同，然有余不足也。

帝曰：非司岁物何谓也？

岐伯曰：散也，故质同而异等也，气味有薄厚，性用有躁静，治保有多少，力化有浅深，此之谓也。

帝曰：岁主藏害何谓？

岐伯曰：以所不胜命之，则其要也。

帝曰：治之奈何？

岐伯曰：上淫于下，所胜平之，外淫于内，所胜治之。

帝曰：善。平气何如？

岐伯曰：谨察阴阳所在而调之，以平为期，正者正治，反者反治。

帝曰：夫子言察阴阳所在而调之，论言人迎与寸口相应，若引绳小大齐等，命曰平，阴之所在寸口何如？

岐伯曰：视岁南北，可知之矣。

帝曰：愿卒闻之。

岐伯曰：北政之岁，少阴在泉，则寸口不应；厥阴在泉，则右不应；太阴在泉，则左不应。南政之岁，少阴司天，则寸口不应；厥阴司天，则右不应；太阴司天，则左不应。诸不应者，反其诊则见矣。

帝曰：尺候何如？

岐伯曰：北政之岁，三阴在下，则寸不应；三阴在上，则尺不应。

nán zhèng zhī suì　　sān yīn zài tiān　　zé cùn bú yìng　　sān yīn zài quán　　zé chǐ bú yìng　　zuǒ yòu tóng　　gù
南政之岁，三阴在天，则寸不应；三阴在泉，则尺不应，左右同。故

yuē　　zhī qí yào zhě　　yì yán ér zhōng　　bù zhī qí yào　　liú sàn wú qióng　　cǐ zhī wèi yě
曰：知其要者，一言而终，不知其要，流散无穷，此之谓也。

dì yuē　　shàn　　tiān dì zhī qì　　nèi yín ér bìng hé rú
帝曰：善。天地之气，内淫而病何如？

qí bó yuē　　suì jué yīn zài quán　　fēng yín suǒ shèng　　zé dì qì bù míng　　píng yě mèi　　cǎo nǎi zǎo
岐伯曰：岁厥阴在泉，风淫所胜，则地气不明，平野昧，草乃早

xiù　　mín bìng xiǎn xiǎn zhèn hán　　shàn shēn shuò qiàn　　xīn tòng zhī mǎn　　liǎng xié lǐ jí　　yǐn shí bú xià　　gé yān
秀。民病洒洒振寒，善伸数欠，心痛支满，两胁里急，饮食不下，膈咽

bù tōng　　shí zé ǒu　　fù zhàng shàn ài　　dé hòu yǔ qì　　zé kuài rán rú shuāi　　shēn tǐ jiē zhòng
不通，食则呕，腹胀善噫，得后与气，则快然如衰，身体皆重。

suì shào yīn zài quán　　rè yín suǒ shèng　　zé yàn fú chuān zé　　yīn chù fǎn míng　　mín bìng fù zhōng cháng
岁少阴在泉，热淫所胜，则焰浮川泽，阴处反明。民病腹中常

míng　　qì shàng chōng xiōng　　chuǎn bù néng jiǔ lì　　hán rè pí fū tòng　　mù míng chǐ tòng　　zhuó zhǒng　　wù hán
鸣，气上冲胸，喘不能久立，寒热皮肤痛，目瞑齿痛，頄肿，恶寒

fā rè rú nüè　　shào fù zhōng tòng　　fù dà　　zhé chóng bù cáng
发热如疟，少腹中痛，腹大，蛰虫不藏。

suì tài yīn zài quán　　cǎo nǎi zǎo róng　　shī yín suǒ shèng　　zé āi hūn yán gǔ　　huáng fǎn xiàn hēi　　zhì
岁太阴在泉，草乃早荣，湿淫所胜，则埃昏岩谷，黄反见黑，至

yīn zhī jiāo　　mín bìng yǐn jī　　xīn tòng　　ěr lóng hún hún tūn tūn　　yì zhǒng hóu bì　　yīn bìng xuè xiàn　　shào
阴之交。民病饮积，心痛，耳聋浑浑焞焞①，嗌肿喉痹，阴病血见，少

fù tòng zhǒng　　bù dé xiǎo biàn　　bìng chōng tóu tòng　　mù sì tuō　　xiàng sì bá　　yāo sì zhé　　bì bù kě yǐ
腹痛肿，不得小便，病冲头痛，目似脱，项似拔，腰似折，髀不可以

huí　　guó rú jié　　shuàn rú bié
回，腘如结，腨如别。

suì shào yáng zài quán　　huǒ yín suǒ shèng　　zé yàn míng jiāo yě　　hán rè gēng zhì　　mín bìng zhù xiè chì bái
岁少阳在泉，火淫所胜，则焰明郊野，寒热更至。民病注泄赤白，

shào fù tòng　　niào chì　　shèn zé xuè biàn　　shào yīn tóng hòu
少腹痛，溺赤，甚则血便，少阴同候。

suì yáng míng zài quán　　zào yín suǒ shèng　　zé méng wù qīng míng　　mín bìng xǐ ǒu　　ǒu yǒu kǔ　　shàn tài
岁阳明在泉，燥淫所胜，则霿雾清暝。民病喜呕，呕有苦，善太

xī　　xīn xié tòng bù néng fǎn cè　　shèn zé yì gān miàn chén　　shēn wú gāo zé　　zú wài fǎn rè
息，心胁痛不能反侧，甚则嗌干面尘，身无膏泽，足外反热。

suì tài yáng zài quán　　hán yín suǒ shèng　　zé níng sù cǎn lì　　mín bìng shào fù kòng gāo　　yǐn yāo jǐ
岁太阳在泉，寒淫所胜，则凝肃惨慄。民病少腹控睾，引腰脊，

shàng chōng xīn tòng　　xuè xiàn　　yì tòng hàn zhǒng
上冲心痛，血见，嗌痛颔肿。

① 浑浑焞焞：形容耳中嗡嗡作响。

帝曰：善。治之奈何？

岐伯曰：诸气在泉，风淫于内，治以辛凉，佐以苦，以甘缓之，以辛散之。热淫于内，治以咸寒，佐以甘苦，以酸收之，以苦发之。湿淫于内，治以苦热，佐以酸淡，以苦燥之，以淡泄之。火淫于内，治以咸冷，佐以苦辛，以酸收之，以苦发之。燥淫于内，治以苦温，佐以甘辛，以苦下之。寒淫于内，治以甘热，佐以苦辛，以咸泻之，以辛润之，以苦坚之。

帝曰：善。天气之变何如？

岐伯曰：厥阴司天，风淫所胜，则太虚埃昏，云物以扰，寒生春气，流水不冰。民病胃脘当心而痛，上支两胁，膈咽不通，饮食不下，舌本强，食则呕，冷泄腹胀，溏泄，瘕水闭，蛰虫不去，病本于脾。冲阳绝，死不治。少阴司天，热淫所胜，怫热至，火行其政，民病胸中烦热，嗌干，右胠满，皮肤痛，寒热咳喘，大雨且至，唾血血泄，鼽衄嚏呕，溺色变，甚则疮疡胕肿，肩背臑及缺盆中痛，心痛肺膜，腹大满，膨膨而喘咳，病本于肺。尺泽绝，死不治。

太阴司天，湿淫所胜，则沉阴且布，雨变枯槁，胕肿骨痛阴痹，阴痹者，按之不得，腰脊头项痛，时眩，大便难，阴气不用，饥不欲食，咳唾则有血，心如悬，病本于肾。太溪绝，死不治。

少阳司天，火淫所胜，则温气流行，金政不平，民病头痛，发热恶寒而疟，热上皮肤痛，色变黄赤，传而为水，身面胕肿，腹满仰

221

xī　　xiè zhù chì bái　　chuāng yáng ké tuò xuè　　fán xīn　　xiōng zhōng rè　　shèn zé qiū nǜ　　bìng běn yú fèi
息，泄注赤白，疮 疡咳唾血，烦心，胸中热，甚则衄衄，病本于肺。
tiān fǔ jué　　sǐ bú zhì
天府绝，死不治。

yáng míng sī tiān　　zào yín suǒ shèng　　dà liáng gé hòu　　zé mù nǎi wǎn róng　　cǎo nǎi wǎn shēng　　míng mù
阳明司天，燥淫所胜，大凉革候，则木乃晚荣，草乃晚生，名木
liǎn　　shēng yù yú xià　　cǎo jiāo shàng shǒu　　jīn gǔ nèi biàn　　mín bìng zuǒ qū xié tòng　　hán qīng yú zhōng　　gǎn
敛，生菀于下，草焦上首，筋骨内变。民病左胠胁痛，寒清于中，感
ér nüè　　ké　　fù zhōng míng　　zhù xiè wù táng　　xīn xié bào tòng　　bù kě fǎn cè　　yì gān miàn chén　　yāo
而疟，咳，腹中鸣，注泄鹜溏，心胁暴痛，不可反侧，嗌干面尘，腰
tòng　　zhàng fū tuí shàn　　fù rén shào fù tòng　　mù mèi zì　　yáng chuāng cuó yōng　　zhé chóng lái xiàn　　bìng běn yú
痛，丈夫癞疝，妇人少腹痛，目昧眦，疡疮痤痈，蛰虫来见，病本于
gān　　tài chōng jué　　sǐ bú zhì
肝。太冲绝，死不治。

tài yáng sī tiān　　hán yín suǒ shèng　　zé hán qì fǎn zhì　　shuǐ qiě bīng　　xuè biàn yú zhōng　　fā wéi yōng
太阳司天，寒淫所胜，则寒气反至，水且冰，血变于中，发为痈
yáng　　mín bìng jué xīn tòng　　ǒu xuè xuè xiè qiū nǜ　　shàn bēi　　shí xuàn pū　　yùn huǒ yán liè　　yǔ bào nǎi
疡。民病厥心痛，呕血血泄衄衄，善悲，时眩仆，运火炎烈，雨暴乃
báo　　xiōng fù mǎn　　shǒu rè zhǒu luán　　yè zhǒng　　xīn dàn dàn dà dòng　　xiōng xié wèi wǎn bù ān　　miàn chì mù
雹，胸腹满，手热肘挛，腋肿，心澹澹大动，胸胁胃脘不安，面赤目
huáng　　shàn ài yì gān　　shèn zé sè tái　　kě ér yù yǐn　　bìng běn yú xīn　　shén mén jué　　sǐ bú zhì　　suǒ
黄，善噫嗌干，甚则色炲，渴而欲饮，病本于心。神门绝，死不治。所
wèi dòng qì　　zhī qí zàng yě
谓动气，知其藏也。

dì yuē　　shàn　　zhì zhī nài hé
帝曰：善。治之奈何？

qí bó yuē　　sī tiān zhī qì　　fēng yín suǒ shèng　　píng yǐ xīn liáng　　zuǒ yǐ kǔ gān　　yǐ gān huǎn zhī
岐伯曰：司天之气，风淫所胜，平以辛凉，佐以苦甘，以甘缓之，
yǐ suān xiè zhī　　rè yín suǒ shèng　　píng yǐ xián hán　　zuǒ yǐ kǔ gān　　yǐ suān shōu zhī　　shī yín suǒ shèng
以酸泻之。热淫所胜，平以咸寒，佐以苦甘，以酸收之。湿淫所胜，
píng yǐ kǔ rè　　zuǒ yǐ suān xīn　　yǐ kǔ zào zhī　　yǐ dàn xiè zhī　　shī shàng shèn ér rè　　zhì yǐ kǔ wēn
平以苦热，佐以酸辛，以苦燥之，以淡泄之。湿上甚而热，治以苦温，
zuǒ yǐ gān xīn　　yǐ hàn wéi gù ér zhǐ　　huǒ yín suǒ shèng　　píng yǐ suān lěng　　zuǒ yǐ kǔ gān　　yǐ suān shōu
佐以甘辛，以汗为故而止。火淫所胜，平以酸冷，佐以苦甘，以酸收
zhī　　yǐ kǔ fā zhī　　yǐ suān fù zhī　　rè yín tóng　　zào yín suǒ shèng　　píng yǐ kǔ shī　　zuǒ yǐ suān xīn
之，以苦发之，以酸复之，热淫同。燥淫所胜，平以苦湿，佐以酸辛，
yǐ kǔ xià zhī　　hán yín suǒ shèng　　píng yǐ xīn rè　　zuǒ yǐ gān kǔ　　yǐ xián xiè zhī
以苦下之。寒淫所胜，平以辛热，佐以甘苦，以咸泻之。

dì yuē　　shàn　　xié qì fǎn shèng　　zhì zhī nài hé
帝曰：善。邪气反胜，治之奈何？

岐伯曰：风司于地，清反胜之，治以酸温，佐以苦甘，以辛平之。

热司于地，寒反胜之，治以甘热，佐以苦辛，以咸平之。湿司于地，热反胜之，治以苦冷，佐以咸甘，以苦平之。火司于地，寒反胜之，治以甘热，佐以苦辛，以咸平之。燥司于地，热反胜之，治以平寒，佐以苦甘，以酸平之，以和为利。寒司于地，热反胜之，治以咸冷，佐以甘辛，以苦平之。

帝曰：其司天邪胜何如？

岐伯曰：风化于天，清反胜之，治以酸温，佐以甘苦。热化于天，寒反胜之，治以甘温，佐以苦酸辛。湿化于天，热反胜之，治以苦寒，佐以苦酸。火化于天，寒反胜之，治以甘热，佐以苦辛。燥化于天，热反胜之，治以辛寒，佐以苦甘。寒化于天，热反胜之，治以咸冷，佐以苦辛。

帝曰：六气相胜奈何？

岐伯曰：厥阴之胜，耳鸣头眩，愦愦欲吐，胃膈如寒，大风数举，倮虫不滋，胠胁气并，化而为热，小便黄赤，胃脘当心而痛，上支两胁，肠鸣飧泄，少腹痛，注下赤白，甚则呕吐，膈咽不通。

少阴之胜，心下热，善饥，齐下反动，气游三焦，炎暑至，木乃津，草乃萎，呕逆躁烦，腹满痛，溏泄，传为赤沃。

太阴之胜，火气内郁，疮疡于中，流散于外，病在胠胁，甚则心痛，热格，头痛喉痹项强，独胜则湿气内郁，寒迫下焦，痛留顶，互引

眉间，胃满。雨数至，燥化乃见，少腹满，腰脽重强，内不便，善注

泄，足下温，头重，足胫胕肿，饮发于中，胕肿于上。

少阳之胜，热客于胃，烦心心痛，目赤欲呕，呕酸善饥，耳痛溺

赤，善惊谵妄，暴热消烁，草萎水涸，介虫乃屈，少腹痛，下沃赤白。

阳明之胜，清发于中，左胠胁痛，溏泄，内为嗌塞，外发㿗疝，大

凉肃杀，华英改容，毛虫乃殃，胸中不便，嗌塞而咳。

太阳之胜，凝溧且至，非时水冰，羽乃后化，痔疟发，寒厥入胃，

则内生心痛，阴中乃疡，隐曲不利，互引阴股，筋肉拘苛，血脉凝泣，

络满色变，或为血泄，皮肤否肿，腹满食减，热反上行，头项囟顶脑

户中痛，目如脱，寒入下焦，传为濡泻。

帝曰：治之奈何？

岐伯曰：厥阴之胜，治以甘清，佐以苦辛，以酸泻之。少阴之胜，

治以辛寒，佐以苦咸，以甘泻之。太阴之胜，治以咸热，佐以辛甘，以

苦泻之。少阳之胜，治以辛寒，佐以甘咸，以甘泻之。阳明之胜，治

以酸温，佐以辛甘，以苦泄之。太阳之胜，治以甘热，佐以辛酸，以咸

泻之。

帝曰：六气之复何如？

岐伯曰：悉乎哉问也！

厥阴之复，少腹坚满，里急暴痛。偃木飞沙，倮虫不荣。厥心痛，

汗发呕吐，饮食不入，入而复出，筋骨掉眩，清厥，甚则入脾，食痹而

吐。冲阳绝，死不治。

少阴之复，燠热内作，烦躁鼽嚏，少腹绞痛，火见燔焫，嗌燥，分注时止，气动于左，上行于右，咳，皮肤痛，暴喑心痛，郁冒不知人，乃洒淅恶寒，振慄谵妄，寒已而热，渴而欲饮，少气骨痿，隔肠不便，外为浮肿，哕噫，赤气后化，流水不冰，热气大行，介虫不复，病痱胗疮疡，痈疽痤痔，甚则入肺，咳而鼻渊。天府绝，死不治。

太阴之复，湿变乃举，体重中满，食饮不化，阴气上厥，胸中不便，饮发于中，咳喘有声，大雨时行，鳞见于陆，头顶痛重，而掉瘛尤甚，呕而密默，唾吐清液，甚则入肾窍，泻无度。太溪绝，死不治。

225

少阳之复，大热将至，枯燥燔热，介虫乃耗，惊瘛咳衄，心热烦躁，便数憎风，厥气上行，面如浮埃，目乃瞤瘛，火气内发，上为口糜呕逆，血溢血泄，发而为疟，恶寒鼓慄，寒极反热，嗌络焦槁，渴引水浆，色变黄赤，少气脉萎，化而为水，传为胕肿，甚则入肺，咳而血泄。尺泽绝，死不治。

阳明之复，清气大举，森木苍干，毛虫乃厉，病生胠胁，气归于左，善太息，甚则心痛否满，腹胀而泄，呕苦咳哕，烦心，病在膈中，头痛，甚则入肝，惊骇筋挛。太冲绝，死不治。

太阳之复，厥气上行，水凝雨冰，羽虫乃死。心胃生寒，胸膈不利，心痛否满，头痛善悲，时眩仆，食减，腰脽反痛，屈伸不便，地裂

bīng jiān　　yáng guāng bú zhì　　shào fù kòng gāo　　yǐn yāo jǐ　　shàng chōng xīn　　tuò chū qīng shuǐ　　jí wéi yuě

冰坚，阳光不治，少腹控睾，引腰脊，上冲心，唾出清水，及为哕

ài　　　　shèn zé rù xīn　　shàn wàng shàn bēi　　shén mén jué　　sǐ bú zhì

噫①，甚则入心，善忘善悲。神门绝，死不治。

dì yuē　shàn　　zhì zhī nài hé

帝曰：善，治之奈何？

qí bó yuē　　jué yīn zhī fù　　zhì yǐ suān hán　　zuǒ yǐ gān xīn　　yǐ suān xiè zhī　　yǐ gān huǎn zhī

岐伯曰：厥阴之复，治以酸寒，佐以甘辛，以酸泻之，以甘缓之。

shào yīn zhī fù　　zhì yǐ xián hán　　zuǒ yǐ kǔ xīn　　yǐ gān xiè zhī　　yǐ suān shōu zhī　　xīn kǔ fā zhī

少阴之复，治以咸寒，佐以苦辛，以甘泻之，以酸收之，辛苦发之，

yǐ xián ruǎn zhī

以咸软之。

tài yīn zhī fù　　zhì yǐ kǔ rè　　zuǒ yǐ suān xīn　　yǐ kǔ xiè zhī　　zào zhī　　xiè zhī

太阴之复，治以苦热，佐以酸辛，以苦泻之，燥之，泄之。

shào yáng zhī fù　　zhì yǐ xián lěng　　zuǒ yǐ kǔ xīn　　yǐ xián ruǎn zhī　　yǐ suān shōu zhī　　xīn kǔ fā

少阳之复，治以咸冷，佐以苦辛，以咸软之，以酸收之，辛苦发

zhī　　fā bù yuǎn rè　　wú fàn wēn liáng　　shào yīn tóng fǎ

之，发不远热，无犯温凉，少阴同法。

yáng míng zhī fù　　zhì yǐ xīn wēn　　zuǒ yǐ kǔ gān　　yǐ kǔ xiè zhī　　yǐ kǔ xià zhī　　yǐ suān bǔ zhī

阳明之复，治以辛温，佐以苦甘，以苦泄之，以苦下之，以酸补之。

tài yáng zhī fù　　zhì yǐ xián rè　　zuǒ yǐ gān xīn　　yǐ kǔ jiān zhī

太阳之复，治以咸热，佐以甘辛，以苦坚之。

zhì zhū shèng fù　　hán zhě rè zhī　　rè zhě hán zhī　　wēn zhě qīng zhī　　qīng zhě wēn zhī　　sàn zhě shōu

治诸胜复，寒者热之，热者寒之，温者清之，清者温之，散者收

zhī　　yì zhě sàn zhī　　zào zhě rùn zhī　　jí zhě huǎn zhī　　jiān zhě ruǎn zhī　　cuì zhě jiān zhī　　shuāi zhě bǔ

之，抑者散之，燥者润之，急者缓之，坚者软之，脆者坚之，衰者补

zhī　　qiáng zhě xiè zhī　　gè ān qí qì　　bì qīng bì jìng　　zé bìng qì shuāi qù　　guī qí suǒ zōng　　cǐ zhì zhī

之，强者泻之，各安其气，必清必静，则病气衰去，归其所宗，此治之

dà tǐ yě

大体也。

dì yuē　shàn　　qì zhī shàng xià　　hé wèi yě

帝曰：善。气之上下，何谓也？

qí bó yuē　　shēn bàn yǐ shàng　　qí qì sān yǐ　　tiān zhī fèn yě　　tiān qì zhǔ zhī　　shēn bàn yǐ xià

岐伯曰：身半以上，其气三矣，天之分也，天气主之。身半以下，

qí qì sān yǐ　　dì zhī fèn yě　　dì qì zhǔ zhī　　yǐ míng mìng qì　　yǐ qì mìng chù　　ér yán qí bìng

其气三矣，地之分也，地气主之。以名命气，以气命处，而言其病。

bàn　　suǒ wèi tiān shū yě　　gù shàng shèng ér xià jù bìng zhě　　yǐ dì míng zhī　　xià shèng ér shàng jù bìng zhě

半，所谓天枢也。故上胜而下俱病者，以地名之，下胜而上俱病者，

226

---

① 哕噫：打呃，打嗝儿。

以天名之。所谓胜至，报气屈伏而未发也，复至则不以天地异名，皆如复气为法也。

帝曰：胜复之动，时有常乎？气有必乎？

岐伯曰：时有常位，而气无必也。

帝曰：愿闻其道也。

岐伯曰：初气终三气，天气主之，胜之常也。四气尽终气，地气主之，复之常也。有胜则复，无胜则否。

帝曰：善。复已而胜何如？

岐伯曰：胜至则复，无常数也，衰乃止耳。复已而胜，不复则害，此伤生也。

帝曰：复而反病何也？

岐伯曰：居非其位，不相得也。大复其胜，则主胜之，故反病也。所谓火燥热也。

帝曰：治之何如？

岐伯曰：夫气之胜也，微者随之，甚者制之。气之复也，和者平之，暴者夺之，皆随胜气，安其屈伏，无问其数，以平为期，此其道也。

帝曰：善。客主之胜复奈何？

岐伯曰：客主之气，胜而无复也。

帝曰：其逆从何如？

岐伯曰：主胜逆，客胜从，天之道也。

帝曰：其生病何如？

岐伯曰：厥阴司天，客胜则耳鸣掉眩，甚则咳；主胜则胸胁痛，舌难以言。少阴司天，客胜则鼽嚏颈项强，肩背瞀热，头痛少气，发热耳聋目瞑，甚则胕肿血溢，疮疡咳喘；主胜则心热烦躁，甚则胁痛支满。太阴司天，客胜则首面胕肿，呼吸气喘；主胜则胸腹满，食已而瞀。少阳司天，客胜则丹胗外发，及为丹熛疮疡，呕逆喉痹，头痛嗌肿，耳聋血溢，内为瘛疭；主胜则胸满咳仰息，甚而有血，手热。阳明司天，清复内余，则咳衄嗌塞，心膈中热，咳不止而白血出者死。太阳司天，客胜则胸中不利，出清涕，感寒则咳；主胜则喉嗌中鸣。

　　厥阴在泉，客胜则大关节不利，内为痉强拘瘛，外为不便；主胜则筋骨繇并，腰腹时痛。少阴在泉，客胜则腰痛，尻股膝髀腨骱足病，瞀热以酸，胕肿不能久立，溲便变；主胜则厥气上行，心痛发热，膈中，众痹皆作，发于胠胁，魄汗不藏，四逆而起。太阴在泉，客胜则足痿下重，便溲不时，湿客下焦，发而濡泻，及为肿，隐曲之疾；主胜则寒气逆满，食饮不下，甚则为疝。少阳在泉，客胜则腰腹痛而反恶寒，甚则下白溺白；主胜则热反上行而客于心，心痛发热，格中而呕，少阴同候。阳明在泉，客胜则清气动下，少腹坚满，而数便泻；主胜则腰重腹痛，少腹生寒，下为鹜溏，则寒厥于肠，上冲胸中，甚则喘，不能久立。太阳在泉，寒复内余，则腰尻痛，屈伸不利，股胫足膝中痛。

帝曰：善，治之奈何？

岐伯曰：高者抑之，下者举之，有余折之，不足补之，佐以所利，和以所宜，必安其主客，适其寒温，同者逆之，异者从之。

帝曰：治寒以热，治热以寒，气相得者逆之，不相得者从之，余已知之矣。其于正味何如？

岐伯曰：木位之主，其泻以酸，其补以辛。火位之主，其泻以甘，其补以咸。土位之主，其泻以苦，其补以甘。金位之主，其泻以辛，其补以酸。水位之主，其泻以咸，其补以苦。厥阴之客，以辛补之，以酸泻之，以甘缓之。少阴之客，以咸补之，以甘泻之，以咸收之。太阴之客，以甘补之，以苦泻之，以甘缓之。少阳之客，以咸补之，以甘泻之，以咸软之。阳明之客，以酸补之，以辛泻之，以苦泄之。太阳之客，以苦补之，以咸泻之，以苦坚之，以辛润之。开发腠理，致津液通气也。

229

帝曰：善。愿闻阴阳之三也，何谓？

岐伯曰：气有多少，异用也。

帝曰：阳明何谓也？

岐伯曰：两阳合明也。

帝曰：厥阴何也？

qí bó yuē liǎng yīn jiāo jìn yě
岐伯曰：两阴交尽也。

dì yuē qì yǒu duō shǎo bìng yǒu shèng shuāi zhì yǒu huǎn jí fāng yǒu dà xiǎo yuàn wén qí yuē
帝曰：气有多少，病有盛衰，治有缓急，方有大小，愿闻其约

nài hé
奈何？

qí bó yuē qì yǒu gāo xià bìng yǒu yuǎn jìn zhèng yǒu zhōng wài zhì yǒu qīng zhòng shì qí zhì suǒ
岐伯曰：气有高下，病有远近，证有中外，治有轻重，适其至所

wéi gù yě dà yào yuē jūn yī chén èr jǐ zhī zhì yě jūn èr chén sì ǒu zhī zhì yě jūn
为故也。《大要》曰：君一臣二，奇之制也；君二臣四，偶之制也；君

èr chén sān jǐ zhī zhì yě jūn sān chén liù ǒu zhī zhì yě gù yuē jìn zhě jǐ zhī yuǎn zhě ǒu
二臣三，奇之制也；君三臣六，偶之制也。故曰：近者奇之，远者偶

zhī hàn zhě bù yǐ jǐ xià zhě bù yǐ ǒu bǔ shàng zhì shàng zhì yǐ huǎn bǔ xià zhì xià zhì yǐ jí
之，汗者不以奇，下者不以偶，补上治上制以缓，补下治下制以急，

jí zé qì wèi hòu huǎn zé qì wèi bó shì qí zhì suǒ cǐ zhī wèi yě bìng suǒ yuǎn ér zhōng dào qì wèi
急则气味厚，缓则气味薄，适其至所，此之谓也。病所远而中道气味

zhī zhě shí ér guò zhī wú yuè qí zhì dù yě shì gù píng qì zhī dào jìn ér jǐ ǒu zhì xiǎo qí fú
之者，食而过之，无越其制度也。是故平气之道，近而奇偶，制小其服

yě yuǎn ér jǐ ǒu zhì dà qí fú yě dà zé shù shǎo xiǎo zé shù duō duō zé jiǔ zhī shǎo zé èr
也。远而奇偶，制大其服也。大则数少，小则数多。多则九之，少则二

zhī jǐ zhī bú qù zé ǒu zhī shì wèi chóng fāng ǒu zhī bú qù zé fǎn zuǒ yǐ qǔ zhī suǒ wèi hán rè
之。奇之不去则偶之，是谓重方。偶之不去，则反佐以取之，所谓寒热

wēn liáng fǎn cóng qí bìng yě
温凉，反从其病也。

dì yuē shàn bìng shēng yú běn yú zhī zhī yǐ shēng yú biāo zhě zhì zhī nài hé
帝曰：善。病生于本，余知之矣。生于标者，治之奈何？

qí bó yuē bìng fǎn qí běn dé biāo zhī bìng zhì fǎn qí běn dé biāo zhī fāng
岐伯曰：病反其本，得标之病，治反其本，得标之方。

dì yuē shàn liù qì zhī shèng hé yǐ hòu zhī
帝曰：善。六气之胜，何以候之？

qí bó yuē chéng qí zhì yě qīng qì dà lái zào zhī shèng yě fēng mù shòu xié gān bìng shēng yān
岐伯曰：乘其至也。清气大来，燥之胜也，风木受邪，肝病生焉。

rè qì dà lái huǒ zhī shèng yě jīn zào shòu xié fèi bìng shēng yān hán qì dà lái shuǐ zhī shèng yě
热气大来，火之胜也，金燥受邪，肺病生焉。寒气大来，水之胜也，

huǒ rè shòu xié xīn bìng shēng yān shī qì dà lái tǔ zhī shèng yě hán shuǐ shòu xié shèn bìng shēng yān
火热受邪，心病生焉。湿气大来，土之胜也，寒水受邪，肾病生焉。

fēng qì dà lái mù zhī shèng yě tǔ shī shòu xié pí bìng shēng yān suǒ wèi gǎn xié ér shēng bìng yě chéng
风气大来，木之胜也，土湿受邪，脾病生焉。所谓感邪而生病也。乘

nián zhī xū zé xié shèn yě shī shí zhī hé yì xié shèn yě yù yuè zhī kōng yì xié shèn yě chóng
年之虚，则邪甚也。失时之和，亦邪甚也。遇月之空，亦邪甚也。重

gǎn yú xié   zé bìng wēi yǐ   yǒu shèng zhī qì   qí lái bì fù yě
感于邪，则病危矣。有胜之气，其来必复也。

dì yuē   qí mài zhì hé rú
帝曰：其脉至何如？

qí bó yuē   jué yīn zhī zhì   qí mài xián   shào yīn zhī zhì   qí mài gōu   tài yīn zhī zhì   qí mài
岐伯曰：厥阴之至，其脉弦，少阴之至，其脉钩，太阴之至，其脉

chén   shào yáng zhī zhì   dà ér fú   yáng míng zhī zhì   duǎn ér sè   tài yáng zhī zhì   dà ér cháng   zhì
沉，少阳之至，大而浮，阳明之至，短而涩，太阳之至，大而长。至

ér hé zé píng   zhì ér shèn zé bìng   zhì ér fǎn zhě bìng   zhì ér bú zhì zhě bìng   wèi zhì ér zhì zhě bìng
而和则平，至而甚则病，至而反者病，至而不至者病，未至而至者病，

yīn yáng yì zhě wēi
阴阳易者危。

dì yuē   liù qì biāo běn   suǒ cóng bù tóng   nài hé
帝曰：六气标本，所从不同，奈何？

qí bó yuē   qì yǒu cóng běn zhě   yǒu cóng biāo běn zhě   yǒu bù cóng biāo běn zhě yě
岐伯曰：气有从本者，有从标本者，有不从标本者也。

dì yuē   yuàn zú wén zhī
帝曰：愿卒闻之。

qí bó yuē   shào yáng   tài yīn cóng běn   shào yīn   tài yáng cóng běn cóng biāo   yáng míng   jué yīn   bù
岐伯曰：少阳、太阴从本，少阴、太阳从本从标，阳明、厥阴，不

cóng biāo běn   cóng hū zhōng yě   gù cóng běn zhě   huà shēng yú běn   cóng biāo běn zhě   yǒu biāo běn zhī huà
从标本，从乎中也。故从本者，化生于本，从标本者，有标本之化，

cóng zhōng zhě   yǐ zhōng qì wéi huà yě
从中者，以中气为化也。

dì yuē   mài cóng ér bìng fǎn zhě   qí zhěn hé rú
帝曰：脉从而病反者，其诊何如？

qí bó yuē   mài zhì ér cóng   àn zhī bù gǔ   zhū yáng jiē rán
岐伯曰：脉至而从，按之不鼓，诸阳皆然。

dì yuē   zhū yīn zhī fǎn   qí mài hé rú
帝曰：诸阴之反，其脉何如？

qí bó yuē   mài zhì ér cóng   àn zhī gǔ shèn ér shèng yě   shì gù bǎi bìng zhī qǐ   yǒu shēng yú běn
岐伯曰：脉至而从，按之鼓甚而盛也。是故百病之起，有生于本

zhě   yǒu shēng yú biāo zhě   yǒu shēng yú zhōng qì zhě   yǒu qǔ běn ér dé zhě   yǒu qǔ biāo ér dé zhě   yǒu
者，有生于标者，有生于中气者，有取本而得者，有取标而得者，有

qǔ zhōng qì ér dé zhě   yǒu qǔ biāo běn ér dé zhě   yǒu nì qǔ ér dé zhě   yǒu cóng qǔ ér dé zhě   nì
取中气而得者，有取标本而得者，有逆取而得者，有从取而得者。逆，

zhèng shùn yě   ruò shùn   nì yě   gù yuē   zhī biāo yǔ běn   yòng zhī bú dài   míng zhī nì shùn   zhèng xíng
正顺也。若顺，逆也。故曰：知标与本，用之不殆，明知逆顺，正行

wú wèn   cǐ zhī wèi yě   bù zhī shì zhě   bù zú yǐ yán zhěn   zú yǐ luàn jīng   gù   dà yào   yuē
无问。此之谓也。不知是者，不足以言诊，足以乱经。故《大要》曰：

cū gōng xī xī　　yǐ wéi kě zhī　　yán rè wèi yǐ　　hán bìng fù shǐ　　tóng qì yì xíng　　mí zhěn luàn jīng　　cǐ
粗工嘻嘻，以为可知，言热未已，寒病复始，同气异形，迷诊乱经。此

zhī wèi yě　　fú biāo běn zhī dào　　yào ér bó　　xiǎo ér dà　　kě yǐ yán yī ér zhī bǎi bìng zhī hài　　yán biāo
之谓也，夫标本之道，要而博，小而大，可以言一而知百病之害，言标

yǔ běn　　yì ér wù sǔn　　chá běn yǔ biāo　　qì kě lìng tiáo　　míng zhī shèng fù　　wéi wàn mín shì　　tiān zhī dào
与本，易而勿损，察本与标，气可令调，明知胜复，为万民式，天之道

bì yǐ
毕矣。

dì yuē　　shèng fù zhī biàn　　zǎo yàn hé rú
帝曰：胜复之变，早晏何如？

qí bó yuē　　fú suǒ shèng zhě　　shèng zhì yǐ bìng　　bìng yǐ yùn yùn　　ér fù yǐ méng yě　　fú suǒ fù
岐伯曰：夫所胜者，胜至已病，病已愠愠，而复已萌也。夫所复

zhě　　shèng jìn ér qǐ　　dé wèi ér shèn　　shèng yǒu wēi shèn　　fù yǒu shǎo duō　　shèng hé ér hé　　shèng xū ér
者，胜尽而起，得位而甚，胜有微甚，复有少多，胜和而和，胜虚而

xū　　tiān zhī cháng yě
虚，天之常也。

dì yuē　　shèng fù zhī zuò　　dòng bú dàng wèi　　huò hòu shí ér zhì　　qí gù hé yě
帝曰：胜复之作，动不当位，或后时而至，其故何也？

qí bó yuē　　fú qì zhī shēng　　yǔ qí huà shuāi shèng yì yě　　hán shǔ wēn liáng shèng shuāi zhī yòng　　qí zài
岐伯曰：夫气之生，与其化衰盛异也。寒暑温凉盛衰之用，其在

sì wéi　　gù yáng zhī dòng　　shǐ yú wēn　　shèng yú shǔ　　yīn zhī dòng　　shǐ yú qīng　　shèng yú hán　　chūn xià
四维。故阳之动，始于温，盛于暑；阴之动，始于清，盛于寒。春夏

qiū dōng　　gè chā qí fēn　　gù dà yào　　yuē　　bǐ chūn zhī nuǎn　　wéi xià zhī shǔ　　bǐ qiū zhī fèn　　wéi
秋冬，各差其分。故《大要》曰：彼春之暖，为夏之暑，彼秋之忿，为

dōng zhī nù　　jǐn àn sì wéi　　chì hòu jiē guī　　qí zhōng kě jiàn　　qí shǐ kě zhī　　cǐ zhī wèi yě
冬之怒，谨按四维，斥候皆归，其终可见，其始可知。此之谓也。

dì yuē　　chā yǒu shù hū
帝曰：差有数乎？

qí bó yuē　　yòu fán sān shí dù yě
岐伯曰：又凡三十度也。

dì yuē　　qí mài yìng jiē hé rú
帝曰：其脉应皆何如？

qí bó yuē　　chā tóng zhèng fǎ　　dài shí ér qù yě　　mài yào　　yuē　　chūn bù chén　　xià bù xián
岐伯曰：差同正法，待时而去也。《脉要》曰：春不沉，夏不弦，

dōng bú sè　　qiū bú shuò　　shì wèi sì sāi　　chén shèn yuē bìng　　xián shèn yuē bìng　　sè shèn yuē bìng　　shuò shèn
冬不涩，秋不数，是谓四塞。沉甚曰病，弦甚曰病，涩甚曰病，数甚

yuē bìng　　cān xiàn yuē bìng　　fù xiàn yuē bìng　　wèi qù ér qù yuē bìng　　qù ér bú qù yuē bìng　　fǎn zhě sǐ
曰病，参见曰病，复见曰病，未去而去曰病，去而不去曰病，反者死。

gù yuē　　qì zhī xiāng shǒu sī yě　　rú quán héng zhī bù dé xiāng shī yě　　fú yīn yáng zhī qì　　qīng jìng zé shēng
故曰：气之相守司也，如权衡之不得相失也。夫阴阳之气，清静则生

化治，动则苛疾起，此之谓也。

帝曰：幽明何如？

岐伯曰：两阴交尽故曰幽，两阳合明故曰明，幽明之配，寒暑之异也。

帝曰：分至何如？

岐伯曰：气至之谓至，气分之谓分，至则气同，分则气异，所谓天地之正纪也。

帝曰：夫子言春秋气始于前，冬夏气始于后，余已知之矣。然六气往复，主岁不常也，其补泻奈何？

岐伯曰：上下所主，随其攸利，正其味，则其要也，左右同法。

《大要》曰：少阳之主，先甘后咸；阳明之主，先辛后酸；太阳之主，先咸后苦；厥阴之主，先酸后辛；少阴之主，先甘后咸；太阴之主，先苦后甘。佐以所利，资以所生，是谓得气。

帝曰：善。夫百病之生也，皆生于风寒暑湿燥火，以之化之变也。经言盛者泻之，虚者补之，余锡以方士，而方士用之，尚未能十全，余欲令要道必行，桴鼓相应，犹拔刺雪污，工巧神圣，可得闻乎？

岐伯曰：审察病机，无失气宜，此之谓也。

帝曰：愿闻病机何如？

岐伯曰：诸风掉眩，皆属于肝。诸寒收引，皆属于肾。诸气膹郁，皆属于肺。诸湿肿满，皆属于脾。诸热瞀瘛，皆属于火。诸痛痒疮，皆属于心。诸厥固泄，皆属于下。诸痿喘呕，皆属于上。诸禁鼓慄，如丧神守，皆属于火。诸痉项强，皆属于湿。诸逆冲上，皆属于火。诸胀腹大，皆属于热。诸躁狂越，皆属于火。诸暴强直，皆属于风。诸病有声，鼓之如鼓，皆属于热。诸病胕肿，痛酸惊骇，皆属于火。诸转反戾，水液浑浊，皆属于热。诸病水液，澄澈清冷，皆属于寒。诸呕吐酸，暴注下迫，皆属于热。故《大要》曰：谨守病机，各司其属，有者求之，无者求之，盛者责之，虚者责之，必先五胜，疏其血气，令其调达，而致和平，此之谓也。

帝曰：善，五味阴阳之用何如？

岐伯曰：辛甘发散为阳，酸苦涌泄为阴，咸味涌泄为阴，淡味渗泄为阳。六者或收或散，或缓或急，或燥或润，或软或坚，以所利而行之，调其气，使其平也。

帝曰：非调气而得者，治之奈何？有毒无毒，何先何后？愿闻其道。

岐伯曰：有毒无毒，所治为主，适大小为制也。

帝曰：请言其制。

岐伯曰：君一臣二，制之小也；君一臣三佐五，制之中也；君一臣三佐九，制之大也。寒者热之，热者寒之，微者逆之，甚者从之，坚者削之，客者除之，劳者温之，结者散之，留者攻之，燥者濡之，急者缓之，散者收之，损者温之，逸者行之，惊者平之，上之下之，摩之浴之，薄之劫之，开之发之，适事为故。

帝曰：何谓逆从？

岐伯曰：逆者正治，从者反治，从少从多，观其事也。

帝曰：反治何谓？

岐伯曰：热因寒用，寒因热用，塞因塞用，通因通用，必伏其所主，而先其所因，其始则同，其终则异，可使破积，可使溃坚，可使气和，可使必已。

帝曰：善。气调而得者何如？

岐伯曰：逆之从之，逆而从之，从而逆之，疏气令调，则其道也。

帝曰：善。病之中外何如？

岐伯曰：从内之外者，调其内；从外之内者，治其外；从内之外而盛于外者，先调其内而后治其外；从外之内而盛于内者，先治其外，而后调其内；中外不相及，则治主病。

235

帝曰：善。火热复，恶寒发热，有如疟状，或一日发，或间数日发，其故何也？

岐伯曰：胜复之气，会遇之时，有多少也。阴气多而阳气少，则其发日远；阳气多而阴气少，则其发日近。此胜复相薄，盛衰之节，疟亦同法。

帝曰：论言治寒以热，治热以寒，而方士不能废绳墨而更其道也。有病热者，寒之而热，有病寒者，热之而寒，二者皆在，新病复起，奈何治？

岐伯曰：诸寒之而热者，取之阴；热之而寒者，取之阳。所谓求其

属也。

帝曰：善。服寒而反热，服热而反寒，其故何也？

岐伯曰：治其王气，是以反也。

帝曰：不治王而然者何也？

岐伯曰：悉乎哉问也！不治五味属也。夫五味入胃，各归所喜，故

酸先入肝，苦先入心，甘先入脾，辛先入肺，咸先入肾，久而增气，物

化之常也。气增而久，夭之由也。

帝曰：善。方制君臣，何谓也？

岐伯曰：主病之谓君，佐君之谓臣，应臣之谓使，非上下三品之

谓也。

236

帝曰：三品何谓？

岐伯曰：所以明善恶之殊贯也。

帝曰：善。病之中外何如？

岐伯曰：调气之方，必别阴阳，定其中外，各守其乡。内者内治，

外者外治，微者调之，其次平之，盛者夺之，汗者下之，寒热温凉，衰

之以属，随其攸利，谨道如法，万举万全，气血正平，长有天命。

帝曰：善。

著至教论篇第七十五
zhù zhì jiào lùn piān dì qī shí wǔ

黄帝坐明堂，召雷公而问之曰：子知医之道乎？

雷公对曰：诵而未能解，解而未能别，别而未能明，明而未能彰，足以治群僚，不足治侯王。愿得受树天之度，四时阴阳合之，别星辰与日月光，以彰经术，后世益明，上通神农，著至教，疑于二皇。

帝曰：善！无失之，此皆阴阳表里上下雌雄相输应也。而道上知天文，下知地理，中知人事，可以长久，以教众庶，亦不疑殆，医道论篇，可传后世，可以为宝。

雷公曰：请受道，讽诵用解。

帝曰：子不闻《阴阳传》乎！

曰：不知。

曰：夫三阳天为业，上下无常，合而病至，偏害阴阳。

雷公曰：三阳莫当，请闻其解。

帝曰：三阳独至者，是三阳并至，并至如风雨，上为颠疾，下为漏病，外无期，内无正，不中经纪，诊无上下，以书别。

雷公曰：臣治疏愈，说意而已。

帝曰：三阳者，至阳也，积并则为惊，病起疾风，至如礔砺，九窍皆塞，阳气滂溢，干嗌喉塞，并于阴，则上下无常，薄为肠澼，此谓

sān yáng zhí xīn　zuò bù dé qǐ　wò zhě biàn shēn quán　sān yáng zhī bìng　qiě yǐ zhī tiān xià　hé yǐ bié yīn
三阳直心，坐不得起，卧者便身全。三阳之病，且以知天下，何以别阴

yáng　yìng sì shí　hé zhī wǔ xíng
阳，应四时，合之五行。

léi gōng yuē　yáng yán bù bié　yīn yán bù lǐ　qǐng qǐ shòu jiě　yǐ wéi zhì dào
雷公曰：阳言不别，阴言不理，请起受解，以为至道。

dì yuē　zǐ ruò shòu chuán　bù zhī hé zhì dào yǐ huò shī jiào　yù zǐ zhì dào zhī yào　bìng shāng wǔ
帝曰：子若受传，不知合至道以惑师教，语子至道之要。病伤五

zàng　jīn gǔ yǐ xiāo　zǐ yán bù míng bù bié　shì shì zhǔ xué jìn yǐ　shèn qiě jué　wǎn wǎn rì mù　cóng
藏，筋骨以消，子言不明不别，是世主学尽矣。肾且绝，惋惋日暮，从

róng bù chū　rén shì bù yīn
容不出，人事不殷。

shì cóng róng lùn piān dì qī shí liù

示从容论篇第七十六

huáng dì yàn zuò　zhào léi gōng ér wèn zhī yuē　rǔ shòu shù sòng shū zhě　ruò néng lǎn guān zá xué　jí
黄帝燕坐，召雷公而问之曰：汝受术诵书者，若能览观杂学，及

yú bǐ lèi　tōng hé dào lǐ　wéi yú yán zǐ suǒ cháng　wǔ zàng liù fǔ　dǎn wèi dà xiǎo cháng　pí bāo páng
于比类，通合道理，为余言子所长，五藏六府，胆胃大小肠，脾胞膀

guāng　nǎo suǐ tì tuò　kū qì bēi āi　shuǐ suǒ cóng xíng　cǐ jiē rén zhī suǒ shēng　zhì zhī guò shī　zǐ
胱，脑髓涕唾，哭泣悲哀，水所从行，此皆人之所生，治之过失，子

wù míng zhī　kě yǐ shí quán　jí bù néng zhī　wéi shì suǒ yuàn
务明之，可以十全，即不能知，为世所怨。

léi gōng yuē　chén qǐng sòng　mài jīng　shàng xià piān　shèn zhòng duō yǐ　bié yì bǐ lèi　yóu wèi néng
雷公曰：臣请诵《脉经·上下篇》，甚众多矣，别异比类，犹未能

yǐ shí quán　yòu ān zú yǐ míng zhī
以十全，又安足以明之？

dì yuē　zǐ bié shì tōng wǔ zàng zhī guò　liù fǔ zhī suǒ bù hé　zhēn shí zhī bài　dú yào suǒ yí
帝曰：子别试通五藏之过，六府之所不和，针石之败，毒药所宜，

tāng yè zǐ wèi　jù yán qí zhuàng　xī yán yǐ duì　qǐng wèn bù zhī
汤液滋味，具言其状，悉言以对，请问不知。

léi gōng yuē　gān xū shèn xū pí xū　jiē lìng rén tǐ zhòng fán yuān　dāng tóu dú yào　cì jiǔ biān shí
雷公曰：肝虚肾虚脾虚，皆令人体重烦冤，当投毒药，刺灸砭石

tāng yè　huò yǐ　huò bù yǐ　yuàn wén qí jiě
汤液，或已，或不已，愿闻其解。

dì yuē　gōng hé nián zhī zhǎng　ér wèn zhī shào　yú zhēn wèn yǐ zì miù yě　wú wèn zǐ yǎo míng　zǐ
帝曰：公何年之长，而问之少，余真问以自谬也。吾问子窈冥，子

言《上下篇》以对，何也？夫脾虚浮似肺，肾小浮似脾，肝急沉散似肾，此皆工之所时乱也，然从容得之。若夫三藏土木水参居，此童子之所知，问之何也？

雷公曰：于此有人，头痛，筋挛骨重，怯然少气，哕噫腹满，时惊，不嗜卧，此何藏之发也？脉浮而弦，切之石坚，不知其解，复问所以三藏者，以知其比类也。

帝曰：夫从容之谓也。夫年长则求之于府，年少则求之于经，年壮则求之于藏。今子所言皆失，八风菀熟，五藏消烁，传邪相受。夫浮而弦者，是肾不足也。沉而石者，是肾气内着也。怯然少气者，是水道不行，形气消索也。咳嗽烦冤者，是肾气之逆也。一人之气，病在一藏也。若言三藏俱行，不在法也。

雷公曰：于此有人，四支解堕，咳喘血泄，而愚诊之，以为伤肺，切脉浮大而紧，愚不敢治。粗工下砭石，病愈多出血，血止身轻，此何物也？

帝曰：子所能治，知亦众多，与此病失矣。譬以鸿飞，亦冲于天。夫圣人之治病，循法守度，援物比类，化之冥冥，循上及下，何必守经。今夫脉浮大虚者，是脾气之外绝，去胃外归阳明也。夫二火不胜三水，是以脉乱而无常也。四支解堕，此脾精之不行也。咳喘者，是水气并阳明也。血泄者，脉急血无所行也。若夫以为伤肺者，由失以狂也。不引《比类》，是知不明也。夫伤肺者，脾气不守，胃气不清，

239

jīng qì bù wéi shǐ　zhēn zàng huài jué　jīng mài páng jué　wǔ zàng lòu xiè　bú nǜ zé ǒu　cǐ èr zhě bù xiāng

经气不为使，真藏坏决，经脉傍绝，五藏漏泄，不衄则呕，此二者不相

lèi yě　pì rú tiān zhī wú xíng　dì zhī wú lǐ　bái yǔ hēi xiāng qù yuǎn yǐ　shì shī wú guò yǐ　yǐ zǐ

类也。譬如天之无形，地之无理，白与黑相去远矣。是失吾过矣。以子

zhī zhī　gù bú gào zǐ　míng yǐn　bǐ lèi　cóng róng　shì yǐ míng yuē zhěn qīng　shì wèi zhì dào yě

知之，故不告子，明引《比类》《从容》，是以名曰诊轻①，是谓至道也。

shū wǔ guò lùn piān dì　qī shí qī

疏五过论篇第七十七

huáng dì yuē　wū hū yuǎn zāi　mǐn mǐn hū ruò shì shēn yuān　ruò yíng fú yún　shì shēn yuān shàng kě cè

黄帝曰：呜呼远哉！闵闵乎若视深渊，若迎浮云，视深渊尚可测，

yíng fú yún mò zhī qí jì　shèng rén zhī shù　wéi wàn mín shì　lùn cái zhì yì　bì yǒu fǎ zé　xún jīng shǒu

迎浮云莫知其际。圣人之术，为万民式，论裁志意，必有法则，循经守

shù　àn xún yī shì　wéi wàn mín fù　gù shì yǒu wǔ guò sì dé　rǔ zhī zhī hū

数，按循医事，为万民副。故事有五过四德，汝知之乎？

léi gōng bì xí zài bài yuē　chén nián yòu xiǎo　méng yú yǐ huò　bù wén wǔ guò yǔ sì dé　bǐ lèi xíng

雷公避席再拜曰：臣年幼小，蒙愚以惑，不闻五过与四德，比类形

míng　xū yǐn qí jīng　xīn wú suǒ duì

名，虚引其经，心无所对。

dì yuē　fán wèi zhěn bìng zhě　bì wèn cháng guì hòu jiàn　suī bú zhòng xié　bìng cóng nèi shēng　míng yuē

帝曰：凡未诊病者，必问尝贵后贱，虽不中邪，病从内生，名曰

tuō yíng　cháng fù hòu pín　míng yuē shī jīng　wǔ qì liú lián　bìng yǒu suǒ bìng　yī gōng zhěn zhī　bú zài

脱营。尝富后贫，名曰失精，五气留连，病有所并。医工诊之，不在

zàng fǔ　bú biàn qū xíng　zhěn zhī ér yí　bù zhī bìng míng　shēn tǐ rì jiǎn　qì xū wú jīng　bìng shēn wú

藏府，不变躯形，诊之而疑，不知病名。身体日减，气虚无精，病深无

qì　xiǎn xiǎn rán shí jīng　bìng shēn zhě　yǐ qí wài hào yú wèi　nèi duó yú róng　liáng gōng suǒ shī　bù zhī

气，洒洒然时惊。病深者，以其外耗于卫，内夺于荣。良工所失，不知

bìng qíng　cǐ yì zhì zhī yí guò yě

病情，此亦治之一过也。

fán yù zhěn bìng zhě　bì wèn yǐn shí jū chǔ　bào lè bào kǔ　shǐ lè hòu kǔ　jiē shāng jīng qì　jīng

凡欲诊病者，必问饮食居处，暴乐暴苦，始乐后苦，皆伤精气，精

qì jié jué　xíng tǐ huǐ jǔ　bào nù shāng yīn　bào xǐ shāng yáng　jué qì shàng xíng　mǎn mài qù xíng　yú

气竭绝，形体毁沮。暴怒伤阴，暴喜伤阳，厥气上行，满脉去形。愚

---

① 轻：《太素》作"经"。

医治之，不知补泻，不知病情，精华日脱，邪气乃并，此治之二过也。

善为脉者，必以《比类》《奇恒》《从容》知之，为工而不知道，此诊之不足贵，此治之三过也。

诊有三常，必问贵贱，封君败伤，及欲侯王。故贵脱势，虽不中邪，精神内伤，身必败亡。始富后贫，虽不伤邪，皮焦筋屈，痿躄为挛，医不能严，不能动神，外为柔弱，乱至失常，病不能移，则医事不行，此治之四过也。

凡诊者必知终始，有知余绪，切脉问名，当合男女。离绝菀结，忧恐喜怒，五藏空虚，血气离守，工不能知，何术之语。尝富大伤，斩筋绝脉，身体复行，令泽不息。故伤败结积，留薄归阳，脓积寒炅。粗工治之，亟刺阴阳，身体解散，四支转筋，死日有期，医不能明，不问所发，唯言死日，亦为粗工，此治之五过也。

凡此五者，皆受术不通，人事不明也。故曰：圣人之治病也，必知天地阴阳，四时经纪，五藏六府，雌雄表里，刺灸砭石，毒药所主，从容人事，以明经道，贵贱贫富，各异品理，问年少长，勇怯之理，审于分部，知病本始，八正九候，诊必副矣。

治病之道，气内为宝，循求其理，求之不得，过在表里。守数据治，无失俞理，能行此术，终身不殆。不知俞理，五藏菀熟，痈发六府，诊病不审，是谓失常。谨守此治，与经相明，《上经》《下经》，《揆度》《阴阳》，《奇恒》《五中》，决以明堂，审于终始，可以横行。

241

征四失论篇第七十八

zhēng sì shī lùn piān dì qī shí bā

huáng dì zài míng táng　léi gōng shì zuò　huáng dì yuē　fū zǐ suǒ tōng shū shòu shì zhòng duō yǐ　shì yán

黄帝在明堂，雷公侍坐，黄帝曰：夫子所通书受事众多矣，试言

dé shī zhī yì　suǒ yǐ dé zhī　suǒ yǐ shī zhī

得失之意，所以得之，所以失之。

léi gōng duì yuē　xún jīng shòu yè　jiē yán shí quán　qí shí yǒu guò shī zhě　qǐng wén qí shì jiě yě

雷公对曰：循经受业，皆言十全，其时有过失者，请闻其事解也。

dì yuē　zǐ nián shào　zhì wèi jí yé　jiāng yán yǐ zá hé yé　fú jīng mài shí èr　luò mài sān bǎi

帝曰：子年少，智未及邪？将言以杂合耶？夫经脉十二，络脉三百

liù shí wǔ　cǐ jiē rén zhī suǒ míng zhī　gōng zhī suǒ xún yòng yě　suǒ yǐ bù shí quán zhě　jīng shén bù zhuān

六十五，此皆人之所明知，工之所循用也。所以不十全者，精神不专，

zhì yì bù lǐ　wài nèi xiāng shī　gù shí yí dài

志意不理，外内相失，故时疑殆。

zhěn bù zhī yīn yáng nì cóng zhī lǐ　cǐ zhì zhī yī shī yǐ

诊不知阴阳逆从之理，此治之一失矣。

shòu shī bú zú　wàng zuò zá shù　miù yán wéi dào　gēng míng zì gōng　wàng yòng biān shí　hòu yí shēn

受师不卒，妄作杂术，谬言为道，更名自功，妄用砭石，后遗身

jiù　cǐ zhì zhī èr shī yě

咎，此治之二失也。

bú shì pín fù guì jiàn zhī jū　zuò zhī bó hòu　xíng zhī hán wēn　bú shì yǐn shí zhī yí　bù bié rén

不适贫富贵贱之居，坐之薄厚，形之寒温，不适饮食之宜，不别人

zhī yǒng qiè　bù zhī bǐ lèi　zú yǐ zì luàn　bù zú yǐ zì míng　cǐ zhì zhī sān shī yě

之勇怯，不知比类，足以自乱，不足以自明，此治之三失也。

zhěn bìng bú wèn qí shǐ　yōu huàn yǐn shí zhī shī jié　qǐ jū zhī guò dù　huò shāng yú dú　bù xiān yán

诊病不问其始，忧患饮食之失节，起居之过度，或伤于毒，不先言

cǐ　cù chí cùn kǒu　hé bìng néng zhòng　wàng yán zuò míng　wéi cū suǒ qióng　cǐ zhì zhī sì shī yě

此，猝持寸口，何病能中，妄言作名，为粗所穷，此治之四失也。

shì yǐ shì rén zhī yǔ zhě　chí qiān lǐ zhī wài　bù míng chǐ cùn zhī lùn　zhěn wú rén shì　zhì shù zhī

是以世人之语者，驰千里之外，不明尺寸之论，诊无人事。治数之

dào　cóng róng zhī bǎo　zuò chí cùn kǒu　zhěn bú zhòng wǔ mài　bǎi bìng suǒ qǐ　shǐ yǐ zì yuàn　yí shī qí

道，从容之葆，坐持寸口，诊不中五脉，百病所起，始以自怨，遗师其

jiù　shì gù zhì bù néng xún lǐ　qì shù yú shì　wàng zhì shí yù　yú xīn zì dé　wū hū　yǎo yǎo míng

咎。是故治不能循理，弃术于市，妄治时愈，愚心自得。呜呼！窈窈冥

míng　shú zhī qí dào　dào zhī dà zhě　nǐ yú tiān dì　pèi yú sì hǎi　rǔ bù zhī dào zhī yù　shòu yǐ

冥，熟知其道？道之大者，拟于天地，配于四海，汝不知道之谕，受以

míng wéi huì
明 为 晦。

yīn yáng lèi lùn piān dì qī shí jiǔ
阴阳类论篇第七十九

mèng chūn shǐ zhì　huáng dì yàn zuò　lín guān bā jí　zhèng bā fēng zhī qì　ér wèn léi gōng yuē　yīn
孟春始至，黄帝燕坐，临观八极，正八风之气，而问雷公曰：阴

yáng zhī lèi　jīng mài zhī dào　wǔ zhōng suǒ zhǔ　hé zàng zuì guì
阳之类，经脉之道，五中所主，何藏最贵？

léi gōng duì yuē　chūn jiǎ yǐ qīng　zhōng zhǔ gān　zhì qī shí èr rì　shì mài zhī zhǔ shí　chén yǐ qí
雷公对曰：春甲乙青，中主肝，治七十二日，是脉之主时，臣以其

zàng zuì guì
藏最贵。

dì yuē　què niàn　shàng xià jīng　yīn yáng　cóng róng　zǐ suǒ yán guì　zuì qí xià yě
帝曰：却念《上下经》《阴阳》《从容》，子所言贵，最其下也。

léi gōng zhì zhāi qī rì　dàn fù shì zuò
雷公致斋七日，旦复侍坐。

dì yuē　sān yáng wéi jīng　èr yáng wéi wéi　yì yáng wéi yóu bù　cǐ zhī wǔ zàng zhōng shǐ　sān yīn wéi
帝曰：三阳为经，二阳为维，一阳为游部，此知五藏终始。三阴为

biǎo　èr yīn wéi lǐ　yì yīn zhì jué　zuò shuò huì　què jù hé yǐ zhèng qí lǐ
表，二阴为里，一阴至绝，作朔晦，却具合以正其理。

léi gōng yuē　shòu yè wèi néng míng
雷公曰：受业未能明。

dì yuē　suǒ wèi sān yáng zhě　tài yáng wéi jīng　sān yáng mài　zhì shǒu tài yīn　xián fú ér bù chén
帝曰：所谓三阳者，太阳为经，三阳脉，至手太阴，弦浮而不沉，

jué yǐ dù　chá yǐ xīn　hé zhī yīn yáng zhī lùn　suǒ wèi èr yáng zhě　yáng míng yě　zhì shǒu tài yīn　xián
决以度，察以心，合之阴阳之论。所谓二阳者，阳明也，至手太阴，弦

ér chén jí bù gǔ　jiǒng zhì yǐ bìng jiē sǐ　yì yáng zhě　shào yáng yě　zhì shǒu tài yīn　shàng lián rén yíng
而沉急不鼓，炅至以病皆死。一阳者，少阳也，至手太阴，上连人迎，

xián jí xuán bù jué　cǐ shào yáng zhī bìng yě　zhuān yīn zé sǐ
弦急悬不绝，此少阳之病也，专阴则死。

sān yīn zhě　liù jīng zhī suǒ zhǔ yě　jiāo yú tài yīn　fú gǔ bù fú　shàng kōng zhì xīn　èr yīn zhì
三阴者，六经之所主也。交于太阴，伏鼓不浮，上空志心。二阴至

fèi　qí qì guī páng guāng　wài lián pí wèi　yì yīn dú zhì　jīng jué　qì fú bù gǔ　gōu ér huá　cǐ
肺，其气归膀胱，外连脾胃。一阴独至，经绝，气浮不鼓，钩而滑。此

243

liù mài zhě　　zhà yīn zhà yáng　　jiāo zhǔ xiāng bìng　　miù tōng wǔ zàng　　hé yú yīn yáng　　xiān zhì wéi zhǔ　　hòu zhì
六脉者，乍阴乍阳，交属相并，缪通五藏，合于阴阳，先至为主，后至

wéi kè
为客。

léi gōng yuē　　chén xī jìn yì　　shòu chuán jīng mài　　sòng dé　　cóng róng　　zhī dào　　yǐ hé　　cóng
雷公曰：臣悉尽意，受传经脉，颂得《从容》之道，以合《从

róng　　bù zhī yīn yáng　　bù zhī cí xióng
容》，不知阴阳，不知雌雄。

dì yuē　　sān yáng wéi fù　　èr yáng wéi wèi　　yì yáng wéi jì　　sān yīn wéi mǔ　　èr yīn wéi cí　　yì
帝曰：三阳为父，二阳为卫，一阳为纪。三阴为母，二阴为雌，一

yīn wéi dú shǐ
阴为独使。

èr yáng yì yīn　　yáng míng zhǔ bìng　　bú shèng yì yīn　　mài ruǎn ér dòng　　jiǔ qiào jiē chén　　sān yáng yì
二阳一阴，阳明主病，不胜一阴，脉软而动，九窍皆沉。三阳一

yīn　　tài yáng mài shèng　　yì yīn bù néng zhǐ　　nèi luàn wǔ zàng　　wài wúi jīng hài　　èr yīn èr yáng　　bìng zài
阴，太阳脉胜，一阴不能止，内乱五藏，外为惊骇。二阴二阳，病在

fèi　　shào yīn mài chén　　shèng fèi shāng pí　　wài shāng sì zhī　　èr yīn èr yáng jiē jiāo zhì　　bìng zài shèn　　mà
肺，少阴脉沉，胜肺伤脾，外伤四支。二阴二阳皆交至，病在肾，骂

lì wàng xíng　　diān jí wéi kuáng　　èr yīn yì yáng　　bìng chū yú shèn　　yīn qì kè yóu yú xīn　　wǎn xià kōng qiào
詈妄行，颠疾为狂。二阴一阳，病出于肾，阴气客游于心，脘下空窍

dī　　bì sāi bù tōng　　sì zhī bié lí　　yì yīn yì yáng dài jué　　cǐ yīn qì zhì xīn　　shàng xià wú cháng
堤，闭塞不通，四支别离。一阴一阳代绝，此阴气至心，上下无常，

chū rù bù zhī　　hóu yān gān zào　　bìng zài tǔ pí　　èr yáng sān yīn　　zhì yīn jiē zài　　yīn bú guò yáng　　yáng
出入不知，喉咽干燥，病在土脾。二阳三阴，至阴皆在，阴不过阳，阳

qì bù néng zhǐ yīn　　yīn yáng bìng jué　　fú wéi xuè jiǎ　　chén wéi nóng fǔ　　yīn yáng jiē zhuàng　　xià zhì yīn
气不能止阴，阴阳并绝，浮为血瘕，沉为脓胕①。阴阳皆壮，下至阴

yáng　　shàng hé zhāo zhāo　　xià hé míng míng　　zhěn jué sǐ shēng zhī qī　　suì hé suì shǒu
阳。上合昭昭，下合冥冥，诊决死生之期，遂合岁首。

léi gōng yuē　　qǐng wèn duǎn qī　　huáng dì bú yìng　　léi gōng fù wèn
雷公曰：请问短期。黄帝不应。雷公复问。

huáng dì yuē　　zài jīng lùn zhōng
黄帝曰：在经论中。

léi gōng yuē　　qǐng wén duǎn qī
雷公曰：请闻短期。

huáng dì yuē　　dōng sān yuè zhī bìng　　bìng hé yú yáng zhě　　zhì chūn zhēng yuè mài yǒu sǐ zhēng　　jiē guī chū
黄帝曰：冬三月之病，病合于阳者，至春正月脉有死征，皆归出

chūn　　dōng sān yuè zhī bìng　　zài lǐ yǐ jìn　　cǎo yǔ liǔ yè jiē shā　　chūn yīn yáng jiē jué　　qī zài mèng chūn
春。冬三月之病，在理已尽，草与柳叶皆杀，春阴阳皆绝，期在孟春。

① 胕：同"腐"，烂也。

244

chūn sān yuè zhī bìng　　yuē yáng shā　　yīn yáng jiē jué　　qī zài cǎo gān　　xià sān yuè zhī bìng　　zhì yīn bú guò shí

春三月之病，曰阳杀，阴阳皆绝，期在草干。夏三月之病，至阴不过十

rì　　yīn yáng jiāo　　qī zài liǎn shuǐ　　qiū sān yuè zhī bìng　　sān yáng jù qǐ　　bú zhì zì yǐ　　yīn yáng jiāo hé

日，阴阳交，期在濂水。秋三月之病，三阳俱起，不治自已。阴阳交合

zhě　　lì bù néng zuò　　zuò bù néng qǐ　　sān yáng dú zhì　　qī zài shí shuǐ　　èr yīn dú zhì　　qī zài

者，立不能坐，坐不能起。三阳独至，期在石水。二阴独至，期在

shèng shuǐ

盛水。

fāng shèng shuāi lùn piān dì bā shí

方盛衰论篇第八十

léi gōng qǐng wèn　　qì zhī duō shǎo　　hé zhě wéi nì　　hé zhě wéi cóng

雷公请问：气之多少，何者为逆？何者为从？

huáng dì dá yuē　　yáng cóng zuǒ　　yīn cóng yòu　　lǎo cóng shàng　　shào cóng xià　　shì yǐ chūn xià guī yáng wéi

黄帝答曰：阳从左，阴从右，老从上，少从下。是以春夏归阳为

shēng　　guī qiū dōng wéi sǐ　　fǎn zhī　　zé guī qiū dōng wéi shēng　　shì yǐ qì duō shǎo　　nì jiē wéi jué

生，归秋冬为死，反之，则归秋冬为生，是以气多少，逆皆为厥。

245

wèn yuē　　yǒu yú zhě jué yé

问曰：有余者厥耶？

dá yuē　　yí shàng bú xià　　hán jué dào xī　　shào zhě qiū dōng sǐ　　lǎo zhě qiū dōng shēng　　qì shàng bú

答曰：一上不下，寒厥到膝，少者秋冬死，老者秋冬生。气上不

xià　　tóu tòng diān jí　　qiú yáng bù dé　　qiú yīn bù shěn　　wǔ bù gé wú zhēng　　ruò jū kuàng yě　　ruò fú

下，头痛颠疾，求阳不得，求阴不审，五部隔无征，若居旷野，若伏

kōng shì　　mián mián hū zhǔ bù mǎn rì

空室，绵绵乎属不满日。

shì yǐ shǎo qì zhī jué　　lìng rén wàng mèng　　qí jí zhì mí　　sān yáng jué　　sān yīn wēi　　shì wéi shǎo

是以少气之厥，令人妄梦，其极至迷。三阳绝，三阴微，是为少

qì　　shì yǐ fèi qì xū　　zé shǐ rén mèng jiàn bái wù　　jiàn rén zhǎn xuè jí jí　　dé qí shí　　zé mèng jiàn

气。是以肺气虚，则使人梦见白物，见人斩血藉藉，得其时，则梦见

bīng zhàn　　shèn qì xū　　zé shǐ rén mèng jiàn zhōu chuán nì rén　　dé qí shí　　zé mèng fú shuǐ zhōng　　ruò yǒu wèi

兵战。肾气虚，则使人梦见舟船溺人，得其时，则梦伏水中，若有畏

kǒng　　gān qì xū　　zé mèng jiàn jūn xiāng shēng cǎo　　dé qí shí　　zé mèng fú shù xià bù gǎn qǐ　　xīn qì

恐。肝气虚，则梦见菌香生草，得其时，则梦伏树下不敢起。心气

xū　　zé mèng jiù huǒ yáng wù　　dé qí shí　　zé mèng fán zhuó　　pí qì xū　　zé mèng yǐn shí bù zú　　dé

虚，则梦救火阳物，得其时，则梦燔灼。脾气虚，则梦饮食不足，得

qí shí　　zé mèng zhù yuán gài wū　　cǐ jiē wǔ zàng qì xū　　yáng qì yǒu yú　　yīn qì bù zú　　hé zhī wǔ

其时，则梦筑垣盖屋。此皆五藏气虚，阳气有余，阴气不足。合之五

zhěn tiáo zhī yīn yáng yǐ zài jīng mài
诊，调之阴阳，以在经脉。

zhěn yǒu shí duó duó rén mài dù zàng dù ròu dù jīn dù shù dù yīn yáng qì jìn rén bìng
诊有十度①，度人脉度、藏度、肉度、筋度、俞度。阴阳气尽，人病

zì jù mài dòng wú cháng sàn yīn pō yáng mài tuō bú jù zhěn wú cháng xíng zhěn bì shàng xià duó mín
自具。脉动无常，散阴颇阳，脉脱不具，诊无常行，诊必上下，度民

jūn qīng shòu shī bú zú shǐ shù bù míng bù chá nì cóng shì wéi wàng xíng chí cí shī xióng qì yīn
君卿。受师不卒，使术不明，不察逆从，是为妄行，持雌失雄，弃阴

fù yáng bù zhī bìng hé zhěn gù bù míng chuán zhī hòu shì fǎn lùn zì zhāng
附阳，不知并合，诊故不明，传之后世，反论自章。

zhì yīn xū tiān qì jué zhì yáng shèng dì qì bù zú yīn yáng bìng jiāo zhì rén zhī suǒ xíng yīn
至阴虚，天气绝；至阳盛，地气不足。阴阳并交，至人之所行。阴

yáng jiāo bìng zhě yáng qì xiān zhì yīn qì hòu zhì shì yǐ shèng rén chí zhěn zhī dào xiān hòu yīn yáng ér chí
阳交并者，阳气先至，阴气后至。是以圣人持诊之道，先后阴阳而持

zhī qí héng zhī shì nǎi liù shí shǒu zhěn hé wēi zhī shì zhuī yīn yáng zhī biàn zhāng wǔ zhōng zhī qíng
之，《奇恒》之势乃六十首，诊合微之事，追阴阳之变，章五中之情，

qí zhōng zhī lùn qǔ xū shí zhī yào dìng wǔ dù zhī shì zhī cǐ nǎi zú yǐ zhěn shì yǐ qiè yīn bù dé
其中之论，取虚实之要，定五度之事，知此乃足以诊。是以切阴不得

yáng zhěn xiāo wáng dé yáng bù dé yīn shǒu xué bú zhàn zhī zuǒ bù zhī yòu zhī yòu bù zhī zuǒ zhī
阳，诊消亡，得阳不得阴，守学不湛，知左不知右，知右不知左，知

shàng bù zhī xià zhī xiān bù zhī hòu gù zhì bù jiǔ zhī chǒu zhī shàn zhī bìng zhī bú bìng zhī gāo zhī
上不知下，知先不知后，故治不久。知丑知善，知病知不病，知高知

xià zhī zuò zhī qǐ zhī xíng zhī zhǐ yòng zhī yǒu jì zhěn dào nǎi jù wàn shì bú dài qǐ suǒ yǒu yú
下，知坐知起，知行知止，用之有纪，诊道乃具，万世不殆。起所有余，

zhī suǒ bù zú duó shì shàng xià mài shì yīn gé shì yǐ xíng ruò qì xū sǐ xíng qì yǒu yú mài qì
知所不足。度事上下，脉事因格。是以形弱气虚，死；形气有余，脉气

bù zú sǐ mài qì yǒu yú xíng qì bù zú shēng shì yǐ zhěn yǒu dà fāng zuò qǐ yǒu cháng chū
不足，死。脉气有余，形气不足，生。是以诊有大方，坐起有常，出

rù yǒu xíng yǐ zhuǎn shén míng bì qīng bì jìng shàng guān xià guān sī bā zhèng xié bié wǔ zhōng bù
入有行，以转神明，必清必净，上观下观，司八正邪，别五中部，

àn mài dòng jìng xún chǐ huá sè hán wēn zhī yì shì qí dà xiǎo hé zhī bìng tài nì cóng yǐ dé fù
按脉动静，循尺滑涩，寒温之意，视其大小，合之病能，逆从以得，复

zhī bìng míng zhěn kě shí quán bù shī rén qíng gù zhěn zhī huò shì xī shì yì gù bù shī tiáo lǐ dào
知病名，诊可十全，不失人情。故诊之，或视息视意，故不失条理，道

shèn míng chá gù néng cháng jiǔ bù zhī cǐ dào shī jīng jué lǐ wáng yán wàng qī cǐ wèi shī dào
甚明察，故能长久。不知此道，失经绝理，亡言妄期，此谓失道。

246

---

① 度：推测，估计。
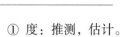

解精微论篇第八十一
jiě jīng wēi lùn piān dì bā shí yī

huáng dì zài míng táng　léi gōng qǐng yuē　chén shòu yè chuán zhī　xíng jiào yǐ jīng lùn　cóng róng　xíng
黄帝在明堂，雷公请曰：臣授业传之，行教以经论，《从容》《形

fǎ　yīn yáng cì jiǔ　tāng yào　suǒ zī　xíng zhì yǒu xián bú xiào　wèi bì néng shí quán　ruò xiān yán
法》，阴阳刺灸，《汤药》《所滋》。行治有贤不肖，未必能十全。若先言

bēi āi xǐ nù　zào shī hán shǔ　yīn yáng fù nǚ　qǐng wèn qí suǒ yǐ rán zhě　bēi jiàn fù guì　rén zhī xíng
悲哀喜怒，燥湿寒暑，阴阳妇女，请问其所以然者，卑贱富贵，人之形

tǐ suǒ cóng　qún xià tōng shǐ　lín shì yǐ shì dào shù　jǐn wén mìng yǐ　qǐng wèn yǒu chán yú pú lòu zhī wèn
体所从，群下通使，临事以适道术，谨闻命矣。请问有劖愚仆漏之问，

bú zài jīng zhě　yù wén qí zhuàng
不在经者，欲闻其状。

dì yuē　dà yǐ
帝曰：大矣。

gōng qǐng wèn　kū qì ér lèi bù chū zhě　ruò chū ér shǎo tì　qí gù hé yě
公请问：哭泣而泪不出者，若出而少涕，其故何也？

dì yuē　zài jīng yǒu yě
帝曰：在经有也。

fù wèn　bù zhī shuǐ suǒ cóng shēng　tì suǒ cóng chū yě
复问：不知水所从生，涕所从出也。

dì yuē　ruò wèn cǐ zhě　wú yì yú zhì yě　gōng zhī suǒ zhī　dào zhī suǒ shēng yě　fú xīn zhě
帝曰：若问此者，无益于治也。工之所知，道之所生也。夫心者，

wǔ zàng zhī zhuān jīng yě　mù zhě　qí qiào yě　huā sè zhě　qí róng yě　shì yǐ rén yǒu dé yě　zé qì
五藏之专精也。目者，其窍也；华色者，其荣也，是以人有德也，则气

hé yú mù　yǒu wáng　yōu zhī yú sè　shì yǐ bēi āi zé qì xià　qì xià shuǐ suǒ yóu shēng　shuǐ zōng zhě
和于目，有亡，忧知于色。是以悲哀则泣下，泣下水所由生。水宗者，

jī shuǐ yě　jī shuǐ zhě　zhì yīn yě　zhì yīn zhě　shèn zhī jīng yě　zōng jīng zhī shuǐ suǒ yǐ bù chū zhě
积水也，积水者，至阴也，至阴者，肾之精也。宗精之水所以不出者，

shì jīng chí zhī yě　fǔ zhī guǒ zhī　gù shuǐ bù xíng yě　fú shuǐ zhī jīng wéi zhì　huǒ zhī jīng wéi shén　shuǐ
是精持之也。辅之裹之，故水不行也。夫水之精为志，火之精为神，水

huǒ xiāng gǎn　shén zhì jù bēi　shì yǐ mù zhī shuǐ shēng yě　gù yàn yán yuē　xīn bēi míng yuē zhì bēi　zhì
火相感，神志俱悲，是以目之水生也。故谚言曰：心悲名曰志悲，志

yǔ xīn jīng gòng còu yú mù yě　shì yǐ jù bēi zé shén qì chuán yú xīn jīng　shàng bù chuán yú zhì　ér zhì dú
与心精共凑于目也。是以俱悲则神气传于心精，上不传于志，而志独

bēi　gù qì chū yě　qì tì zhě　nǎo yě　nǎo zhě　yīn yě　suǐ zhě　gǔ zhī chōng yě　gù nǎo shèn
悲，故泣出也。泣涕者，脑也；脑者，阴也；髓者，骨之充也，故脑渗

wéi tì　　zhì zhě gǔ zhī zhǔ yě　　shì yǐ shuǐ liú ér tì cóng zhī zhě　　qí xíng lèi yě　　fú tì zhī yǔ qì

为涕。志者骨之主也，是以水流而涕从之者，其行类也。夫涕之与泣

zhě　　pì rú rén zhī xiōng dì　　jí zé jù sǐ　　shēng zé jù shēng　　qí zhì yǐ shén bēi　　shì yǐ tì qì jù

者，譬如人之兄弟，急则俱死，生则俱生，其志以神悲，是以涕泣俱

chū ér héng xíng yě　　fú rén tì qì jù chū ér xiāng cóng zhě　　suǒ shǔ zhī lèi yě

出而横行也。夫人涕泣俱出而相从者，所属之类也。

léi gōng yuē　　dà yǐ　　qǐng wèn rén kū qì ér lèi bù chū zhě　　ruò chū ér shǎo　　tì bù cóng zhī

雷公曰：大矣。请问人哭泣而泪不出者，若出而少，涕不从之

hé yě

何也？

dì yuē　　fú qì bù chū zhě　　kū bù bēi yě　　bú qì zhě　　shén bù cí yě　　shén bù cí　　zé zhì

帝曰：夫泣不出者，哭不悲也。不泣者，神不慈也。神不慈，则志

bù bēi　　yīn yáng xiāng chí　　qì ān néng dú lái　　fú zhì bēi zhě wǎn　　wǎn zé chōng yīn　　chōng yīn zé zhì qù

不悲，阴阳相持，泣安能独来？夫志悲者惋，惋则冲阴，冲阴则志去

mù　　zhì qù zé shén bù shǒu jīng　　jīng shén qù mù　　tì qì chū yě　　qiě zǐ dú bú sòng bú niàn　　fú jīng yán

目，志去则神不守精，精神去目，涕泣出也。且子独不诵不念，夫经言

hū　　jué zé mù wú suǒ jiàn　　fú rén jué zé yáng qì bìng yú shàng　　yīn qì bìng yú xià　　yáng bìng yú shàng

乎？厥则目无所见。夫人厥则阳气并于上，阴气并于下。阳并于上，

zé huǒ dú guāng yě　　yīn bìng yú xià zé zú hán　　zú hán zé zhàng yě　　fú yì shuǐ bú shèng wǔ huǒ　　gù mù

则火独光也；阴并于下则足寒，足寒则胀也。夫一水不胜五火，故目

zì máng　　shì yǐ chōng fēng　　qì xià ér bù zhǐ　　fú fēng zhī zhòng mù yě　　yáng qì nèi shǒu yú jīng　　shì huǒ

眦盲。是以冲风，泣下而不止。夫风之中目也，阳气内守于精，是火

qì fán mù　　gù jiàn fēng zé qì xià yě　　yǒu yǐ bǐ zhī　　fú huǒ jí fēng shēng nǎi néng yǔ　　cǐ zhī lèi yě

气燔目，故见风则泣下也。有以比之，夫火疾风生乃能雨，此之类也。

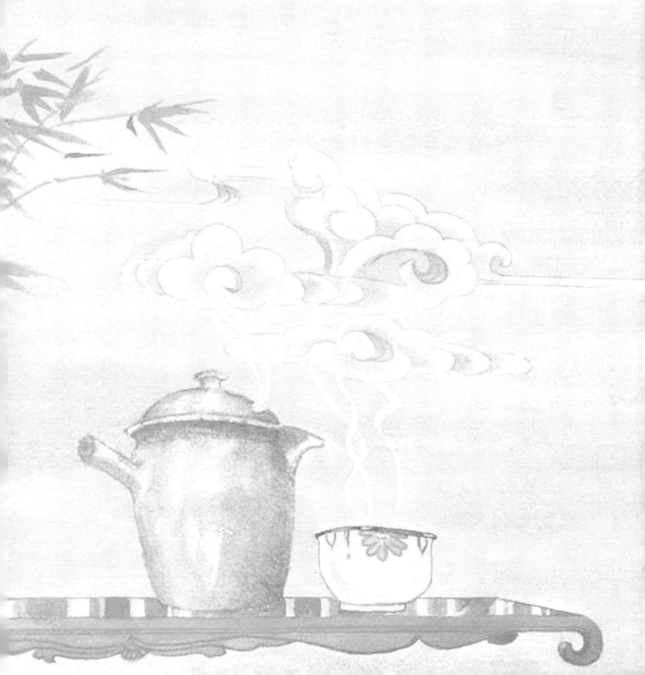

huáng dì nèi jīng　　líng shū piān

黄帝内经·灵枢篇

九针十二原篇第一

黄帝问于岐伯曰：余子万民，养百姓，而收其租税；余哀其不给，而属①有疾病。余欲勿使被毒药，无用砭石，欲以微针通其经脉，调其血气，荣其逆顺出入之会。令可传于后世，必明为之法，令终而不灭，久而不绝，易用难忘，为之经纪。异其篇章，别其表里，为之终始。令各有形，先立针经。愿闻其情。

岐伯答曰：臣请推而次之，令有纲纪，始于一，终于九焉。请言其道！小针之要，易陈而难入。粗守形，上守神。神乎神，客在门，未睹其疾，恶②知其原？刺之微，在速迟。粗守关，上守机，机之动，不离其空。空中之机，清静而微，其来不可逢，其往不可追。知机之道者，不可挂以发。不知机道，扣之不发。知其往来，要与之期。粗之闇乎，妙哉！工独有之。往者为逆，来者为顺，明知逆顺，正行无问。迎而夺之，恶得无虚？追而济之，恶得无实？迎之随之，以意和之，针道毕矣。

凡用针者，虚则实之，满则泄之，宛③陈则除之，邪胜则虚之。《大

---

① 属：表连缀。而，因而。

② 恶：疑问词，哪，何。

③ 宛：同"郁"。

要》曰，徐而疾则实，疾而徐则虚。言实与虚，若有若无。察后与先，若存若亡。为虚与实，若得若失。虚实之要，九针最妙，补泻之时，以针为之。泻曰，必持内之，放而出之，排阳得针，邪气得泄。按而引针，是谓内温①，血不得散，气不得出也。补曰，随之，随之意，若妄之。若行若按，如蚊虻止，如留如还，去如弦绝。令左属右，其气故止，外门已闭，中气乃实。必无留血，急取诛之。持针之道，坚者为宝。正指直刺，无针左右。神在秋毫，属意病者，审视血脉者，刺之无殆。方刺之时，必在悬阳，及与两卫，神属勿去，知病存亡。血脉者，在俞横居，视之独澄，切之独坚。

九针之名，各不同形。一曰镵针，长一寸六分；二曰员针，长一寸六分；三曰锃针，长三寸半；四曰锋针，长一寸六分；五曰铍针，长四寸，广二分半；六曰员利针，长一寸六分；七曰毫针，长三寸六分；八曰长针，长七寸；九曰大针，长四寸。镵针者，头大末锐，去泻阳气；员针者，针如卵形，揩摩分间，不得伤肌肉，以泻分气；锃针者，锋如黍粟之锐，主按脉，勿陷以致其气；锋针者，刃三隅，以发痼疾；铍针者，末如剑锋，以取大脓；员利针者，大如氂，且员且锐，中身微大，以取暴气；毫针者，尖如蚊虻喙，静以徐往，微以久留之而养，以取痛痹；长针者，锋利身薄，可以取远痹；大针者，尖如梃，其锋微员，以泻机关之水也。九针毕矣。

---

① 温：同"蕴"，蕴积，郁积。

夫气之在脉也，邪气在上，浊气在中，清气在下。故针陷脉则邪气出，针中脉则浊气出，针太深则邪气反沉，病益。故曰：皮肉筋脉，各有所处。病各有所宜，各不同形，各以任其所宜，无实实，无虚虚。损不足而益有余，是谓甚病，病益甚。取五脉者死，取三脉者恇；夺阴者死，夺阳者狂，针害毕矣。

刺之而气不至，无问其数。刺之而气至，乃去之，勿复针。针各有所宜，各不同形，各任其所为。刺之要，气至而有效，效之信，若风之吹云，明乎若见苍天，刺之道毕矣。

黄帝曰：愿闻五藏六府所出之处。

岐伯曰：五藏五俞，五五二十五俞，六府六俞，六六三十六俞，经脉十二，络脉十五，凡二十七气，以上下。所出为井，所溜为荥，所注为俞①，所行为经，所入为合，二十七气所行，皆在五俞也。节之交，三百六十五会，知其要者，一言而终，不知其要，流散无穷。所言节者，神气之所游行出入也。非皮肉筋骨也。

睹其色，察其目，知其散复。一其形，听其动静，知其邪正。右主推之，左持而御之，气至而去之。

凡将用针，必先诊脉，视气之剧易，乃可以治也。五藏之气，已绝于内，而用针者反实其外，是谓重竭。重竭必死，其死也静。治之者，辄反其气，取腋与膺。五藏之气，已绝于外，而用针者反实其内，是谓

---

① 俞：同"输"，特指五输穴中的输穴。

逆厥。逆厥则必死，其死也躁。治之者反取四末。刺之害，中而不去，

则精泄；害中而去，则致气。精泄则病益甚而恇，致气则生为痈疡。

五藏有六府，六府有十二原，十二原出于四关，四关主治五藏。五

藏有疾，当取之十二原。十二原者，五藏之所以禀三百六十五节气味

也。五藏有疾也，应出十二原。十二原各有所出。明知其原，睹其应，

而知五藏之害矣。阳中之少阴，肺也，其原出于太渊，太渊二。阳中

之太阳，心也，其原出于大陵，大陵二。阴中之少阳，肝也，其原出

于太冲，太冲二。阴中之至阴，脾也，其原出于太白，太白二。阴中

之太阴，肾也，其原出于太溪，太溪二。膏之原，出于鸠尾，鸠尾一。

肓之原，出于脖胦，脖胦一。凡此十二原者，主治五藏六府之有疾者

也。胀取三阳，飧泄取三阴。

今夫五藏之有疾也，譬犹刺也，犹污也，犹结也，犹闭也。刺虽久，

犹可拔也；污虽久，犹可雪也；结虽久，犹可解也；闭虽久，犹可决也。

或言久疾之不可取者，非其说也。夫善用针者，取其疾也，犹拔刺也，

犹雪污也，犹解结也，犹决闭也。疾虽久，犹可毕也。言不可治者，未

得其术也。

刺诸热者，如以手探汤；刺寒清者，如人不欲行。阴有阳疾者，取

之下陵三里，正往无殆，气下乃止，不下复始也。疾高而内者，取之

阴之陵泉；疾高而外者，取之阳之陵泉也。

本输篇第二

bǎn shū piān dì èr

huáng dì wèn yú qí bó yuē fán cì zhī dào bì tōng shí èr jīng luò zhī suǒ zhōng shǐ luò mài zhī suǒ
黄帝问于岐伯曰：凡刺之道，必通十二经络之所终始，络脉之所

bié chù wǔ shù zhī suǒ liú liù fǔ zhī suǒ yǔ hé sì shí zhī suǒ chū rù wǔ zàng zhī suǒ liū chù kuò
别处，五俞之所留，六府之所与合，四时之所出入，五藏之所溜处，阔

shù zhī dù qiǎn shēn zhī zhuàng gāo xià suǒ zhì yuàn wén qí jiě
数之度，浅深之状，高下所至。愿闻其解。

qí bó yuē qǐng yán qí cì yě
岐伯曰：请言其次也。

fèi chū yú shào shāng shào shāng zhě shǒu dà zhǐ duān nèi cè yě wéi jǐng mù liū yú yú jì yú
肺出于少商，少商者，手大指端内侧也，为井木；溜于鱼际，鱼

jì zhě shǒu yú yě wéi xíng zhù yú tài yuān tài yuān yú hòu yí cùn xiàn zhě zhōng yě wéi shū
际者，手鱼也，为荥；注于太渊，太渊，鱼后一寸，陷者中也，为俞；

xíng yú jīng qú jīng qú cùn kǒu zhōng yě dòng ér bù jū wéi jīng rù yú chǐ zé chǐ zé zhǒu
行于经渠，经渠，寸口中也，动而不居，为经；入于尺泽，尺泽，肘

zhōng zhī dòng mài yě wéi hé shǒu tài yīn jīng yě
中之动脉也，为合。手太阴经也。

xīn chū yú zhōng chōng zhōng chōng shǒu zhōng zhǐ zhī duān yě wéi jǐng mù liū yú láo gōng láo gōng
心出于中冲，中冲，手中指之端也，为井木；溜于劳宫，劳宫，

zhǎng zhōng zhōng zhǐ běn jié zhī nèi jiān yě wéi xíng zhù yú dà líng dà líng zhǎng hòu liǎng gǔ zhī jiān fāng
掌中中指本节之内间也，为荥；注于大陵，大陵，掌后两骨之间，方

xià zhě yě wéi shū xíng yú jiān shǐ jiān shǐ zhī dào liǎng jīn zhī jiān sān cùn zhī zhōng yě yǒu guò zé
下者也，为俞；行于间使，间使之道，两筋之间，三寸之中也，有过则

zhì wú guò zé zhǐ wéi jīng rù yú qū zé qū zé zhǒu nèi lián xià xiàn zhě zhī zhōng yě qū ér dé
至，无过则止，为经；入于曲泽，曲泽，肘内廉下陷者之中也，屈而得

zhī wéi hé shǒu shào yīn yě
之，为合。手少阴也。

gān chū yú dà dūn dà dūn zhě zú dà zhǐ zhī duān jí sān máo zhī zhōng yě wéi jǐng mù liū yú
肝出于大敦，大敦者，足大趾之端，及三毛之中也，为井木；溜于

xíng jiān xíng jiān zú dà zhǐ jiān yě wéi xíng zhù yú tài chōng tài chōng xíng jiān shàng èr cùn xiàn
行间，行间，足大趾间也，为荥；注于太冲，太冲，行间上二寸，陷

zhě zhī zhōng yě wéi shū xíng yú zhōng fēng zhōng fēng nèi huái zhī qián yí cùn bàn xiàn zhě zhī zhōng shǐ
者之中也，为俞；行于中封，中封，内踝之前一寸半，陷者之中，使

nì zé yù shǐ hé zé tōng yáo zú ér dé zhī wéi jīng rù yú qū quán qū quán fǔ gǔ zhī xià
逆则宛，使和则通，摇足而得之，为经；入于曲泉，曲泉，辅骨之下，

255

dà jīn zhī shàng yě　　qū xī ér dé zhī　　wéi hé　　zú jué yīn jīng yě
大筋之上也，屈膝而得之，为合。足厥阴经也。

pí chū yú yīn bái　　yīn bái zhě　　zú dà zhǐ zhī duān nèi cè yě　　wéi jǐng mù　　liū yú dà dū　　dà
脾出于隐白，隐白者，足大趾之端内侧也，为井木；溜于大都①，大

dū　　běn jié zhī hòu　　xià xiàn zhě zhī zhōng yě　　wéi xíng　　zhù yú tài bái　　tài bái　　hé gǔ zhī xià yě
都，本节之后，下陷者之中也，为荥；注于太白，太白，核骨之下也，

wéi shū　　xíng yú shāng qiū　　shāng qiū　　nèi huái zhī xià　　xiàn zhě zhī zhōng yě　　wéi jīng　　rù yú yīn zhī líng
为俞；行于商丘，商丘，内踝之下，陷者之中也，为经；入于阴之陵

quán　　yīn zhī líng quán　　fǔ gǔ zhī xià　　xiàn zhě zhī zhōng yě　　shēn ér dé zhī　　wéi hé　　zú tài yīn
泉，阴之陵泉，辅骨之下，陷者之中也，伸而得之，为合。足太阴

jīng yě
经也。

shèn chū yú yǒng quán　　yǒng quán zhě　　zú xīn yě　　wéi jǐng mù　　liū yú rán gǔ　　rán gǔ　　rán gǔ zhī xià
肾出于涌泉，涌泉者足心也，为井木；溜于然谷，然谷，然骨之下

zhě yě　　wéi xíng　　zhù yú tài xī　　tài xī　　nèi huái zhī hòu　　gēn gǔ zhī shàng　　xiàn zhōng zhě yě　　wéi
者也，为荥；注于太溪，太溪，内踝之后，跟骨之上，陷中者也，为

shū　　xíng yú fù liū　　fù liū　　shàng nèi huái èr cùn　　dòng ér bù xiū　　wéi jīng　　rù yú yīn gǔ　　yīn
俞；行于复溜，复溜，上内踝二寸，动而不休，为经；入于阴谷，阴

gǔ　　fǔ gǔ zhī hòu　　dà jīn zhī xià　　xiǎo jīn zhī shàng yě　　àn zhī yìng shǒu　　qū xī ér dé zhī　　wéi
谷，辅骨之后，大筋之下，小筋之上也，按之应手，屈膝而得之，为

hé　　zú shào yīn jīng yě
合。足少阴经也。

páng guāng chū yú zhì yīn　　zhì yīn zhě　　zú xiǎo zhǐ zhī duān yě　　wéi jǐng jīn　　liū yú tōng gǔ　　tōng
膀胱出于至阴，至阴者，足小趾之端也，为井金；溜于通谷，通

gǔ　　běn jié zhī qián wài cè yě　　wéi xíng　　zhù yú shù gǔ　　shù gǔ　　běn jié zhī hòu　　xiàn zhě zhōng yě
谷，本节之前外侧也，为荥；注于束骨，束骨，本节之后，陷者中也，

wéi shū　　guò yú jīng gǔ　　jīng gǔ　　zú wài cè dà gǔ zhī xià　　wéi yuán　　xíng yú kūn lún　　kūn lún　　zài
为俞；过于京骨，京骨，足外侧大骨之下，为原；行于昆仑，昆仑，在

wài huái zhī hòu　　gēn gǔ zhī shàng　　wéi jīng　　rù yú wěi zhōng　　wěi zhōng　　guó zhōng yāng　　wéi hé　　wěi ér
外踝之后，跟骨之上，为经；入于委中，委中，腘中央，为合，委而

qǔ zhī　　zú tài yáng jīng yě
取之。足太阳经也。

dǎn chū yú qiào yīn　　qiào yīn zhě　　zú xiǎo zhǐ cì zhǐ zhī duān yě　　wéi jǐng jīn　　liū yú xiá xī　　xiá
胆出于窍阴，窍阴者，足小趾次趾之端也，为井金；溜于侠溪，侠

xī　　zú xiǎo zhǐ cì zhǐ zhī jiān yě　　wéi xíng　　zhù yú lín qì　　lín qì　　shàng xíng yí cùn bàn　　xiàn zhě
溪，足小趾次趾之间也，为荥；注于临泣，临泣，上行一寸半，陷者

zhōng yě　　wéi shū　　guò yú qiū xū　　qiū xū　　wài huái zhī qián xià　　xiàn zhě zhōng yě　　wéi yuán　　xíng yú
中也，为俞；过于丘墟，丘墟，外踝之前下，陷者中也，为原；行于

---

① 大都：大都穴，中医针灸穴位。

阳辅，阳辅，外踝之上，辅骨之前，及绝骨之端也，为经；入于阳之

陵泉，阳之陵泉，在膝外，陷者中也，为合，伸而得之。足少阳经也。

胃出于厉兑，厉兑者，足大趾内次趾之端也，为井金；溜于内庭，

内庭，次趾外间也，为荥；注于陷谷，陷谷者，上中指内间，上行二

寸，陷者中也，为俞；过于冲阳，冲阳，足跗上五寸，陷者中也，

为原，摇足而得之；行于解溪，解溪，上冲阳一寸半，陷者中也，为

经；入于下陵，下陵，膝下三寸，胻骨外三里也，为合；复下三里三寸

为巨虚上廉，复下上廉三寸，为巨虚下廉也；大肠属上，小肠属下，

足阳明胃脉也。大肠小肠，皆属于胃，是足阳明经也。

三焦者，上合手少阳，出于关冲，关冲者，手小指次指之端也，

为井金；溜于液门，液门，小指次指之间也，为荥；注于中渚，中渚，

本节之后，陷者中也，为俞；过于阳池，阳池，在腕上，陷者之中也，

为原；行于支沟，支沟，上腕三寸，两骨之间，陷者中也，为经；入

于天井，天井，在肘外大骨之上，陷者中也，为合，屈肘乃得之；三

焦下腧，在于足大趾之前，少阳之后，出于腘中外廉，名曰委阳，是

太阳络也，手少阳经也。三焦者，足少阳太阴之所将，太阳之别也，

上踝五寸，别入贯腨肠，出于委阳，并太阳之正，入络膀胱，约下

焦，实则闭癃，虚则遗溺，遗溺则补之，闭癃则泻之。

小肠者，上合手太阳，出于少泽，少泽，小指之端也，为井金；

溜于前谷，前谷，在手外廉本节前，陷者中也，为荥；注于后溪，后溪

257

者，在手外侧本节之后也，为俞；过于腕骨，腕骨，在手外侧腕骨之

前，为原；行于阳谷，阳谷，在锐骨之下，陷者中也，为经；入于小

海，小海，在肘内大骨之外，去肘端半寸，陷者中也，伸臂而得之，为

合。手太阳经也。

大肠上合手阳明，出于商阳，商阳，大指次指之端也，为井金；

溜于本节之前二间，为荥；注于本节之后三间，为俞；过于合谷，合谷，

在大指岐骨之间，为原；行于阳溪，阳溪，在两筋间陷者中也，为经；

入于曲池，在肘外辅骨，陷者中也，屈臂而得之，为合。手阳明经也。

是谓五藏六府之俞，五五二十五俞，六六三十六俞也。六府皆出足

之三阳，上合于手者也。

缺盆之中，任脉也，名曰天突。一次任脉侧之动脉，足阳明也，

名曰人迎；二次脉，手阳明也，名曰扶突；三次脉，手太阳也，名曰

天窗；四次脉，足少阳也，名曰天容；五次脉，手少阳也，名曰天牖；

六次脉，足太阳也，名曰天柱；七次脉，颈中央之脉，督脉也，名曰

风府。腋内动脉，手太阴也，名曰天府。腋下三寸，手心主也，名曰

天池。

刺上关者，呿不能欠。刺下关者，欠不能呿。刺犊鼻者，屈不能

伸。刺两关者，伸不能屈。

足阳明，侠喉之动脉也，其俞在膺中。手阳明，次在其俞外，不

至曲颊一寸。手太阳，当曲颊。足少阳，在耳下曲颊之后。手少阳出

ěr hòu shàng jiā wán gǔ zhī shàng zú tài yáng jiā xiàng dà jīn zhī zhōng fà jì
耳后，上加完骨之上。足太阳，侠项大筋之中，发际。

yīn chǐ dòng mài zài wǔ lǐ wǔ shù zhī jìn yě
阴尺动脉，在五里，五俞之禁也。

fèi hé dà cháng dà cháng zhě chuán dǎo zhī fǔ xīn hé xiǎo cháng xiǎo cháng zhě shòu chéng zhī fǔ
肺合大肠，大肠者，传道之府。心合小肠，小肠者，受盛之府。

gān hé dǎn dǎn zhě zhōng jīng zhī fǔ pí hé wèi wèi zhě wǔ gǔ zhī fǔ shèn hé páng guāng páng
肝合胆，胆者，中精之府。脾合胃，胃者，五谷之府。肾合膀胱，膀

guāng zhě jīn yè zhī fǔ yě shào yīn shǔ shèn shèn shàng lián fèi gù jiāng liǎng zàng sān jiāo zhě zhōng dú
胱者，津液之府也。少阴属肾，肾上连肺，故将两藏。三焦者，中渎

zhī fǔ yě shuǐ dào chū yān shǔ páng guāng shì gū zhī fǔ yě shì liù fǔ zhī suǒ yǔ hé zhě
之府也，水道出焉，属膀胱，是孤之府也，是六府之所与合者。

chūn qǔ luò mài zhū xíng dà jīng fēn ròu zhī jiān shèn zhě shēn qǔ zhī jiàn zhě qiǎn qǔ zhī xià qǔ zhū
春取络脉，诸荥大经分肉之间，甚者深取之，间者浅取之。夏取诸

shù sūn luò jī ròu pí fū zhī shàng qiū qǔ zhū hé yú rú chūn fǎ dōng qǔ zhū jǐng zhū shù zhī fēn
俞孙络肌肉皮肤之上。秋取诸合，余如春法。冬取诸井、诸俞之分，

yù shēn ér liú zhī cǐ sì shí zhī xù qì zhī suǒ chù bìng zhī suǒ shè zàng zhī suǒ yí zhuàn jīn zhě
欲深而留之，此四时之序，气之所处，病之所舍，藏之所宜。转筋者，

lì ér qǔ zhī kě lìng suì yǐ wěi jué zhě zhāng ér cì zhī kě lìng lì kuài yě
立而取之，可令遂已。痿厥者，张而刺之，可令立快也。

259

xiǎo zhēn jiě piān dì sān
小针解篇第三

suǒ wèi yì chén zhě yì yán yě nán rù zhě nán zhuó yú rén yě cū shǒu xíng zhě shǒu cì fǎ
所谓易陈者，易言也。难入者，难着于人也。粗守形者，守刺法

yě shàng shǒu shén zhě shǒu rén zhī xuè qì yǒu yú bù zú kě bǔ xiè yě shén kè zhě zhèng xié gòng huì
也。上守神者，守人之血气，有余不足可补泻也。神客者，正邪共会

yě shén zhě zhèng qì yě kè zhě xié qì yě zài mén zhě xié xún zhèng qì zhī suǒ chū rù yě wèi
也。神者，正气也，客者，邪气也。在门者，邪循正气之所出入也。未

dǔ qí jí zhě xiān zhī xié zhèng hé jīng zhī jí yě wù zhī qí yuán zhě xiān zhī hé jīng zhī bìng suǒ qǔ zhī
睹其疾者，先知邪正何经之疾也。恶知其原者，先知何经之病所取之

chù yě
处也。

cì zhī wēi zài sù chí zhě xú jí zhī yì yě cū shǒu guān zhě shǒu sì zhī ér bù zhī xuè qì zhèng
刺之微在速迟者，徐疾之意也。粗守关者，守四支而不知血气正

xié zhī wǎng lái yě shàng shǒu jī zhě zhī shǒu qì yě jī zhī dòng bù lí qí kōng zhōng zhě zhī qì zhī xū
邪之往来也。上守机者，知守气也。机之动不离其空中者，知气之虚

shí　　yòng zhēn zhī xú jí yě　　kōng zhōng zhī jī　qīng jìng yǐ wēi zhě　　zhēn yǐ dé qì　　mì yì shǒu qì wù

实，用针之徐疾也。空中之机，清静以微者，针以得气，密意守气勿

shī yě　　qí lái bù kě féng zhě　　qì shèng bù kě bǔ yě　　qí wǎng bù kě zhuī zhě　　qì xū bù kě xiè yě

失也。其来不可逢者，气盛不可补也。其往不可追者，气虚不可泻也。

bù kě guà yǐ fā zhě　　yán qì yì shī yě　　kòu zhī bù fā zhě　　yán bù zhī bǔ xiè zhī yì yě　　xuè qì yǐ

不可挂以发者，言气易失也。扣之不发者，言不知补泻之意也。血气已

jìn ér qì bú xià yě

尽而气不下也。

　　zhī qí wǎng lái zhě　　zhī qì zhī nì shùn shèng xū yě　　yāo yǔ zhī qī zhě　　zhī qì zhī kě qǔ zhī shí

　　知其往来者，知气之逆顺盛虚也。要与之期者，知气之可取之时

yě　　cū zhī àn zhě　　míng míng bù zhī qì zhī wēi mì yě　　miào zāi　　gōng dú yǒu zhī zhě　　jìn zhī zhēn yì

也。粗之阄者，冥冥不知气之微密也。妙哉！工独有之者，尽知针意

yě　　wǎng zhě wéi nì zhě　　yán qì zhī xū ér xiǎo　　xiǎo zhě nì yě　　lái zhě wéi shùn zhě　　yán xíng qì zhī

也。往者为逆者，言气之虚而小，小者逆也。来者为顺者，言形气之

píng　píng zhě shùn yě　　míng zhī nì shùn zhèng xíng wú wèn zhě　　yán zhī suǒ qǔ zhī chù yě　　yíng ér duó zhī zhě

平，平者顺也。明知逆顺正行无问者，言知所取之处也。迎而夺之者，

xiè yě　　zhuī ér jì zhī zhě　　bǔ yě

泻也；追而济之者，补也。

　　suǒ wèi xū zé shí zhī zhě　　qì kǒu xū ér dāng bǔ zhī yě　　mǎn zé xiè zhī zhě　　qì kǒu shèng ér dāng

　　所谓虚则实之者，气口虚而当补之也。满则泄之者，气口盛而当

xiè zhī yě　　yù chén zé chú zhī zhě　　qù xuè mài yě　　xié shèng zé xū zhī zhě　　yán zhū jīng yǒu shèng zhě

泻之也。宛陈则除之者，去血脉也。邪胜则虚之者，言诸经有盛者，

jiē xiè qí xié yě　　xú ér jí zé shí zhě　　yán xú nà ér jí chū yě　　jí ér xú zé xū zhě　　yán jí nà

皆泻其邪也。徐而疾则实者，言徐内而疾出也。疾而徐则虚者，言疾内

ér xú chū yě　　yán shí yǔ xū ruò yǒu ruò wú zhě　　yán shí zhě yǒu qì　　xū zhě wú qì yě　　chá hòu yǔ xiān

而徐出也。言实与虚若有若无者，言实者有气，虚者无气也。察后与先

ruò wáng ruò cún zhě　　yán qì zhī xū shí　　bǔ xiè zhī xiān hòu yě　　chá qí qì zhī yǐ xià yǔ shàng cún yě

若亡若存者，言气之虚实，补泻之先后也，察其气之已下与尚存也。

wéi xū wéi shí　　ruò dé ruò shī zhě　　yán bǔ zhě bì　rán ruò yǒu dé yě　　xiè zé huǎng rán ruò yǒu shī yě

为虚为实，若得若失者，言补者似①然若有得也，泻则恍然若有失也。

　　fú qì zhī zài mài yě　　xié qì zài shàng zhě　　yán xié qì zhī zhòng rén yě gāo　　gù xié qì zài shàng yě

　　夫气之在脉也，邪气在上者，言邪气之中人也高，故邪气在上也。

zhuó qì zài zhōng zhě　　yán shuǐ gǔ jiē rù yú wèi　　qí jīng qì shàng zhù yú fèi　　zhuó liū yú cháng wèi　　yán hán

浊气在中者，言水谷皆入于胃，其精气上注于肺，浊溜于肠胃，言寒

wēn bú shì　　yǐn shí bù jié　　ér bìng shēng yú cháng wèi　　gù mìng yuē zhuó qì zài zhōng yě　　qīng qì zài xià

温不适，饮食不节，而病生于肠胃，故命曰浊气在中也。清气在下

zhě　　yán qīng shī dì qì zhī zhòng rén yě　　bì cóng zú shǐ　　gù yuē qīng qì zài xià yě　　zhēn xiàn mài　　zé xié

者，言清湿地气之中人也，必从足始，故曰清气在下也。针陷脉，则邪

---

　　① 似然：饱满的样子。

气出者，取之上；针中脉，则浊气出者，取之阳明合也。针太深则邪

气反沉者，言浅浮之病，不欲深刺也。深则邪气从之入，故曰反沉也。

皮肉筋脉各有所处者，言经络各有所主也。

取五脉者死，言病在中，气不足，但用针尽大泻其诸阴之脉也。取

三阳之脉者，唯言尽泻三阳之气，令病人恇然不复也。夺阴者死，言

取尺之五里五往者也。夺阳者狂，正言也。睹其色，察其目，知其散

复，一其形，听其动静者，言上工知相五色于目。有知调尺寸小大缓

急滑涩，以言所病也。知其邪正者，知论虚邪与正邪之风也。

右主推之，左持而御之者，言持针而出入也。气至而去之者，言补

泻气调而去之也。调气在于终始一者，持心也。节之交三百六十五会

者，络脉之渗灌诸节者也。

所谓五藏之气，已绝于内者，脉口气内绝不至，反取其外之病处，

与阳经之合，有留针以致阳气，阳气至则内重竭，重竭则死矣。其死

也，无气以动，故静。

所谓五藏之气，已绝于外者，脉口气外绝不至，反取其四末之俞，

有留针以致其阴气，阴气至则阳气反入，入则逆，逆则死矣。其死也，

阴气有余，故躁。

所以察其目者，五藏使五色循明，循明则声章。声章者，则言

声与平生异也。

邪气藏府病形篇第四
xié qì zàng fǔ bìng xíng piān dì sì

黄帝问于岐伯曰：邪气之中人也奈何？

岐伯答曰：邪气之中人高也。

黄帝曰：高下有度乎？

岐伯曰：身半以上者，邪中之也。身半以下者，湿中之也。故曰：邪之中人也无有常，中于阴则溜于府，中于阳则溜于经。

黄帝曰：阴之与阳也，异名同类，上下相会，经络之相贯，如环无端。邪之中人，或中于阴，或中于阳，上下左右，无有恒常，其故何也？

岐伯曰：诸阳之会，皆在于面。中人也，方乘虚时及新用力，若饮食汗出，腠理开而中于邪。中于面，则下阳明。中于项，则下太阳。中于颊，则下少阳。其中于膺背两胁，亦中其经。

黄帝曰：其中于阴，奈何？

岐伯答曰：中于阴者，常从臂胻始。夫臂与胻，其阴皮薄，其肉淖泽，故俱受于风，独伤其阴。

黄帝曰：此故伤其藏乎？

岐伯答曰：身之中于风也，不必动藏。故邪入于阴经，则其藏气实，邪气入而不能客，故还之于府。故中阳则溜于经，中阴则溜于府。

262

黄帝曰：邪之中人藏，奈何？

岐伯曰：愁忧恐惧则伤心。形寒寒饮则伤肺，以其两寒相感，中外皆伤，故气逆而上行。有所堕坠，恶血留内；若有所大怒，气上而不下，积于胁下，则伤肝。有所击仆，若醉入房，汗出当风，则伤脾。有所用力举重，若入房过度，汗出浴水，则伤肾。

黄帝曰：五藏之中风，奈何？

岐伯曰：阴阳俱感，邪乃得往。黄帝曰：善哉。

黄帝问于岐伯曰：首面与身形也，属骨连筋，同血合于气耳。天寒则裂地凌冰，其猝寒，或手足懈惰，然而其面不衣，何也？

岐伯答曰：十二经脉，三百六十五络，其血气皆上于面而走空窍。

263

其精阳气上走于目而为睛。其别气走于耳而为听。其宗气上出于鼻而为臭。其浊气出于胃，走唇舌而为味。其气之津液，皆上熏于面，而皮又厚，其肉坚，故天气甚寒，不能胜之也。

黄帝曰：邪之中人，其病形何如？

岐伯曰：虚邪之中身也，洒淅动形。正邪之中人也微，先见于色，不知于身，若有若无，若亡若存，有形无形，莫知其情。

黄帝曰：善哉。

黄帝问于岐伯曰：余闻之，见其色，知其病，命曰明。按其脉，知其病，命曰神。问其病，知其处，命曰工。余愿闻见而知之，按而得之，问而极之，为之奈何？

岐伯答曰：夫色脉与尺之相应也，如桴鼓影响之相应也，不得相失也，此亦本末根叶之出候也，故根死则叶枯矣。色脉形肉，不得相失也。故知一则为工，知二则为神，知三则神且明矣。

黄帝曰：愿卒闻之。

岐伯答曰：色青者，其脉弦也；赤者，其脉钩也；黄者，其脉代也；白者，其脉毛；黑者，其脉石。见其色而不得其脉，反得其相胜之脉，则死矣；得其相生之脉，则病已矣。

黄帝问于岐伯曰：五藏之所生，变化之病形，何如？

岐伯答曰：先定其五色五脉之应，其病乃可别也。

黄帝曰：色脉已定，别之奈何？

岐伯曰：调①其脉之缓急、大小、滑涩，而病变定矣。

黄帝曰：调之奈何？

岐伯答曰：脉急者，尺之皮肤亦急；脉缓者，尺之皮肤亦缓；脉小者，尺之皮肤亦减而少气；脉大者，尺之皮肤亦贲而起；脉滑者，尺之皮肤亦滑；脉涩者，尺之皮肤亦涩。凡此变者，有微有甚。故善调尺者，不待于寸，善调脉者，不待于色。能参合而行之者，可以为上工，上工十全九。行二者，为中工，中工十全七。行一者，为下工，下工十全六。

黄帝曰：请问脉之缓急、小大、滑涩之病形，何如？

---

① 调：音"吊"，诊察，辨别。

岐伯曰：臣请言五藏之病变也。心脉急甚者为瘛疭；微急，为心痛引背，食不下。缓甚，为狂笑；微缓，为伏梁，在心下，上下行，时唾血。大甚，为喉吤；微大，为心痹引背，善泪出。小甚为善哕；微小为消瘅。滑甚为善渴；微滑为心疝，引脐，小腹鸣。涩甚为喑；微涩为血溢，维厥，耳鸣，癫疾。

肺脉急甚，为癫疾；微急，为肺寒热，怠惰，咳唾血，引腰背胸，若鼻息肉不通。缓甚，为多汗；微缓，为痿瘘，偏风，头以下汗出不可止。大甚，为胫肿；微大，为肺痹，引胸背，起恶日光。小甚，为泄；微小，为消瘅。滑甚为息贲上气；微滑，为上下出血；涩甚为呕血，微涩为鼠瘘，在颈支腋之间，下不胜其上，其应善酸矣。

肝脉急甚者为恶言；微急为肥气在胁下，若覆杯。缓甚为善呕，微缓为水瘕痹也。大甚为内痈，善呕衄；微大为肝痹，阴缩，咳引小腹。小甚为多饮；微小为消瘅。滑甚为癀①疝；微滑为遗溺。涩甚为溢饮；微涩为瘛挛筋痹。

脾脉急甚为瘛疭；微急为膈中，食饮入而还出，后沃沫。缓甚为痿厥；微缓为风痿，四肢不用，心慧然若无病。大甚为击仆；微大为疝气，腹裹大脓血在肠胃之外。小甚为寒热；微小为消瘅。滑甚为癀癃；微滑为虫毒，蛕蝎，腹热。涩甚为肠癀；微涩为内癀，多下脓血。

肾脉急甚为骨癫疾；微急为沉厥奔豚，足不收，不得前后。缓甚为

---

① 癀：同"溃"，溃脓。

折脊；微缓为洞，洞者，食不化，下嗌还出。大甚为阴痿；微大为石
水，起脐已下至小腹䐜䐜然，上至胃脘，死不治。小甚为洞泄；微小
为消瘅。滑甚为癃㿗；微滑为骨痿，坐不能起，起则目无所见。涩甚为
大痈；微涩为不月，沉痔。

黄帝曰：病之六变者，刺之奈何？

岐伯答曰：诸急者多寒；缓者多热；大者多气少血；小者血气皆
少；滑者阳气盛，微有热；涩者多血少气，微有寒。是故刺急者，深
内而久留之；刺缓者，浅内而疾发针，以去其热；刺大者，微泻其气，
无出其血；刺滑者，疾发针而浅内之，以泻其阳气而去其热；刺涩者，
必中其脉，随其逆顺而久留之，必先按而循之，已发针，疾按其痏，无
令其血出，以和其脉。诸小者，阴阳形气俱不足，勿取以针而调以甘
药也。

黄帝曰：余闻五藏六府之气，荥俞①所入为合，令何道从入，入安
连过？愿闻其故。岐伯答曰：此阳脉之别入于内，属于府者也。

黄帝曰：荥俞与合，各有名乎？岐伯曰：荥俞治外经，合治内府。

黄帝曰：治内府奈何？岐伯曰：取之于合。

黄帝曰：合各有名乎？

岐伯答曰：胃合于三里，大肠合入于巨虚上廉，小肠合入于巨虚
下廉，三焦合入于委阳，膀胱合入于委中央，胆合入于阳陵泉。

---

① 荥俞：也作"荥输"。"俞"的声调为阴平，读作（shū）。

黄帝曰：取之奈何？

岐伯答曰：取之三里者，低跗取之；巨虚者，举足取之；委阳者，屈伸而索之；委中者，屈而取之；阳陵泉者，正竖膝予之齐，下至委阳之阳取之；取诸外经者，揄申而从之。

黄帝曰：愿闻六府之病。

岐伯答曰：面热者足阳明病，鱼络血者手阳明病，两跗之上脉坚若陷者足阳明病，此胃脉也。大肠病者，肠中切痛，而鸣濯濯。冬日重感于寒即泄，当脐而痛，不能久立，与胃同候，取巨虚上廉。胃病者，腹䐜胀，胃脘当心而痛，上支两胁，膈咽不通，食饮不下，取之三里也。小肠病者，小腹痛，腰脊控睾而痛，时窘之后，当耳前热，若寒甚，若独肩上热甚，及手小指次指之间热，若脉陷者，此其候也。手太阳病也，取之巨虚下廉。三焦病者，腹胀气满，小腹尤坚，不得小便，窘急，溢则为水，留即为胀。候在足太阳之外大络，大络在太阳、少阳之间，亦见于脉，取委阳。膀胱病者，小腹偏肿而痛，以手按之，即欲小便而不得，肩上热，若脉陷，及足小趾外廉及胫踝后皆热，若脉陷，取委中央。胆病者，善太息，口苦，呕宿汁，心下澹澹，恐人将捕之，嗌中吤吤然，数唾。在足少阳之本末，亦视其脉之陷下者灸之，其寒热者取阳陵泉。

黄帝曰：刺之有道乎？

岐伯答曰：刺此者，必中气穴，无中肉节。中气穴，则针游于巷；

zhòng ròu jié　　jí pí fū tòng　　bǔ xiè fǎn zé bìng yì dǔ　　zhòng jīn zé jīn huǎn　　xié qì bù chū　　yǔ qí

中肉节，即皮肤痛；补泻反则病益笃。中筋则筋缓，邪气不出，与其

zhēn xiāng bó　　luàn ér bú qù　　fǎn huán nèi zhuó　　yòng zhēn bù shěn　　yǐ shùn wéi nì yě

真相搏，乱而不去，反还内着。用针不审，以顺为逆也。

gēn jié piān dì wǔ
根结篇第五

qí bó yuē　　tiān dì xiāng gǎn　　hán nuǎn xiāng yí　　yīn yáng zhī dào　　shú shǎo shú duō　　yīn dào ǒu　　yáng

岐伯曰：天地相感，寒暖相移，阴阳之道，孰少孰多，阴道偶，阳

dào jī　　fā yú chūn xià　　yīn qì shǎo　　yáng qì duō　　yīn yáng bù tiáo　　hé bǔ hé xiè　　fā yú qiū dōng

道奇。发于春夏，阴气少，阳气多，阴阳不调，何补何泻？发于秋冬，

yáng qì shǎo　　yīn qì duō　　yīn qì shèng ér yáng qì shuāi　　gù jīng yè kū gǎo　　shī yǔ xià guī　　yīn yáng xiāng

阳气少，阴气多；阴气盛而阳气衰，故茎叶枯槁，湿雨下归，阴阳相

yí　　hé xiè hé bǔ　　qí xié lí jīng　　bù kě shèng shǔ　　bù zhī gēn jié　　wǔ zàng liù fǔ　　zhé guān bài

移，何泻何补？奇邪离经，不可胜数，不知根结，五藏六府，折关败

shū　　kāi hé ér zǒu　　yīn yáng dà shī　　bù kě fù qǔ　　jiǔ zhēn zhī xuán　　yào zài zhōng shǐ　　gù néng zhī

枢，开合而走，阴阳大失，不可复取。九针之玄，要在终始；故能知

zhōng shǐ　　yì yán ér bì　　bù zhī zhōng shǐ　　zhēn dào xián jué

终始，一言而毕，不知终始，针道咸绝。

tài yáng gēn yú zhì yīn　　jié yú mìng mén　　mìng mén zhě　　mù yě　　yáng míng gēn yú lì duì　　jié yú sǎng

太阳根于至阴，结于命门。命门者，目也。阳明根于厉兑，结于颡

dà　　sǎng dà zhě　　qián ěr yě　　shào yáng gēn yú qiào yīn　　jié yú chuāng lóng　　chuāng lóng zhě　　ěr zhōng yě

大。颡大者，钳耳也。少阳根于窍阴，结于窗笼。窗笼者，耳中也。

tài yáng wéi kāi　　yáng míng wéi hé　　shào yáng wéi shū　　gù kāi zhé zé ròu jié dú ér bào bìng qǐ yǐ　　gù bào

太阳为开，阳明为合，少阳为枢，故开折则肉节渎而暴病起矣。故暴

bìng zhě　　qǔ zhī tài yáng　　shì yǒu yú bù zú　　dú zhě　　pí ròu yù jiāo ér ruò yě　　hé zhé　　zé qì wú

病者，取之太阳，视有余不足。渎者，皮肉宛膲而弱也。合折，则气无

suǒ zhǐ xī ér wěi jí qǐ yǐ　　gù wěi jí zhě　　qǔ zhī yáng míng　　shì yǒu yú bù zú　　wú suǒ zhǐ xī zhě

所止息而痿疾起矣。故痿疾者，取之阳明，视有余不足。无所止息者，

zhēn qì jī liú　　xié qì jū zhī yě　　shū zhé　　jí gǔ yáo ér bù ān yú dì　　gù gǔ yáo zhě qǔ zhī shào

真气稽留，邪气居之也。枢折，即骨繇而不安于地。故骨繇者取之少

yáng　　shì yǒu yú bù zú　　gǔ yáo zhě　　jié huǎn ér bù shōu yě　　suǒ wèi gǔ yáo zhě　　yáo gù yě　　dāng qióng

阳，视有余不足。骨繇者，节缓而不收也。所谓骨繇者，摇故也。当穷

qí běn yě

其本也。

tài yīn gēn yú yǐn bái　　jié yú tài cāng　　shào yīn gēn yú yǒng quán　　jié yú lián quán　　jué yīn gēn yú dà

太阴根于隐白，结于太仓。少阴根于涌泉，结于廉泉。厥阴根于大

敦，结于玉英，络于膻中。太阴为开，厥阴为阖，少阴为枢。故开折，则仓廪无所输，膈洞。膈洞者，取之太阴，视有余不足，故开折者，气不足而生病也。合折，即气弛而喜悲，悲者取之厥阴，视有余不足。枢折则脉有所结而不通。不通者，取之少阴，视有余不足，有结者，皆取之。

足太阳根于至阴，溜于京骨，注于昆仑，入于天柱、飞扬也。足少阳根于窍阴，溜于丘墟，注于阳辅，入于天容、光明也。足阳明根于厉兑，溜于冲阳，注于下陵，入于人迎、丰隆也。手太阳根于少泽，溜于阳谷，注于小海，入于天窗、支正也。手少阳根于关冲，溜于阳池，注于支沟，入于天牖、外关也。手阳明根于商阳，溜于合谷，注于阳溪，入于扶突、偏历也。此所谓十二经者，盛络皆当取之。

一日一夜五十营，以营五藏之精，不应数者，名曰狂生。所谓五十营者，五藏皆受气，持其脉口，数其至也。五十动而不一代者，五藏皆受气。四十动一代者，一藏无气。三十动一代者，二藏无气。二十动一代者，三藏无气。十动一代者，四藏无气。不满十动一代者，五藏无气。予之短期，要在终始。所谓五十动而不一代者，以为常也。以知五藏之期，予之短期者，乍数乍疏也。

黄帝曰：逆顺五体者，言人骨节之小大，肉之坚脆，皮之厚薄，血之清浊，气之滑涩，脉之长短，血之多少，经络之数，余已知之矣，此皆布衣匹夫之士也。夫王公大人，血食之君，身体柔脆，肌肉软弱，血

269

气剽悍滑利，其刺之徐疾、浅深、多少，可得同之乎。

岐伯答曰：膏粱菽藿之味，何可同也？气滑即出疾，其气涩则出迟，气悍则针小而入浅，气涩则针大而入深，深则欲留，浅则欲疾。以此观之，刺布衣者，深以留之，刺大人者，微以徐之，此皆因气剽悍滑利也。

黄帝曰：形气之逆顺奈何？

岐伯曰：形气不足，病气有余，是邪胜也，急泻之；形气有余，病气不足，急补之；形气不足，病气不足，此阴阳气俱不足也。不可刺之，刺之则重不足。重不足则阴阳俱竭，血气皆尽，五藏空虚，筋骨髓枯，老者绝灭，壮者不复矣。形气有余，病气有余，此谓阴阳俱有余也。急泻其邪，调其虚实。故曰：有余者泻之，不足者补之，此之谓也。

故曰：刺不知逆顺，真邪相搏。满而补之，则阴阳四溢，肠胃充郭，肝肺内䐜，阴阳相错。虚而泻之，则经脉空虚，血气竭枯，肠胃僻辟，皮肤薄着，毛腠夭膲，予之死期。故曰：用针之要，在于知调阴与阳。调阴与阳，精气乃光，合形与气，使神内藏。故曰：上工平气，中工乱脉，下工绝气危生。故曰：下工不可不慎也，必审五藏变化之病、五脉之应、经络之实虚、皮之柔粗，而后取之也。

寿夭刚柔篇第六

黄帝问于少师曰：余闻人之生也，有刚有柔，有弱有强，有短有长，有阴有阳，愿闻其方。

少师答曰：阴中有阴，阳中有阳，审知阴阳，刺之有方。得病所始，刺之有理。谨度病端，与时相应。内合于五藏六府，外合于筋骨皮肤。是故内有阴阳，外亦有阴阳。在内者，五藏为阴，六府为阳，在外者，筋骨为阴，皮肤为阳。故曰，病在阴之阴者，刺阴之荣俞。病在阳之阳者，刺阳之合。病在阳之阴者，刺阴之经。病在阴之阳者，刺络脉。故曰：病在阳者命曰风，病在阴者命曰痹，阴阳俱病命曰风痹。病有形而不痛者，阳之类也；无形而痛者，阴之类也。无形而痛者，其阳完而阴伤之也。急治其阴，无攻其阳。有形而不痛者，其阴完而阳伤之也。急治其阳，无攻其阴。阴阳俱动，乍有形，乍无形，加以烦心，命曰阴胜其阳。此谓不表不里，其形不久。

黄帝问于伯高曰：余闻形气病之先后、外内之应奈何？

伯高答曰：风寒伤形，忧恐忿怒伤气；气伤藏，乃病藏。寒伤形，乃应形；风伤筋脉，筋脉乃应。此形气外内之相应也。

黄帝曰：刺之奈何？

伯高答曰：病九日者三刺而已；病一月者十刺而已，多少远近以此衰之。久痹不去身者，视其血络，尽出其血。

黄帝曰：外内之病，难易之治，奈何？

伯高答曰：形先病而未入藏者，刺之半其日。藏先病而形乃应者，刺之倍其日。此外内难易之应也。

黄帝问于伯高曰：余闻形有缓急，气有盛衰，骨有大小，肉有坚脆，皮有厚薄其以立寿夭，奈何？

伯高曰：形与气相任则寿，不相任则夭。皮与肉相果则寿，不相果则夭。血气经络，胜形则寿，不胜形则夭。

黄帝曰：何谓形之缓急？

伯高答曰：形充而皮肤缓者则寿，形充而皮肤急者则夭，形充而脉坚大者顺也。形充而脉小以弱者气衰，衰则危矣。若形充而颧不起者骨小，骨小则夭矣。形充而大，肉䐃坚而有分者肉坚，肉坚则寿矣；形充而大，肉无分理不坚者肉脆，肉脆则夭矣。此天之生命，所以立形定气而视寿夭者，必明乎此。立形定气，而后以临病人，决死生。

黄帝曰：余闻寿夭，无以度之。

伯高答曰：墙基卑，高不及其地者，不满三十而死。其有因加疾者，不及二十而死也。

黄帝曰：形气之相胜，以立寿夭，奈何？

伯高答曰：平人而气胜形者寿；病而形肉脱，气胜形者死，形胜气者，危矣。

272

黄帝曰：余闻刺有三变，何谓三变？伯高曰：有刺营者，有刺卫者，有刺寒痹之留经者。黄帝曰：刺三变者，奈何？伯高答曰：刺营者出血，刺卫者出气，刺寒痹者内①热。

黄帝曰：营卫寒痹之为病，奈何？

伯高答曰：营之生病也，寒热，少气，血上下行。卫之生病也，气痛，时来时去，怫忾贲响，风寒客于肠胃之中。寒痹之为病也，留而不去，时痛而皮不仁。

黄帝曰：刺寒痹内热，奈何？

伯高答曰：刺布衣者以火焠之；刺大人者以药熨之。

黄帝曰：药熨奈何？

伯高答曰：用淳酒二十斤，蜀椒一升，干姜一斤，桂心一斤，凡四种，皆㕮咀，渍酒中。用绵絮一斤，细白布四丈，并内酒中。置酒马矢煴中，盖封涂，勿使泄。五日五夜，出布绵絮曝干之，干复渍，以尽其汁。每渍必晬其日，乃出干。干，并用滓与绵絮。复布为复巾，长六七尺，为六七巾，则用之生桑炭炙巾，以熨寒痹所刺之处，令热入至于病所，寒复炙巾以熨之，三十遍而止。汗出以巾拭身，亦三十遍而止。起步内中无见风。每刺必熨，如此病已矣。此所谓内热也。

---

① 内：同"纳"。指用火针或温针，使针下出现热感。

官针篇第七

凡刺之要，官针最妙。九针之宜，各有所为，长短大小，各有所施也。不得其用，病弗能移。疾浅针深，内伤良肉，皮肤为痈；病深针浅，病气不泻，反为大脓。病小针大，气泻太甚，疾必为害；病大针小，气不泄泻，亦复为败。失针之宜。大者泻，小者不移。已言其过，请言其所施。

病在皮肤无常处者，取以镵针于病所，肤白勿取。病在分肉间，取以员针于病所。病在经络痼痹者，取以锋针。病在脉，气少，当补之者，取以鍉针，于井荥分输。病为大脓者，取以铍针。病痹气暴发者，取以员利针。病痹气痛而不去者，取以毫针。病在中者，取以长针。病水肿不能通关节者，取以大针。病在五藏固居者，取以锋针，泻于井荥分输，取以四时。

凡刺有九以应九变。一曰输刺，输刺者，刺诸经荥输、藏俞也；二曰远道刺，远道刺者，病在上，取之下，刺府俞也；三曰经刺，经刺者，刺大经之结络，经分也；四曰络刺，络刺者，刺小络之血脉也；五曰分刺，分刺者，刺分肉之间也；六曰大泻刺，大泻刺者，刺大脓以铍针也；七曰毛刺，毛刺者，刺浮痹皮肤也；八曰巨刺，巨刺者，左取右，右取左；九曰焠刺，焠刺者，刺燔针则取痹也。

274

凡刺有十二节，以应十二经。一曰偶刺，偶刺者，以手直心若背，直痛所，一刺前，一刺后，以治心痹。刺此者，傍针之也。二曰报刺，报刺者，刺痛无常处也。上下行者，直内无拔针，以左手随病所按之，乃出针，复刺之也。三曰恢刺，恢刺者，直刺傍之，举之前后，恢筋急，以治筋痹也。四曰齐刺，齐刺者，直入一，傍入二，以治寒气小深者。或曰三刺，三刺者，治痹气，小深者也。五曰扬刺，扬刺者，正内一，傍内四，而浮之，以治寒气之搏大者也。六曰直针刺，直针刺者，引皮乃刺之，以治寒气之浅者也。七曰输刺，输刺者，直入直出，稀发针而深之，以治气盛而热者也。八曰短刺，短刺者，刺骨痹，稍摇而深之，致针骨，所以上下摩骨也。九曰浮刺，浮刺者，傍入而浮之，以治肌急而寒者也。十曰阴刺，阴刺者，左右率刺之，以治寒厥；中寒厥，足踝后少阴也。十一曰傍针刺，傍针刺者，直刺傍刺各一，以治留痹久居者也。十二曰赞刺，赞刺者，直入直出，数发针而浅之出血，是谓治痈肿也。

脉之所居，深不见者，刺之微内针而久留之，以致其空脉气也。脉浅者，勿刺，按绝其脉，乃刺之，无令精出，独出其邪气耳。

所谓三刺，则谷气出者。先浅刺绝皮，以出阳邪，再刺则阴邪出者，少益深，绝皮致肌肉，未入分肉间也；已入分肉之间，则谷气出。故《刺法》曰：始刺浅之，以逐邪气而来血气，后刺深之，以致阴气之邪，最后刺极深之，以下谷气。此之谓也。故用针者，不知年之所加，气之

shèng shuāi　　xū shí zhī suǒ qǐ　　bù kě yǐ wéi gōng yě
盛衰，虚实之所起，不可以为工也。

fán cì yǒu wǔ　　yǐ yìng wǔ zàng　　yī yuē bàn cì　　bàn cì zhě　　qiǎn nà ér jí fā zhēn　　wú zhēn shāng
凡刺有五，以应五藏。一曰半刺，半刺者，浅内而疾发针，无针伤

ròu　　rú bá máo zhuàng　　yǐ qǔ pí qì　　cǐ fèi zhī yìng yě　　èr yuē bào wén cì　　bào wén cì zhě　　zuǒ yòu
肉，如拔毛状，以取皮气，此肺之应也。二曰豹文刺，豹文刺者，左右

qián hòu zhēn zhī　　zhòng mài wéi gù　　yǐ qǔ jīng luò zhī xuè zhě　　cǐ xīn zhī yìng yě　　sān yuē guān cì　　guān
前后针之，中脉为故，以取经络之血者，此心之应也。三曰关刺，关

cì zhě　　zhí cì zuǒ yòu　　jìn jīn shàng　　yǐ qǔ jīn bì　　shèn wú chū xuè　　cǐ gān zhī yìng yě　　huò yuē yuān
刺者，直刺左右，尽筋上，以取筋痹，慎无出血，此肝之应也；或曰渊

cì　　yī yuē qǐ cì　　sì yuē hé gǔ cì　　hé gǔ cì zhě　　zuǒ yòu jǐ zú　　zhēn yú fēn ròu zhī jiān　　yǐ
刺，一曰岂刺。四曰合谷刺，合谷刺者，左右鸡足，针于分肉之间，以

qǔ jī bì　　cǐ pí zhī yìng yě　　wǔ yuē shū cì　　shū cì zhě　　zhí rù zhí chū　　shēn nà zhī zhì gǔ　　yǐ
取肌痹，此脾之应也。五曰输刺，输刺者，直入直出，深内之至骨，以

qǔ gǔ bì　　cǐ shèn zhī yìng yě
取骨痹，此肾之应也。

276

běn shén piān dì bā
本神篇第八

huáng dì wèn yú qí bó yuē　　fán cì zhī fǎ　　bì xiān běn yú shén　　xuè　　mài　　yíng　　qì　　jīng
黄帝问于岐伯曰：凡刺之法，必先本于神。血、脉、营、气、精、

shén　　cǐ wǔ zàng zhī suǒ cáng yě　　zhì yú qí yín yì　　lí zàng zé jīng shī　　hún pò fēi yáng　　zhì qì huǎng
神，此五藏之所藏也。至于其淫泆，离藏则精失，魂魄飞扬，志气恍

luàn　　zhì lǜ qù shēn zhě　　hé yīn ér rán hū　　tiān zhī zuì yǔ　　rén zhī guò hū　　hé wèi dé　　qì
乱，智虑去身者，何因而然乎？天之罪与？人之过乎？何谓德、气、

shēng　　jīng　　shén　　hún　　pò　　xīn　　yì　　zhì　　sī　　zhì　　lǜ　　qǐng wèn qí gù
生、精、神、魂、魄、心、意、志、思、智、虑？请问其故。

qí bó dá yuē　　tiān zhī zài wǒ zhě dé yě　　dì zhī zài wǒ zhě qì yě　　dé liú qì bó ér shēng zhě
岐伯答曰：天之在我者德也，地之在我者气也。德流气薄而生者

yě　　gù shēng zhī lái wèi zhī jīng　　liǎng jīng xiāng bó wèi zhī shén　　suí shén wǎng lái zhě wèi zhī hún　　bìng jīng ér
也。故生之来谓之精，两精相搏谓之神，随神往来者谓之魂，并精而

chū rù zhě wèi zhī pò　　suǒ yǐ rèn wù zhě wèi zhī xīn　　xīn yǒu suǒ yì wèi zhī yì　　yì zhī suǒ cún wèi zhī
出入者谓之魄，所以任物者谓之心，心有所忆谓之意，意之所存谓之

zhì　　yīn zhì ér cún biàn wèi zhī sī　　yīn sī ér yuǎn mù wèi zhī lǜ　　yīn lǜ ér chù wù wèi zhī zhì　　gù zhì
志；因志而存变谓之思，因思而远慕谓之虑，因虑而处物谓之智。故智

zhě zhī yǎng shēng yě　　bì shùn sì shí ér shì hán shǔ　　hé xǐ nù ér ān jū chù　　jié yīn yáng ér tiáo gāng róu
者之养生也，必顺四时而适寒暑，和喜怒而安居处，节阴阳而调刚柔。

如是则僻邪不至，长生久视。

是故怵惕思虑者则伤神，神伤则恐惧，流淫而不止。因衰悲动中者，竭绝而失生。喜乐者，神惮散而不藏。愁忧者，气闭塞而不行。盛怒者，迷惑而不治。恐惧者，神荡惮而不收。

心怵惕思虑则伤神，神伤则恐惧自失。破䐃脱肉，毛悴色夭，死于冬。脾愁忧而不解则伤意，意伤则悗乱，四支不举，毛悴色夭，死于春。肝悲哀动中则伤魂，魂伤则狂忘不精，不精则不正当人，阴缩而挛筋，两胁骨不举，毛悴色夭，死于秋。肺喜乐无极则伤魄，魄伤则狂，狂者意不存人，皮革焦，毛悴色夭，死于夏。肾盛怒而不止则伤志，志伤则喜忘其前言，腰脊不可以俯仰屈伸，毛悴色夭，死于季夏。

恐惧而不解则伤精，精伤则骨酸痿厥，精时自下。是故五藏主藏精者也，不可伤，伤则失守而阴虚；阴虚则无气，无气则死矣。是故用针者，察观病人之态，以知精、神、魂、魄之存亡得失之意，五者以伤，针不可以治之也。

肝藏血，血舍魂，肝气虚则恐，实则怒。脾藏营，营舍意，脾气虚则四支不用，五藏不安，实则腹胀，经溲不利。心藏脉，脉舍神，心气虚则悲，实则笑不休。肺藏气，气舍魄，肺气虚则鼻塞不利，少气，实则喘喝，胸盈，仰息。肾藏精，精舍志，肾气虚则厥，实则胀，五藏不安。必审五藏之病形，以知其气之虚实，谨而调之也。

277

zhōng shǐ piān dì jiǔ

终 始 篇 第 九

fán cì zhī dào　　bì yú zhōng shǐ　　míng zhī zhōng shǐ　　wǔ zàng wéi jì　　yīn yáng dìng yǐ　　yīn zhě zhǔ
凡刺之道，毕于终始，明知终始，五藏为纪，阴阳定矣。阴者主

zàng　　yáng zhě zhǔ fǔ　　yáng shòu qì yú sì mò　　yīn shòu qì yú wǔ zàng　　gù xiè zhě yíng zhī　　bǔ zhě suí
藏，阳者主府，阳受气于四末，阴受气于五藏，故泻者迎之，补者随

zhī　　zhī yíng zhī suí　　qì kě lìng hé　　hé qì zhī fāng　　bì tōng yīn yáng　　wǔ zàng wéi yīn　　liù fǔ wéi
之，知迎知随，气可令和，和气之方，必通阴阳。五藏为阴，六府为

yáng　　chuán zhī hòu shì　　yǐ xuè wéi méng　　jìng zhī zhě chāng　　màn zhī zhě wáng　　wú dào xíng sī　　bì dé
阳，传之后世，以血为盟。敬之者昌，慢之者亡。无道行私，必得

yāo yāng
夭殃。

jǐn fèng tiān dào　　qǐng yán zhōng shǐ　　zhōng shǐ zhě　　jīng mài wéi jì　　chí qí mài kǒu rén yíng　　yǐ zhī yīn
　　谨奉天道，请言终始。终始者，经脉为纪。持其脉口人迎，以知阴

yáng yǒu yú bù zú　　píng yǔ bù píng　　tiān dào bì yǐ　　suǒ wèi píng rén zhě bú bìng　　bú bìng zhě　　mài kǒu rén
阳有余不足，平与不平，天道毕矣。所谓平人者不病，不病者，脉口人

yíng yìng sì shí yě　　shàng xià xiāng yìng ér jù wǎng lái yě　　liù jīng zhī mài bù jié dòng yě　　běn mò zhī hán wēn
迎应四时也，上下相应而俱往来也，六经之脉不结动也，本末之寒温

zhī xiāng shǒu sī yě　　xíng ròu xuè qì bì xiāng chèng yě　　shì wèi píng rén
之相守司也。形肉血气必相称也，是谓平人。

shǎo qì zhě　　mài kǒu rén yíng jù shǎo ér bú chèng chǐ cùn yě　　rú shì zhě　　zé yīn yáng jù bù zú　　bǔ
　　少气者，脉口人迎俱少而不称尺寸也。如是者，则阴阳俱不足，补

yáng zé yīn jié　　xiè yīn zé yáng tuō　　rú shì zhě kě jiāng yǐ gān yào　　bú yù kě yǐn yǐ zhì jì　　rú cǐ zhě
阳则阴竭，泻阴则阳脱。如是者可将以甘药，不愈可饮以至剂，如此者

fú jiǔ　　bù yǐ zhě yīn ér xiè zhī　　zé wǔ zàng qì huài yǐ
弗灸。不已者因而泻之，则五藏气坏矣。

rén yíng yí shèng　　bìng zài zú shào yáng　　yí shèng ér zào　　bìng zài shǒu shào yáng　　rén yíng èr shèng　　bìng
　　人迎一盛，病在足少阳，一盛而躁，病在手少阳。人迎二盛，病

zài zú tài yáng　　èr shèng ér zào　　bìng zài shǒu tài yáng　　rén yíng sān shèng　　bìng zài zú yáng míng　　sān shèng ér
在足太阳，二盛而躁，病在手太阳。人迎三盛，病在足阳明，三盛而

zào　　bìng zài shǒu yáng míng　　rén yíng sì shèng qiě dà qiě shuò　　míng yuē yì yáng　　yì yáng wéi wài gé
躁，病在手阳明。人迎四盛且大且数，名曰溢阳，溢阳为外格。

mài kǒu yí shèng　　bìng zài zú jué yīn　　yí shèng ér zào　　zài shǒu xīn zhǔ　　mài kǒu èr shèng　　bìng zài
　　脉口一盛，病在足厥阴；一盛而躁，在手心主。脉口二盛，病在

zú shào yīn　　èr shèng ér zào　　zài shǒu shào yīn　　mài kǒu sān shèng　　bìng zài zú tài yīn　　sān shèng ér zào
足少阴；二盛而躁，在手少阴。脉口三盛，病在足太阴；三盛而躁，

在手太阴。脉口四盛，且大且数者，名曰溢阴。溢阴为内关，内关不通，死不治。人迎与太阴脉口俱盛四倍以上，命曰关格。关格者，与之短期。

人迎一盛，泻足少阳而补足厥阴，二泻一补，日一取之，必切而验之，躁取之上，气和乃止。人迎二盛，泻足太阳，补足少阴，二泻一补，二日一取之，必切而验之，躁取之上，气和乃止。人迎三盛，泻足阳明而补足太阴，二泻一补，日二取之，必切而验之，躁取之上，气和乃止。

脉口一盛，泻足厥阴而补足少阳，二补一泻，日一取之，必切而验之，躁而取之上，气和乃止。脉口二盛，泻足少阴而补足太阳，二补一泻，二日一取之，必切而验之，躁取之上，气和乃止。脉口三盛，泻足太阴而补足阳明，二补一泻，日二取之，必切而验之，躁而取之上，气和乃止。所以日二取之者，阳明主胃，大富于谷气，故可日二取之也。人迎与脉口俱盛三倍以上，命曰阴阳俱溢，如是者不开，则血脉闭塞，气无所行，流淫于中，五藏内伤。如此者，因而灸之，则变易而为他病矣。

凡刺之道，气调而止，补阴泻阳，音气益彰，耳目聪明。反此者，血气不行。所谓气至而有效者，泻则益虚，虚者，脉大如其故而不坚也；坚如其故者，适虽言快，病未去也。补则益实，实者，脉大如其故而益坚也；夫如其故而不坚者，适虽言快，病未去也。故补则实，泻则

虚，痛虽不随针减，病必衰去。必先通十二经脉之所生病，而后可得

传于终始矣。故阴阳不相移，虚实不相倾，取之其经。

凡刺之属，三刺至谷气，邪僻妄合，阴阳易居，逆顺相反，沉浮异

处，四时不得，稽留淫泆，须针而去。故一刺则阳邪出，再刺则阴邪

出，三刺则谷气至，谷气至而止。所谓谷气至者，已补而实，已泻而虚，

故以知谷气至也。邪气独去者，阴与阳未能调，而病知愈也。故曰：补

则实，泻则虚，痛虽不随针减，病必衰去矣。

阴盛而阳虚，先补其阳，后泻其阴而和之。阴虚而阳盛，先补其

阴，后泻其阳而和之。

三脉动于足大趾之间，必审其实虚。虚而泻之，是谓重虚。重虚

280

病益甚。凡刺此者，以指按之，脉动而实且疾者疾泻之，虚而徐者则补

之。反此者，病益甚。其动也，阳明在上，厥阴在中，少阴在下。

膺俞中膺，背俞中背，肩膊虚者，取之上。重舌、刺舌柱以铍针

也。手屈而不伸者，其病在筋，伸而不屈者，其病在骨，在骨守骨，在

筋守筋。

补须一方实，深取之，稀按其痏，以极出其邪气。一方虚，浅刺之，

以养其脉，疾按其痏，无使邪气得入。邪气来也紧而疾，谷气来也徐而

和。脉实者，深刺之，以泄其气；脉虚者，浅刺之，使精气无得出，以

养其脉，独出其邪气。

刺诸痛者，其脉皆实。故曰：从腰以上者，手太阴阳明皆主之；

从腰以下者，足太阴阳明皆主之。病在上者下取之；病在下者高取之；病在头者取之足；病在腰者取之腘。病生于头者，头重；生于手者，臂重；生于足者，足重。治病者，先刺其病所从生者也。

春气在毫毛，夏气在皮肤，秋气在分肉，冬气在筋骨。刺此病者，各以其时为齐。故刺肥人者，以秋冬之齐，刺瘦人者，以春夏之齐。

病痛者阴也，痛而以手按之不得者阴也，深刺之。痒者阳也，浅刺之。病在上者，阳也。病在下者，阴也。

病先起于阴者，先治其阴而后治其阳。病先起于阳者，先治其阳而后治其阴。刺热厥者，留针反为寒；刺寒厥者，留针反为热。刺热厥者，二阴一阳；刺寒厥者，二阳一阴。所谓二阴者，二刺阴也，一阳者，一刺阳也。久病者，邪气入深。刺此病者，深内而久留之，间日而复刺之，必先调其左右，去其血脉，刺道毕矣。

凡刺之法，必察其形气。形肉未脱，少气而脉又躁，躁厥者，必为缪刺之，散气可收，聚气可布。深居静处，占神往来，闭户塞牖，魂魄不散，专意一神，精气之分，毋闻人声，以收其精，必一其神，令志在针。浅而留之，微而浮之，以移其神，气至乃休。男内女外，坚拒勿出，谨守勿内，是谓得气。

凡刺之禁：新内勿刺，新刺勿内；已醉勿刺，已刺勿醉；新怒勿刺，已刺勿怒；新劳勿刺，已刺勿劳；已饱勿刺，已刺勿饱；已饥勿刺，已刺勿饥；已渴勿刺，已刺勿渴；大惊大恐，必定其气乃刺之。乘车来者，卧而休之，如食顷乃刺之。出行来者，坐而休之，如行千里顷乃刺之。凡此十二禁者，其脉乱气散，逆其营卫，经气不次，因而刺之，则阳病入于阴，阴病出为阳，则邪气复生。粗工勿察，是谓伐身，形体淫泆，乃消脑髓，津液不化，脱其五味，是谓失气也。

太阳之脉，其终也。戴眼，反折，瘈疭，其色白，绝皮乃绝汗，绝汗则终矣。少阳终者，耳聋，百节尽纵，目系绝，目系绝一日半则死矣。其死也，色青白，乃死。阳明终者，口目动作，喜惊、妄言、色黄；其上下之经盛而不行，则终矣。少阴终者，面黑齿长而垢，腹胀闭塞，上下不通而终矣。厥阴终者，中热嗌干，喜溺，心烦，甚则舌卷，卵上缩而终矣。太阴终者，腹胀闭，不得息，气噫，善呕，呕则逆，逆则面赤，不逆则上下不通，上下不通则面黑，皮毛燋而终矣。

经脉篇第十

雷公问于黄帝曰：《禁脉》之言，凡刺之理，经脉为始，营其所行，制其度量，内次五藏，外别六府，愿尽闻其道。

黄帝曰：人始生，先成精，精成而脑髓生，骨为干，脉为营，筋为刚，肉为墙，皮肤坚而毛发长，谷入于胃，脉道以通，血气乃行。

雷公曰：愿卒闻经脉之始生。黄帝曰：经脉者，所以能决死生、处百病、调虚实，不可不通也。

肺手太阴之脉，起于中焦，下络大肠，还循胃口，上膈属肺，从

肺系横出腋下，下循臑内，行少阴、心主之前，下肘中，循臂内上骨

下廉，入寸口，上鱼，循鱼际，出大指之端；其支者，从腕后直出次指

内廉，出其端。是动则病肺胀满，膨膨而喘咳，缺盆中痛，甚则交两

手而瞀，此为臂厥。是主肺所生病者，咳，上气喘喝，烦心胸满，臑

臂内前廉痛厥，掌中热。气盛有余，则肩背痛风寒，汗出中风，小便

数而欠。气虚则肩背痛寒，少气不足以息，溺色变。为此诸病，盛则

泻之，虚则补之，热则疾之，寒则留之，陷下则灸之，不盛不虚，以经

取之。盛者寸口大三倍于人迎，虚者则寸口反小于人迎也。

大肠手阳明之脉，起于大指次指之端，循指上廉，出合谷两骨之

间，上入两筋之中，循臂上廉，入肘外廉，上臑外前廉，上肩，出

髃骨之前廉，上出于柱骨之会上，下入缺盆，络肺下膈，属大肠。其

支者，从缺盆上颈贯颊，入下齿中，还出挟口，交人中，左之右，右

之左，上挟鼻孔。是动则病齿痛，颈肿。是主津液所生病者，目黄，

口干，鼽衄，喉痹，肩前臑痛，大指次指痛不用。气有余则当脉所过者

热肿，虚则寒慄不复。为此诸病，盛则泻之，虚则补之，热则疾之，

寒则留之，陷下则灸之，不盛不虚，以经取之。盛者，人迎大三倍于

寸口；虚者，人迎反小于寸口也。

胃足阳明之脉，起于鼻，交频中，旁纳太阳之脉，下循鼻外，入

上齿中，还出挟口，环唇，下交承浆，却循颐后下廉，出大迎，循颊

车，上耳前，过客主人，循发际，至额颅；其支者，从大迎前下人迎，

循喉咙，入缺盆，下膈，属胃络脾；其直者，从缺盆下乳内廉，下挟脐，

入气街中；其支者，起于胃口，下循腹里，下至气街中而合，以下髀

关，抵伏兔，下膝膑中，下循胫外廉，下足跗，入中趾内间；其支者，

下廉三寸而别，下入中趾外间；其支者，别跗上，入大趾间，出其端。

是动则病洒洒振寒，善呻，数欠，颜黑，病至则恶人与火，闻木音则惕

然而惊，心欲动，独闭户塞牖而处。甚则欲上高而歌，弃衣而走，贲

响腹胀，是为骭厥。是主血所生病者，狂疟，温淫，汗出，鼽衄，口

喎，唇胗，颈肿，喉痹，大腹水肿，膝膑肿痛，循膺、乳、气街、股、

伏兔、骭外廉、足跗上皆痛，中趾不用。气盛则身以前皆热，其有余

于胃，则消谷善饥，溺色黄。气不足则身以前皆寒慄，胃中寒则胀

满。为此诸病，盛则泻之，虚则补之，热则疾之，寒则留之，陷下则灸

之，不盛不虚，以经取之。盛者，人迎大三倍于寸口；虚者，人迎反

小于寸口也。

　　脾足太阴之脉，起于大趾之端，循趾内侧白肉际，过核骨后，上内

踝前廉，上腨内，循胫骨后，交出厥阴之前，上膝股内前廉，入腹，

属脾，络胃，上膈，挟咽，连舌本，散舌下；其支者，复从胃，别上

膈，注心中。是动则病舌本强，食则呕，胃脘痛，腹胀，善噫，得后

与气则快然如衰，身体皆重。是主脾所生病者，舌本痛，体不能动

yáo shí bú xià fán xīn xīn xià jí tòng táng jiǎ xiè shuǐ bì huáng dǎn bù néng wò qiáng
摇，食不下，烦心，心下急痛，溏、瘕、泄、水闭、黄疸，不能卧，强

lì gǔ xī nèi zhǒng jué zú dà zhǐ bú yòng wéi cǐ zhū bìng shèng zé xiè zhī xū zé bǔ zhī rè
立，股膝内肿厥，足大趾不用。为此诸病，盛则泻之，虚则补之，热

zé jí zhī hán zé liú zhī xiàn xià zé jiǔ zhī bú shèng bù xū yǐ jīng qǔ zhī shèng zhě cùn kǒu
则疾之，寒则留之，陷下则灸之，不盛不虚，以经取之。盛者，寸口

dà sān bèi yú rén yíng xū zhě cùn kǒu fǎn xiǎo yú rén yíng
大三倍于人迎；虚者，寸口反小于人迎。

xīn shǒu shào yīn zhī mài qǐ yú xīn zhōng chū zhǔ xīn xì xià gé luò xiǎo cháng qí zhī zhě
心手少阴之脉，起于心中，出属心系，下膈，络小肠；其支者，

cóng xīn xì shàng jiā yān xì mù xì qí zhí zhě fù cóng xīn xì què shàng fèi xià chū yè xià xià
从心系，上挟咽，系目系；其直者，复从心系却上肺，下出腋下，下

xún nào nèi hòu lián xíng tài yīn xīn zhǔ zhī hòu xià zhǒu nèi xún bì nèi hòu lián dǐ zhǎng hòu ruì gǔ zhī
循臑内后廉，行太阴心主之后，下肘内，循臂内后廉，抵掌后锐骨之

duān rù zhǎng nèi hòu lián xún xiǎo zhǐ zhī nèi chū qí duān shì dòng zé bìng yì gān xīn tòng kě ér yù
端，入掌内后廉，循小指之内，出其端。是动则病嗌干心痛，渴而欲

yǐn shì wéi bì jué shì zhǔ xīn suǒ shēng bìng zhě mù huáng xié tòng nào bì nèi hòu lián tòng jué zhǎng
饮，是为臂厥。是主心所生病者，目黄，胁痛，臑臂内后廉痛厥，掌

zhōng rè tòng wéi cǐ zhū bìng shèng zé xiè zhī xū zé bǔ zhī rè zé jí zhī hán zé liú zhī xiàn
中热痛。为此诸病，盛则泻之，虚则补之，热则疾之，寒则留之，陷

xià zé jiǔ zhī bú shèng bù xū yǐ jīng qǔ zhī shèng zhě cùn kǒu dà zài bèi yú rén yíng xū zhě
下则灸之，不盛不虚，以经取之。盛者，寸口大再倍于人迎；虚者，

cùn kǒu fǎn xiǎo yú rén yíng yě
寸口反小于人迎也。

xiǎo cháng shǒu tài yáng zhī mài qǐ yú xiǎo zhǐ zhī duān xún shǒu wài cè shàng wàn chū huái zhōng zhí
小肠手太阳之脉，起于小指之端，循手外侧，上腕，出踝中，直

shàng xún bì gǔ xià lián chū zhǒu nèi cè liǎng gǔ zhī jiān shàng xún nào wài hòu lián chū jiān jiě rào jiān
上循臂骨下廉，出肘内侧两骨之间，上循臑外后廉，出肩解①，绕肩

jiǎ jiāo jiān shàng rù quē pén luò xīn xún yān xià gé dǐ wèi zhǔ xiǎo cháng qí zhī zhě cóng quē
胛，交肩上，入缺盆络心，循咽下膈，抵胃，属小肠；其支者，从缺

pén xún jīng shàng jiá zhì mù ruì zì què rù ěr zhōng qí zhī zhě bié jiá shàng zhuō dǐ bí zhì mù
盆循颈上颊，至目锐眦，却入耳中；其支者，别颊，上颐抵鼻，至目

nèi zì xié luò yú quán shì dòng zé bìng yì tòng hàn zhǒng bù kě yǐ gù jiān sì bá nào sì zhé
内眦，斜络于颧。是动则病嗌痛，颔肿，不可以顾，肩似拔，臑似折。

shì zhǔ yè suǒ shēng bìng zhě ěr lóng mù huáng jiá zhǒng jǐng hàn jiān nào zhǒu bì wài hòu
是主液所生病者，耳聋、目黄、颊肿，颈、颔、肩、臑、肘、臂外后

lián tòng wéi cǐ zhū bìng shèng zé xiè zhī xū zé bǔ zhī rè zé jí zhī hán zé liú zhī xiàn xià zé
廉痛。为此诸病，盛则泻之，虚则补之，热则疾之，寒则留之，陷下则

---

① 肩解：肩关节。

jiǔ zhī　　bú shèng bù xū　　yǐ jīng qǔ zhī　　shèng zhě　　rén yíng dà zài bèi yú cùn kǒu　　xū zhě　　rén yíng
灸之，不盛不虚，以经取之。盛者；人迎大再倍于寸口，虚者，人迎

fǎn xiǎo yú cùn kǒu yě
反小于寸口也。

páng guāng zú tài yáng zhī mài　　qǐ yú mù nèi zì　　shàng é jiāo diān　　qí zhī zhě　　cóng diān zhì ěr shàng
　　膀胱足太阳之脉，起于目内眦，上额交颠。其支者，从颠至耳上

jiǎo　　qí zhí zhě　　cóng diān rù luò nǎo　　huán chū bié xià xiàng　　xún jiān bó nèi　　jiā jǐ dǐ yāo zhōng　　rù
角；其直者，从颠入络脑，还出别下项，循肩髆内，挟脊抵腰中，入

xún lǚ　　luò shèn　　zhǔ páng guāng　　qí zhī zhě　　cóng yāo zhōng xià jiā jǐ　　guàn tún　　rù guó zhōng　　qí zhī
循膂，络肾，属膀胱；其支者，从腰中下挟脊，贯臀，入腘中；其支

zhě　　cóng bó nèi zuǒ yòu　　bié xià guàn jiǎ　　jiā jǐ nèi　　guò bì shū　　xún bì wài　　cóng hòu lián　　xià hé
者，从髆内左右，别下贯胛，挟脊内，过髀枢，循髀外，从后廉，下合

guó zhōng　　yǐ xià guàn shuàn nèi　　chū wài huái zhī hòu　　xún jīng gǔ　　zhì xiǎo zhǐ wài cè　　shì dòng zé bìng chōng
腘中；以下贯腨内，出外踝之后，循京骨，至小趾外侧。是动则病冲

tóu tòng　　mù sì tuō　　xiàng rú bá　　jǐ tòng　　yāo sì zhé　　bì bù kě yǐ qū　　guó rú jié　　shuàn rú
头痛，目似脱，项如拔，脊痛，腰似折，髀不可以曲，腘如结，腨如

liè　　shì wéi huái jué　　shì zhǔ jīn suǒ shēng bìng zhě　　zhì　　nüè　　kuáng　　diān jí　　tóu xìn xiàng tòng　　mù
裂，是为踝厥。是主筋所生病者，痔、疟、狂、癫疾，头囟项痛，目

huáng　　lèi chū　　qiú nǜ　　xiàng　　bèi　　yāo　　kāo　　guó　　shuàn　　jiǎo jiē tòng　　xiǎo zhǐ bú yòng　　wéi cǐ
黄、泪出、鼽衄，项、背、腰、尻、腘、腨、脚皆痛，小趾不用。为此

zhū bìng　　shèng zé xiè zhī　　xū zé bǔ zhī　　rè zé jí zhī　　hán zé liú zhī　　xiàn xià zé jiǔ zhī　　bú
诸病，盛则泻之，虚则补之，热则疾之，寒则留之，陷下则灸之，不

shèng bù xū　　yǐ jīng qǔ zhī　　shèng zhě　　rén yíng dà zài bèi yú cùn kǒu　　xū zhě　　rén yíng fǎn xiǎo yú cùn
盛不虚，以经取之。盛者，人迎大再倍于寸口；虚者，人迎反小于寸

kǒu yě
口也。

shèn zú shào yīn zhī mài　　qǐ yú xiǎo zhǐ zhī xià　　xié zǒu zú xīn　　chū yú rán gǔ zhī xià　　xún nèi huái
　　肾足少阴之脉，起于小趾之下，邪走足心，出于然骨之下，循内踝

zhī hòu　　bié rù gēn zhōng　　yǐ shàng shuàn nèi　　chū guó nèi lián　　shàng gǔ nèi hòu lián　　guàn jǐ zhǔ shèn　　luò
之后，别入跟中，以上腨内，出腘内廉，上股内后廉，贯脊属肾，络

páng guāng　　qí zhí zhě　　cóng shèn shàng guàn gān gé　　rù fèi zhōng　　xún hóu lóng　　jiā shé běn　　qí zhī zhě
膀胱；其直者，从肾上贯肝膈，入肺中，循喉咙，挟舌本；其支者，

cóng fèi chū luò xīn　　zhù xiōng zhōng　　shì dòng zé bìng jī bú yù shí　　miàn rú qī chái　　ké tuò zé yǒu xuè
从肺出络心，注胸中。是动则病饥不欲食，面如漆柴，咳唾则有血，

yè yè ér chuǎn　　zuò ér yù qǐ　　mù huāng huāng rú wú suǒ jiàn　　xīn rú xuán ruò jī zhuàng　　qì bù zú zé
喝喝而喘，坐而欲起，目睆睆如无所见，心如悬若饥状。气不足则

shàn kǒng　　xīn tì tì rú rén jiāng bǔ zhī　　shì wéi gǔ jué　　shì zhǔ shèn suǒ shēng bìng zhě　　kǒu rè shé gān
善恐，心惕惕如人将捕之，是为骨厥。是主肾所生病者，口热舌干，

yān zhǒng shàng qì　　yì gān jí tòng　　fán xīn xīn tòng　　huáng dǎn cháng pì　　jǐ gǔ nèi hòu lián tòng　　wěi jué
咽肿上气，嗌干及痛，烦心心痛，黄疸肠澼，脊股内后廉痛，痿厥，

286

嗜卧，足下热而痛。为此诸病，盛则泻之，虚则补之，热则疾之，寒则留之，陷下则灸之，不盛不虚，以经取之。灸则强食生肉，缓带被发，大杖重履而步。盛者寸口大再倍于人迎，虚者寸口反小于人迎也。

心主手厥阴心包络之脉，起于胸中，出属心包络，下膈，历络三焦；其支者，循胸出胁，下腋三寸，上抵腋下，循臑内，行太阴、少阴之间，入肘中，下臂，行两筋之间，入掌中，循中指，出其端；其支者，别掌中，循小指次指，出其端。是动则病手心热，臂肘挛急，腋肿，甚则胸胁支满，心中憺憺大动，面赤目黄，喜笑不休。是主脉所生病者，烦心，心痛，掌中热。为此诸病，盛则泻之，虚则补之，热则疾之，寒则留之，陷下则灸之，不盛不虚，以经取之。盛者，寸口大一倍于人迎，虚者，寸口反小于人迎也。

三焦手少阳之脉，起于小指次指之端，上出两指之间，循手表腕，出臂外两骨之间，上贯肘，循臑外上肩，而交出足少阳之后，入缺盆，布膻中，散络心包，下膈，循属三焦；其支者，从膻中上出缺盆，上项，挟耳后直上，出耳上角，以屈下颊至𫐄；其支者，从耳后入耳中，出走耳前，过客主人前，交颊，至目锐眦。是动则病耳聋，浑浑焞焞，嗌肿喉痹。是主气所生病者，汗出，目锐眦痛，颊痛，耳后、肩、臑、肘、臂外皆痛，小指次指不用。为此诸病，盛则泻之，虚则补之，热则疾之，寒则留之，陷下则灸之，不盛不虚，以经取之。盛者，人迎大一倍于寸口；虚者，人迎反小于寸口也。

胆足少阳之脉，起于目锐眦，上抵头角，下耳后，循颈行手少阳之前，至肩上，却交出手少阳之后，入缺盆；其支者，从耳后入耳中，出走耳前，至目锐眦后；其支者，别锐眦，下大迎，合于手少阳，抵于频，下加颊车，下颈，合缺盆，以下胸中，贯膈，络肝，属胆，循胁里，出气街，绕毛际，横入髀厌中；其直者，从缺盆下腋，循胸过季胁，下合髀厌中，以下循髀阳，出膝外廉，下外辅骨之前，直下抵绝骨之端，下出外踝之前，循足跗上，入小趾次趾之间；其支者，别跗上，入大趾之间，循大趾歧骨内，出其端，还贯爪甲，出三毛。是动则病口苦，善太息，心胁痛，不能转侧，甚则面微有尘，体无膏泽，足外反热，是为阳厥。是主骨所生病者，头痛，颔痛，目锐眦痛，缺盆中肿痛，腋下肿，马刀侠瘿，汗出振寒，疟，胸、胁、肋、髀、膝外至胫、绝骨、外踝前及诸节皆痛，小趾次趾不用。为此诸病，盛则泻之，虚则补之，热则疾之，寒则留之，陷下则灸之，不盛不虚，以经取之。盛者，人迎大一倍于寸口；虚者，人迎反小于寸口也。

肝足厥阴之脉，起于大趾丛毛之际，上循足跗上廉，去内踝一寸，上踝八寸，交出太阴之后，上腘内廉，循股阴，入毛中，过阴器，抵小腹，挟胃属肝络胆，上贯膈，布胁肋，循喉咙之后，上入颃颡，连目系，上出额，与督脉会于颠。其支者，从目系下颊里，环唇内；其支者，复从肝，别贯膈，上注肺。是动则病腰痛不可以俯仰，丈夫㿉疝，妇人少腹肿，甚则嗌干，面尘脱色。是主肝所生病者，胸满，呕

递，飧泄，狐疝，遗溺，闭癃。为此诸病，盛则泻之，虚则补之，热则

疾之，寒则留之，陷下则灸之，不盛不虚，以经取之。盛者，寸口大

一倍于人迎；虚者，寸口反小于人迎也。

手太阴气绝，则皮毛焦。太阴者，行气温于皮毛者也。故气不荣则

皮毛焦，皮毛焦则津液去；津液去则皮节伤；皮节伤则爪枯毛折；毛

折者，则气先死。丙笃丁死，火胜金也。

手少阴气绝，则脉不通；脉不通，则血不流；血不流，则髦色不泽，

故其面黑如漆柴者，血先死。壬笃癸死，水胜火也。

足太阴气绝者，则脉不荣其口唇，口唇者肌肉之本也。脉不荣，则

肌肉软；肌肉软，则舌萎人中满；人中满，则唇反；唇反者，肉先死。

甲笃乙死，木胜土也。

289

足少阴气绝，则骨枯。少阴者，冬脉也，伏行而濡骨髓者也，故骨

不濡，则肉不能着骨也；骨肉不相亲，则肉软却；肉软却，故齿长而

垢，发无泽；发无泽者，骨先死。戊笃己死，土胜水也。

足厥阴气绝，则筋缩引卵与舌。厥阴者肝脉也。肝者，筋之合也；

筋者，聚于阴器，而脉络于舌本也。故脉弗荣，则筋急；筋急则引舌与

卵，故唇青舌卷卵缩，则筋先死。庚笃辛死，金胜木也。

五阴气俱绝，则目系转，转则目运；目运者，为志先死；志先死，

则远一日半死矣。六阳气俱绝，则阴与阳相离，离则腠理发泄，绝汗

乃出，大如贯珠，转出不流，即气先死，故旦占夕死，夕占旦死，此十

èr jīng zhī bài yě
二经之败也。

jīng mài shí èr zhě　　fú xíng fēn ròu zhī jiān　shēn ér bú xiàn　　qí cháng xiàn zhě　　zú tài yīn guò yú nèi
经脉十二者，伏行分肉之间，深而不见；其常见者，足太阴过于内

huái zhī shàng　　wú suǒ yǐn gù yě　　zhū mài zhī fú ér cháng xiàn zhě　　jiē luò mài yě　liù jīng luò　shǒu yáng
踝之上，无所隐故也。诸脉之浮而常见者，皆络脉也。六经络，手阳

míng shào yáng zhī dà luò　　qǐ yú wǔ zhǐ jiān　shàng hé zhǒu zhōng　　yǐn jiǔ zhě　wèi qì xiān xíng pí fū　xiān
明少阳之大络，起于五指间，上合肘中。饮酒者，卫气先行皮肤，先

chōng luò mài　　luò mài xiān shèng　　gù wèi qì yǐ píng　yíng qì nǎi mǎn　　ér jīng mài dà shèng　mài zhī cù rán
充络脉，络脉先盛。故卫气已平，营气乃满，而经脉大盛。脉之猝然

dòng zhě　　jiē xié qì jū zhī　　liú yú běn mò　bú dòng zé rè　bù jiān zé xiàn qiě kōng　bù yǔ zhòng tóng
动者，皆邪气居之，留于本末，不动则热，不坚则陷且空，不与众同，

shì yǐ zhī qí hé mài zhī dòng yě
是以知其何脉之动也。

léi gōng yuē　　hé yǐ zhī jīng mài zhī yǔ luò mài yì yě　　huáng dì yuē　　jīng mài zhě　　cháng bù kě xiàn
雷公曰：何以知经脉之与络脉异也？黄帝曰：经脉者，常不可见

yě　qí xū shí yě　　yǐ qì kǒu zhī zhī　　mài zhī xiàn zhě　　jiē luò mài yě
也，其虚实也，以气口知之。脉之见者，皆络脉也。

léi gōng yuē　　xì zǐ wú yǐ míng qí rán yě
雷公曰：细子无以明其然也。

huáng dì yuē　　zhū luò mài jiē bù néng jīng dà jié zhī jiān　　bì xíng jué dào ér chū rù　　fù hé yú pí
黄帝曰：诸络脉皆不能经大节之间，必行绝道而出入，复合于皮

zhōng　　qí huì jiē xiàn yú wài　　gù zhū cì luò mài zhě　　bì cì qí jié shàng　　shèn xuè zhě suī wú jié　jí
中，其会皆见于外。故诸刺络脉者，必刺其结上，甚血者虽无结，急

qǔ zhī yǐ xiè qí xié ér chū qí xuè　　liú zhī fā wéi bì yě
取之以泻其邪而出其血。留之发为痹也。

fán zhěn luò mài　　mài sè qīng　　zé hán qiě tòng　chì zé yǒu rè　　wèi zhōng hán　shǒu yú zhī luò duō qīng
凡诊络脉，脉色青，则寒且痛；赤则有热。胃中寒，手鱼之络多青

yǐ　wèi zhōng yǒu rè　　yú jì luò chì　　qí bào hēi zhě　liú jiǔ bì yě　　qí yǒu chì　yǒu hēi　　yǒu qīng
矣；胃中有热，鱼际络赤。其暴黑者，留久痹也。其有赤、有黑、有青

zhě　hán rè qì yě　　qí qīng duǎn zhě　shǎo qì yě　　fán cì hán rè zhě　　jiē duō xuè luò　bì jiàn rì ér
者，寒热气也。其青短者，少气也。凡刺寒热者，皆多血络，必间日而

yì qǔ zhī　　xuè jìn ér zhǐ　　nǎi tiáo qí xū shí　qí xiǎo ér duǎn zhě shǎo qì shèn zhě　　xiè zhī zé mèn　mèn
一取之，血尽而止，乃调其虚实。其小而短者少气甚者，泻之则闷，闷

shèn zé pū　bù dé yán　mèn zé jí zuò zhī yě
甚则仆，不得言，闷则急坐之也。

shǒu tài yīn zhī bié　　míng yuē liè quē　　qǐ yú wàn shàng fēn jiān　bìng tài yīn zhī jīng　zhí rù zhǎng zhōng
手太阴之别，名曰列缺。起于腕上分间，并太阴之经，直入掌中，

sàn rù yú yú jì　　qí bìng shí zé shǒu ruì zhǎng rè　xū zé qiàn qū　xiǎo biàn yí shuò　qǔ zhī qù wàn yí cùn
散入于鱼际。其病实则手锐掌热；虚则欠呿，小便遗数。取之去腕一寸

290

半。别走阳明也。

手少阴之别，名曰通里。去腕一寸半，别而上行，循经入于心中，系舌本，属目系。其实则支膈，虚则不能言。取之掌后一寸，别走太阳也。

手心主之别，名曰内关。去腕二寸，出于两筋之间，别走少阳，循经以上，系于心包，络心系。实则心痛，虚则为头强。取之两筋间也。

手太阳之别，名曰支正。去腕五寸，内注少阴；其别者，上走肘，络肩髃。实则节弛肘废；虚则生疣，小者如指痂疥，取之所别也。

手阳明之别，名曰偏历。去腕三寸，别入太阴；其别者，上循臂，乘肩髃，上曲颊偏齿；其别者，入耳，合于宗脉。实则龋聋，虚则齿寒痹隔。取之所别也。

手少阳之别，名曰外关。去腕二寸，外绕臂，注胸中，合心主。病实则肘挛，虚则不收。取之所别也。

足太阳之别，名曰飞扬。去踝七寸，别走少阴。实则鼽窒，头背痛；虚则鼽衄。取之所别也。

足少阳之别，名曰光明，去踝五寸，别走厥阴，并经下络足跗。实则厥，虚则痿躄，坐不能起。取之所别也。

足阳明之别，名曰丰隆。去踝八寸。别走太阴；其别者，循胫骨外廉，上络头项，合诸经之气，下络喉嗌。其病气逆则喉痹猝喑。实则狂颠，虚则足不收，胫枯。取之所别也。

291

zú tài yīn zhī bié　　míng yuē gōng sūn　　qù běn jié zhī hòu yí cùn　　bié zǒu yáng míng　　qí bié zhě　　rù

足太阴之别，名曰公孙。去本节之后一寸，别走阳明；其别者，入

luò cháng wèi　　jué qì shàng nì zé huò luàn　　shí zé fù tòng　　xū zé gǔ zhàng　　qǔ zhī suǒ bié yě

络肠胃，厥气上逆则霍乱，实则腹痛；虚则鼓胀。取之所别也。

zú shào yīn zhī bié　　míng yuē dà zhōng　　dāng huái hòu rào gēn　　bié zǒu tài yáng　　qí bié zhě　　bìng jīng

足少阴之别，名曰大钟。当踝后绕跟，别走太阳；其别者，并经

shàng zǒu yú xīn bāo　　xià wài guàn yāo jǐ　　qí bìng qì nì zé fán mèn　　shí zé bì lóng　　xū zé yāo tòng　　qǔ

上走于心包，下外贯腰脊。其病气逆则烦闷，实则闭癃，虚则腰痛。取

zhī suǒ bié zhě yě

之所别者也。

zú jué yīn zhī bié　　míng yuē lí gōu　　qù nèi huái wǔ cùn　　bié zǒu shào yáng　　qí bié zhě　　xún jīng shàng

足厥阴之别，名曰蠡沟。去内踝五寸，别走少阳；其别者，循经上

gāo　　jié yú jìng　　qí bìng qì nì zé gāo zhǒng cù shàn　　shí zé tǐng cháng　　xū zé bào yǎng　　qǔ zhī suǒ

睾，结于茎。其病气逆则睾肿猝疝。实则挺长，虚则暴痒。取之所

bié yě

别也。

rèn mài zhī bié　　míng yuē wěi yì　　xià jiū wěi　　sàn yú fù　　shí zé fù pí tòng　　xū zé yǎng sāo

任脉之别，名曰尾翳。下鸠尾，散于腹。实则腹皮痛，虚则痒搔。

qǔ zhī suǒ bié yě

取之所别也。

dū mài zhī bié　　míng yuē cháng qiáng　　jiā lǚ shàng xiàng　　sàn tóu shàng　　xià dāng jiān jiǎ zuǒ yòu　　bié zǒu

督脉之别，名曰长强。挟膂上项，散头上，下当肩胛左右，别走

tài yáng　　rù guàn lǚ　　shí zé jǐ jiàng　　xū zé tóu zhòng　　gāo yáo zhī　　jiā jǐ zhī yǒu guò zhě　　qǔ zhī suǒ

太阳，入贯膂。实则脊强，虚则头重，高摇之，挟脊之有过者。取之所

bié yě

别也。

pí zhī dà luò　　míng yuē dà bāo　　chū yuān yè xià sān cùn　　bù xiōng xié　　shí zé shēn jìn tòng　　xū zé

脾之大络，名曰大包。出渊腋下三寸，布胸胁。实则身尽痛，虚则

bǎi jié jìn jiē zòng　　cǐ mài ruò luó luò zhī xuè zhě　　jiē qǔ zhī pí zhī dà luò mài yě

百节尽皆纵。此脉若罗络之血者，皆取之脾之大络脉也。

fán cǐ shí wǔ luò zhě　　shí zé bì xiàn　　xū zé bì xià　　shì zhī bú jiàn　　qiú zhī shàng xià　　rén jīng

凡此十五络者，实则必见，虚则必下。视之不见，求之上下。人经

bù tóng　　luò mài yì suǒ bié yě

不同，络脉异所别也。

jīng bié piān dì shí yī
经别篇第十一

huáng dì wèn yú qí bó yuē　　yú wén rén zhī hé yú tiān dào yě　　nèi yǒu wǔ zàng　　yǐ yìng wǔ yīn　　wǔ

黄帝问于岐伯曰：余闻人之合于天道也，内有五藏，以应五音、五

色、五时、五味、五位也；外有六府，以应六律。六律建阴阳诸经而合

之十二月、十二辰、十二节、十二经水、十二时、十二经脉者，此五藏

六府之所以应天道也。夫十二经脉者，人之所以生，病之所以成，人

之所以治，病之所以起，学之所始，工之所止也。粗之所易，上之所难

也。请问其离合、出入奈何？

岐伯稽首再拜曰：明乎哉问也！此粗之所过，上之所息也，请卒

言之。

足太阳之正，别入于腘中，其一道下尻五寸，别入于肛，属于膀

胱，散之肾，循膂，当心入散；直者，从膂上出于项，复属于太阳，

此为一经也。

足少阴之正，至腘中，别走太阳而合，上至肾，当十四顀，出属

带脉；直者，系舌本，复出于项，合于太阳，此为一合。成以诸阴之

别，皆为正也。

足少阳之正，绕髀，入毛际，合于厥阴，别者入季胁之间，循胸

里，属胆，散之肝，上贯心，以上挟咽，出颐颌中，散于面，系目系，

合少阳于外眦也。足厥阴之正，别跗上，上至毛际，合于少阳，与别

俱行，此为二合也。

足阳明之正，上至髀，入于腹里，属胃，散之脾，上通于心，上

循咽出于口，上頞䪼，还系目系，合于阳明也。足太阴之正，上至

髀，合于阳明，与别俱行，上结于咽，贯舌中，此为三合也。足太阴

293

zhī zhèng　　shàng zhì bì　　hé yú yáng míng　　yǔ bié jù xíng　　shàng jié yú yān　　guàn shé zhōng　　cǐ wéi sān
之正，上至髀，合于阳明，与别俱行，上结于咽，贯舌中，此为三

hé yě
合也。

shǒu tài yáng zhī zhèng　　zhǐ dì　　bié yú jiān jiě　　rù yè zǒu xīn　　xì xiǎo cháng yě　　shǒu shào yīn zhī
手太阳之正，指地，别于肩解，入腋走心，系小肠也。手少阴之

zhèng　　bié rù yú yuān yè liǎng jīn zhī jiān　　zhǔ yú xīn　　shàng zǒu hóu lóng　　chū yú miàn　　hé mù nèi zì
正，别入于渊腋两筋之间，属于心，上走喉咙，出于面，合目内眦，

cǐ wéi sì hé yě
此为四合也。

shǒu shào yáng zhī zhèng　　zhǐ tiān　　bié yú diān　　rù quē pén　　xià zǒu sān jiāo　　sàn yú xiōng zhōng yě
手少阳之正，指天，别于颠，入缺盆，下走三焦，散于胸中也。

shǒu xīn zhǔ zhī zhèng　　bié xià yuān yè sān cùn　　rù xiōng zhōng　　bié zhǔ sān jiāo　　chū xún hóu lóng　　chū ěr hòu
手心主之正，别下渊腋三寸，入胸中，别属三焦，出循喉咙，出耳后，

hé shào yáng wán gǔ zhī xià　　　cǐ wéi wǔ hé yě
合少阳完骨之下，此为五合也。

shǒu yáng míng zhī zhèng　　cóng shǒu xún yīng rǔ　　bié yú jiān yú　　rù zhù gǔ xià　　zǒu dà cháng　　zhǔ yú
手阳明之正，从手循膺乳，别于肩髃，入柱骨下，走大肠，属于

fèi　　shàng xún hóu lóng　　chū quē pén　　hé yú yáng míng yě　　shǒu tài yīn zhī zhèng　　bié rù yuān yè shào yīn zhī
肺，上循喉咙，出缺盆，合于阳明也。手太阴之正，别入渊腋少阴之

qián　　rù zǒu fèi　　sàn zhī dà cháng　　shàng chū quē pén　　xún hóu lóng　　fù hé yáng míng　　cǐ wéi liù hé yě
前，入走肺，散之大肠，上出缺盆，循喉咙，复合阳明，此为六合也。

jīng shuǐ piān dì shí èr
经水篇第十二

huáng dì wèn yú qí bó yuē　　jīng mài shí èr zhě　　wài hé yú shí èr jīng shuǐ　　ér nèi zhǔ yú wǔ zàng liù
黄帝问于岐伯曰：经脉十二者，外合于十二经水，而内属于五藏六

fǔ　　fú shí èr jīng shuǐ zhě　　qí yǒu dà xiǎo　　shēn qiǎn　　guǎng xiá　　yuǎn jìn gè bù tóng　　wǔ zàng liù fǔ zhī
府。夫十二经水者，其有大小、深浅、广狭、远近各不同；五藏六府之

gāo xià　　dà xiǎo　　shòu gǔ zhī duō shǎo yì bù děng　　xiāng yìng nài hé　　fú jīng shuǐ zhě　　shòu shuǐ ér xíng zhī
高下、大小、受谷之多少亦不等，相应奈何？夫经水者，受水而行之；

wǔ zàng zhě　　hé shén qì hún pò ér cáng zhī　　liù fǔ zhě　　shòu gǔ ér xíng zhī　　shòu qì ér yáng zhī　　jīng mài
五藏者，合神气魂魄而藏之；六府者，受谷而行之，受气而扬之；经脉

zhě　　shòu xuè ér yíng zhī　　hé ér yǐ zhì　　nài hé　　cì zhī shēn qiǎn　　jiǔ zhī zhuàng shù　　kě dé wén hū
者，受血而营之。合而以治，奈何？刺之深浅，灸之壮数，可得闻乎？

qí bó dá yuē　　shàn zāi wèn yě　　tiān zhì gāo bù kě duó　　dì zhì guǎng bù kě liáng　　cǐ zhī wèi yě
岐伯答曰：善哉问也！天至高不可度，地至广不可量，此之谓也。

且夫人生于天地之间，六合之内，此天之高，地之广也，非人力之所能度量而至也。若夫八尺之士，皮肉在此，外可度量切循而得之，其死可解剖而视之。其藏之坚脆，府之大小，谷之多少，脉之长短，血之清浊，气之多少，十二经之多血少气，与其少血多气，与其皆多血气，与其皆少血气，皆有大数。其治以针艾，各调其经气，固其常有合乎。

黄帝曰：余闻之，快于耳不解于心，愿卒闻之。

岐伯答曰：此人之所以参天地而应阴阳也，不可不察。

足太阳外合于清水，内属于膀胱，而通水道焉。足少阳外合于渭水，内属于胆。足阳明外合于海水，内属于胃。足太阴外合于湖水，内属于脾。足少阴外合于汝水，内属于肾。足厥阴外合于渑水，内属于肝。

295

手太阳外合于淮水，内属于小肠，而水道出焉。手少阳外合于漯水，内属于三焦。手阳明外合于江水，内属于大肠。手太阴外合于河水，内属于肺。手少阴外合于济水，内属于心。手心主外合于漳水，内属于心包。

凡此五藏六府十二经水者，外有源泉，而内有所禀，此皆内外相贯，如环无端，人经亦然。故天为阳，地为阴，腰以上为天，腰以下为地。故海以北者为阴，湖以北者为阴中之阴；漳以南者为阳，河以北至漳者为阳中之阴；漯以南至江者，为阳中之太阳。此一隅之阴阳也，所以人与天地相参也。

黄帝曰：夫经水之应经脉也，其远近浅深，水血之多少，各不同，合而以刺之奈何？

岐伯答曰：足阳明，五藏六府之海也，其脉大血多，气盛，热壮，刺此者不深弗散，不留不泻也。足阳明刺深六分，留十呼。足太阳深五分，留七呼。足少阳深四分，留五呼。足太阴深三分，留四呼。足少阴深二分，留三呼。足厥阴深一分，留二呼。手之阴阳，其受气之道近，其气之来疾，其刺深者皆无过二分，其留皆无过一呼。其少长、大小、肥瘦，以心撩之，命曰法天之常。灸之亦然。灸而过此者，得恶火则骨枯脉涩，刺而过此者，则脱气。

黄帝曰：夫经脉之大小，血之多少，肤之厚薄，肉之坚脆及䐃之大小，可为量度乎？

岐伯答曰：其可为量度者，取其中度也。不甚脱肉，而血气不衰也。若失度之人，痟瘦而形肉脱者，恶可以度量刺乎？审、切、循、扪、按，视其寒温盛衰而调之，是谓因适而为之真也。

经筋篇第十三

足太阳之筋，起于足小趾，上结于踝，邪上结于膝，其下循足外侧，结于踵，上循跟，结于腘；其别者，结于腨外，上腘中内廉，与腘中并上结于臀，上挟脊上项；其支者，别入结于舌本；其直者，

296

结于枕骨，上头，下颜，结于鼻；其支者，为目上网，下结于烦；其

支者，从腋后外廉，结于肩髃；其支者，入腋下，上出缺盆，上结于

完骨；其支者，出缺盆，邪上出于烦。其病小趾支跟肿痛，腘挛，脊

反折，项筋急，肩不举，腋支缺盆中纽痛，不可左右摇。治在燔针劫

刺，以知为数，以痛为腧，名曰仲春痹也。

足少阳之筋，起于小趾次趾，上结外踝，上循胫外廉，结于膝外

廉；其支者，别起外辅骨，上走髀，前者结于伏兔之上，后者结于尻；

其直者，上乘䏚季胁，上走腋前廉，系于膺乳，结于缺盆；直者，上

出腋，贯缺盆，出太阳之前，循耳后，上额角，交颠上，下走颔，上

结于烦；支者，结于目眦为外维。其病小趾次趾支转筋，引膝外转筋，

膝不可屈伸，腘筋急，前引髀，后引尻，即上乘䏚季胁痛，上引缺

盆、膺乳、颈维筋急。从左之右，右目不开，上过右角，并跷脉而行，

左络于右，故伤左角，右足不用，命曰维筋相交。治在燔针劫刺，以

知为数，以痛为腧，名曰孟春痹也。

足阳明之筋，起于中三趾，结于跗上，邪外上加于辅骨，上结于

膝外廉，直上结于髀枢，上循胁，属脊；其直者，上循骭，结于膝；

其支者，结于外辅骨，合少阳；其直者，上循伏兔，上结于髀，聚于

阴器，上腹而布，至缺盆而结，上颈，上挟口，合于烦，下结于鼻，

上合于太阳。太阳为目上网，阳明为目下网；其支者，从颊结于耳

前。其病足中趾支胫转筋，脚跳坚，伏兔转筋，髀前肿，㿗疝，腹筋

急，引缺盆及颊，猝口僻急者，目不合。热则筋纵，目不开。颊筋有寒，则急引颊移口，有热则筋弛纵，缓不胜收，故僻。治之以马膏，膏其急者，以白酒和桂，以涂其缓者，以桑钩钩之，即以生桑炭置之坎中，高下以坐等。以膏熨急颊，且饮美酒，啖美炙肉，不饮酒者，自强也，为之三拊而已。治在燔针劫刺，以知为数，以痛为腧，名曰季春痹也。

足太阴之筋，起于大趾之端内侧，上结于内踝；其直者，络于膝内辅骨，上循阴股，结于髀，聚于阴器，上腹，结于脐，循腹里，结于胁，散于胸中；其内者，着于脊。其病足大趾支内踝痛，转筋痛，膝内辅骨痛，阴股引髀而痛，阴器纽痛，上引脐两胁痛，引膺中脊内痛。治在燔针劫刺，以知为数，以痛为腧，命曰仲秋痹也。

足少阴之筋，起于小趾之下，并足太阴之筋邪走内踝之下，结于踵，与太阳之筋合，而上结于内辅之下，并太阴之筋，而上循阴股，结于阴器，循脊内，挟膂，上至项，结于枕骨，与足太阳之筋合。其病足下转筋，及所过而结者皆痛及转筋。病在此者，主痫瘛及痉，在外者不能俯；在内者不能仰。故阳病者，腰反折不能俯，阴病者，不能仰。治在燔针劫刺，以知为数，以痛为腧。在内者熨引饮药，此筋折纽，纽发数甚者死不治，名曰孟秋痹也。

足厥阴之筋，起于大趾之上，上结于内踝之前，上循胫，上结内辅之下，上循阴股，结于阴器，络诸筋。其病足大趾支内踝之前痛，内辅痛，阴股痛，转筋，阴器不用，伤于内则不起，伤于寒则阴缩入，伤于热则纵挺不收，治在行水清阴气；其病转筋者，治在燔针劫刺，以知为数，以痛为腧，命曰季秋痹也。

手太阳之筋，起于小指之上，结于腕，上循臂内廉，结于肘内锐骨之后，弹之应小指之上，入结于腋下；其支者，后走腋后廉，上绕肩胛，循颈出足太阳之筋前，结于耳后完骨；其支者，入耳中；直者，出耳上，下结于颔，上属目外眦。其病小指支肘内锐骨后廉痛，循臂阴入腋下，腋下痛，腋后廉痛，绕肩胛引颈而痛，应耳中鸣，痛引颔，目瞑，良久乃得视，颈筋急，则为筋瘘颈肿，寒热在颈者。治在燔针劫刺之，以知为数，以痛为腧。其为肿者，复而锐之。本支者，上曲牙，循耳前，属目外眦，上颔，结于角，其痛当所过者支转筋。治在燔针劫刺，以知为数，以痛为腧，名曰仲夏痹也。

手少阳之筋，起于小指次指之端，结于腕，上循臂，结于肘，上绕臑外廉，上肩，走颈，合手太阳；其支者，当曲颊，入系舌本；其支者，上曲牙，循耳前，属目外眦，上乘颔，结于角。其病当所过者，即支转筋，舌卷。治在燔针劫刺，以知为数，以痛为腧，名曰季夏痹也。

手阳明之筋，起于大指次指之端，结于腕，上循臂，上结于肘外，上臑，结于髃；其支者，绕肩胛，挟脊；直者，从肩髃上颈；其支者，上颊，结于頄；直者，上出手太阳之前，上左角，络头，下右颔。其病当所过者，支痛及转筋，肩不举，颈不可左右视。治在燔针劫刺，以

299

zhī wéi shù　　yǐ tòng wéi shù　　míng yuē mèng xià bì yě
知为数，以痛为腧，名曰孟夏痹也。

shǒu tài yīn zhī jīn　　qǐ yú dà zhǐ zhī shàng　　xún zhǐ shàng xíng　　jié yú yú hòu　　xíng cùn kǒu wài cè
手太阴之筋，起于大指之上，循指上行，结于鱼后，行寸口外侧，

shàng xún bì　　jié zhǒu zhōng　　shàng nào nèi lián　　rù yè xià　　chū quē pén　　jié jiān qián yú　　shàng jié quē
上循臂，结肘中，上臑内廉，入腋下，出缺盆，结肩前髃，上结缺

pén　　xià jié xiōng lǐ　　sàn guàn bēn　　hé bēn xià　　dǐ jì xié　　qí bìng dāng suǒ guò zhě　　zhī zhuàn jīn tòng
盆，下结胸里，散贯贲，合贲下，抵季胁。其病当所过者，支转筋痛，

shèn chéng xī bēn　　xié jí　　tù xuè　　zhì zài fán zhēn jié cì　　yǐ zhī wéi shù　　yǐ tòng wéi shù　　míng yuē
甚成息贲，胁急，吐血。治在燔针劫刺，以知为数，以痛为腧。名曰

zhòng dōng bì yě
仲冬痹也。

shǒu xīn zhǔ zhī jīn　　qǐ yú zhōng zhǐ　　yǔ tài yīn zhī jīn bìng xíng　　jié yú zhǒu nèi lián　　shàng bì yīn
手心主之筋，起于中指，与太阴之筋并行，结于肘内廉，上臂阴，

jié yè xià　　xià sàn qián hòu jiā xié　　qí zhī zhě　　rù yè　　sàn xiōng zhōng　　jié yú bēn　　qí bìng dāng suǒ guò
结腋下，下散前后挟胁；其支者，入腋，散胸中，结于贲。其病当所过

zhě　　zhī zhuàn jīn　　qián jí xiōng tòng xī bēn　　zhì zài fán zhēn jié cì　　yǐ zhī wéi shù　　yǐ tòng wéi shù
者，支转筋，前及胸痛息贲。治在燔针劫刺，以知为数，以痛为腧，

míng yuē mèng dōng bì yě
名曰孟冬痹也。

300

shǒu shào yīn zhī jīn　　qǐ yú xiǎo zhǐ zhī nèi cè　　jié yú ruì gǔ　　shàng jié zhǒu nèi lián　　shàng rù yè
手少阴之筋，起于小指之内侧，结于锐骨，上结肘内廉，上入腋，

jiāo tài yīn　　jiā rǔ lǐ　　jié yú xiōng zhōng　　xún bēn　　xià xì yú qí　　qí bìng nèi jí　　xīn chéng fú liáng
交太阴，挟乳里，结于胸中，循贲，下系于脐。其病内急，心承伏梁，

xià wéi zhǒu wǎng　　qí bìng dāng suǒ guò zhě　　zhī zhuàn jīn　　jīn tòng　　zhì zài fán zhēn jié cì　　yǐ zhī wéi shù
下为肘网。其病当所过者，支转筋，筋痛。治在燔针劫刺，以知为数，

yǐ tòng wéi shù　　qí chéng fú liáng tuò xuè nóng zhě　　sǐ bú zhì　　míng yuē jì dōng bì yě
以痛为腧。其成伏梁唾血脓者，死不治，名曰季冬痹也。

jīng jīn zhī bìng　　hán zé fǎn zhé jīn jí　　rè zé jīn chí zòng bù shōu　　yīn wěi bú yòng　　yáng jí zé fǎn
经筋之病，寒则反折筋急，热则筋弛纵不收，阴痿不用。阳急则反

zhé　　yīn jí zé fǔ bù shēn　　cuì cì zhě　　cì hán jí yě　　rè zé jīn zòng bù shōu　　wú yòng fán zhēn
折，阴急则俯不伸。焠刺者，刺寒急也，热则筋纵不收，无用燔针。

zú zhī yáng míng　　shǒu zhī tài yáng　　jīn jí zé kǒu mù wéi pì　　zì jí bù néng zú shì　　zhì jiē rú yòu
足之阳明，手之太阳，筋急则口目为僻，眦急不能卒视，治皆如右

fāng yě
方也。

骨度篇第十四

黄帝问于伯高曰：《脉度》言经脉之长短，何以立之？

伯高曰：先度其骨节之大小、广狭、长短，而脉度定矣。

黄帝曰：愿闻众人之度。人长七尺五寸者，其骨节之大小、长短各几何？

伯高曰：头之大骨围，二尺六寸，胸围四尺五寸，腰围四尺二寸。发所覆者，颅至项尺二寸。发以下至颐，长一尺，君子终折。结喉以下至缺盆中，长四寸。缺盆以下至𩩲骬，长九寸，过则肺大，不满则肺小。𩩲骬以下至天枢，长八寸，过则胃大，不满则胃小。天枢以下至横骨，长六寸半，过则回肠广长，不满则狭短。横骨，长六寸半。横骨上廉以下至内辅之上廉，长一尺八寸。内辅之上廉以下至下廉，长三寸半。内辅下廉，下至内踝，长一尺三寸。内踝以下至地，长三寸。膝腘以下至跗属，长一尺六寸。跗属以下至地，长三寸。故骨围大则太过，小则不及。

角以下至柱骨，长一尺。行腋中不见者，长四寸。腋以下至季胁，长一尺二寸。季胁以下至髀枢，长六寸，髀枢以下至膝中，长一尺九寸。膝以下至外踝，长一尺六寸。外踝以下至京骨，长三寸。京骨以下至地，长一寸。耳后当完骨者，广九寸。耳前当耳门者，广一尺三

cùn　liǎng quán zhī jiān　xiāng qù qī cùn　liǎng rǔ zhī jiān　guǎng jiǔ cùn bàn　liǎng bì zhī jiān　guǎng liù cùn

寸。两颧之间，相去七寸。两乳之间，广九寸半。两髀之间，广六寸

bàn　zú cháng yì chǐ èr cùn　guǎng sì cùn bàn　jiān zhì zhǒu　cháng yì chǐ qī cùn　zhǒu zhì wàn　cháng yì

半。足长一尺二寸，广四寸半。肩至肘，长一尺七寸；肘至腕，长一

chǐ èr cùn bàn　wàn zhì zhōng zhǐ běn jié　cháng sì cùn　běn jié zhì qí mò　cháng sì cùn bàn　xiàng fà yǐ

尺二寸半。腕至中指本节，长四寸。本节至其末，长四寸半。项发以

xià zhì lǚ gǔ　cháng èr cùn bàn　lǚ gǔ yǐ xià zhì wěi dǐ　èr shí yī jié　cháng sān chǐ　shàng jié cháng

下至膂骨，长二寸半，膂骨以下至尾骶，二十一节，长三尺，上节长

yì cùn sì fēn fēn zhī yī　jī fēn zài xià　gù shàng qī jié zhì yú lǚ gǔ　jiǔ cùn bā fēn fēn zhī qī　cǐ

一寸四分分之一，奇分在下，故上七节至于膂骨，九寸八分分之七。此

zhòng rén gǔ zhī dù yě　suǒ yǐ lì jīng mài zhī cháng duǎn yě　shì gù shì qí jīng mài zhī zài yú shēn yě　qí

众人骨之度也，所以立经脉之长短也。是故视其经脉之在于身也，其

jiàn fú ér jiān　qí jiàn míng ér dà zhě　duō xuè　xì ér chén zhě　duō qì yě

见浮而坚，其见明而大者，多血，细而沉者，多气也。

wǔ shí yíng piān dì shí wǔ

五十营篇第十五

huáng dì yuē　yú yuàn wén wǔ shí yíng nài hé

黄帝曰：余愿闻五十营奈何？

qí bó dá yuē　tiān zhōu èr shí bā xiù　xiù sān shí liù fēn　rén qì xíng yì zhōu　qiān bā fēn　rì

岐伯答曰：天周二十八宿，宿三十六分；人气行一周，千八分，日

xíng èr shí bā xiù　rén jīng mài shàng xià　zuǒ yòu　qián hòu èr shí bā mài　zhōu shēn shí liù zhàng èr chǐ

行二十八宿。人经脉上下、左右、前后二十八脉，周身十六丈二尺，

yǐ yìng èr shí bā xiù　lòu shuǐ xià bǎi kè　yǐ fēn zhòu yè　gù rén yì hū mài zài dòng　qì xíng sān cùn

以应二十八宿，漏水下百刻，以分昼夜。故人一呼脉再动，气行三寸，

yì xī mài yì zài dòng　qì xíng sān cùn　hū xī dìng xī　qì xíng liù cùn　shí xī qì xíng liù chǐ　rì xíng

一吸脉亦再动，气行三寸，呼吸定息，气行六寸；十息气行六尺，日行

èr fēn　èr bǎi qī shí xī　qì xíng shí liù zhàng èr chǐ　qì xíng jiāo tōng yú zhōng　yì zhōu yú shēn　xià

二分。二百七十息，气行十六丈二尺，气行交通于中，一周于身，下

shuǐ èr kè　rì xíng èr shí wǔ fēn　wǔ bǎi sì shí xī　qì xíng zài zhōu yú shēn　xià shuǐ sì kè　rì xíng

水二刻，日行二十五分。五百四十息，气行再周于身，下水四刻，日行

sì shí fēn　èr qiān qī bǎi xī　qì xíng shí zhōu yú shēn　xià shuǐ èr shí kè　rì xíng wǔ xiù èr shí fēn

四十分。二千七百息，气行十周于身，下水二十刻，日行五宿二十分。

yì wàn sān qiān wǔ bǎi xī　qì xíng wǔ shí yíng yú shēn　shuǐ xià bǎi kè　rì xíng èr shí bā xiù　lòu shuǐ jiē

一万三千五百息，气行五十营于身，水下百刻，日行二十八宿，漏水皆

jìn　mài zhōng yǐ　suǒ wèi jiāo tōng zhě　bìng xíng yì shù yě　gù wǔ shí yíng bèi　dé jìn tiān dì zhī shòu

尽，脉终矣。所谓交通者，并行一数也。故五十营备，得尽天地之寿

yǐ fán xíng bā bǎi yī shí zhàng yě
矣，凡行八百一十丈也。

yíng qì piān dì shí liù
营气篇第十六

huáng dì yuē yíng qì zhī dào nà gǔ wéi bǎo gǔ rù yú wèi qì chuán zhī fèi liú yì yú
黄帝曰：营气之道，内①谷为宝。谷入于胃，气传之肺，流溢于

zhōng bù sàn yú wài jīng zhuān zhě xíng yú jīng suì cháng yíng wú yǐ zhōng ér fù shǐ shì wèi tiān dì zhī
中，布散于外，精专者行于经隧，常营无已，终而复始，是谓天地之

jì gù qì cóng tài yīn chū zhù shǒu yáng míng shàng xíng zhì miàn zhù zú yáng míng xià xíng zhì fū shàng
纪。故气从太阴出，注手阳明。上行至面，注足阳明，下行至跗上，

zhù dà zhǐ jiān yǔ tài yīn hé shàng xíng dǐ pí cóng pí zhù xīn zhōng xún shǒu shào yīn chū yè xià
注大趾间，与太阴合。上行抵脾，从脾，注心中。循手少阴，出腋下

bì zhù xiǎo zhǐ zhī duān hé shǒu tài yáng shàng xíng chéng yè chū zhuō nèi zhù mù nèi zì shàng diān
臂，注小指之端，合手太阳。上行乘腋，出䪼内，注目内眦，上颠，

xià xiàng hé zú tài yáng xún jǐ xià kāo xià xíng zhù xiǎo zhǐ zhī duān xún zú xīn zhù zú shào yīn
下项，合足太阳。循脊下尻，下行注小趾之端，循足心，注足少阴。

shàng xíng zhù shèn cóng shèn zhù xīn wài sàn yú xiōng zhōng xún xīn zhǔ mài chū yè xià bì chū liǎng jīn zhī
上行注肾，从肾注心，外散于胸中。循心主脉，出腋下臂，出两筋之

jiān rù zhǎng zhōng chū zhōng zhǐ zhī duān huán zhù xiǎo zhǐ cì zhǐ zhī duān hé shǒu shào yáng shàng xíng zhù
间，入掌中，出中指之端，还注小指次指之端，合手少阳。上行注

dàn zhōng sàn yú sān jiāo cóng sān jiāo zhù dǎn chū xié zhù zú shào yáng xià xíng zhì fū shàng fù
膻中，散于三焦。从三焦，注胆，出胁，注足少阳。下行至跗上，复

cóng fū zhù dà zhǐ jiān hé zú jué yīn shàng xíng zhì gān cóng gān shàng zhù fèi shàng xún hóu lóng rù háng
从跗注大趾间，合足厥阴。上行至肝，从肝上注肺，上循喉咙，入顽

sǎng zhī qiào jiū yú xù mén qí zhī bié zhě shàng é xún diān xià xiàng zhōng xún jǐ rù dǐ shì dū mài
颡之窍，究于畜门。其支别者，上额循颠下项中，循脊入骶，是督脉

yě luò yīn qì shàng guò máo zhōng rù qí zhōng shàng xún fù lǐ rù quē pén xià zhù fèi zhōng fù
也。络阴器，上过毛中，入脐中，上循腹里，入缺盆。下注肺中，复

chū tài yīn cǐ yíng qì zhī suǒ xíng yě nì shùn zhī cháng yě
出太阴。此营气之所行也，逆顺之常也。

---

① 内：同"纳"。

mài dù piān dì shí qī
脉度篇第十七

huáng dì yuē　　yuàn wén mài dù
黄帝曰：愿闻脉度。

qí bó dá yuē　shǒu zhī liù yáng　cóng shǒu zhì tóu　cháng wǔ chǐ　wǔ liù sān zhàng　shǒu zhī liù yīn
岐伯答曰：手之六阳，从手至头，长五尺，五六三丈。手之六阴，

cóng shǒu zhì xiōng zhōng　sān chǐ wǔ cùn　sān liù yí zhàng bā chǐ　wǔ liù sān chǐ　hé èr zhàng yī chǐ　zú
从手至胸中，三尺五寸，三六一丈八尺，五六三尺，合二丈一尺。足

zhī liù yáng　cóng zú shàng zhì tóu　bā chǐ　liù bā sì zhàng bā chǐ　zú zhī liù yīn　cóng zú zhì xiōng
之六阳，从足上至头，八尺，六八四丈八尺。足之六阴，从足至胸

zhōng　liù chǐ wǔ cùn　liù liù sān zhàng liù chǐ　wǔ liù sān chǐ　hé sān zhàng jiǔ chǐ　qiāo mài cóng zú zhì
中，六尺五寸，六六三丈六尺，五六三尺，合三丈九尺。跷脉从足至

mù　qī chǐ wǔ cùn　èr qī yí zhàng sì chǐ　èr wǔ yī chǐ　hé yí zhàng wǔ chǐ　dū mài　rèn mài
目，七尺五寸，二七一丈四尺，二五一尺，合一丈五尺。督脉、任脉

gè sì chǐ wǔ cùn　èr sì bā chǐ　èr wǔ yī chǐ　hé jiǔ chǐ　fán dū hé yī shí liù zhàng èr chǐ　cǐ
各四尺五寸，二四八尺，二五一尺，合九尺。凡都合一十六丈二尺，此

qì zhī dà jīng suì yě　jīng mài wéi lǐ　zhī ér héng zhě wéi luò　luò zhī bié zhě wéi sūn　shèng ér xuè zhě
气之大经隧也。经脉为里，支而横者为络，络之别者为孙，盛而血者

jí zhū zhī　shèng zhě xiè zhī　xū zhě yǐn yào yǐ bǔ zhī
疾诛之。盛者泻之，虚者饮药以补之。

wǔ zàng cháng nèi yuè yú shàng qī qiào yě　gù fèi qì tōng yú bí　fèi hé zé bí néng zhī chòu xiāng yǐ
五藏常内阅于上七窍也。故肺气通于鼻，肺和则鼻能知臭香矣；

xīn qì tōng yú shé　xīn hé zé shé néng zhī wǔ wèi yǐ　gān qì tōng yú mù　gān hé zé mù néng biàn wǔ sè
心气通于舌，心和则舌能知五味矣；肝气通于目，肝和则目能辨五色

yǐ　pí qì tōng yú kǒu　pí hé zé kǒu néng zhī wǔ gǔ yǐ　shèn qì tōng yú ěr　shèn hé zé ěr néng wén wǔ
矣；脾气通于口，脾和则口能知五谷矣；肾气通于耳，肾和则耳能闻五

yīn yǐ　wǔ zàng bù hé　zé qī qiào bù tōng　liù fǔ bù hé zé liú jié wéi yōng　gù xié zài fǔ zé yáng mài
音矣。五藏不和，则七窍不通；六府不合则留结为痈。故邪在府则阳脉

bù hé　yáng mài bù hé zé qì liú zhī　qì liú zhī zé yáng qì shèng yǐ　yáng qì tài shèng　zé yīn mài bú
不和，阳脉不和则气留之，气留之则阳气盛矣。阳气太盛，则阴脉不

lì　yīn mài bú lì zé xuè liú zhī　xuè liú zhī zé yīn qì shèng yǐ　yīn qì tài shèng zé yáng qì bù néng róng
利，阴脉不利则血留之，血留之则阴气盛矣。阴气太盛则阳气不能荣

yě　gù yuē guān　yáng qì tài shèng　zé yīn qì fú néng róng yě　gù yuē gé　yīn yáng jù shèng　bù dé
也，故曰关。阳气太盛，则阴气弗能荣也，故曰格。阴阳俱盛，不得

xiāng róng　gù yuē guān gé　guān gé zhě　bù dé jìn qī ér sǐ yě
相荣，故曰关格。关格者，不得尽期而死也。

黄帝曰：跷脉安起安止，何气荣也？岐伯答曰：跷脉者，少阴之别，起于然骨之后。上内踝之上，直上循阴股，入阴，上循胸里，入缺盆，上出人迎之前，入頄，属目内眦，合于太阳、阳跷而上行，气并相还则为濡目，气不荣则目不合。

黄帝曰：气独行五藏，不荣六府，何也？

岐伯答曰：气之不得无行也，如水之流，如日月之行不休，故阴脉荣其藏，阳脉荣其府，如环之无端，莫知其纪，终而复始，其流溢之气，内溉藏府，外濡腠理。

黄帝曰：跷脉有阴阳，何脉当其数？

岐伯曰：男子数其阳，女子数其阴，当数者为经，其不当数者为络也。

305

营卫生会篇第十八

黄帝问于岐伯曰：人焉受气？阴阳焉会？何气为营？何气为卫？营安从生？卫于焉会？老壮不同气，阴阳异位，愿闻其会。

岐伯答曰：人受气于谷，谷入于胃，以传与肺，五藏六府，皆以受气，其清者为营，浊者为卫。营在脉中，卫在脉外，营周不休，五十而复大会，阴阳相贯，如环无端。卫气行于阴二十五度，行于阳二十五度，分为昼夜，故气至阳而起，至阴而止。故曰：日中而阳陇为重阳，

yè bàn ér yīn lǒng wéi chóng yīn　　gù tài yīn zhǔ nèi　　tài yáng zhǔ wài　　gè xíng èr shí wǔ dù　　fēn wéi zhòu

夜半而阴陇为重阴。故太阴主内，太阳主外，各行二十五度，分为昼

yè　　yè bàn wéi yīn lǒng　　yè bàn hòu ér wéi yīn shuāi　　píng dàn yīn jìn ér yáng shòu qì yǐ　　rì zhōng wéi yáng

夜。夜半为阴陇，夜半后而为阴衰，平旦阴尽而阳受气矣，日中为阳

lǒng　　rì xī ér yáng shuāi　　rì rù yáng jìn ér yīn shòu qì yǐ　　yè bàn ér dà huì　　wàn mín jiē wò　　mìng

陇，日西而阳衰，日入阳尽而阴受气矣。夜半而大会，万民皆卧，命

yuē hé yīn　　píng dàn yīn jìn ér yáng shòu qì　　rú shì wú yǐ　　yǔ tiān dì tóng jì

日合阴，平旦阴尽而阳受气。如是无已，与天地同纪。

huáng dì yuē　　lǎo rén zhī bú yè míng zhě　　hé qì shǐ rán　　shào zhuàng zhī rén　　bú zhòu míng zhě　　hé

　　黄帝曰：老人之不夜瞑者，何气使然？少壮之人，不昼瞑者，何

qì shǐ rán

气使然？

qí bó dá yuē　　zhuàng zhě zhī qì xuè shèng　　qí jī ròu huá　　qì dào tōng　　yíng wèi zhī xíng　　bù shī

　　岐伯答曰：壮者之气血盛，其肌肉滑，气道通，营卫之行，不失

qí cháng　　gù zhòu jīng ér yè míng　　lǎo zhě zhī qì xuè shuāi　　qí jī ròu kū　　qì dào sè　　wǔ zàng zhī qì

其常，故昼精而夜瞑；老者之气血衰，其肌肉枯，气道涩，五藏之气

xiāng bó　　qí yíng qì shuāi shǎo　　ér wèi qì nèi fá　　gù zhòu bù jīng　　yè bù míng

相搏，其营气衰少，而卫气内伐，故昼不精，夜不瞑。

huáng dì yuē　　yuàn wén yíng wèi zhī suǒ xíng　　jiē hé dào cóng lái

　　黄帝曰：愿闻营卫之所行，皆何道从来？

qí bó dá yuē　　yíng chū yú zhōng jiāo　　wèi chū yú xià jiāo

　　岐伯答曰：营出于中焦，卫出于下焦。

huáng dì yuē　　yuàn wén sān jiāo zhī suǒ chū

　　黄帝曰：愿闻三焦之所出。

qí bó dá yuē　　shàng jiāo chū yú wèi shàng kǒu　　bìng yān yǐ shàng guàn gé ér bù xiōng zhōng　　zǒu yè　　xún

　　岐伯答曰：上焦出于胃上口，并咽以上贯膈而布胸中，走腋，循

tài yīn zhī fèn ér xíng　　huán zhì yáng míng　　shàng zhì shé　　xià zú yáng míng　　cháng yǔ yíng jù xíng yú yáng èr shí

太阴之分而行，还至阳明，上至舌，下足阳明，常与营俱行于阳二十

wǔ dù　　xíng yú yīn yì èr shí wǔ dù　　yì zhōu yě　　gù wǔ shí dù ér fù dà huì yú shǒu tài yīn yǐ

五度，行于阴亦二十五度，一周也。故五十度而复大会于手太阴矣。

huáng dì yuē　　rén yǒu rè yǐn shí xià wèi　　qí qì wèi dìng　　hàn zé chū　　huò chū yú miàn　　huò chū yú

　　黄帝曰：人有热饮食下胃，其气未定，汗则出，或出于面，或出于

bèi　　huò chū yú shēn bàn　　qí bù xún wèi qì zhī dào　　ér chū hé yě

背，或出于身半，其不循卫气之道，而出何也？

qí bó yuē　　cǐ wài shāng yú fēng　　nèi kāi còu lǐ　　máo zhēng lǐ xiè　　wèi qì zǒu zhī　　gù bù dé xún

　　岐伯曰：此外伤于风，内开腠理，毛蒸理泄，卫气走之，固不得循

qí dào　　cǐ qì piāo hàn huá jí　　jiàn kāi ér chū　　gù bù dé cóng qí dào　　gù mìng yuē lòu xiè

其道。此气剽悍滑疾，见开而出，故不得从其道，故命日漏泄。

huáng dì yuē　　yuàn wén zhōng jiāo zhī suǒ chū

　　黄帝曰：愿闻中焦之所出。

岐伯答曰：中焦亦并胃中，出上焦之后，此所受气者，泌糟粕，蒸津液，化其精微，上注于肺脉，乃化而为血，以奉生身，莫贵于此，故独得行于经隧，命曰营气。

黄帝曰：夫血之与气，异名同类，何谓也？

岐伯答曰：营卫者，精气也。血者，神气也。故血之与气，异名同类焉。故夺血者无汗，夺汗者无血。故人生有两死，而无两生。

黄帝曰：愿闻下焦之所出。

岐伯答曰：下焦者，别回肠，注于膀胱，而渗入焉。故水谷者，常并居于胃中，成糟粕，而俱下于大肠，而成下焦，渗而俱下。济泌别汁，循下焦而渗入膀胱焉。

黄帝曰：人饮酒，酒亦入胃，谷未熟而小便独先下，何也？

岐伯答曰：酒者熟谷之液也，其气悍以清，故后谷而入，先谷而液出焉。

黄帝曰：善。余闻上焦如雾，中焦如沤，下焦如渎，此之谓也。

四时气篇第十九

黄帝问于岐伯曰：夫四时之气，各不同形，百病之起，皆有所生，灸刺之道，何者为定？

岐伯答曰：四时之气，各有所在，灸刺之道，得气穴为定。故春取经，血脉分肉之间，甚者，深刺之，间者，浅刺之；夏取盛经孙络，取分间绝皮肤；秋取经俞，邪在府，取之合；冬取井荥，必深以留之。

温疟汗不出，为五十九痏，风痜肤胀，为五十七痏。取皮肤之血者，尽取之。飧泄，补三阴之上，补阴陵泉，皆久留之，热行乃止。

转筋于阳，治其阳；转筋于阴，治其阴。皆猝刺之。

徒痜先取环谷下三寸，以铍针针之，已刺而筒之而内之，入而复之，以尽其痜，必坚束之。束缓则烦悗，束急则安静，间日一刺之，痜尽乃止。饮闭药，方刺之时徒饮之，方饮无食，方食无饮，无食他食，百三十五日。

着痹不去，久寒不已，猝取其三里。骨为干。肠中不便，取三里，盛泻之，虚补之。疠风者，素刺其肿上。已刺，以锐针针其处，按出其恶气，肿尽乃止。常食方食，无食他食。

腹中常鸣，气上冲胸，喘不能久立，邪在大肠，刺肓之原、巨虚上廉、三里。小腹控睾，引腰脊，上冲心。邪在小肠者，连睾系，属于脊，贯肝肺，络心系。气盛则厥逆，上冲肠胃，煄肝，散于肓，结于脐，故取之肓原以散之，刺太阴以予之，取厥阴以下之，取巨虚下廉以去之，按其所过之经以调之。

善呕，呕有苦，长太息，心中憺憺，恐人将捕之，邪在胆，逆在胃，胆液泄，则口苦，胃气逆，则呕苦，故曰呕胆。取三里以下，胃气逆，则刺少阳血络，以闭胆逆，却调其虚实，以去其邪。

饮食不下，膈塞不通，邪在胃脘，在上脘则刺抑而下之，在下脘则散而去之。小腹痛肿，不得小便，邪在三焦约，取之太阳大络，视其络脉与厥阴小络，结而血者，肿上及胃脘，取三里。

睹其色，察其以，知其散复者，视其目色，以知病之存亡也。一其形，听其动静者，持气口、人迎以视其脉，坚且盛且滑者，病日进，脉软者，病将下，诸经实者，病三日已。气口候阴，人迎候阳也。

五邪篇第二十

邪在肺，则病皮肤痛，寒热，上气喘，汗出，咳动肩背。取之膺中外腧，背三节五藏之傍，以手疾按之，快然，乃刺之，取之缺盆中以越之。

邪在肝，则两胁中痛，寒中，恶血在内，行善掣，节时肿。取之行间，以引胁下，补三里以温胃中，取血脉以散恶血，取耳间青脉，以去其掣。

邪在脾胃，则病肌肉痛。阳气有余，阴气不足，则热中善饥；阳气不足，阴气有余，则寒中肠鸣腹痛；阴阳俱有余，若俱不足则有寒有热，皆调于三里。

邪在肾，则病骨痛，阴痹。阴痹者，按之而不得，腹胀，腰痛，大便难，肩背颈项痛，时眩。取之涌泉、昆仑。视有血者，尽取之。

xié zài xīn　　zé bìng xīn tòng　xǐ bēi　　shí xuàn pū　　shì yǒu yú bù zú ér tiáo zhī qí shù yě

邪在心，则病心痛，喜悲，时眩仆，视有余不足而调之其腧也。

hán rè bìng piān dì　èr shí yī

寒热病篇第二十一

pí hán rè zhě　　bù kě fù xí　máo fà jiāo　bí gǎo xī　　　bù dé hàn　　qǔ zhī sān yáng zhī luò

皮寒热者，不可附席，毛发焦，鼻槁腊①，不得汗，取之三阳之络，

yǐ bǔ shǒu tài yīn　jī hán rè zhě　jī tòng　　máo fà jiāo ér chún gǎo xī　　bù dé hàn　qǔ sān yáng yú

以补手太阴。肌寒热者，肌痛，毛发焦而唇槁腊，不得汗，取三阳于

xià　　yǐ qù qí xuè zhě　　bǔ zú tài yīn yǐ chū qí hàn

下，以去其血者，补足太阴以出其汗。

gǔ hán rè zhě　　bìng wú suǒ ān　hàn zhù bù xiū　　chǐ wèi gǎo　　qǔ qí shào yīn yú yīn gǔ zhī luò

骨寒热者，病无所安，汗注不休。齿未槁，取其少阴于阴股之络；

chǐ yǐ gǎo　　sǐ bú zhì　gǔ jué yì rán　gǔ bì　　jǔ jié bú yòng ér tòng　hàn zhù fán xīn　　qǔ sān yīn

齿已槁，死不治。骨厥亦然。骨痹，举节不用而痛，汗注烦心，取三阴

zhī jīng bǔ zhī

之经补之。

shēn yǒu suǒ shāng　xuè chū duō　jí zhòng fēng hán　　ruò yǒu suǒ duò zhuì　sì zhī xiè duò bù shōu　míng

身有所伤，血出多，及中风寒，若有所堕坠，四支懈惰不收，名

yuē tǐ duò　　qǔ qí xiǎo fù qí xià sān jié jiāo　sān jié jiāo zhě　yáng míng　tài yīn yě　qí xià sān cùn guān

曰体惰。取其小腹脐下三结交。三结交者，阳明、太阴也，脐下三寸关

yuán yě　jué bì zhě　jué qì shàng jí fù　qǔ yīn yáng zhī luò　shì zhǔ bìng yě　xiè yáng bǔ yīn jīng yě

元也。厥痹者，厥气上及腹。取阴阳之络，视主病也，泻阳补阴经也。

jǐng cè zhī dòng mài rén yíng　rén yíng　zú yáng míng yě　zài yīng jīn zhī qián　yīng jīn zhī hòu　shǒu yáng

颈侧之动脉人迎。人迎，足阳明也，在婴筋之前。婴筋之后，手阳

míng yě　míng yuē fú tū　cì mài　zú shào yáng mài yě　míng yuē tiān yǒu　cì mài　zú tài yáng yě　míng

明也，名曰扶突。次脉，足少阳脉也，名曰天牖。次脉，足太阳也，名

yuē tiān zhù　yè xià dòng mài　bì tài yīn yě　míng yuē tiān fǔ

曰天柱。腋下动脉，臂太阴也，名曰天府。

yáng nì tóu tòng　xiōng mǎn bù dé xī　qǔ zhī rén yíng　bào yīn qì yìng　qǔ fú tū yǔ shé běn chū

阳逆头痛，胸满不得息，取之人迎。暴喑气硬，取扶突与舌本出

xuè　bào lóng qì méng　ěr mù bù míng　qǔ tiān yǒu　bào luán xián xuàn　zú bú rèn shēn　qǔ tiān zhù　bào

血。暴聋气蒙，耳目不明，取天牖。暴挛痫眩，足不任身，取天柱。暴

---

① 槁腊：枯槁，干枯。

瘅内逆，肝肺相搏，血溢鼻口，取天府。此为天牖五部。

臂阳明有入颅遍齿者，名曰大迎，下齿龋取之。臂恶寒补之，不恶寒泻之。足太阳有入颅遍齿者，名曰角孙，上齿龋，取之在鼻与颅前。方病之时其脉盛，盛则泻之，虚则补之。一曰取之，出鼻外。方病之时，盛泻虚补。

足阳明有挟鼻入于面者，名曰悬颅，属口，对入系目本，视有过者取之。损有余，益不足，反者益甚。足太阳有通项入于脑者，正属目本，名曰眼系。头目苦痛取之，在项中两筋间，入脑乃别，阴跷阳跷，阴阳相交，阳入阴，阴出阳，交于目锐眦。阳气盛则瞋目，阴气盛则瞑目。

热厥取足太阴、少阳，皆留之；寒厥取足阳明、少阴于足，皆留之。舌纵涎下，烦悗，取足少阴。振寒洒洒，鼓颔，不得汗出，腹胀烦悗，取手太阴。刺虚者，刺其去也；刺实者，刺其来也。

春取络脉，夏取分腠，秋取气口，冬取经输，凡此四时，各以时为齐。络脉治皮肤，分腠治肌肉，气口治筋脉，经输治骨髓、五藏。

身有五部：伏兔一；腓二，腓者，腨也；背三；五藏之俞四；项五。此五部有痈疽者死。

病始手臂者，先取手阳明、太阴而汗出；病始头首者，先取项太阳而汗出；病始足胫者，先取足阳明而汗出；臂太阴可汗出，足阳明可汗出，故取阴而汗出甚者，止之于阳；取阳而汗出甚者，止之于阴。

fán cì zhī hài　zhòng ér bú qù zé jīng xiè　bú zhòng ér qù zé zhì qì　jīng xiè zé bìng shèn ér huāng　zhì
凡刺之害，中而不去则精泄，不中而去则致气；精泄则病甚而恇，致

qì　zé shēng wéi yōng jū　yě
气则生为痈疽也。

癫狂病篇第二十二
diān kuáng bìng piān　dì　èr　shí　èr

mù zì wài jué yú miàn zhě　wéi ruì zì　zài nèi jìn bí zhě　wéi nèi zì　shàng wéi wài zì　xià wéi
目眦外决于面者，为锐眦。在内近鼻者，为内眦。上为外眦，下为

nèi zì
内眦。

diān jí shǐ shēng　xiān bú lè　tóu zhòng tòng　shì jǔ mù chì　shèn zuò jí yǐ ér fán xīn　hòu zhī
癫疾始生，先不乐，头重痛，视举目赤，甚作极已而烦心，候之

yú yán　qǔ shǒu tài yáng　yáng míng　tài yīn　xuè biàn ér zhǐ　diān jí shǐ zuò　ér yǐn kǒu tí hū chuǎn
于颜。取手太阳、阳明、太阴，血变而止。癫疾始作，而引口啼呼喘

jì zhě　hòu zhī shǒu yáng míng　tài yáng　zuǒ jiàng zhě gōng qí yòu　yòu jiàng zhě gōng qí zuǒ　xuè biàn ér zhǐ
悸者，候之手阳明、太阳。左强者攻其右，右强者攻其左，血变而止。

diān jí shǐ zuò xiān fǎn jiāng　yīn ér jǐ tòng　hòu zhī zú tài yáng　yáng míng　tài yīn　shǒu tài yáng　xuè biàn
癫疾始作先反僵，因而脊痛，候之足太阳、阳明、太阴、手太阳，血变

ér zhǐ
而止。

zhì diān jí zhě　cháng yǔ zhī jū　chá qí suǒ dāng qǔ zhī chù　bìng zhì　shì zhī yǒu guò zhě xiè zhī
治癫疾者，常与之居，察其所当取之处。病至，视之有过者泻之，

zhì qí xuè yú hù hú zhī zhōng　zhì qí fā shí　xuè dú dòng yǐ　bú dòng　jiǔ qióng gǔ èr shí zhuàng　qióng
置其血于瓠壶之中，至其发时，血独动矣。不动，灸穷骨二十壮。穷

gǔ zhě　dǐ gǔ yě
骨者，骶骨也。

gǔ diān jí zhě　kǎn chǐ zhū shù fēn ròu jiē mǎn　ér gǔ jū　hàn chū fán mán　ǒu duō xián mò　qì
骨癫疾者，颏齿诸腧分肉皆满，而骨居，汗出烦悗。呕多涎沫，气

xià xiè　bú zhì　jīn diān jí zhě　shēn juàn luán jí mài dà　cì xiàng dà jīng zhī dà zhù mài　ǒu duō xián
下泄，不治。筋癫疾者，身倦挛急脉大，刺项大经之大杼脉。呕多涎

mò　qì xià xiè　bú zhì　mài diān jí zhě　bào pū　sì zhī zhī mài jiē zhàng ér zòng　mài mǎn　jìn cì
沫，气下泄，不治。脉癫疾者，暴仆，四支之脉皆胀而纵，脉满，尽刺

zhī chū xuè　bù mǎn　jiǔ zhī jiā xiàng tài yáng　jiǔ dài mài yú yāo xiàng qù sān cùn　zhū fēn ròu běn shū　ǒu
之出血。不满，灸之挟项太阳，灸带脉于腰相去三寸，诸分肉本输。呕

duō xián mò　qì xià xiè　bú zhì　diān jí zhě　jí fā rú kuáng zhě　sǐ bú zhì
多涎沫，气下泄，不治。癫疾者，疾发如狂者，死不治。

狂始生，先自悲也，喜忘、苦怒、善恐者，得之忧饥。治之取手太阴、阳明，血变而止，及取足太阴、阳明。狂始发，少卧不饥，自高贤也，自辩智也，自尊贵也，善骂詈，日夜不休，治之取手阳明、太阳、太阴、舌下少阴。视之盛者，皆取之，不盛，释之也。

狂言、惊、善笑、好歌乐、妄行不休者，得之大恐，治之取手阳明、太阳、太阴。狂，目妄见、耳妄闻、善呼者，少气之所生也。治之取手太阳、太阴、阳明、足太阴、头、两颔。

狂者多食，善见鬼神，善笑而不发于外者，得之有所大喜，治之取足太阴、太阳、阳明，后取手太阴、太阳、阳明。狂而新发，未应如此者，先取曲泉左右动脉，及盛者见血，有顷已。不已，以法取之，灸骶骨二十壮。

风逆，暴四支肿，身漯漯，晞然时寒，饥则烦，饱则善变。取手太阴表里、足少阴、阳明之经。肉清取荥，骨清取井、经也。

厥逆为病也，足暴清，胸若将裂，肠若将以刀切之，烦而不能食，脉大小皆涩，暖取足少阴，清取足阳明，清则补之，温则泻之。厥逆，腹胀满，肠鸣，胸满不得息，取之下胸二胁，咳而动手者，与背输，以手按之，立快者是也。内闭不得溲，刺足少阴、太阳，与骶上以长针。气逆，则取其太阴、阳明，厥阴，甚取少阴、阳明，动者之经也。

少气，身漯漯也，言吸吸也，骨酸体重，懈惰不能动，补足少阴。短气，息短不属，动作气索；补足少阴，去血络也。

热病篇第二十三

　　偏枯，身偏不用而痛，言不变，志不乱，病在分腠之间，巨针取之，益其不足，损其有余，乃可复也。痱之为病也，身无痛者，四支^①不收；智乱不甚，其言微知，可治；甚则不能言，不可治也。病先起于阳，后入于阴者，先取其阳，后取其阴，浮而取之。

　　热病三日，而气口静、人迎躁者，取之诸阳，五十九刺，以泻其热，而出其汗，实其阴，以补其不足者。身热甚，阴阳皆静者，勿刺也；其可刺者，急取之，不汗出则泄。所谓勿刺者，有死征也。

　　热病七日八日，脉口动，喘而短者，急刺之，汗且自出，浅刺手大指间。热病七日八日，脉微小，病者溲血，口中干，一日半而死。脉代者，一日死。热病已得汗出，而脉尚躁，喘且复热，勿庸刺，喘甚者死。

　　热病七日八日，脉不躁，躁不散数，后三日中有汗；三日不汗，四日死。未曾汗者，勿腠刺之。

　　热病先肤痛，窒鼻充面，取之皮，以第一针五十九，苛轸鼻，索皮于肺，不得索之火，火者心也。

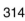

314

---

　　① 四支：同"四肢"。

热病先身涩，烦而热，烦悗，唇嗌干，取之脉，以第一针，五十九；

肤胀口干，寒汗出，索脉于心，不得，索之水，水者，肾也。热病嗌干

多饮，善惊，卧不能起，取之肤肉，以第六针，五十九。目眦青，索肉

于脾。不得，索之木，木者，肝也。

热病面青，脑痛，手足躁，取之筋间，以第四针于四逆；筋躄目浸，

索筋于肝，不得，索之金，金者，肺也。

热病数惊，瘈疭而狂，取之脉，以第四针，急泻有余者。癫疾毛发

去，索血于心，不得，索之水，水者，肾也。

热病身重骨痛，耳聋而好瞑，取之骨，以第四针，五十九。刺骨，

病不食，啮齿耳青，索骨于肾。不得，索之土，土者，脾也。

³¹⁵

热病不知所痛，耳聋，不能自收，口干，阳热甚，阴颇有寒者，热

在髓，死不可治。

热病头痛，颞颥目瘈，脉痛，善衄，厥热病也，取之以第三针，视

有余不足，寒热痔。

热病，体重，肠中热，取之以第四针，于其俞，及下诸趾间，索

气于胃胳^①，得气也。

热病挟脐急痛，胸胁满，取之涌泉与阴陵泉，取以第四针，针

嗌里。

热病，而汗且出，及脉顺可汗者，取之鱼际、太渊、大都、太白。

---

① 胃胳：《太素》《脉经》《甲乙经》皆作"胃络"。

xiè zhī zé rè qù　bǔ zhī zé hàn chū　hàn chū tài shèn　qǔ nèi huái shàng héng mài yǐ zhǐ zhī　rè bìng yǐ

泻之则热去，补之则汗出，汗出太甚，取内踝上横脉以止之。热病已

dé hàn ér mài shàng shèng zào shèng　cǐ yīn mài zhī jí yě　sǐ　qí dé hàn ér mài jìng zhě　shēng　rè bìng

得汗而脉尚盛躁盛，此阴脉之极也，死；其得汗而脉静者，生。热病

zhě　mài shàng shèng zào ér bù dé hàn zhě　cǐ yáng mài zhī jí yě　sǐ　mài shèng zào　dé hàn jìng

者，脉尚盛躁而不得汗者，此阳脉之极也，死。脉盛躁，得汗静

zhě　shēng

者，生。

rè bìng bù kě cì zhě yǒu jiǔ　yī yuē　hàn bù chū　dà quán fā chì　yuē zhě sǐ　èr yuē　xiè

热病不可刺者有九。一曰：汗不出，大颧发赤，哕者死；二曰：泄

ér fù mǎn shèn zhě sǐ　sān yuē　mù bù míng　rè bù yǐ zhě sǐ　sì yuē　lǎo rén yīng ér rè ér fù mǎn

而腹满甚者死；三曰：目不明，热不已者死；四曰：老人婴儿热而腹满

zhě sǐ　wǔ yuē　hàn bù chū　ǒu xià xuè zhě sǐ　liù yuē　shé běn làn　rè bù yǐ zhě sǐ　qī yuē

者死；五曰：汗不出，呕下血者死；六曰：舌本烂，热不已者死；七曰：

ké ér nǜ　hàn bù chū　chū bú zhì zú zhě sǐ　bā yuē　suǐ rè zhě sǐ　jiǔ yuē　rè ér jìng zhě sǐ

咳而衄，汗不出，出不至足者死；八曰：髓热者死；九曰：热而痉者死。

yāo zhé　chì zòng　chǐ jìn xiè yě　fán cǐ jiǔ zhě　bù kě cì yě

腰折，瘛疭，齿噤龂也。凡此九者，不可刺也。

suǒ wèi wǔ shí jiǔ cì zhě　liǎng shǒu wài nèi cè gè sān　fán shí èr wěi　wǔ zhǐ jiān gè yī　fán bā

所谓五十九刺者，两手外内侧各三，凡十二痏。五指间各一，凡八

wěi　zú yì rú shì　tóu rù fà yī cùn bàng sān fēn gè sān　fán liù wěi　gèng rù fà sān cùn biān wǔ　fán bā

痏，足亦如是。头入发一寸傍三分各三，凡六痏。更入发三寸边五，凡

shí wěi　ěr qián hòu kǒu xià zhě gè yī　xiàng zhōng yī　fán liù wěi　diān shàng yī　xìn huì yī　fà jì

十痏。耳前后口下者各一，项中一，凡六痏。颠上一，囟会一，发际

yī　lián quán yī　fēng chí èr　tiān zhù èr

一，廉泉一，风池二，天柱二。

qì mǎn xiōng zhōng chuǎn xī　qǔ zú tài yīn dà zhǐ zhī duān　qù zhǎo jiǎ rú jiǔ yè　hán zé liú zhī

气满胸中喘息，取足太阴大趾之端，去爪甲如韭叶，寒则留之，

rè zé jí zhī　qì xià nǎi zhǐ　xīn shàn bào tòng　qǔ zú tài yīn　jué yīn　jìn cì qù qí xuè luò

热则疾之，气下乃止。心疝暴痛，取足太阴、厥阴，尽刺去其血络。

hóu bì shé juǎn　kǒu zhōng gān　fán xīn　xīn tòng　bì nèi lián tòng　bù kě jí tóu　qǔ shǒu xiǎo zhǐ

喉痹舌卷，口中干，烦心，心痛，臂内廉痛，不可及头，取手小指

cì zhǐ zhǎo jiǎ xià　qù duān rú jiǔ yè　mù zhōng chì tòng　cóng nèi zì shǐ　qǔ zhī yīn qiāo

次指爪甲下，去端如韭叶。目中赤痛，从内眦始，取之阴跷。

fēng jìng shēn fǎn zhé　xiān qǔ zú tài yáng jí guó zhōng jí xuè luò chū xuè　zhōng yǒu hán　qǔ sān lǐ

风痉身反折，先取足太阳及腘中及血络出血，中有寒，取三里。

lóng　qǔ zhī yīn qiāo jí sān máo shàng jí xuè luò chū xuè　nán zǐ rú gǔ　nǚ zǐ rú zǔ　shēn tǐ yāo jǐ

癃，取之阴跷及三毛上及血络出血。男子如蛊，女子如怚①，身体腰脊

---

① 怚：同"阻"，妊娠恶阻。

rú xiè　　bú yù yǐn shí　　xiān qǔ yǒng quán jiàn xuè　　shì fū shàng shèng zhě　　jìn jiàn xuè yě
如解①，不欲饮食，先取涌泉见血，视跗上 盛者，尽见血也。

jué bìng piān dì èr shí sì
厥病篇第二十四

jué tóu tòng　　miàn ruò zhǒng qǐ ér fán xīn　　qǔ zhī zú yáng míng　　tài yīn　　jué tóu tòng　　tóu mài tòng
厥头痛，面若肿起而烦心，取之足阳明、太阴。厥头痛，头脉痛，

xīn bēi　　shàn qì　　shì tóu dòng mài fǎn shèng zhě　　cì jìn qù xuè　　hòu tiáo zú jué yīn　　jué tóu tòng　　zhēn
心悲，善泣，视头动脉反盛者，刺尽去血，后调足厥阴。厥头痛，贞

zhēn tóu zhòng ér tòng　　xiè tóu shàng wǔ háng　　háng wǔ　　xiān qǔ shǒu shào yīn　　hòu qǔ zú shào yīn　　jué tóu
贞头重而痛，泻头上五行，行五，先取手少阴，后取足少阴。厥头

tòng　　yì shàn wàng　　àn zhī bù dé　　qǔ tóu miàn zuǒ yòu dòng mài　　hòu qǔ zú tài yīn　　jué tóu tòng　　xiàng
痛，意善忘，按之不得，取头面左右动脉，后取足太阴。厥头痛，项

xiān tòng　　yāo jǐ wéi yìng　　xiān qǔ tiān zhù　　hòu qǔ zú tài yáng　　jué tóu tòng　　tóu tòng shèn　　ěr qián hòu mài
先痛，腰脊为应，先取天柱，后取足太阳。厥头痛，头痛甚，耳前后脉

yǒng yǒu rè　　xiè chū qí xuè　　hòu qǔ zú shào yáng　　zhēn tóu tòng　　tóu tòng shèn　　nǎo jìn tòng　　shǒu zú hán zhì
涌有热，泻出其血，后取足少阳。真头痛，头痛甚，脑尽痛，手足寒至

jié　　sǐ bú zhì　　tóu tòng bù kě qǔ yú shù zhě　　yǒu suǒ jǐ duò　　è xuè zài yú nèi　　ruò ròu shāng　　tòng
节，死不治。头痛不可取于俞者，有所击堕，恶血在于内，若肉伤，痛

wèi yǐ　　kě zé cì　　bù kě yuǎn qǔ yě　　tóu tòng bù kě cì zhě　　dà bì wéi è　　rì zuò zhě　　kě lìng
未已，可则刺，不可远取也。头痛不可刺者，大痹为恶，日作者，可令

shǎo yù　　bù kě yǐ　　tóu bàn hán tòng　　xiān qǔ shǒu shào yáng　　yáng míng　　hòu qǔ zú shào yáng　　yáng míng
少愈，不可已。头半寒痛，先取手少阳、阳明，后取足少阳、阳明。

jué xīn tòng　　yǔ bèi xiāng kòng　　shàn chì　　rú cóng hòu chù qí xīn　　yǔ lǚ zhě　　shèn xīn tòng yě　　xiān
厥心痛，与背相控，善瘛，如从后触其心，伛偻者，肾心痛也，先

qǔ jīng gǔ　　kūn lún　　fā zhēn bù yǐ　　qǔ rán gǔ　　jué xīn tòng　　fù zhàng xiōng mǎn　　xīn yóu tòng shèn　　wèi
取京骨、昆仑，发针不已，取然谷。厥心痛，腹胀胸满，心尤痛甚，胃

xīn tòng yě　　qǔ zhī dà dōu　　tài bái　　jué xīn tòng　　tòng rú yǐ zhuī zhēn cì qí xīn　　xīn tòng shèn zhě　　pí
心痛也，取之大都、太白。厥心痛，痛如以锥针刺其心，心痛甚者，脾

xīn tòng yě　　qǔ zhī rán gǔ　　tài xī　　jué xīn tòng　　sè cāng cāng rú sǐ zhuàng　　zhōng rì bù dé tài xī
心痛也，取之然谷、太溪。厥心痛，色苍苍如死状，终日不得太息，

gān xīn tòng yě　　qǔ zhī xíng jiān　　tài chōng　　jué xīn tòng　　wò ruò tú jū　　xīn tòng jiān　　dòng zuò tòng yì
肝心痛也，取之行间、太冲。厥心痛，卧若徒居，心痛间，动作痛益

317

---

① 解：同"懈"，松懈、懈怠。

甚，色不变，肺心痛也，取之鱼际、太渊。真心痛，手足清至节，心痛

甚，旦发夕死。心痛不可刺者，中有盛聚，不可取于俞。

肠中有虫瘕及蛟蛕，皆不可取以小针。心腹痛，懊憹发作肿痛，

肿聚，往来上下行，痛有休止，腹热喜渴，涎出者，是蛟蛕也。以手

聚按而坚持之，无令得移，以大针刺之，久持之，虫不动，乃出针也。

悲腹懊痛，形中上者。

耳聋无闻，取耳中；耳鸣，取耳前动脉；耳痛不可刺者，耳中有

脓，若有干耵聍，耳无闻也；耳聋取手足小指次指爪甲上与肉交者，

先取手，后取足；耳鸣取手足中指爪甲上，左取右，右取左，先取手，

后取足。

足髀不可举，侧而取之，在枢合中，以员利针，大针不可刺。病注

下血，取曲泉。

风痹淫泺，病不可已者，足如履冰，时如入汤中，股胫淫泺，烦

心，头痛，时呕时悗，眩已汗出，久则目眩，悲以喜恐，短气，不乐，

不出三年死也。

病本篇第二十五

先病而后逆者，治其本；先逆而后病者，治其本；先寒而后生病

者，治其本；先病而后生寒者，治其本。先热而后生病者，治其本。

先泄而后生他病者，治其本，必且调之，乃治其他病。先病而后中满者，治其标。先病后泄者，治其本。先中满而后烦心者，治其本。

有客气，有同气。大小便不利，治其标；大小便利，治其本。

病发而有余，本而标之，先治其本，后治其标；病发而不足，标而本之，先治其标，后治其本。谨详察间甚，以意调之，间者并行，甚者独行。先小大便不利而后生他病者，治其本也。

杂病篇第二十六

厥，挟脊而痛者至顶，头沉沉然，目晄晄然，腰脊强。取足太阳腘中血络。厥，胸满面肿，唇漯漯然，暴言难，甚则不能言，取足阳明。厥气走喉而不能言，手足清，大便不利，取足少阴。

厥而腹向向然，多寒气，腹中縠縠，便溲难，取足太阴。嗌干，口中热如胶，取足少阴。膝中痛，取犊鼻，以员利针，发而间之。针大如氂，刺膝无疑。喉痹，不能言，取足阳明；能言，取手阳明。疟，不渴，间日而作，取足阳明；渴而日作，取手阳明。齿痛，不恶清饮，取足阳明；恶清饮，取手阳明。聋而不痛者，取足少阳；聋而痛者，取手阳明。衄而不止，衃血流，取足太阳。衃血，取手太阳，不已，刺宛骨下。不已，刺腘中出血。腰痛，痛上寒，取足太阳、阳明；痛上热，取足厥阴，不可以俯仰，取足少阳。中热而喘，取足少阴，腘中

xuè luò　xǐ nù ér bú yù shí　yán yì xiǎo　cì zú tài yīn　nù ér duō yán　cì zú shào yáng　kǎn
血络。喜怒而不欲食，言益小，刺足太阴，怒而多言，刺足少阳。颠

tòng　cì shǒu yáng míng yǔ kǎn zhī shèng mài　chū xuè　xiàng tòng bù kě fǔ yǎng　cì zú tài yáng　bù kě yǐ
痛，刺手阳明与颠之盛脉，出血。项痛不可俯仰，刺足太阳。不可以

gù　cì shǒu tài yáng yě
顾，刺手太阳也。

xiǎo fù mǎn dà　shàng zǒu wèi zhì xīn　xī xī shēn shí hán rè　xiǎo biàn bú lì　qǔ zú jué yīn　fù
小腹满大，上走胃至心，淅淅身时寒热，小便不利，取足厥阴。腹

mǎn　dà biàn bú lì　fù dà　yì shàng zǒu xiōng yì　chuǎn xī yè yè rán　qǔ zú shào yīn　fù mǎn shí
满，大便不利，腹大，亦上走胸嗌，喘息喝喝然，取足少阴。腹满食

bú huà　fù xiàng xiàng rán　bù néng dà biàn　qǔ zú tài yīn　xīn tòng yǐn yāo jǐ　yù ǒu　qǔ zú
不化，腹向向然，不能大便，取足太阴。心痛引腰脊，欲呕，取足

shào yīn
少阴。

xīn tòng　fù zhàng　sè sè rán　dà biàn bú lì　qǔ zú tài yīn　xīn tòng　yǐn bèi bù dé xī
心痛，腹胀，啬啬然，大便不利，取足太阴。心痛，引背不得息，

cì zú shào yīn　bù yǐ　qǔ shǒu shào yáng
刺足少阴。不已，取手少阳。

xīn tòng yǐn xiǎo fù mǎn　shàng xià wú cháng chù　biàn sōu nán　cì zú jué yīn　xīn tòng　dàn duǎn qì
心痛引小腹满，上下无常处，便溲难，刺足厥阴。心痛，但短气

bù zú yǐ xī　cì shǒu tài yīn　xīn tòng　dāng jiǔ jié cì zhī　àn yǐ cì　àn zhī lì yǐ　bù yǐ
不足以息，刺手太阴。心痛，当九节刺之，按已刺，按之立已；不已，

shàng xià qiú zhī　dé zhī lì yǐ
上下求之，得之立已。

kǎn tòng　cì zú yáng míng qǔ zhōu dòng mài　jiàn xuè　lì yǐ　bù yǐ　àn rén yíng yú jīng　lì yǐ
颠痛，刺足阳明曲周动脉，见血，立已。不已，按人迎于经，立已。

qì nì shàng　cì yīng zhōng xiàn zhě　yǔ xià xiōng dòng mài　fù tòng　cì qí zuǒ yòu dòng mài　yǐ cì àn zhī
气逆上，刺膺中陷者，与下胸动脉。腹痛，刺脐左右动脉，已刺按之

lì yǐ　bù yǐ　cì qì jiē　yǐ cì àn zhī　lì yǐ　wěi jué wéi sì mò shù mán　nǎi jí jiě zhī
立已。不已，刺气街，已刺按之，立已。痿厥为四末束悗，乃疾解之，

rì èr　bù rén zhě　shí rì ér zhī　wú xiū　bìng yǐ zhǐ　yuě　yǐ cǎo cì bí　tì　tì ér yǐ
日二；不仁者，十日而知，无休，病已止。哕，以草刺鼻，嚏，嚏而已；

wú xī ér jí　yíng yǐn zhī　lì yǐ　dà jīng zhī　yì kě yǐ
无息而疾，迎引之，立已；大惊之，亦可已。

zhōu bì piān dì èr shí qī
周痹篇第二十七

huáng dì wèn yú qí bó yuē　zhōu bì zhī zài shēn yě　shàng xià yí xǐ suí mài　qí shàng xià zuǒ yòu xiāng
黄帝问于岐伯曰：周痹之在身也，上下移徙随脉，其上下左右相

应，间不容空，愿闻此痛，在血脉之中邪？将在分肉之间乎？何以致

是？其痛之移也，间不及下针，其慉痛之时，不及定治，而痛已止矣。

何道使然？愿闻其故？

岐伯答曰：此众痹也，非周痹也。

黄帝曰：愿闻众痹。

岐伯对曰：此各在其处，更发更止，更居更起，以右应左，以左应

右，非能周也。更发更休也。

帝曰：善。刺之奈何？

岐伯答曰：刺此者，痛虽已止，必刺其处，勿令复起。

帝曰：善。愿闻周痹何如？

岐伯对曰：周痹者，在于血脉之中，随脉以上，随脉以下，不能

左右，各当其所。

黄帝曰：刺之奈何？

岐伯对曰：痛从上下者，先刺其下以遏之，后刺其上以脱之。痛

从下上者，先刺其上以过之，后刺其下以脱之。

黄帝曰：善。此痛安生？何因而有名？

岐伯对曰：风寒湿气，客于外分肉之间，迫切而为沫，沫得寒则聚，

聚则排分肉而分裂也，分裂则痛，痛则神归之，神归之则热，热则痛

解，痛解则厥，厥则他痹发，发则如是。

帝曰：善。余已得其意矣。此内不在藏，而外未发于皮，独居分肉

zhī jiān　　zhēn qì bù néng zhōu　　gù mìng yuē zhōu bì　　gù cì bì zhě　　bì xiān qiè xún qí xià zhī liù jīng　　shì

之间，真气不能周，故命曰周痹。故刺痹者，必先切循其下之六经，视

qí xū shí　　jí dà luò zhī xuè jié ér bù tōng　　jí xū ér mài xiàn kōng zhě ér tiáo zhī　　wèi ér tōng zhī　　qí

其虚实，及大络之血结而不通，及虚而脉陷空者而调之，熨而通之。其

chì jiān　　zhuǎn yǐn ér xíng zhī

瘛坚，转引而行之。

huáng dì yuē　　shàn　　yú yǐ dé qí yì yǐ　　yì dé qí shì yě　　jiǔ zhě jīng xùn zhī lǐ　　shí èr jīng

黄帝曰：善。余已得其意矣，亦得其事也。九者经巽之理，十二经

mài yīn yáng zhī bìng yě

脉阴阳之病也。

kǒu wèn piān dì èr shí bā
口问篇第二十八

huáng dì xián jū　　bì① zuǒ yòu ér wèn yú qí bó yuē　　yú yǐ wén jiǔ zhēn zhī jīng　　lùn yīn yáng nì shùn

黄帝闲居，辟①左右而问于岐伯曰：余已闻九针之经，论阴阳逆顺，

liù jīng yǐ bì　　yuàn dé kǒu wèn

六经已毕，愿得口问。

qí bó bì xí zài bài yuē　　shàn hū zāi wèn yě　　cǐ xiān shī zhī suǒ kǒu chuán yě

岐伯避席再拜曰：善乎哉问也，此先师之所口传也。

huáng dì yuē　　yuàn wén kǒu chuán

黄帝曰：愿闻口传。

qí bó dá yuē　　fú bǎi bìng zhī shǐ shēng yě　　jiē shēng yú fēng　　yǔ hán shǔ yīn yáng xǐ

岐伯答曰：夫百病之始生也，皆生于风、雨、寒、暑、阴、阳、喜

nù　　yīn shí　　jū chù　　dà jīng cù kǒng　　zé xuè qì fēn lí　　yīn yáng pò sàn　　jīng luò jué jué　　mài dào

怒、饮食、居处，大惊猝恐，则血气分离，阴阳破散，经络厥绝，脉道

bù tōng　　yīn yáng xiāng nì　　wèi qì jǐ liú　　jīng mài xū kōng　　xuè qì bú cì　　nǎi shī qí cháng　　lùn bú

不通，阴阳相逆，卫气稽留，经脉虚空，血气不次，乃失其常。论不

zài jīng zhě　　qǐng dào qí fāng

在经者，请道其方。

huáng dì yuē　　rén zhī qiàn zhě　　hé qì shǐ rán

黄帝曰：人之欠者，何气使然？

qí bó dá yuē　　wèi qì zhòu rì xíng yú yáng　　yè bàn zé xíng yú yīn　　yīn zhě zhǔ yè　　yè zhě wò

岐伯答曰：卫气昼日行于阳，夜半则行于阴。阴者主夜，夜者卧，

---

① 辟：同"避"。

阳者主上，阴者主下，故阴气积于下，阳气未尽，阳引而上，阴引而下，阴阳相引，故数欠。阳气尽，阴气盛，则目暝；阴气尽而阳气盛，则寤矣，泻足少阴，补足太阳。

黄帝曰：人之哕者，何气使然？

岐伯曰：谷入于胃，胃气上注于肺，今有故寒气与新谷气，俱还入于胃，新故相乱，真邪相攻，气并相逆，复出于胃，故为哕，补手太阴，泻足少阴。

黄帝曰：人之唏音，何气使然？

岐伯曰：此阴气盛而阳气虚，阴气疾而阳气徐，阴气盛而阳气绝，故为唏。补足太阳，泻足少阴。

黄帝曰：人之振寒者，何气使然？

岐伯曰：寒气客于皮肤，阴气盛，阳气虚，故为振寒寒慄，补诸阳。

黄帝曰：人之噫者，何气使然？

岐伯曰：寒气客于胃，厥逆从下上散，复出于胃，故为噫，补足太阴、阳明，一曰补眉本也。

黄帝曰：人之嚏者，何气使然？

岐伯曰：阳气和利，满于心，出于鼻，故为嚏。补足太阳荥、眉本，一曰眉上也。

黄帝曰：人之嚲者，何气使然？

qí bó yuē　　wèi bù shí zé zhū mài xū　　zhū mài xū zé jīn mài xiè duò　　jīn mài xiè duò zé xíng yīn yòng

岐伯曰：胃不实则诸脉虚，诸脉虚则筋脉懈惰，筋脉懈惰则行阴用

lì　 qì bù néng fù　　gù wéi duǒ　 yīn qí suǒ zài　　bǔ fēn ròu jiān

力，气不能复，故为軃。因其所在，补分肉间。

huáng dì yuē　　rén zhī āi ér qì tì chū zhě　　hé qì shǐ rán

黄帝曰：人之哀而泣涕出者，何气使然？

qí bó yuē　　xīn zhě　　wǔ zàng liù fǔ zhī zhǔ yě　　mù zhě　　zōng mài zhī suǒ jù yě　　shàng yè zhī dào

岐伯曰：心者，五藏六府之主也，目者，宗脉之所聚也，上液之道

yě　 kǒu bí zhě　　qì zhī mén hù yě　　gù bēi āi chóu yōu zé xīn dòng　　xīn dòng zé wǔ zàng liù fǔ jiē yáo

也。口鼻者，气之门户也。故悲哀愁忧则心动，心动则五藏六府皆摇，

yáo zé zōng mài gǎn　　zōng mài gǎn zé yè dào kāi　　yè dào kāi gù qì tì chū yān　　yè zhě　　suǒ yǐ guàn jīng rú

摇则宗脉感，宗脉感则液道开，液道开故泣涕出焉。液者，所以灌精濡

kōng qiào zhě yě　　gù shàng yè zhī dào kāi zé qì　　qì bù zhǐ zé yè jié　　yè jié zé jīng bú guàn　　jīng bú

空窍者也，故上液之道开则泣，泣不止则液竭，液竭则精不灌，精不

guàn zé mù wú suǒ jiàn yǐ　　gù mìng yuē duó jīng　　bǔ tiān zhù　　jīng jiā jǐng

灌则目无所见矣。故命曰夺精。补天柱，经侠①颈。

huáng dì yuē　　rén zhī tài xī zhě　　hé qì shǐ rán

黄帝曰：人之太息者，何气使然？

qí bó yuē　　yōu sī zé xīn xì jí　　xīn xì jí zé qì dào yuē　　yuē zé bú lì　　gù tài xī yǐ shēn

岐伯曰：忧思则心系急，心系急则气道约，约则不利，故太息以伸

chū zhī　　bǔ shǒu shào yīn　xīn zhǔ　　zú shào yáng liú zhī yě

出之，补手少阴、心主、足少阳留之也。

huáng dì yuē　　rén zhī xián xià zhě　　hé qì shǐ rán

黄帝曰：人之涎下者，何气使然？

qí bó yuē　　yǐn shí zhě　　jiē rù yú wèi　　wèi zhōng yǒu rè zé chóng dòng　　chóng dòng zé wèi huǎn　　wèi

岐伯曰：饮食者，皆入于胃，胃中有热则虫动，虫动则胃缓，胃

huǎn zé lián quán kāi　　gù xián xià　　bǔ zú shào yīn

缓则廉泉开，故涎下，补足少阴。

huáng dì yuē　　rén zhī ěr zhōng míng zhě　　hé qì shǐ rán

黄帝曰：人之耳中鸣者，何气使然？

qí bó yuē　　ěr zhě　　zōng mài zhī suǒ jù yě　　gù wèi zhōng kōng zé zōng mài xū　　xū zé xià liū　　mài

岐伯曰：耳者，宗脉之所聚也，故胃中空则宗脉虚，虚则下溜，脉

yǒu suǒ jié zhě　　gù ěr míng　　bǔ kè zhǔ rén　　shǒu dà zhǐ zhǎo jiǎ shàng yǔ ròu jiāo zhě yě

有所竭者，故耳鸣，补客主人，手大指爪甲上与肉交者也。

huáng dì yuē　　rén zhī zì niè shé zhě　　hé qì shǐ rán

黄帝曰：人之自啮舌者，何气使然？

qí bó yuē　　cǐ jué nì zǒu shàng　　mài qì bèi zhì yě　　shào yīn qì zhì zé niè shé　　shào yáng qì zhì zé

岐伯曰：此厥逆走上，脉气辈至也。少阴气至则啮舌，少阳气至则

---

① 侠：同"挟"。

啮颊，阳明气至则啮唇矣。视主病者，则补之。

凡此十二邪者，皆奇邪之走空窍者也，故邪之所在，皆为不足。故上气不足，脑为之不满，耳为之苦鸣，头为之苦倾，目为之眩。中气不足，溲便为之变，肠为之苦鸣。下气不足，则乃为痿厥心悗。补足外踝下，留之。

黄帝曰：治之奈何？

岐伯曰：肾主为欠，取足少阴；肺主为哕，取手太阴、足少阴；嚏者，阴盛阳绝，故补足太阳，泻足少阴；振寒者，补诸阳；噫者，补足太阴、阳明；嚏者，补足太阳、眉本。亸，因其所在，补分肉间。泣出，补天柱，经侠颈，侠颈者，头中分也。太息，补手少阴、心主、足少阳，留之。涎下，补足少阴，耳鸣，补客主人，手大指爪甲上与肉交者。自啮舌，视主病者，则补之。目眩头倾，补足外踝下，留之。痿厥，心悗，刺足大趾间上二寸，留之，一曰足外踝下，留之。

325

师传篇第二十九

黄帝曰：余闻先师，有所心藏，弗著于方，余愿闻而藏之，则而行之，上以治民，下以治身，使百姓无病，上下和亲，德泽下流，子孙无忧，传于后世，无有终时，可得闻乎？

岐伯曰：远乎哉问也。夫治民与自治，治彼与治此，治小与治大，

zhì guó yǔ zhì jiā　　wèi yǒu nì ér néng zhì zhī yě　　fú wéi shùn ér yǐ yǐ　　shùn zhě　　fēi dú yīn yáng mài

治国与治家，未有逆而能治之也，夫惟顺而已矣。顺者，非独阴阳脉，

lùn qì zhī nì shùn yě　　bǎi xìng rén mín jiē yù shùn qí zhì yě

论气之逆顺也，百姓人民皆欲顺其志也。

huáng dì yuē　　shùn zhī nài hé

黄帝曰：顺之奈何？

qí bó yuē　　rù guó wèn sú　　rù jiā wèn huì　　shàng táng wèn lǐ　　lín bìng rén wèn suǒ pián

岐伯曰：入国问俗，入家问讳，上堂问礼，临病人问所便。

huáng dì yuē　　pián bìng rén nài hé

黄帝曰：便病人奈何？

qí bó yuē　　fú zhōng rè xiāo dān zé pián hán　　hán zhōng zhī shǔ zé pián rè　　wèi zhōng rè zé xiāo gǔ

岐伯曰：夫中热消瘅则便寒，寒中之属则便热；胃中热则消谷，

lìng rén xuán xīn shàn jī　　qí yǐ shàng pí rè　　cháng zhōng rè zé chū huáng rú mí　　qí yǐ xià pí hán　　wèi

令人悬心善饥，脐以上皮热；肠中热则出黄如糜，脐以下皮寒。胃

zhōng hán zé fù zhàng　　cháng zhōng hán zé cháng míng sūn xiè　　wèi zhōng hán　　cháng zhōng rè　　zé zhàng ér qiě xiè

中寒则腹胀；肠中寒则肠鸣飧泄。胃中寒，肠中热，则胀而且泄。

wèi zhōng rè　　cháng zhōng hán　　zé jí jī　　xiǎo fù tòng zhàng

胃中热，肠中寒，则疾饥，小腹痛胀。

huáng dì yuē　　wèi yù hán yǐn　　cháng yù rè yǐn　　liǎng zhě xiāng nì　　biàn zhī nài hé　　qiě fú wáng gōng

黄帝曰：胃欲寒饮，肠欲热饮，两者相逆，便之奈何？且夫王公

dà rén　　xuè shí zhī jūn　　jiāo zì zòng　yù　　qīng rù ér wú néng jìn zhī　　jìn zhī zé nì qí zhì　　shùn zhī

大人，血食之君，骄恣从①欲，轻入而无能禁之，禁之则逆其志，顺之

zé jiā qí bìng　　pián zhī nài hé　　zhì zhī hé xiān

则加其病，便之奈何，治之何先？

qí bó yuē　　rén zhī qíng　　mò bù wù sǐ ér lè shēng　　gào zhī yǐ qí bài　　yǔ zhī yǐ qí shàn　　dǎo

岐伯曰：人之情，莫不恶死而乐生，告之以其败，语之以其善，导

zhī yǐ qí suǒ pián　　kāi zhī yǐ qí suǒ kǔ　　suī yǒu wú dào zhī rén　　wū　yǒu bù tīng zhě hū

之以其所便，开之以其所苦，虽有无道之人，恶②有不听者乎？

huáng dì yuē　　zhì zhī nài hé

黄帝曰：治之奈何？

qí bó yuē　　chūn xià xiān zhì qí biā　　hòu zhì qí běn　　qiū dōng xiān zhì qí běn　　hòu zhì qí biāo

岐伯曰：春夏先治其标，后治其本；秋冬先治其本，后治其标。

huáng dì yuē　　pián qí xiāng nì zhě　　nài hé

黄帝曰：便其相逆者，奈何？

qí bó yuē　　pián cǐ zhě　　shí yǐn yī fú　　yì yù shì hán wēn　　hán wú qī chuàng　　shǔ wú chū hàn

岐伯曰：便此者，食饮衣服，亦欲适寒温，寒无凄怆，暑无出汗。

① 从：同"纵"。

② 恶：疑问代词。

326

食饮者，热无灼灼，寒无沧沧。寒温中适，故气将持，乃不致邪僻也。

黄帝曰：《本藏》以身形支节䐃肉，候五藏六府之小大焉。今夫王公大人、临朝即位之君而问焉，谁可扪循之而后答乎？

岐伯曰：身形支节者，藏府之盖也，非面部之阅也。

黄帝曰：五藏之气阅于面者，余已知之矣，以支节知而阅之，奈何？

岐伯曰：五藏六府者，肺为之盖，巨肩陷咽，候见其外。黄帝曰：善。

岐伯曰：五藏六府，心为之主，缺盆为之道，骺骨有余，以候髑骬。

黄帝曰：善。

岐伯曰：肝者主为将，使之候外，欲知坚固，视目大小。

黄帝曰：善。

岐伯曰：脾者主为卫，使之迎粮，视唇舌好恶，以知吉凶。

黄帝曰：善。

岐伯曰：肾者主为外，使之远听，视耳好恶，以知其性。

黄帝曰：善。愿闻六府之候。

岐伯曰：六府者，胃为之海，广骸、大颈、张胸，五谷乃容，鼻隧以长，以候大肠。唇厚，人中长，以候小肠。目下果大，其胆乃横。鼻孔在外，膀胱漏泄。鼻柱中央起，三焦乃约，此所以候六府者也，上下三等，藏安且良矣。

jué qì piān dì sān shí

决气篇第三十

huáng dì yuē   yú wén rén yǒu jīng   qì   jīn   yè   xuè   mài   yú yì yǐ wéi yí qì ěr   jīn
黄帝曰：余闻人有精、气、津、液、血、脉，余意以为一气耳，今

nǎi biàn wéi liù míng   yú bù zhī qí suǒ yǐ rán
乃辨为六名，余不知其所以然。

qí bó yuē   liǎng shén xiāng bó   hé ér chéng xíng   cháng xiān shēn shēng   shì wèi jīng
岐伯曰：两神相搏，合而成形，常先身生，是谓精。

hé wèi qì   qí bó yuē   shàng jiāo kāi fā   xuān wǔ gǔ wèi   xūn fū   chōng shēn   zé máo   ruò wù
何谓气？岐伯曰：上焦开发，宣五谷味，熏肤、充身、泽毛，若雾

lù zhī gài   shì wèi qì
露之溉，是谓气。

hé wèi jīn   qí bó yuē   còu lǐ fā xiè   hàn chū zhēn zhēn   shì wèi jīn
何谓津？岐伯曰：腠理发泄，汗出溱溱，是谓津。

hé wèi yè   qí bó yuē   gǔ rù qì mǎn   nào zé zhù yú gǔ   gǔ zhǔ qū shēn   xiè zé bǔ yì nǎo
何谓液？岐伯曰：谷入气满，淖泽注于骨，骨属屈伸，泄泽补益脑

suǐ   pí fū rùn zé   shì wèi yè
髓，皮肤润泽，是谓液。

hé wèi xuè   qí bó yuē   zhōng jiāo shòu qì   qǔ zhī biàn huà ér chì   shì wèi xuè
何谓血？岐伯曰：中焦受气，取汁变化而赤，是谓血。

hé wèi mài   qí bó yuē   yōng è yíng qì   lìng wú suǒ bì   shì wèi mài
何谓脉？岐伯曰：壅遏营气，令无所避，是谓脉。

huáng dì yuē   liù qì zhě   yǒu yú   bù zú   qì zhī duō shǎo   nǎo suǐ zhī xū shí   xuè mài zhī qīng
黄帝曰：六气者，有余、不足、气之多少、脑髓之虚实、血脉之清

zhuó   hé yǐ zhī zhī
浊，何以知之？

qí bó yuē   jīng tuō zhě   ěr lóng   qì tuō zhě   mù bù míng   jīn tuō zhě   còu lǐ kāi   hàn dà
岐伯曰：精脱者，耳聋；气脱者，目不明；津脱者，腠理开，汗大

xiè   yè tuō zhě   gǔ zhǔ qū shēn bú lì   sè yāo   nǎo suǐ xiāo   jìng suān   ěr shuò míng   xuè tuō zhě
泄；液脱者，骨属屈伸不利，色夭，脑髓消，胫酸、耳数鸣；血脱者，

sè bái   yāo rán bù zé   mài tuō zhě   qí mài kōng xū   cǐ qí hòu yě
色白，夭然不泽。脉脱者，其脉空虚，此其候也。

huáng dì yuē   liù qì zhě   guì jiàn hé rú
黄帝曰：六气者，贵贱何如？

qí bó yuē   liù qì zhě   gè yǒu bù zhǔ yě   qí guì jiàn   shàn è   kě wéi cháng zhǔ   rán wǔ gǔ
岐伯曰：六气者，各有部主也，其贵贱、善恶，可为常主，然五谷

328

yǔ wèi wéi dà hǎi yě
与 胃 为 大 海 也。

cháng wèi piān dì sān shí yī
肠 胃 篇 第 三 十 一

huáng dì wèn yú bó gāo yuē   yú yuàn wén liù fǔ chuán gǔ zhě   cháng wèi zhī xiǎo dà   cháng duǎn   shòu gǔ
黄 帝 问 于 伯 高 曰：余 愿 闻 六 府 传 谷 者，肠 胃 之 小 大、长 短、受 谷

zhī duō shǎo   nài hé
之 多 少，奈 何？

bó gāo yuē   qǐng jìn yán zhī   gǔ suǒ cóng chū   rù   qiǎn   shēn   yuǎn   jìn   cháng   duǎn zhī dù
伯 高 曰：请 尽 言 之，谷 所 从 出、入、浅、深、远、近、长、短 之 度。

chún zhì chǐ   cháng jiǔ fēn   kǒu guǎng èr cùn bàn   chǐ yǐ hòu zhì huì yàn   shēn sān cùn bàn   dà róng wǔ
唇 至 齿，长 九 分，口 广 二 寸 半；齿 以 后 至 会 厌，深 三 寸 半，大 容 五

gě   shé zhòng shí liǎng   cháng qī cùn   guǎng èr cùn bàn   yān mén zhòng shí liǎng   guǎng yí cùn bàn   zhì
合①；舌 重 十 两，长 七 寸，广 二 寸 半；咽 门 重 十 两，广 一 寸 半；至

wèi   cháng yì chǐ liù cùn   wèi yū qū qū   shēn zhī   cháng èr chǐ liù cùn   dà yì chǐ wǔ cùn   jìng wǔ
胃，长 一 尺 六 寸；胃 纡 曲 屈，伸 之，长 二 尺 六 寸，大 一 尺 五 寸，径 五

329

cùn   dà róng sān dǒu wǔ shēng   xiǎo cháng   hòu fù jǐ   zuǒ huán huí zhōu dié jǐ   qí zhù yú huí cháng zhě
寸，大 容 三 斗 五 升；小 肠，后 附 脊，左 环 回 周 迭 积，其 注 于 回 肠 者，

wài fù yú qí shàng   huí yùn huán fǎn shí liù qū   dà èr cùn bàn   jìng bā fēn fēn zhī shǎo bàn   cháng sān zhàng
外 附 于 脐 上。回 运 环 反 十 六 曲，大 二 寸 半，径 八 分 分 之 少 半，长 三 丈

sān chǐ   huí cháng dāng qí   zuǒ huán huí zhōu yè jǐ ér xià   huí yùn huán fǎn shí liù qū   dà sì cùn   jìng
三 尺；回 肠 当 脐，左 环 回 周 叶 积 而 下，回 运 环 反 十 六 曲，大 四 寸，径

yí cùn cùn zhī shǎo bàn   cháng èr zhàng yì chǐ   guǎng cháng   chuán jǐ   yǐ shòu huí cháng   zuǒ huán yè jǐ
一 寸 寸 之 少 半，长 二 丈 一 尺；广 肠，传 脊，以 受 回 肠，左 环 叶 积，

shàng xià bì   dà bā cùn   jìng èr cùn cùn zhī dà bàn   cháng èr chǐ bā cùn   cháng wèi suǒ rù zhì suǒ chū
上 下 辟，大 八 寸，径 二 寸 寸 之 大 半，长 二 尺 八 寸；肠 胃 所 入 至 所 出，

cháng liù zhàng sì cùn sì fēn   huí qū huán fǎn   sān shí èr qū yě
长 六 丈 四 寸 四 分，回 曲 环 反，三 十 二 曲 也。

---

① 合 （gě）：容量单位，一升的十分之一。

píng rén jué gǔ piān dì sān shí èr
平人绝谷篇第三十二

huáng dì yuē　yuàn wén rén zhī bù shí　qī rì ér sǐ　hé yě

黄帝曰：愿闻人之不食，七日而死，何也？

bó gāo yuē　chén qǐng yán qí gù　wèi dà yì chǐ wǔ cùn　jìng wǔ cùn　cháng èr chǐ liù cùn　héng qū

伯高曰：臣请言其故。胃大一尺五寸，径五寸，长二尺六寸，横屈

shòu shuǐ gǔ sān dǒu wǔ shēng　qí zhōng zhī gǔ　cháng liú èr dǒu　shuǐ yì dǒu wǔ shēng ér mǎn　shàng jiāo xiè

受水谷三斗五升，其中之谷，常留二斗，水一斗五升而满，上焦泄

qì　chū qí jīng wēi　piāo hàn huá jí　xià jiāo xià gài zhū cháng

气，出其精微，慓悍滑疾。下焦下溉诸肠。

xiǎo cháng dà èr cùn bàn　jìng bā fēn fēn zhī shǎo bàn　cháng sān zhàng èr chǐ　shòu gǔ èr dǒu sì shēng

小肠大二寸半，径八分分之少半，长三丈二尺，受谷二斗四升，

shuǐ liù shēng sān hé hé zhī dà bàn　huí cháng dà sì cùn　jìng yí cùn cùn zhī shǎo bàn　cháng èr zhàng yì chǐ

水六升三合合之大半；回肠大四寸，径一寸寸之少半，长二丈一尺，

shòu gǔ yì dǒu　shuǐ qī shēng bàn　guǎng cháng dà bā cùn　jìng èr cùn cùn zhī dà bàn　cháng èr chǐ bā cùn

受谷一斗，水七升半；广肠大八寸，径二寸寸之大半，长二尺八寸，

shòu gǔ jiǔ shēng sān hé bā fēn hé zhī yī　cháng wèi zhī cháng fán wǔ zhàng bā chǐ sì cùn　shòu shuǐ gǔ jiǔ dǒu

受谷九升三合八分合之一；肠胃之长凡五丈八尺四寸，受水谷九斗

èr shēng yì hé hé zhī dà bàn　cǐ cháng wèi suǒ shòu shuǐ gǔ zhī shù yě

二升一合合之大半，此肠胃所受水谷之数也。

píng rén zé bù rán　wèi mǎn zé cháng xū　cháng mǎn zé wèi xū　gēng xū gēng mǎn　gù qì dé shàng

平人则不然，胃满则肠虚，肠满则胃虚，更虚更满，故气得上

xià　wǔ zàng ān dìng　xuè mài hé lì　jīng shén nǎi jū　gù shén zhě　shuǐ gǔ zhī jīng qì yě　gù cháng wèi

下，五藏安定，血脉和利，精神乃居。故神者，水谷之精气也。故肠胃

zhī zhōng　dāng liú gǔ èr dǒu　shuǐ yì dǒu wǔ shēng　gù píng rén rì zài hòu　hòu èr shēng bàn　yí rì zhōng

之中，当留谷二斗，水一斗五升。故平人日再后，后二升半，一日中

wǔ shēng　qī rì wǔ qī sān dǒu wǔ shēng　ér liú shuǐ gǔ jìn yǐ　gù píng rén bù shí yǐn qī rì ér sǐ zhě

五升，七日五七三斗五升，而留水谷尽矣！故平人不食饮七日而死者，

shuǐ gǔ　jīng qì　jìn yè jiē jìn gù yě

水谷、精气、津液皆尽故也。

海论篇第三十三

黄帝问于岐伯曰：余闻刺法于夫子，夫子之所言，不离于营、卫、血、气。夫十二经脉者，内属于府藏，外络于肢节，夫子乃合之于四海乎？

岐伯答曰：人亦有四海、十二经水。经水者，皆注于海；海有东、西、南、北，命曰：四海。黄帝曰：以人应之，奈何？岐伯曰：人有髓海，有血海、有气海、有水谷之海，凡此四者，以应四海也。

黄帝曰：远乎哉！夫子之合人天地四海也，愿闻应之奈何？

岐伯答曰：必先明知阴阳、表里、荥腧所在，四海定矣！

黄帝曰：定之奈何？

岐伯曰：胃者，水谷之海也，其腧上在气街，下至三里；冲脉者，为十二经之海，其腧上在于大杼，下出于巨虚之上下廉；膻中者，为气之海，其腧上在于柱骨之上下，前在于人迎；脑为髓之海，其腧上在于其盖，下在风府。

黄帝曰：凡此四海者，何利？何害？何生？何败？

岐伯曰：得顺者生，得逆者败，知调者利，不知调者害。

黄帝曰：四海之逆顺奈何？

岐伯曰：气海有余者，气满胸中，悗息面赤。气海不足，则气少不

zú yǐ yán　　xuè hǎi yǒu yú　　zé cháng xiǎng qí shēn dà　　fú rán bù zhī qí suǒ bìng　　xuè hǎi bù zú yì

足以言；血海有余，则常想其身大，怫然不知其所病；血海不足，亦

cháng xiǎng qí shēn xiǎo　　xiá rán bù zhī qí suǒ bìng　　shuǐ gǔ zhī hǎi yǒu yú　　zé fù mǎn　　shuǐ gǔ zhī hǎi bù

常想其身小，狭然不知其所病；水谷之海有余，则腹满；水谷之海不

zú　　zé jī bù shòu gǔ shí　　suǐ hǎi yǒu yú　　zé qīng jìn duō lì　　zì guò qí dù　　suǐ hǎi bù zú　　zé

足，则饥不受谷食；髓海有余，则轻劲多力，自过其度；髓海不足，则

nǎo zhuǎn　　ěr míng　　jìng suān　　xuàn mào　　mù wú suǒ jiàn　　xiè dài　　ān wò

脑转、耳鸣、胫酸、眩冒、目无所见、懈怠、安卧。

huáng dì yuē　　yú yǐ wén nì yǔ shùn yǐ　　tiáo zhī nài hé

黄帝曰：余已闻逆与顺矣！调之奈何？

qí bó yuē　　shěn shǒu qí shù　　ér tiáo qí xū shí　　wú fàn qí hài　　shùn zhě dé fù　　nì zhě bì bài

岐伯曰：审守其腧，而调其虚实，无犯其害，顺者得复，逆者必败。

huáng dì yuē　　shàn

黄帝曰：善！

wǔ luàn piān dì sān shí sì

五乱篇第三十四

huáng dì yuē　　jīng mài shí èr zhě　　bié wéi wǔ xíng　　fēn wéi sì shí　　hé shī ér luàn　　hé dé

黄帝曰：经脉十二者，别为五行，分为四时，何失而乱，何得

ér zhì

而治？

qí bó yuē　　wǔ xíng yǒu xù　　sì shí yǒu fēn　　xiāng shùn zé zhì　　xiāng nì zé luàn

岐伯曰：五行有序，四时有分，相顺则治，相逆则乱。

huáng dì yuē　　hé wèi xiāng shùn ér zhì

黄帝曰：何谓相顺而治？

qí bó yuē　　jīng mài shí èr zhě　　yǐ yìng shí èr yuè　　shí èr yuè zhě　　fēn wéi sì shí　　sì shí zhě

岐伯曰：经脉十二者，以应十二月；十二月者，分为四时；四时者，

chūn qiū dōng xià　　qí qì gè yì　　yíng wèi xiāng suí　　yīn yáng yǐ hé　　qīng zhuó bù xiāng gān　　rú shì zé shùn

春秋冬夏，其气各异，营卫相随，阴阳已和，清浊不相干，如是则顺

zhī ér zhì

之而治。

huáng dì yuē　　hé wèi nì ér luàn

黄帝曰：何谓逆而乱？

qí bó yuē　　qīng qì zài yīn　　zhuó qì zài yáng　　yíng qì shùn mài　　wèi qì nì xíng　　qīng zhuó xiāng gān

岐伯曰：清气在阴，浊气在阳，营气顺脉，卫气逆行，清浊相干，

luàn yú xiōng zhōng　　shì wèi dà mán

乱于胸中，是谓大悗。

故气乱于心，则烦心密嘿①，俯首静伏；乱于肺，则俯仰喘喝，按手以呼；乱于肠胃，则为霍乱；乱于臂、胫，则为四厥；乱于头，则为厥逆，头重眩仆。

黄帝曰：五乱者，刺之有道乎？

岐伯曰：有道以来，有道以去，审知其道，是谓身宝。

黄帝曰：善！愿闻其道。

岐伯曰：气在于心者，取之手少阴、心主之输；气在于肺者，取之手太阴荥、足少阴输；气在于肠胃者，取之足太阴、阳明，不下者取之三里；气在于头者，取之天柱、大杼，不知，取足太阳荥、输；气在于臂足，取之先去血脉，后取其阳明、少阳之荥、输。

333

黄帝曰：补泻奈何？

岐伯曰：徐入徐出，谓之导气；补泻无形，谓之同精，是非有余不足也，乱气之相逆也。

黄帝曰：允乎哉道；明乎哉论；请著之玉版，命曰：治乱也。

胀论篇第三十五

黄帝曰：脉之应于寸口，如何而胀？

---

① 密嘿：形容沉默无声的样子。嘿，同"默"。

qí bó yuē   qí mài dà jiān yǐ sè zhě   zhàng yě
岐伯曰：其脉大坚以涩者，胀也。

huáng dì yuē   hé yǐ zhī zàng fǔ zhī zhàng yě
黄帝曰：何以知藏府之胀也？

qí bó yuē   yīn wéi zàng   yáng wéi fǔ
岐伯曰：阴为藏，阳为府。

huáng dì yuē   fú qì zhī lìng rén zhàng yě   zài yú xuè mài zhī zhōng yé   zàng fǔ zhī nèi hū
黄帝曰：夫气之令人胀也，在于血脉之中耶，藏府之内乎？

qí bó yuē   sān zhě jiē cún yān   rán fēi zhàng zhī shè yě
岐伯曰：三者皆存焉，然非胀之舍也。

huáng dì yuē   yuàn wén zhàng zhī shè
黄帝曰：愿闻胀之舍？

qí bó yuē   fú zhàng zhě   jiē zài yú zàng fǔ zhī wài   pái zàng fǔ ér guō xiōng xié   zhàng pí fū
岐伯曰：夫胀者，皆在于藏府之外，排藏府而郭胸胁、胀皮肤，

gù mìng yuē   zhàng
故命曰：胀。

huáng dì yuē   zàng fǔ zhī zài xiōng xié fù lǐ zhī nèi yě   ruò xiá guì ①zhī cáng jìn qì yě   gè yǒu cì
黄帝曰：藏府之在胸胁腹里之内也，若匣匮①之藏禁器也，各有次

shè   yì míng ér tóng chù   yí yù zhī zhōng   qí qì gè yì   yuàn wén qí gù
舍，异名而同处，一域之中，其气各异，愿闻其故？

334

huáng dì yuē   wèi jiě qí yì   zài wèn
黄帝曰：未解其意。再问。

qí bó yuē   fú xiōng fù   zàng fǔ zhī guō yě   dàn zhōng zhě   xīn zhǔ zhī gōng chéng yě   wèi zhě
岐伯曰：夫胸腹，藏府之郭也；膻中者，心主之宫城也；胃者，

tài cāng yě   yān hóu   xiǎo cháng zhě   chuán sòng yě   wèi zhī wǔ qiào zhě   lǘ lǐ mén hù yě   lián quán
太仓也；咽喉、小肠者，传送也；胃之五窍者，阊里门户也；廉泉、

yù yīng zhě   jīn yè zhī dào yě   gù wǔ zàng liù fǔ zhě   gè yǒu pàn jiè   qí bìng gè yǒu xíng zhuàng   yíng
玉英者，津液之道也；故五藏六府者，各有畔界，其病各有形状。营

qì xún mài   wèi qì nì wéi mài zhàng   wèi qì bìng mài xún fēn wéi fū zhàng   sān lǐ ér xiè   jìn zhě yí xià
气循脉，卫气逆为脉胀；卫气并脉循分为肤胀。三里而泻，近者一下，

yuǎn zhě sān xià   wú wèn xū shí   gōng zài jí xiè
远者三下，无问虚实，工在疾泻。

huáng dì yuē   yuàn wén zhàng xíng
黄帝曰：愿闻胀形。

qí bó yuē   fú xīn zhàng zhě   fán xīn   duǎn qì   wò bù ān   fèi zhàng zhě   xū mǎn ér chuǎn ké
岐伯曰：夫心胀者，烦心、短气、卧不安；肺胀者，虚满而喘咳；

gān zhàng zhě   xié xià mǎn ér tòng yǐn xiǎo fù   pí zhàng zhě   shàn yuě   sì zhī fán mǎn   tǐ zhòng bù néng shèng
肝胀者，胁下满而痛引小腹；脾胀者，善哕、四肢烦悗、体重不能胜

① 匮：同"柜"。

衣、卧不安；肾胀者，腹满引背央央然^①，腰髀痛。六府胀，胃胀者，腹满、胃脘痛，鼻闻焦臭，妨于食，大便难；大肠胀者，肠鸣而痛濯濯，冬日重感于寒，则飧泄不化；小肠胀者，少腹䐜胀，引腰而痛；膀胱胀者，少腹满而气癃；三焦胀者，气满于皮肤中，轻轻然而不坚；胆胀者，胁下痛胀、口中苦，善太息。凡此诸胀者，其道在一，明知逆顺，针数不失；泻虚补实，神去其室，致邪失正，真不可定，粗之所败，谓之天命；补虚泻实，神归其室，久塞其空，谓之良工。

黄帝曰：胀者焉生？何因而有？

岐伯曰：卫气之在身也，常然并脉，循分肉，行有逆顺，阴阳相随，乃得天和，五藏更始，四时循序，五谷乃化，然后厥气在下，营卫留止，寒气逆上，真邪相攻，两气相搏，乃合为胀也。

黄帝曰：善！何以解惑？

岐伯曰：合之于真，三合而得。

帝曰：善！

黄帝问于岐伯曰：胀论言，无问虚实，工在疾泻，近者一下，远者三下，今有其三而不下者，其过焉在？

岐伯对曰：此言陷于肉肓而中气穴者也。不中气穴，则气内闭，针不陷肓，则气不行，上越中肉，则卫气相乱，阴阳相逐。其于胀也，当泻不泻，气故不下，三而不下，必更其道，气下乃止，不下复

---

① 央央然：困苦不适的样子。央，同"怏"。

shǐ kě yǐ wàn quán wū yǒu dài zhě hū qí yú zhàng yě bì shěn qí mài dāng xiè zé xiè dāng bǔ
始，可以万全，乌有殆者乎？其于胀也，必审其脉，当泻则泻，当补

zé bǔ rú gǔ yìng fú wū yǒu bú xià zhě hū
则补，如鼓应桴，恶有不下者乎？

<h2>wǔ lóng jīn yè bié piān dì sān shí liù
五癃津液别篇第三十六</h2>

huáng dì wèn yú qí bó yuē shuǐ gǔ rù yú kǒu shū yú cháng wèi qí yè bié wéi wǔ tiān hán yī
黄帝问于岐伯曰：水谷入于口，输于肠胃，其液别为五，天寒衣

bó zé wéi niào yǔ qì tiān rè yī hòu zé wéi hàn bēi āi qì bìng zé wéi qì zhōng rè wèi huǎn zé wéi tuò
薄则为溺与气，天热衣厚则为汗，悲哀气并则为泣，中热胃缓则为唾。

xié qì nèi nì zé qì wéi zhī bì sāi ér bù xíng bù xíng zé wéi shuǐ zhàng yú zhī qí rán yě bù zhī qí
邪气内逆则气为之闭塞而不行，不行则为水胀。余知其然也，不知其

hé yóu shēng yuàn wén qí dào
何由生，愿闻其道。

qí bó yuē shuǐ gǔ jiē rù yú kǒu qí wèi yǒu wǔ gè zhù qí hǎi jīn yè gè zǒu qí dào gù
岐伯曰：水谷皆入于口，其味有五，各注其海。津液各走其道，故

sān jiāo chū qì yǐ wēn jī ròu chōng pí fū wéi qí jīn qí liú ér bù xíng zhě wéi yè tiān shǔ yī hòu
三焦出气，以温肌肉、充皮肤，为其津，其流而不行者为液；天暑衣厚

zé còu lǐ kāi gù hàn chū hán liú yú fēn ròu zhī jiān jù mò zé wéi tòng tiān hán zé còu lǐ bì qì
则腠理开，故汗出；寒留于分肉之间，聚沫则为痛；天寒则腠理闭，气

shī bù xíng shuǐ xià liú yú páng guāng zé wéi niào yǔ qì
湿不行，水下留于膀胱，则为溺与气。

wǔ zàng liù fǔ xīn wéi zhī zhǔ ěr wéi zhī tīng mù wéi zhī hòu fèi wéi zhī xiàng gān wéi zhī
五藏六府，心为之主，耳为之听，目为之候，肺为之相，肝为之

jiàng pí wéi zhī wèi shèn wéi zhī zhǔ wài gù wǔ zàng liù fǔ zhī jīn yè jìn shàng shèn yú mù xīn bēi
将，脾为之卫，肾为之主外。故五藏六府之津液，尽上渗于目。心悲

qì bìng zé xīn xì jí xīn xì jí zé fèi jǔ fèi jǔ zé yè shàng yì fú xīn xì yǔ fèi bù néng cháng
气并则心系急，心系急则肺举，肺举则液上溢。夫心系与肺，不能常

jǔ zhà shàng zhà xià gù ké ér qì chū yǐ zhōng rè zé wèi zhōng xiāo gǔ xiāo gǔ zé chóng shàng xià zuò
举，乍上乍下，故咳而泣出矣！中热则胃中消谷，消谷则虫上下作，

cháng wèi chōng guō gù wèi huǎn wèi huǎn zé qì nì gù tuò chū
肠胃充郭，故胃缓，胃缓则气逆，故唾出。

^{wǔ gǔ zhī jīn yè} ^{hé hé ér wéi gāo zhě} ^{nèi shèn rù yú gǔ kōng} ^{bǔ yì nǎo suǐ} ^{ér xià liú}
五谷之津液，和合而为膏者，内渗入于骨空^①，补益脑髓，而下流

^{yú yīn gǔ} ^{yīn yáng bù hé zé shǐ yè yì ér xià liú yú yīn} ^{suǐ yè jiē jiǎn ér xià} ^{xià guò dù zé xū}
于阴股。阴阳不和则使液溢而下流于阴，髓液皆减而下，下过度则虚，

^{xū gù yāo bèi tòng ér jìng suān} ^{yīn yáng qì dào bù tōng} ^{sì hǎi bì sāi} ^{sān jiāo bú xiè} ^{jīn yè bú huà}
虚故腰背痛而胫酸；阴阳气道不通，四海闭塞，三焦不泻，津液不化，

^{shuǐ gǔ bìng xíng cháng wèi zhī zhōng} ^{bié yú huí cháng} ^{liú yú xià jiāo} ^{bù dé shèn páng guāng} ^{zé xià jiāo zhàng}
水谷并行肠胃之中，别于回肠，留于下焦，不得渗膀胱，则下焦胀，

^{shuǐ yì zé wéi shuǐ zhàng} ^{cǐ jīn yè wǔ bié zhī nì shùn yě}
水溢则为水胀，此津液五别之逆顺也。

^{wǔ yuè wǔ shǐ piān dì sān shí qī}
五阅五使篇第三十七

^{huáng dì wèn yú qí bó yuē} ^{yú wén cì yǒu wǔ guān} ^{wǔ yuè} ^{yǐ guān wǔ qì} ^{wǔ qì zhě} ^{wǔ zàng}
黄帝问于岐伯曰：余闻刺有五官、五阅，以观五气。五气者，五藏

^{zhī shǐ yě} ^{wǔ shí zhī fù yě} ^{yuàn wén qí wǔ shǐ dāng ān chū}
之使也。五时之副也。愿闻其五使当安出？

^{qí bó yuē} ^{wǔ guān zhě} ^{wǔ zàng zhī yuè yě}
岐伯曰：五官者，五藏之阅也。

^{huáng dì yuē} ^{yuàn wén qí suǒ chū} ^{lìng kě wéi cháng}
黄帝曰：愿闻其所出，令可为常。

^{qí bó yuē} ^{mài chū yú qì kǒu} ^{sè xiàn yú míng táng} ^{wǔ sè gēng chū} ^{yǐ yìng wǔ shí} ^{gè rú qí}
岐伯曰：脉出于气口，色见于明堂，五色更出，以应五时，各如其

^{cháng} ^{jīng qì rù zàng} ^{bì dāng zhì lǐ}
常，经气入藏，必当治里。

^{dì yuē} ^{shàn} ^{wǔ sè dú jué yú míng táng hū}
帝曰：善！五色独决于明堂乎？

^{qí bó yuē} ^{wǔ guān yǐ biàn} ^{què tíng bì zhāng} ^{nǎi lì míng táng} ^{míng táng guǎng dà} ^{fān bì xiàn}
岐伯曰：五官已辨，阙庭必张，乃立明堂，明堂广大，蕃^②蔽见

^{wài} ^{fāng bì gāo jī} ^{yǐn chuí jū wài} ^{wǔ sè nǎi zhì} ^{píng bó guǎng dà} ^{shòu zhòng bǎi suì} ^{jiàn cǐ zhě}
外，方壁高基，引垂居外，五色乃治，平博广大，寿中百岁；见此者，

^{cì zhī bì yǐ} ^{rú shì zhī rén zhě} ^{xuè qì yǒu yú} ^{jī ròu jiān zhì} ^{gù kě kǔ yǐ zhēn}
刺之必已；如是之人者，血气有余，肌肉坚致，故可苦已针。

---

① 空：同"孔"。
② 蕃：同"藩"。

huáng dì yuē　　yuàn wén wǔ guān
黄帝曰：愿闻五官。

qí bó yuē　　bí zhě　　fèi zhī guān yě　　mù zhě　　gān zhī guān yě　　kǒu chún zhě　　pí zhī guān yě
岐伯曰：鼻者，肺之官也；目者，肝之官也；口唇者，脾之官也；

shé zhě　　xīn zhī guān yě　　ěr zhě　　shèn zhī guān yě
舌者，心之官也；耳者，肾之官也。

huáng dì yuē　　yǐ guān hé hòu
黄帝曰：以官何候？

qí bó yuē　　yǐ hòu wǔ zàng　　gù fèi bìng zhě　　chuǎn xī　　bí zhāng　　gān bìng zhě　　zì qīng　　pí bìng
岐伯曰：以候五藏。故肺病者，喘息、鼻张；肝病者，眦青；脾病

zhě　　chún huáng　　xīn bìng zhě　　shé juǎn duǎn　　quán chì　　shèn bìng zhě　　quán yǔ yán hēi
者，唇黄；心病者，舌卷短、颧赤；肾病者，颧与颜黑。

huáng dì yuē　　wǔ mài ān chū　　wǔ sè ān xiàn　　qí cháng sè dài zhě rú hé
黄帝曰：五脉安出，五色安见。其常色殆者如何？

qí bó yuē　　wǔ guān bú biàn　　què tíng bù zhāng　　xiǎo qí míng táng　　fān bì bú xiàn　　yòu bēi　　qí qiáng
岐伯曰：五官不辨，阙庭不张，小其明堂，蕃蔽不见，又埤①其墙，

qiáng xià wú jī　　chuí jiǎo qù wài　　rú shì zhě　　suī píng cháng dài　　kuàng jiā jí zāi
墙下无基，垂角去外，如是者，虽平常殆；况加疾哉？

huáng dì yuē　　wǔ sè zhī xiàn yú míng táng　　yǐ guān wǔ zàng zhī qì　　zuǒ yòu gāo xià　　gè yǒu xíng hū
黄帝曰：五色之见于明堂，以观五藏之气，左右高下，各有形乎？

qí bó yuē　　fǔ zàng zhī zài zhōng yě　　gè yǐ cì shè　　zuǒ yòu shàng xià　　gè rú qí dù yě
岐伯曰：府藏之在中也，各以次舍，左右上下，各如其度也。

ní shùn féi shòu piān dì sān shí bā
逆顺肥瘦篇第三十八

huáng dì wèn yú qí bó yuē　　yú wén zhēn dào yú fū zǐ　　zhòng duō bì xī yǐ　　fū zǐ zhī dào　　yìng
黄帝问于岐伯曰：余闻针道于夫子，众多毕悉矣！夫子之道，应

ruò shī　　ér jù wèi yǒu jiān rán zhě yě　　fū zǐ zhī wèn xué shóu hū　　jiāng shěn chá yú wù ér shēng zhī hū
若失，而据未有坚然者也。夫子之问学熟乎，将审察于物而生之乎？

qí bó duì yuē　　shèng rén zhī wéi dào zhě　　shàng hé yú tiān　　xià hé yú dì　　zhōng hé yú rén shì
岐伯对曰：圣人之为道者，上合于天，下合于地，中合于人事，

bì yǒu míng fǎ　　yǐ qǐ dù shù　　fǎ shì jiǎn yā　　nǎi hòu kě chuán yān　　gù jiàng rén bù néng shì chǐ cùn ér
必有明法，以起度数，法式检押，乃后可传焉！故匠人不能释尺寸而

———————————

① 埤：同"卑"。

意短长，废绳墨而起平水也，工人不能置规而为圆，去矩而为方。知

用此者，固自然之物，易用之教，逆顺之常也。

黄帝曰：愿闻自然奈何？

岐伯曰：临深决水，不用功力，而水可竭也；循掘①决冲，而经可

通也；此言气之滑涩，血之清浊，行之逆顺也。

黄帝曰：愿闻人之白黑、肥瘦、小长，各有数乎？

岐伯曰：年质壮大，血气充盈，肤革坚固，因加以邪，刺此者，

深而留之，此肥人也；广肩腋项，肉薄厚皮而黑色，唇临临然，其血

黑以浊，其气涩以迟，其为人也，贪而取与；刺此者，深而留之，多益

其数也。

黄帝曰：刺瘦人奈何？

岐伯曰：瘦人者，皮薄、色少，肉廉廉然，薄唇，轻言，其血清、

气滑，易脱于气，易损于血；刺此者，浅而疾之。

黄帝曰：刺常人奈何？

岐伯曰：视其白黑，各为调之。其端正敦厚者，其血气和调，刺此

者，无失常数也。

黄帝曰：刺壮士真骨者，奈何？

岐伯曰：刺壮士真骨，坚肉、缓节、监监然，此人重则气涩、血

浊，刺此者，深而留之，多益其数；劲则气滑、血清，刺此者，浅而

———————

① 掘：同"窟"。

jí zhī
疾之。

huáng dì yuē　　cì yīng ér nài hé
黄帝曰：刺婴儿奈何？

qí bó yuē　　yīng ér zhě　　qí ròu cuì　　xuè shǎo　　qì ruò　　cì cǐ zhě　　yǐ háo zhēn qiǎn cì ér jí
岐伯曰：婴儿者，其肉脆、血少、气弱；刺此者，以毫针浅刺而疾

fā zhēn　　rì zài kě yě
发针，日再可也。

huáng dì yuē　　lín shēn jué shuǐ　　nài hé
黄帝曰：临深决水，奈何？

qí bó yuē　　xuè qīng　　qì zhuó　　jí xiè zhī　　zé qì jié yān
岐伯曰：血清、气浊，疾泻之，则气竭焉！

huáng dì yuē　　xún kū jué chōng　　nài hé
黄帝曰：循掘决冲，奈何？

qí bó yuē　　xuè zhuó　　qì sè　　jí xiè zhī　　zé jīng kě tōng yě
岐伯曰：血浊、气涩，疾泻之，则经可通也。

huáng dì yuē　　mài xíng zhī nì shùn　　nài hé
黄帝曰：脉行之逆顺，奈何？

qí bó yuē　　shǒu zhī sān yīn　　cóng zàng zǒu shǒu　　shǒu zhī sān yáng　　cóng shǒu zǒu tóu　　zú zhī sān yáng
岐伯曰：手之三阴，从藏走手；手之三阳，从手走头；足之三阳，

cóng tóu zǒu zú　　zú zhī sān yīn　　cóng zú zǒu fù
从头走足；足之三阴，从足走腹。

huáng dì yuē　　shào yīn zhī mài dú xià xíng　　hé yě
黄帝曰：少阴之脉独下行，何也？

qí bó yuē　　bù rán　　fú chōng mài zhě　　wǔ zàng liù fǔ zhī hǎi yě　　wǔ zàng liù fǔ jiē bǐng yān　　qí
岐伯曰：不然。夫冲脉者，五藏六府之海也；五藏六府皆禀焉！其

shàng zhě　　chū yú háng sǎng　　shèn zhū yáng　　guàn zhū jīng　　qí xià zhě　　zhù shào yīn zhī dà luò　　chū yú qì
上者，出于颃颡，渗诸阳，灌诸精；其下者，注少阴之大络，出于气

jiē　　xún yīn gǔ nèi lián　　rù guó zhōng　　fú xíng gàn gǔ nèi　　xià zhì nèi huái zhī hòu　　zhǔ ér bié　　qí xià
街，循阴股内廉，入腘中，伏行骭骨内，下至内踝之后，属而别。其下

zhě　　bìng xíng shào yīn zhī jīng　　shèn sān yīn　　qí qián zhě　　fú xíng chū fū zhǔ　　xià xún fū　　rù dà zhǐ
者，并行少阴之经，渗三阴；其前者，伏行出跗属，下循跗，入大趾

jiān　　shèn zhū luò ér wēn jī ròu　　gù bié luò jié zé fū shàng bú dòng　　bú dòng zé jué　　jué zé hán yǐ
间，渗诸络而温肌肉。故别络结则跗上不动，不动则厥，厥则寒矣！

huáng dì yuē　　hé yǐ míng zhī
黄帝曰：何以明之？

qí bó yuē　　yǐ yán dǎo zhī　　qiè ér yàn zhī　　qí fēi bì dòng　　rán hòu nǎi kě míng nì shùn zhī
岐伯曰：以言导之，切而验之，其非必动，然后乃可明逆顺之

xíng yě
行也。

340

huáng dì yuē   jiǒng hū zāi   shèng rén zhī wéi dào yě   míng yú rì yuè   wēi yú háo lí   qí fēi fū

黄帝曰：窘乎哉！圣人之为道也，明于日月，微于毫厘，其非夫

zǐ   shú néng dào zhī yě

子，孰能道之也。

xuè luò lùn piān dì sān shí jiǔ
血络论篇第三十九

huáng dì yuē   yuàn wén qí qí xié ér bú zài jīng zhě

黄帝曰：愿闻其奇邪而不在经者。

qí bó yuē   xuè luò shì yě

岐伯曰：血络是也。

huáng dì yuē   cì xuè luò ér pū zhě   hé yě   xuè chū ér shè zhě   hé yě   xuè shǎo hēi ér zhuó

黄帝曰：刺血络而仆者，何也？血出而射者，何也？血少黑而浊

zhě   hé yě   xuè chū qīng ér bàn wéi zhī zhě   hé yě   fā zhēn ér zhǒng zhě   hé yě   xuè chū ruò duō

者，何也？血出清而半为汁者，何也？发针而肿者，何也？血出若多、

ruò shǎo   ér miàn sè cāng cāng zhě   hé yě   fā zhēn ér miàn sè bú biàn ér fán mán zhě   hé yě   duō chū xuè

若少，而面色苍苍者，何也？发针而面色不变而烦悗者，何也？多出血

ér bú dòng yáo zhě   hé yě   yuàn wén qí gù

而不动摇者，何也？愿闻其故？

qí bó yuē   mài qì shèng ér xuè xū zhě   cì zhī zé tuō qì   tuō qì zé pū   xuè qì jù shèng   ér

岐伯曰：脉气盛而血虚者，刺之则脱气，脱气则仆；血气俱盛，而

yīn qì duō zhě   qí xuè huá   cì zhī zé shè   yáng qì xù jī   jiǔ liú ér bú xiè zhě   qí xuè hēi yǐ

阴气多者，其血滑，刺之则射；阳气畜①积，久留而不泻者，其血黑以

zhuó   gù bù néng shè   xīn yǐn ér yè shèn yú luò   ér wèi hé hé yú xuè yě   gù xuè chū ér zhī bié yān

浊，故不能射；新饮而液渗于络，而未合和于血也，故血出而汁别焉；

qí bù xīn yǐn zhě   shēn zhōng yǒu shuǐ   jiǔ zé wéi zhǒng   yīn qì jī yú yáng   qí qì yīn yú luò   gù cì

其不新饮者，身中有水，久则为肿，阴气积于阳，其气因于络，故刺

zhī xuè wèi chū ér qì xiān xíng   gù zhǒng   yīn yáng zhī qì   qí xīn xiāng dé ér wèi hé hé   yīn ér xiè zhī

之血未出而气先行，故肿；阴阳之气，其新相得而未和合，因而泻之，

zé yīn yáng jù tuō   biǎo lǐ xiāng lí   gù tuō sè ér cāng cāng rán   cì zhī xuè chū duō   sè bú biàn ér fán

则阴阳俱脱，表里相离，故脱色而苍苍然；刺之血出多，色不变而烦

mán zhě   cì luò ér xū jīng   xū jīng zhī zhǔ yú yīn zhě   yīn tuō   gù fán mán   yīn yáng xiāng dé ér hé wéi

悗者，刺络而虚经，虚经之属于阴者，阴脱，故烦悗；阴阳相得而合为

---

① 畜：同"蓄"。

bì zhě　　　cǐ wéi nèi yì yú jīng　　wài zhù yú luò　　rú shì zhě　　yīn yáng jù yǒu yú　　suī duō chū xuè ér fú

痹者，此为内溢于经，外注于络；如是者，阴阳俱有余，虽多出血而弗

néng xū yě

能虚也。

huáng dì yuē　　xiàng zhī nài hé

　　黄帝曰：相之奈何？

qí bó yuē　　xuè mài shèng zhě　　jiān héng yǐ chì　　shàng xià wú cháng chù　　xiǎo zhě rú zhēn　　dà zhě rú

　　岐伯曰：血脉盛者，坚横以赤，上下无常处，小者如针、大者如

zhù　　zé ér xiè zhī　　wàn quán yě　　gù wú shī shù yǐ　　shī shù ér fǎn　　gè rú qí dù

箸，则而泻之，万全也，故无失数矣。失数而反，各如其度。

huáng dì yuē　　zhēn rù ér ròu zhuó zhě　　hé yě

　　黄帝曰：针入而肉著者，何也？

qí bó yuē　　rè qì yīn yú zhēn zé rè　　rè zé ròu zhuó yú zhēn　　gù jiān yān

　　岐伯曰：热气因于针则热，热则肉著于针，故坚焉！

yīn yáng qīng zhuó piān dì sì shí

阴阳清浊篇第四十

huáng dì yuē　　yú wén shí èr jīng mài　　yǐ yìng shí èr jīng shuǐ zhě　　qí wǔ sè gè yì　　qīng zhuó bù

　　黄帝曰：余闻十二经脉，以应十二经水者，其五色各异，清浊不

tóng　　rén zhī xuè qì ruò yī　　yìng zhī nài hé

同，人之血气若一，应之奈何？

qí bó yuē　　rén zhī xuè qì　　gǒu néng wéi yī　　zé tiān xià wéi yī yǐ　　wū yǒu luàn zhě hū

　　岐伯曰：人之血气，苟能为一，则天下为一矣！恶有乱者乎？

huáng dì yuē　　yú wèn yì rén　　fēi wèn tiān xià zhī zhòng

　　黄帝曰：余问一人，非问天下之众。

qí bó yuē　　fú yì rén zhě　　yì yǒu luàn qì　　tiān xià zhī zhòng　　yì yǒu luàn rén　　qí hé wéi

　　岐伯曰：夫一人者，亦有乱气；天下之众，亦有乱人，其合为

yī ěr

一耳。

huáng dì yuē　　yuàn wén rén qì zhī qīng zhuó

　　黄帝曰：愿闻人气之清浊？

qí bó yuē　　shòu gǔ zhě zhuó　　shòu qì zhě qīng　　qīng zhě zhù yīn　　zhuó zhě zhù yáng　　zhuó ér qīng zhě

　　岐伯曰：受谷者浊，受气者清。清者注阴，浊者注阳。浊而清者，

shàng chū yú yān　　qīng ér zhuó zhě　　zé xià xíng　　qīng zhuó xiāng gān　　mìng yuē　　luàn qì

上出于咽，清而浊者，则下行。清浊相干，命曰：乱气。

huáng dì yuē　　fú yīn qīng ér yáng zhuó　　zhuó zhě yǒu qīng　　qīng zhě yǒu zhuó　　qīng zhuó bié zhī　　nài hé

　　黄帝曰：夫阴清而阳浊，浊者有清，清者有浊，清浊别之，奈何？

岐伯曰：气之大别，清者上注于肺，浊者下走于胃；胃之清气，上出于口；肺之浊气，下注于经，内积于海。

黄帝曰：诸阳皆浊，何阳浊甚乎？

岐伯曰：手太阳独受阳之浊，手太阴独受阴之清。其清者，上走空窍；其浊者，独下行诸经。诸阴皆清，足太阴独受其浊。

黄帝曰：治之奈何？

岐伯曰：清者其气滑，浊者其气涩，此气之常也。故刺阴者深而留之，刺阳者浅而疾之，清浊相干者，以数调之也。

阴阳系日月篇第四十一

黄帝曰：余闻天为阳，地为阴，日为阳，月为阴，其合之于人奈何？

岐伯曰：腰以上为天，腰以下为地，故天为阳，地为阴。故足之十二经脉，以应十二月，月生于水，故在下者为阴。手之十指，以应十日，日主火，故在上者为阳。

黄帝曰：合之于脉奈何？

岐伯曰：寅者，正月之生阳也，主左足之少阳；未者，六月，主右足之少阳；卯者，二月，主左足之太阳；午者，五月，主右足之太阳；辰者，三月，主左足之阳明；巳者，四月，主右足之阳明，此两阳

hé yú qián gù yuē yáng míng shēn zhě qī yuè zhī shēng yīn yě zhǔ yòu zú zhī shào yīn chǒu zhě shí
合于前，故曰阳明；申者，七月之生阴也，主右足之少阴；丑者，十

èr yuè zhǔ zuǒ zú zhī shào yīn yǒu zhě bā yuè zhǔ yòu zú zhī tài yīn zǐ zhě shí yī yuè zhǔ
二月，主左足之少阴；酉者，八月，主右足之太阴；子者，十一月，主

zuǒ zú zhī tài yīn xū zhě jiǔ yuè zhǔ yòu zú zhī jué yīn hài zhě shí yuè zhǔ zuǒ zú zhī jué yīn
左足之太阴；戌者，九月，主右足之厥阴；亥者，十月，主左足之厥阴，

cǐ liǎng yīn jiāo jìn gù yuē jué yīn
此两阴交尽，故曰：厥阴。

jiǎ zhǔ zuǒ shǒu zhī shào yáng jǐ zhǔ yòu shǒu zhī shào yáng yǐ zhǔ zuǒ shǒu zhī tài yáng wù zhǔ yòu shǒu
甲主左手之少阳，己主右手之少阳；乙主左手之太阳，戊主右手

zhī tài yáng bǐng zhǔ zuǒ shǒu zhī yáng míng dīng zhǔ yòu shǒu zhī yáng míng cǐ liǎng huǒ bìng hé gù wéi yáng míng
之太阳；丙主左手之阳明，丁主右手之阳明，此两火并合，故为阳明；

gēng zhǔ yòu shǒu zhī shào yīn guǐ zhǔ zuǒ shǒu zhī shào yīn xīn zhǔ yòu shǒu zhī tài yīn rén zhǔ zuǒ shǒu zhī
庚主右手之少阴，癸主左手之少阴；辛主右手之太阴，壬主左手之

tài yīn
太阴。

gù zú zhī yáng zhě yīn zhōng zhī shào yáng yě zú zhī yīn zhě yīn zhōng zhī tài yīn yě shǒu zhī yáng
故足之阳者，阴中之少阳也；足之阴者，阴中之太阴也；手之阳

zhě yáng zhōng zhī tài yáng yě shǒu zhī yīn zhě yáng zhōng zhī shào yīn yě yāo yǐ shàng zhě wéi yáng yāo yǐ
者，阳中之太阳也；手之阴者，阳中之少阴也。腰以上者为阳，腰以

xià zhě wéi yīn
下者为阴。

qí yú wǔ zàng yě xīn wéi yáng zhōng zhī tài yáng fèi wéi yáng zhōng zhī shào yīn gān wéi yīn zhōng zhī shào
其于五藏也，心为阳中之太阳，肺为阳中之少阴，肝为阴中之少

yáng pí wéi yīn zhōng zhī zhì yīn shèn wéi yīn zhōng zhī tài yīn
阳，脾为阴中之至阴，肾为阴中之太阴。

huáng dì yuē yǐ zhì nài hé
黄帝曰：以治奈何？

qí bó yuē zhēng yuè èr yuè sān yuè rén qì zài zuǒ wú cì zuǒ zú zhī yáng sì yuè wǔ
岐伯曰：正月、二月、三月，人气在左，无刺左足之阳；四月、五

yuè liù yuè rén qì zài yòu wú cì yòu zú zhī yáng qī yuè bā yuè jiǔ yuè rén qì zài yòu
月、六月，人气在右，无刺右足之阳；七月、八月、九月，人气在右，

wú cì yòu zú zhī yīn shí yuè shí yī yuè shí èr yuè rén qì zài zuǒ wú cì zuǒ zú zhī yīn
无刺右足之阴；十月、十一月、十二月，人气在左，无刺左足之阴。

huáng dì yuē wǔ xíng yǐ dōng fāng wéi jiǎ yǐ mù wàng chūn chūn zhě cāng sè zhǔ gān gān zhě
黄帝曰：五行以东方为甲乙木，王①春；春者苍色，主肝；肝者，

zú jué yīn yě jīn nǎi yǐ jiǎ wéi zuǒ shǒu zhī shào yáng bù hé yú shù hé yě
足厥阴也；今乃以甲为左手之少阳，不合于数，何也？

①　王：同"旺"。

qí bó yuē　　cǐ tiān dì zhī yīn yáng yě　fēi sì shí　wǔ xíng zhī yǐ cì xíng yě　　qiě fú yīn yáng

岐伯曰：此天地之阴阳也，非四时、五行之以次行也；且夫阴阳

zhě　yǒu míng ér wú xíng　　gù shǔ zhī kě shí　　lí zhī kě bǎi　　sàn zhī kě qiān　　tuī zhī kě wàn　cǐ zhī

者，有名而无形，故数之可十，离之可百，散之可千，推之可万，此之

wèi yě

谓也。

bìng chuán piān dì sì shí èr
病传篇第四十二

huáng dì yuē　　yú shòu jiǔ zhēn yú fū zǐ　　ér sī lǎn yú zhū fāng　　huò yǒu dǎo yǐn xíng qì　qiáo mó

黄帝曰：余受九针于夫子，而私览于诸方，或有导引行气、乔摩、

jiǔ　wèi　cì　ruò　　yǐn yào zhī yǐ zhě　　kě dú shǒu yé　　jiāng jìn xíng zhī hū

灸、熨、刺、焫、饮药之一者，可独守耶？将尽行之乎？

qí bó yuē　　zhū fāng zhě　　zhòng rén zhī fāng yě　　fēi yì rén zhī suǒ jìn xíng yě

岐伯曰：诸方者，众人之方也，非一人之所尽行也。

huáng dì yuē　　cǐ nǎi suǒ wèi shǒu yī wù shī　　wàn wù bì zhě yě　　jīn yú yǐ wén yīn yáng zhī yào　　xū

黄帝曰：此乃所谓守一勿失，万物毕者也。今余已闻阴阳之要、虚

shí zhī lǐ　　qīng yí zhī guò　　kě zhì zhī shǔ　　yuàn wén bìng zhī biàn huà　　yín chuán jué bài ér bù kě zhì zhě

实之理、倾移之过、可治之属，愿闻病之变化，淫传绝败而不可治者，

kě dé wén hū

可得闻乎？

345

qí bó yuē　　yào hū zāi wèn yě　　dào　　zhāo hū qí rú rì xǐng　　jiǒng hū qí rú yè míng　　néng pī ér

岐伯曰：要乎哉问也。道，昭乎其如日醒；窘乎其如夜瞑，能被而

fú zhī　　shén yǔ jù chéng　　bì jiāng fú zhī　　shén zì dé zhī　　shēng shén zhī lǐ　　kě zhù yú zhú bó　　bù

服之，神与俱成，毕将服之，神自得之，生神之理，可著于竹帛，不

kě chuán yú zǐ sūn

可传于子孙。

huáng dì yuē　　hé wèi rì xǐng

黄帝曰：何谓日醒？

qí bó yuē　　míng yú yīn yáng　　rú huò zhī jiě　　rú zuì zhī xǐng

岐伯曰：明于阴阳，如惑之解，如醉之醒。

huáng dì yuē　　hé wèi yè míng

黄帝曰：何谓夜瞑？

qí bó yuē　　yīn hū qí wú shēng　　mò hū qí wú xíng　　zhé máo fā lǐ　　zhèng qì héng qīng　　yín xié

岐伯曰：暗乎其无声，漠乎其无形，折毛发理，正气横倾，淫邪

pàn yǎn　　xuè mài chuán liū　　dà qì rù zàng　　fù tòng xià yín　　kě yǐ zhì sǐ　　bù kě yǐ zhì shēng

泮衍，血脉传溜，大气入藏，腹痛下淫，可以致死，不可以致生。

huáng dì yuē　dà qì rù zàng nài hé　qí bó yuē　bìng xiān fā yú xīn　yí rì ér zhī fèi　sān rì
黄帝曰：大气入藏奈何？岐伯曰：病先发于心，一日而之肺，三日

ér zhī gān　wǔ rì ér zhī pí　sān rì bù yǐ　sǐ　dōng yè bàn　xià rì zhōng　bìng xiān fā yú fèi
而之肝，五日而之脾，三日不已，死，冬夜半，夏日中；病先发于肺，

sān rì ér zhī gān　yí rì ér zhī pí　wǔ rì ér zhī wèi　shí rì bù yǐ　sǐ　dōng rì rù　xià rì
三日而之肝，一日而之脾，五日而之胃，十日不已，死，冬日入，夏日

chū　bìng xiān fā yú gān　sān rì ér zhī pí　wǔ rì ér zhī wèi　sān rì ér zhī shèn　sān rì bù yǐ
出；病先发于肝，三日而之脾，五日而之胃，三日而之肾，三日不已，

sǐ　dōng rì rù　xià zǎo shí
死，冬日入，夏早食。

bìng xiān fā yú pí　yí rì ér zhī wèi　èr rì ér zhī shèn　sān rì ér zhī lǚ páng guāng　shí rì bù
病先发于脾，一日而之胃，二日而之肾，三日而之膂膀胱，十日不

yǐ　sǐ　dōng rén dìng　xià yàn shí
已，死。冬人定，夏晏食。

bìng xiān fā yú wèi　wǔ rì ér zhī shèn　sān rì ér zhī lǚ páng guāng　wǔ rì ér shàng zhī xīn　èr
病先发于胃，五日而之肾，三日而之膂膀胱，五日而上之心，二

rì bù yǐ　sǐ　dōng yè bàn　xià rì dié
日不已，死，冬夜半，夏日昳。

bìng xiān fā yú shèn　sān rì ér zhī lǚ páng guāng　sān rì ér shàng zhī xīn　sān rì ér zhī xiǎo cháng
病先发于肾，三日而之膂膀胱，三日而上之心，三日而之小肠，

sān rì bù yǐ　sǐ　dōng dà chén　xià zǎo bū
三日不已，死，冬大晨，夏早晡。

bìng xiān fā yú páng guāng　wǔ rì ér zhī shèn　yí rì ér zhī xiǎo cháng　yí rì ér zhī xīn　èr rì
病先发于膀胱，五日而之肾，一日而之小肠，一日而之心，二日

bù yǐ　sǐ　dōng jī míng　xià xià bū
不已，死，冬鸡鸣，夏下晡。

zhū bìng yǐ cì xiāng chuán　rú shì zhě jiē yǒu sǐ qī　bù kě cì yě　jiàn yí zàng　jí èr　sān
诸病以次相传，如是者皆有死期，不可刺也。间一藏，及二、三、

sì zàng zhě　nǎi kě cì yě
四藏者，乃可刺也。

yín xié fā mèng piān dì　sì shí sān
淫邪发梦篇第四十三

huáng dì yuē　yuàn wén yín xié pàn yǎn　nài hé
黄帝曰：愿闻淫邪泮衍，奈何？

qí bó yuē　zhèng xié cóng wài xí nèi　ér wèi yǒu dìng shè　fǎn yín yú zàng　bù dé dìng chù　yǔ yíng
岐伯曰：正邪从外袭内，而未有定舍，反淫于藏，不得定处，与营

卫俱行，而与魂魄飞扬，使人卧不得安而喜梦；气淫于府，则有余于外，不足于内；气淫于藏，则有余于内，不足于外。

黄帝曰：有余不足，有形乎？

岐伯曰：阴气盛，则梦涉大水而恐惧；阳气盛，则梦大火而燔焫；阴阳俱盛，则梦相杀；上盛，则梦飞，下盛，则梦堕；甚饥，则梦取；甚饱，则梦予；肝气盛，则梦怒；肺气盛，则梦恐惧、哭泣、飞扬；心气盛，则梦善笑、恐畏；脾气盛，则梦歌乐、身体重不举；肾气盛，则梦腰脊两解不属。凡此十二盛者，至而泻之，立已。

厥气客于心，则梦见丘山烟火；客于肺，则梦飞扬、见金铁之奇物；客于肝，则梦见山林树木；客于脾，则梦见丘陵、大泽、坏屋、风雨；客于肾，则梦临渊，没居水中；客于膀胱，则梦游行；客于胃，则梦饮食；客于大肠，则梦田野；客于小肠，则梦聚邑、冲衢；客于胆，则梦斗讼、自刳；客于阴器，则梦接内；客于项，则梦斩首；客于胫，则梦行走而不能前，及居深地窌苑中；客于股肱，则梦礼节拜起；客于胞䐈，则梦溲便。凡此十五不足者，至而补之，立已也。

顺气一日分为四时篇第四十四

黄帝曰：夫百病之所始生者，必起于燥湿、寒暑、风雨、阴阳、喜怒、饮食、居处，气合而有形，得藏而有名，余知其然也。夫百病者，

duō yǐ dàn huì　　zhòu ān　　xī jiā　　yè shèn　　hé yě
多以旦慧、昼安、夕加、夜甚，何也？

　　qí bó yuē　　sì shí zhī qì shǐ rán
岐伯曰：四时之气使然。

　　huáng dì yuē　　yuàn wén sì shí zhī qì
黄帝曰：愿闻四时之气。

　　qí bó yuē　　chūn shēng　　xià zhǎng　　qiū shōu　　dōng cáng　　shì qì zhī cháng yě　　rén yì yìng zhī　　yǐ
岐伯曰：春生，夏长，秋收，冬藏，是气之常也，人亦应之，以
yǐ rì fēn wéi sì shí　　zhāo zé wéi chūn　　rì zhōng wéi xià　　rì rù wéi qiū　　yè bàn wéi dōng　　zhāo zé rén
一日分为四时，朝则为春，日中为夏，日入为秋，夜半为冬。朝则人
qì shǐ shēng　　bìng qì shuāi　　gù dàn huì　　rì zhōng rén qì zhǎng　　zhǎng zé shèng xié　　gù ān　　xī zé rén
气始生，病气衰，故旦慧；日中人气长，长则胜邪，故安；夕则人
qì shǐ shuāi　　xié qì shǐ shēng　　gù jiā　　yè bàn rén qì rù zàng　　xié qì dú jū yú shēn　　gù shèn yě
气始衰，邪气始生，故加；夜半人气入藏，邪气独居于身，故甚也。

　　huáng dì yuē　　qí shí yǒu fǎn zhě　　hé yě
黄帝曰：其时有反者，何也？

　　qí bó yuē　　shì bú yìng sì shí zhī qì　　zàng dú zhǔ qí bìng zhě　　shì bì yǐ zàng qì zhī suǒ bú shèng shí
岐伯曰：是不应四时之气，藏独主其病者，是必以藏气之所不胜时
zhě shèn　　yǐ qí suǒ shèng shí zhě　　qǐ yě
者甚；以其所胜时者，起也。

348

　　huáng dì yuē　　zhì zhī nài hé
黄帝曰：治之奈何？

　　qí bó yuē　　shùn tiān zhī shí ér bìng kě yǔ qī　　shùn zhě wéi gōng　　nì zhě wéi cū
岐伯曰：顺天之时而病可与期，顺者为工，逆者为粗。

　　huáng dì yuē　　shàn　　yú wén cì yǒu wǔ biàn　　yǐ zhǔ wǔ shū　　yuàn wén qí shù
黄帝曰：善，余闻刺有五变，以主五输。愿闻其数。

　　qí bó yuē　　rén yǒu wǔ zàng　　wǔ zàng yǒu wǔ biàn　　wǔ biàn yǒu wǔ shū　　gù wǔ wǔ èr shí wǔ shū
岐伯曰：人有五藏，五藏有五变。五变有五输，故五五二十五输，
yǐ yìng wǔ shí
以应五时。

　　huáng dì yuē　　yuàn wén wǔ biàn
黄帝曰：愿闻五变。

　　qí bó yuē　　gān wéi mǔ zàng　　qí sè qīng　　qí shí chūn　　qí yīn jué　　qí wèi suān　　qí rì jiǎ yǐ
岐伯曰：肝为牡藏，其色青，其时春，其音角，其味酸，其日甲乙；
xīn wéi mǔ zàng　　qí sè chì　　qí shí xià　　qí rì bǐng dīng　　qí yīn zhǐ　　qí wèi kǔ　　pí wéi pìn zàng
心为牡藏，其色赤，其时夏，其日丙丁，其音徵，其味苦；脾为牝藏，
qí sè huáng　　qí shí cháng xià　　qí rì wù jǐ　　qí yīn gōng　　qí wèi gān　　fèi wéi pìn zàng　　qí sè bái
其色黄，其时长夏，其日戊己，其音宫，其味甘；肺为牝藏，其色白，
qí yīn shāng　　qí shí qiū　　qí rì gēng xīn　　qí wèi xīn　　shèn wéi pìn zàng　　qí sè hēi　　qí shí dōng　　qí
其音商，其时秋，其日庚辛，其味辛；肾为牝藏，其色黑，其时冬，其

日壬癸，其音羽，其味咸。是为五变。

黄帝曰：以主五输奈何？藏主冬，冬刺井；色主春，春刺荥；时主夏，夏刺输；音主长夏，长夏刺经；味主秋，秋刺合。是谓五变，以主五输。

黄帝曰：诸原安和，以致六输。

岐伯曰：原独不应五时，以经合之，以应其数，故六六三十六输。

黄帝曰：何谓藏主冬，时主夏，音主长夏，味主秋，色主春。愿闻其故。

岐伯曰：病在藏者，取之井；病变于色者，取之荥；病时间时甚①者，取之输；病变于音者，取之经；经满而血者，病在胃及以饮食不节得病者，取之于合，故命曰味主合。是谓五变也。

349

外揣篇第四十五

余闻九针九篇，余亲受其调，颇得其意。夫九针者，始于一而终于九，然未得其要道也。夫九针者，小之则无内，大之则无外，深不可为下，高不可为盖，恍惚无穷，流溢无极，余知其合于天道人事四时之变也，然余愿杂之毫毛，浑束为一，可乎？

---

① 时间（jiàn）时甚：时轻时重。间，病稍愈。

qí bó yuē　míng hū zāi wèn yě　fēi dú zhēn dào yān　fú zhì guó yì rán
岐伯曰：明乎哉问也。非独针道焉，夫治国亦然。

huáng dì yuē　yú yuàn wén zhēn dào　fēi guó shì yě
黄帝曰：余愿闻针道，非国事也。

qí bó yuē　fú zhì guó zhě　fú wéi dào yān　fēi dào　hé kě xiǎo dà shēn qiǎn　zá hé ér wéi
岐伯曰：夫治国者，夫惟道焉，非道，何可小大深浅，杂合而为

yī hū
一乎。

huáng dì yuē　yuàn zú wén zhī
黄帝曰：愿卒闻之。

qí bó yuē　rì yǔ yuè yān　shuǐ yǔ jìng yān　gǔ yǔ xiǎng yān　fú rì yuè zhī míng　bù shī qí
岐伯曰：日与月焉，水与镜焉，鼓与响焉，夫日月之明，不失其

yǐng　shuǐ jìng zhī chá　bù shī qí xíng　gǔ xiǎng zhī yìng　bú hòu qí shēng　dòng yáo zé yìng hè　jìn dé
影，水镜之察，不失其形，鼓响之应，不后其声，动摇则应和，尽得

qí qíng
其情。

huáng dì yuē　jiǒng hū zāi　zhāo zhāo zhī míng bù kě bì　qí bù kě bì　bù shī yīn yáng yě　hé ér
黄帝曰：窘乎哉！昭昭之明不可蔽，其不可蔽，不失阴阳也。合而

chá zhī　qiè ér yàn zhī　jiàn ér dé zhī　ruò qīng shuǐ míng jìng zhī bù shī qí xíng yě　wǔ yīn bù zhāng　wǔ
察之，切而验之，见而得之，若清水明镜之不失其形也。五音不彰，五

sè bù míng　wǔ zàng bō dàng　ruò shì zé nèi wài xiāng xí　ruò gǔ zhī yìng fú　xiǎng zhī yìng shēng　yǐng zhī
色不明，五藏波荡，若是则内外相袭，若鼓之应桴，响之应声，影之

sì xíng　gù yuǎn zhě　sī wài chuāi nèi　jìn zhě　sī nèi chuāi wài　shì wèi yīn yáng zhī jí　tiān dì zhī
似形。故远者，司外揣内，近者，司内揣外，是谓阴阳之极，天地之

gài　qǐng cáng zhī líng lán zhī shì　fú gǎn shǐ xiè yě
盖，请藏之灵兰之室，弗敢使泄也。

wǔ biàn piān dì sì shí liù
五变篇第四十六

huáng dì wèn yú shào yú yuē　yú wén bǎi jí zhī shǐ qī yě　bì shēng yú fēng yǔ hán shǔ　xún háo máo
黄帝问于少俞曰：余闻百疾之始期也，必生于风雨寒暑，循毫毛

ér rù còu lǐ　huò fù huán　huò liú zhǐ　huò wéi fēng zhǒng hàn chū　huò wéi xiāo dān　huò wéi hán rè　huò
而入腠理，或复还，或留止，或为风肿汗出，或为消瘅，或为寒热，或

wéi liú bì　huò wéi jī jù　qí xié yín yì　bù kě shèng shǔ　yuàn wén qí gù　fú tóng shí dé bìng　huò
为留痹，或为积聚。奇邪淫溢，不可胜数，愿闻其故。夫同时得病，或

bìng cǐ　huò bìng bǐ　yì zhě　tiān zhī wéi rén shēng fēng hū　hé qí yì yě
病此，或病彼，意者，天之为人生风乎，何其异也？

少俞曰：夫天之生风者，非以私百姓也，其行公平正直，犯者得之，避者得无殆，非求人而人自犯之。

黄帝曰：一时遇风，同时得病，其病各异，愿闻其故。

少俞曰：善乎哉问！请论以比匠人。匠人磨斧斤、砺刀削，斫材木。木之阴阳，尚有坚脆，坚者不入，脆者皮弛，至其交节，而缺斤斧焉。夫一木之中，坚脆不同，坚者则刚，脆者易伤，况其材木之不同，皮之厚薄，汁之多少，而各异耶。夫木之早花先生叶者，遇春霜烈风，则花落而叶萎；久曝大旱，则脆木薄皮者，枝条汁少而叶萎；久阴淫雨，则薄皮多汁者，皮溃而漉；猝风暴起，则刚脆之木，枝折扤伤，秋霜疾风，则刚脆之木，根摇而叶落。凡此五者，各有所伤，况于人乎！

351

黄帝曰：以人应木，奈何？

少俞答曰：木之所伤也，皆伤其枝。枝之刚脆而坚，未成伤也。人之有常病也，亦因其骨节皮肤腠理之不坚固者，邪之所舍也，故常为病也。

黄帝曰：人之善病风厥漉汗者，何以候之？

少俞答曰：肉不坚，腠理疏，则善病风。

黄帝曰：何以候肉之不坚也？

少俞答曰：䐃肉不坚，而无分理。理者粗理，粗理而皮不致者，腠理疏。此言其浑然者。

huáng dì yuē　　rén zhī shàn bìng xiāo dān zhě　　hé yǐ hòu zhī
黄帝曰：人之善病消瘅者，何以候之？

shào yú dá yuē　　wǔ zàng jiē róu ruò zhě　　shàn bìng xiāo dān
少俞答曰：五藏皆柔弱者，善病消瘅。

huáng dì yuē　　hé yǐ zhī wǔ zàng zhī róu ruò yě
黄帝曰：何以知五藏之柔弱也？

shào yú dá yuē　　fú róu ruò zhě　　bì yǒu gāng qiáng　　gāng qiáng duō nù　　róu zhě yì shāng yě
少俞答曰：夫柔弱者，必有刚强，刚强多怒，柔者易伤也。

huáng dì yuē　　hé yǐ hòu róu ruò zhī yǔ gāng qiáng
黄帝曰：何以候柔弱之与刚强？

shào yú dá yuē　　cǐ rén bó pí fū　　ér mù jiān gù yǐ shēn zhě　　cháng héng zhí yáng　　qí xīn gāng
少俞答曰：此人薄皮肤，而目坚固以深者，长衡直扬，其心刚，

gāng zé duō nù　　nù zé qì shàng nì　　xiōng zhōng xù jǐ　　xuè qì nì liú　　kuān pí chōng jǐ　　xuè mài bù
刚则多怒，怒则气上逆，胸中蓄积，血气逆留，腠皮充肌，血脉不

xíng　　zhuǎn ér wéi rè　　rè zé xiāo jǐ fū　　gù wéi xiāo dān　　cǐ yán qí rén bào gāng ér jǐ ròu ruò zhě yě
行，转而为热，热则消肌肤，故为消瘅。此言其人暴刚而肌肉弱者也。

huáng dì yuē　　rén zhī shàn bìng hán rè zhě　　hé yǐ hòu zhī
黄帝曰：人之善病寒热者，何以候之？

shào yú dá yuē　　xiǎo gǔ ruò ròu zhě　　shàn bìng hán rè
少俞答曰：小骨弱肉者，善病寒热。

huáng dì yuē　　hé yǐ hòu gǔ zhī xiǎo dà　　ròu zhī jiān cuì　　sè zhī bù yī yě
黄帝曰：何以候骨之小大，肉之坚脆，色之不一也？

shào yú dá yuē　　quán gǔ zhě　　gǔ zhī běn yě　　quán dà zé gǔ dà　　quán xiǎo zé gǔ xiǎo　　pí fū bó
少俞答曰：颧骨者，骨之本也。颧大则骨大，颧小则骨小。皮肤薄

ér qí ròu wú jùn　　qí bì nuò nuò rán　　qí dì sè dài rán　　bù yǔ qí tiān tóng sè　　wū rán dú yì　　cǐ
而其肉无䐃，其臂懦懦然，其地色殆然，不与其天同色，污然独异，此

qí hòu yě　　rán hòu bì bó zhě　　qí suǐ bù mǎn　　gù shàn bìng hán rè yě
其候也。然后臂薄者，其髓不满，故善病寒热也。

huáng dì yuē　　hé yǐ hòu rén zhī shàn bìng bì zhě
黄帝曰：何以候人之善病痹者？

shào yú dá yuē　　cū lǐ ér ròu bù jiān zhě　　shàn bìng bì
少俞答曰：粗理而肉不坚者，善病痹。

huáng dì yuē　　bì zhī gāo xià yǒu chù hū
黄帝曰：痹之高下有处乎？

shào yú dá yuē　　yù zhī qí gāo xià zhě　　gè shì qí bù
少俞答曰：欲知其高下者，各视其部。

huáng dì yuē　　rén zhī shàn bìng cháng zhōng jǐ jù zhě　　hé yǐ hòu zhī
黄帝曰：人之善病肠中积聚者，何以候之？

shào yú dá yuē　　pí fū bó ér bù zé　　ròu bù jiān ér nào zé　　rú cǐ　　zé cháng wèi è　　è zé
少俞答曰：皮肤薄而不泽，肉不坚而淖泽。如此，则肠胃恶，恶则

xié qì liú zhǐ　jǐ jù nǎi zuò　pí wèi zhī jiān　hán wēn bú cì　xié qì shāo zhì　xù jī liú zhǐ　dà
邪气留止，积聚乃作。脾胃之间，寒温不次，邪气稍至，蓄积留止，大

jù nǎi qǐ
聚乃起。

huáng dì yuē　yú wén bìng xíng　yǐ zhī zhī yǐ　yuàn wén qí shí
黄帝曰：余闻病形，已知之矣！愿闻其时。

shào yú dá yuē　xiān lì qí nián　yǐ zhī qí shí　shí gāo zé qǐ　shí xià zé dài　suī bù xiàn xià
少俞答曰：先立其年，以知其时。时高则起，时下则殆，虽不陷下，

dāng nián yǒu chōng dào　qí bìng bì qǐ　shì wèi yīn xíng ér shēng bìng　wǔ biàn zhī jì yě
当年有冲道，其病必起，是谓因形而生病，五变之纪也。

běn zàng piān dì sì shí qī
本藏篇第四十七

huáng dì wèn yú qí bó yuē　rén zhī xuè qì jīng shén zhě　suǒ yǐ fèng shēng ér zhōu yú xìng mìng zhě yě
黄帝问于岐伯曰：人之血气精神者，所以奉生而周于性命者也；

jīng mài zhě　suǒ yǐ xíng xuè qì ér yíng yīn yáng　rú jīn gǔ　lì guān jié zhě yě　wèi qì zhě　suǒ yǐ wēn
经脉者，所以行血气而营阴阳，濡筋骨，利关节者也；卫气者，所以温

fēn ròu　chōng pí fū　féi còu lǐ　sī kāi hé zhě yě　zhì yì zhě　suǒ yǐ yù jīng shén　shōu hún pò
分肉，充皮肤，肥腠理，司开阖者也；志意者，所以御精神，收魂魄，

shì hán wēn　hé xǐ nù zhě yě　shì gù xuè hé zé jīng mài liú xíng　yíng fù yīn yáng　jīn gǔ jìn qiáng　guān
适寒温，和喜怒者也。是故血和则经脉流行，营复阴阳，筋骨劲强，关

jié qīng lì yǐ　wèi qì hé zé fēn ròu xiè lì　pí fū tiáo róu　còu lǐ zhì mì yǐ　zhì yì hé zé jīng shén
节清利矣；卫气和则分肉解利，皮肤调柔，腠理致密矣；志意和则精神

zhuān zhí　hún pò bú sàn　huǐ nù bù qǐ　wǔ zàng bú shòu xié yǐ　hán wēn hé zé liù fǔ huà gǔ　fēng bì
专直，魂魄不散，悔怒不起，五藏不受邪矣；寒温和则六府化谷，风痹

bú zuò　jīng mài tōng lì　zhī jié dé ān yǐ　cǐ rén zhī cháng píng yě　wǔ zàng zhě　suǒ yǐ cáng jīng shén
不作，经脉通利，肢节得安矣。此人之常平也。五藏者，所以藏精神

xuè qì hún pò zhě yě　liù fǔ zhě　suǒ yǐ huà shuǐ gǔ ér xíng jīn yè zhě yě　cǐ rén zhī suǒ yǐ jù shòu yú
血气魂魄者也；六府者，所以化水谷而行津液者也。此人之所以具受于

353

tiān yě　wú yú zhì xián bú xiào　wú yǐ xiāng yǐ yě　rán yǒu qí dú jìn tiān shòu　ér wú xié pì zhī bìng
天也。无愚智贤不肖，无以相倚也。然有其独尽天寿，而无邪僻之病，

bǎi nián bù shuāi　suī fàn fēng yǔ cù hán dà shǔ　yóu yǒu fú néng hài yě　yǒu qí bù lí píng bì shì nèi　wú
百年不衰，虽犯风雨猝寒大暑，犹有弗能害也；有其不离屏蔽室内，无

chù tì zhī kǒng　rán yóu bù miǎn yú bìng　hé yě　yuàn wén qí gù
怵惕之恐，然犹不免于病，何也？愿闻其故。

qí bó duì yuē　jiǒng hū zāi wèn yě　wǔ zàng zhě　suǒ yǐ cān tiān dì　fù yīn yáng　ér lián sì shí
岐伯对曰：窘乎哉问也。五藏者，所以参天地，副阴阳，而连四时，

huà wǔ jié zhě yě　　wǔ zàng zhě　　gù yǒu xiǎo dà　gāo xià　jiān cuì　duān zhèng　piān qīng zhě　liù fǔ yì
化五节者也；五藏者，固有小大、高下、坚脆、端正、偏倾者，六府亦

yǒu xiǎo dà　cháng duǎn　hòu bó　jié zhí　huǎn jí　fán cǐ èr shí wǔ zhě　gè bù tóng　huò shàn huò
有小大、长短、厚薄、结直、缓急。凡此二十五者，各不同，或善或

è　huò jí huò xiōng　qǐng yán qí fāng
恶，或吉或凶，请言其方。

xīn xiǎo zé ān　xié fú néng shāng　yì shāng yǐ yōu　xīn dà zé yōu　bù néng shāng　yì shāng yú
心小则安，邪弗能伤，易伤以忧；心大则忧，不能伤，易伤于

xié　xīn gāo zé mǎn yú fèi zhōng　mán ér shàn wàng　nán kāi yǐ yán　xīn xià　zé zàng wài　yì shāng yú
邪。心高则满于肺中，悗而善忘，难开以言；心下，则藏外，易伤于

hán　yì kǒng yǐ yán　xīn jiān　zé zàng ān shǒu gù　xīn cuì zé shàn bìng xiāo dān rè zhōng　xīn duān zhèng
寒，易恐以言。心坚，则藏安守固；心脆则善病消瘅热中。心端正，

zé hé lì nán shāng　xīn piān qīng zé cāo chí bù yī　wú shǒu sī yě
则和利难伤；心偏倾则操持不一，无守司也。

fèi xiǎo　zé shǎo yǐn　bú bìng chuǎn yè　fèi dà　zé duō yǐn　shàn bìng xiōng bì　hóu bì nì
肺小，则少饮，不病喘喝；肺大，则多饮，善病胸痹、喉痹、逆

qì　fèi gāo　zé shàng qì　jiān xī ké　fèi xià　zé jū bēn pò fèi　shàn xié xià tòng　fèi jiān　zé
气。肺高，则上气，肩息咳；肺下，则居贲迫肺，善胁下痛。肺坚，则

bú bìng　ké shàng qì　fèi cuì　zé kǔ bìng xiāo dān yì shāng　fèi duān zhèng　zé hé lì nán shāng　fèi piān
不病，咳上气；肺脆，则苦病消瘅易伤。肺端正，则和利难伤；肺偏

qīng　zé xiōng piān tòng yě
倾，则胸偏痛也。

gān xiǎo zé zàng ān　wú xié xià zhī bìng　gān dà zé bī wèi pò yān　pò yān zé kǔ gé zhōng　qiě xié
肝小则藏安，无胁下之病；肝大则逼胃迫咽，迫咽则苦膈中，且胁

xià tòng　gān gāo　zé shàng zhī bēn　qiè xié mán wéi xī bēn　gān xià zé bī wèi　xié xià kōng　xié xià kōng
下痛。肝高，则上支贲，切胁悗为息贲；肝下则逼胃，胁下空，胁下空

zé yì shòu xié　gān jiān zé zàng ān nán shāng　gān cuì zé shàn bìng xiāo dān yì shāng　gān duān zhèng　zé hé lì
则易受邪。肝坚则藏安难伤；肝脆则善病消瘅易伤。肝端正，则和利

nán shāng　gān piān qīng　zé xié xià tòng yě
难伤；肝偏倾，则胁下痛也。

pí xiǎo　zé zàng ān　nán shāng yú xié yě　pí dà　zé kǔ còu miǎo ér tòng　bù néng jí xíng　pí
脾小，则藏安，难伤于邪也；脾大，则苦凑眇而痛，不能疾行。脾

gāo　zé miǎo yǐn jì xié ér tòng　pí xià　zé xià jiā yú dà cháng　xià jiā yú dà cháng　zé zàng kǔ shòu
高，则眇引季胁而痛；脾下，则下加于大肠，下加于大肠，则藏苦受

xié　pí jiān　zé zàng ān nán shāng　pí cuì　zé shàn bìng xiāo dān yì shāng　pí duān zhèng　zé hé lì nán
邪。脾坚，则藏安难伤；脾脆，则善病消瘅易伤。脾端正，则和利难

shāng　pí piān qīng　zé shàn mǎn shàn zhàng yě
伤；脾偏倾，则善满善胀也。

shèn xiǎo　zé zàng ān nán shāng　shèn dà　zé shàn bìng yāo tòng　bù kě yǐ fǔ yǎng　yì shāng yǐ xié
肾小，则藏安难伤；肾大，则善病腰痛，不可以俯仰，易伤以邪。

肾高，则苦背膂痛，不可以俯仰；肾下则腰尻痛，不可以俯仰，为狐疝。肾坚，则不病腰背痛；肾脆，则善病消瘅易伤。肾端正，则和利难伤；肾偏倾，则苦腰尻痛也。凡此二十五变者，人之所苦常病。

黄帝曰：何以知其然也？岐伯曰：赤色小理者，心小；粗理者，心大。无𩩲骬者，心高；𩩲骬小、短举者，心下。𩩲骬长者，心下坚；𩩲骬弱小以薄者，心脆。𩩲骬直下不举者，心端正；𩩲骬倚一方者，心偏倾也。

白色小理者，肺小；粗理者，肺大。巨肩反膺陷喉者，肺高；合腋张胁者，肺下。好肩背厚者，肺坚；肩背薄者，肺脆。背膺厚者，肺端正；胁偏疏者，肺偏倾也。

青色小理者，肝小；粗理者，肝大。广胸反骹者，肝高；合胁兔骹者，肝下。胸胁好者，肝坚；胁骨弱者，肝脆。膺腹好相得者，肝端正；胁骨偏举者，肝偏倾也。

黄色小理者，脾小；粗理者，脾大。揭唇者，脾高；唇下纵者，脾下。唇坚者，脾坚；唇大而不坚者，脾脆。唇上下好者，脾端正；唇偏举者，脾偏倾也。

黑色小理者，肾小；粗理者，肾大。高耳者，肾高；耳后陷者，肾下。耳坚者，肾坚；耳薄而不坚者，肾脆。耳好前居牙车者，肾端正；耳偏高者，肾偏倾也。凡此诸变者，持则安，减则病也。

黄帝曰：善。然非余之所问也，愿闻人之有不可病者，至尽天寿，

suī yǒu shēn yōu dà kǒng　　chù tì zhī zhì　　yóu bù néng jiǎn yě　　shèn hán dà rè　　bù néng shāng yě　　qí yǒu
虽有深忧大恐，怵惕之志，犹不能减也，甚寒大热，不能伤也；其有

bù lí píng bì shì nèi　　yòu wú chù tì zhī kǒng　　rán bù miǎn yú bìng zhě　　hé yě　　yuàn wén qí gù
不离屏蔽室内，又无怵惕之恐，然不免于病者，何也？愿闻其故。

qí bó yuē　　wǔ zàng liù fǔ　　xié zhī shè yě　　qǐng yán qí gù　　wǔ zàng jiē xiǎo zhě　　shǎo bìng　　kǔ
　　岐伯曰：五藏六府，邪之舍也，请言其故。五藏皆小者，少病，苦

qiáo xīn　　dà chóu yōu　　wǔ zàng jiē dà zhě　　huǎn yú shì　　nán shǐ yǐ yōu　　wǔ zàng jiē gāo zhě　　hào gāo jǔ
燋心，大愁忧；五藏皆大者，缓于事，难使以忧。五藏皆高者，好高举

cuò　　wǔ zàng jiē xià zhě　　hào chū rén xià　　wǔ zàng jiē jiān zhě　　wú bìng　　wǔ zàng jiē cuì zhě　　bù lí yú
措；五藏皆下者，好出人下。五藏皆坚者，无病；五藏皆脆者，不离于

bìng　　wǔ zàng jiē duān zhèng zhě　　hé lì dé rén xīn　　wǔ zàng jiē piān qīng zhě　　xié xīn ér shàn dào　　bù kě
病。五藏皆端正者，和利得人心；五藏皆偏倾者，邪心而善盗，不可

yǐ wéi rén píng　　fǎn fù yán yǔ yě
以为人平，反覆言语也。

huáng dì yuē　　yuàn wén liù fǔ zhī yìng
　　黄帝曰：愿闻六府之应。

qí bó dá yuē　　fèi hé dà cháng　　dà cháng zhě　　pí qí yìng　　xīn hé xiǎo cháng　　xiǎo cháng zhě　　mài
　　岐伯答曰：肺合大肠，大肠者，皮其应；心合小肠，小肠者，脉

qí yìng　　gān hé dǎn　　dǎn zhě　　jīn qí yìng　　pí hé wèi　　wèi zhě　　ròu qí yìng　　shèn hé sān jiāo páng
其应；肝合胆，胆者，筋其应；脾合胃，胃者，肉其应；肾合三焦膀

guāng　　sān jiāo páng guāng zhě　　còu lǐ háo máo qí yìng
胱，三焦膀胱者，腠理毫毛其应。

huáng dì yuē　　yìng zhī nài hé
　　黄帝曰：应之奈何？

qí bó yuē　　fèi yìng pí　　pí hòu zhě　　dà cháng hòu　　pí bó zhě　　dà cháng bó　　pí huǎn　　fù lǐ
　　岐伯曰：肺应皮。皮厚者，大肠厚，皮薄者，大肠薄；皮缓，腹里

dà zhě　　dà cháng huǎn ér cháng　　pí jí zhě　　dà cháng jí ér duǎn　　pí huá zhě　　dà cháng zhí　　pí ròu bù
大者，大肠缓而长；皮急者，大肠急而短；皮滑者，大肠直；皮肉不

xiāng lí zhě　　dà cháng jié
相离者，大肠结。

xīn yìng mài　　pí hòu zhě　　mài hòu　　mài hòu zhě　　xiǎo cháng hòu　　pí bó zhě　　mài bó　　mài bó zhě
　　心应脉。皮厚者，脉厚，脉厚者，小肠厚；皮薄者，脉薄，脉薄者，

xiǎo cháng bó　　pí huǎn zhě　　mài huǎn　　mài huǎn zhě　　xiǎo cháng dà ér cháng　　pí bó ér mài chōng xiǎo zhě　　xiǎo
小肠薄；皮缓者，脉缓，脉缓者，小肠大而长；皮薄而脉冲小者，小

cháng xiǎo ér duǎn　　zhū yáng jīng mài jiē duō yū qū zhě　　xiǎo cháng jié
肠小而短。诸阳经脉皆多纡屈者，小肠结。

pí yìng ròu　　ròu jùn jiān dà zhě　　wèi hòu　　ròu jùn yāo zhě　　wèi bó　　wèi bù jiān　　ròu jùn xiǎo ér
　　脾应肉。肉䐃坚大者，胃厚；肉䐃么者，胃薄。胃不坚；肉䐃小而

yāo zhě wèi bù jiān　　ròu jùn bú chèng shēn zhě wèi xià　　wèi xià zhě　　xià guǎn yuē bú lì　　ròu jùn bù jiān zhě
么者胃不坚，肉䐃不称身者胃下，胃下者，下管约不利。肉䐃不坚者，

胃缓；肉䐃无小里累者，胃急。肉䐃多小里累者，胃结，胃结者，上管约不利也。

肝应爪。爪厚色黄者，胆厚；爪薄色红者，胆薄；爪坚色青者，胆急；爪濡色赤者，胆缓；爪直色白无纹者，胆直；爪恶色黑多纹者，胆结也。

肾应骨。密理厚皮者，三焦膀胱厚；粗理薄皮者，三焦膀胱薄；疏腠理者，三焦膀胱缓；皮急而无毫毛者，三焦膀胱急；毫毛美而粗者，三焦膀胱直；稀毫毛者，三焦膀胱结也。

黄帝曰：厚薄美恶，皆有形，愿闻其所病。

岐伯答曰：视其外应，以知其内藏，则知所病矣。

禁服篇第四十八

雷公问于黄帝曰：细子得受业，通于九针六十篇，旦暮勤服之，近者编绝，久者简垢，然尚讽诵弗置，未尽解于意矣。《外揣》言浑束为一，未知所谓也。夫大则无外，小则无内，大小无极，高下无度，束之奈何？士之才力，或有厚薄，智虑褊浅，不能博大深奥，自强于学若细子。细子恐其散于后世，绝于子孙，敢问约之奈何？

黄帝曰：善乎哉问也。此先师之所禁也，坐私传之也，割臂歃血之盟也。子若欲得之，何不斋乎。

léi gōng zài bài ér qǐ yuē　　qǐng wén mìng yú shì yě　　nǎi zhāi sù sān rì ér qǐng yuē　　gǎn wèn jīn rì
雷公再拜而起曰：请闻命于是也。乃斋宿三日而请曰：敢问今日

zhèng yáng　　xì zǐ yuàn yǐ shòu méng
正阳，细子愿以受盟。

huáng dì nǎi yǔ jù rù zhāi shì　　gē bì shà xuè　　huáng dì qīn zhù yuē　　jīn rì zhèng yáng　　shà xuè chuán
黄帝乃与俱入斋室，割臂歃血，黄帝亲祝曰：今日正阳，歃血传

fāng　　yǒu gǎn bèi cǐ yán zhě　　fǎn shòu qí yāng
方，有敢背此言者，反受其殃。

léi gōng zài bài yuē　　xì zǐ shòu zhī
雷公再拜曰：细子受之。

huáng dì nǎi zuǒ wò qí shǒu　　yòu shòu zhī shū yuē　　shèn zhī shèn zhī　　wú wéi zǐ yán zhī　　fán cì zhī
黄帝乃左握其手，右授之书曰：慎之慎之，吾为子言之。凡刺之

lǐ　　jīng mài wéi shǐ　　yíng qí suǒ xíng　　zhī qí dù liàng　　nèi cì wǔ zàng　　wài bié liù fǔ　　shěn chá wèi
理，经脉为始，营其所行，知其度量，内刺五藏，外别六府，审察卫

qì　　wéi bǎi bìng mǔ　　tiáo zhū xū shí　　xū shí nǎi zhǐ　　xiè qí xuè luò　　xuè jìn bú dài yǐ
气，为百病母，调诸虚实，虚实乃止，泻其血络，血尽不殆矣。

léi gōng yuē　　cǐ jiē xì zǐ zhī suǒ yǐ tōng　　wèi zhī qí suǒ yuē yě
雷公曰：此皆细子之所以通，未知其所约也。

huáng dì yuē　　fú yuē fāng zhě　　yóu yuē náng yě　　náng mǎn ér fú yuē　　zé shù xiè　　fāng chéng fú yuē
黄帝曰：夫约方者，犹约囊也，囊满而弗约，则腧泄，方成弗约，

zé shén yǔ fú jù
则神与弗俱。

léi gōng yuē　　yuàn wéi xià cái zhě　　wù mǎn ér yuē zhī
雷公曰：愿为下材者，勿满而约之。

huáng dì yuē　　wèi mǎn ér zhī yuē zhī yǐ wéi gōng　　bù kě yǐ wéi tiān xià shī
黄帝曰：未满而知约之以为工，不可以为天下师。

léi gōng yuē　　yuàn wén wéi gōng
雷公曰：愿闻为工。

huáng dì yuē　　cùn kǒu zhǔ zhōng　　rén yíng zhǔ wài　　liǎng zhě xiāng yìng　　jù wǎng jù lái　　ruò yǐn shéng dà
黄帝曰：寸口主中，人迎主外，两者相应，俱往俱来，若引绳大

xiǎo qí děng　　chūn xià rén yíng wēi dà　　qiū dōng cùn kǒu wēi dà　　rú shì zhě　　míng yuē píng rén
小齐等。春夏人迎微大，秋冬寸口微大，如是者，名曰平人。

rén yíng dà yí bèi yú cùn kǒu　　bìng zài zú shào yáng　　yí bèi ér zào　　zài shǒu shào yáng　　rén yíng èr
人迎大一倍于寸口，病在足少阳，一倍而躁，在手少阳。人迎二

bèi　　bìng zài zú tài yáng　　èr bèi ér zào　　bìng zài shǒu tài yáng　　rén yíng sān bèi　　bìng zài zú yáng míng　　sān
倍，病在足太阳，二倍而躁，病在手太阳。人迎三倍，病在足阳明，三

bèi ér zào　　bìng zài shǒu yáng míng　　shèng zé wéi rè　　xū zé wéi hán　　jǐn zé wéi tòng bì　　dài zé zhà shèn
倍而躁，病在手阳明。盛则为热，虚则为寒，紧则为痛痹，代则乍甚

zhà jiàn　　shèng zé xiè zhī　　xū zé bǔ zhī　　jǐn tòng zé qǔ zhī fēn ròu　　dài zé qǔ xuè luò qiě yǐn yào　　xiàn
乍间。盛则泻之，虚则补之，紧痛则取之分肉，代则取血络且饮药，陷

358

下则灸之，不盛不虚，以经取之，名曰经刺。人迎四倍者，且大且数，名曰溢阳，溢阳为外格，死不治。必审按其本末，察其寒热，以验其藏府之病。

寸口大于人迎一倍，病在足厥阴，一倍而躁，在手心主。寸口二倍，病在足少阴，二倍而躁，在手少阴。寸口三倍，病在足太阴，三倍而躁，在手太阴。盛则胀满，寒中，食不化。虚则热中，出糜，少气，溺色变。紧则痛痹，代则乍痛乍止。盛则泻之，虚则补之，紧则先刺而后灸之，代则取血络，而后调之，陷下则徒灸之，陷下者，脉血结于中，中有着血，血寒，故宜灸之，不盛不虚，以经取之。寸口四倍者，名曰内关，内关者，且大且数，死不治。必审察其本末之寒温，以验其藏府之病。

359

通其营输，乃可传于《大数》。《大数》曰：盛则徒泻之，虚则徒补之，紧则灸刺，且饮药，陷下则徒灸之，不盛不虚，以经取之。所谓经治者，饮药，亦曰灸刺，脉急则引，脉大以弱，则欲安静，用力无劳也。

五色篇第四十九

雷公问于黄帝曰：五色独决于明堂乎？小子未知其所谓也。

黄帝曰：明堂者，鼻也；阙者，眉间也；庭者，颜也；蕃者，颊侧

^{yě}^{bì zhě}^{ěr mén yě}^{qí jiān yù fāng dà}^{qù zhī shí bù}^{jiē xiàn yú wài}^{rú shì zhě shòu}^{bì}
也；蔽者，耳门也。其间欲方大，去之十步，皆见于外，如是者寿，必

^{zhòng bǎi suì}
中百岁。

^{léi gōng yuē}^{wǔ guān zhī biàn}^{nài hé}
雷公曰：五官之辨，奈何？

^{huáng dì yuē}^{míng táng gǔ gāo yǐ qǐ}^{píng yǐ zhí}^{wǔ zàng cì yú zhōng yāng}^{liù fǔ jiā qí liǎng cè}
黄帝曰：明堂骨高以起，平以直，五藏次于中央，六府挟其两侧，

^{shǒu miàn shàng yú què tíng}^{wáng gōng zài yú xià jí}^{wǔ zàng ān yú xiōng zhōng}^{zhēn sè yǐ zhì}^{bìng sè bù}
首面上于阙庭，王宫在于下极，五藏安于胸中，真色以致，病色不

^{xiàn}^{míng táng rùn zé yǐ qīng}^{wǔ guān wū dé wú biàn hū}
见，明堂润泽以清，五官恶得无辨乎？

^{léi gōng yuē}^{qí bú biàn zhě}^{kě dé wén hū}
雷公曰：其不辨者，可得闻乎？

^{huáng dì yuē}^{wǔ sè zhī xiàn yě}^{gè chū qí sè bù}^{bù gǔ xiàn zhě}^{bì bù miǎn yú bìng yǐ}^{qí}
黄帝曰：五色之见也，各出其色部。部骨陷者，必不免于病矣。其

^{sè bù chéng xí zhě}^{suī bìng shèn}^{bù sǐ yǐ}
色部乘袭者，虽病甚，不死矣。

^{léi gōng yuē}^{guān wǔ sè nài hé}
雷公曰：官五色奈何？

^{huáng dì yuē}^{qīng hēi wéi tòng}^{huáng chì wéi rè}^{bái wéi hán}^{shì wèi wǔ guān}
黄帝曰：青黑为痛，黄赤为热，白为寒，是谓五官。

^{léi gōng yuē}^{bìng zhī yì shèn}^{yǔ qí fāng shuāi}^{rú hé}
雷公曰：病之益甚，与其方衰，如何？

^{huáng dì yuē}^{wài nèi jiē zài yān}^{qiè qí mài kǒu}^{huá xiǎo jǐn yǐ chén zhě}^{bìng yì shèn}^{zài zhōng}
黄帝曰：外内皆在焉。切其脉口，滑小紧以沉者，病益甚，在中；

^{rén yíng qì dà jǐn yǐ fú zhě}^{qí bìng yì shèn}^{zài wài}^{qí mài kǒu fú huá zhě}^{bìng rì jìn}^{rén yíng chén}
人迎气大紧以浮者，其病益甚，在外。其脉口浮滑者，病日进；人迎沉

^{ér huá zhě}^{bìng rì sǔn}^{qí mài kǒu huá yǐ chén zhě}^{bìng rì jìn}^{zài nèi}^{qí rén yíng mài huá shèng yǐ fú}
而滑者，病日损。其脉口滑以沉者，病日进，在内；其人迎脉滑盛以浮

^{zhě}^{qí bìng rì jìn}^{zài wài}^{mài zhī fú chén jí rén yíng yǔ cùn kǒu qì xiǎo dà děng zhě}^{bìng nán yǐ}^{bìng}
者，其病日进，在外。脉之浮沉及人迎与寸口气小大等者，病难已；病

^{zhī zài zàng}^{chén ér dà zhě}^{yì yǐ}^{xiǎo wéi nì}^{bìng zài fǔ}^{fú ér dà zhě}^{qí bìng yì yǐ}^{rén}
之在藏，沉而大者，易已，小为逆；病在府，浮而大者，其病易已。人

^{yíng shèng jiān zhě}^{shāng yú hán}^{qì kǒu shèn jiān zhě}^{shāng yú shí}
迎盛坚者，伤于寒，气口甚坚者，伤于食。

^{léi gōng yuē}^{yǐ sè yán bìng zhī jiān shèn}^{nài hé}
雷公曰：以色言病之间甚，奈何？

^{huáng dì yuē}^{qí sè cū yǐ míng}^{chén yāo zhě wéi shèn}^{qí sè shàng xíng zhě}^{bìng yì shèn}^{qí sè}
黄帝曰：其色粗以明，沉天者为甚，其色上行者，病益甚；其色

下行，如云彻散者，病方已。五色各有藏部，有外部，有内部也。色从外部走内部者，其病从外走内；其色从内走外者，其病从内走外。病生于内者，先治其阴，后治其阳，反者益甚。其病生于阳者，先治其外，后治其内，反者益甚。其脉滑大，以代而长者，病从外来，目有所见，志有所恶，此阳气之并也，可变而已。

雷公曰：小子闻风者，百病之始也；厥逆者，寒湿之起也，别之奈何？

黄帝曰：常候阙中，薄泽为风，冲浊为痹。在地为厥。此其常也；各以其色言其病。

雷公曰：人不病猝死，何以知之？

黄帝曰：大气入于藏府，不病而猝死？

雷公曰：病小愈而猝死者，何以知之？

黄帝曰：赤色出两颧，大如拇指者，病虽小愈，必猝死。黑色出于庭，大如拇指，必不病而猝死。

雷公再拜曰：善乎！其死有期乎？

黄帝曰：察色以言其时。

雷公曰：善乎！愿卒闻之。

黄帝曰：庭者，首面也；阙上者，咽喉也；阙中者，肺也；下极者，心也；直下者，肝也；肝左者，胆也；下者，脾也；方上者，胃也；中央者，大肠也；挟大肠者，肾也；当肾者，脐也，面王以上者，

xiǎo cháng yě　miàn wáng yǐ xià zhě　páng guāng zǐ chù yě　quán zhě　jiān yě　quán hòu zhě　bì yě　bì
小肠也，面王以下者，膀胱子处也；颧者，肩也；颧后者，臂也；臂

xià zhě　shǒu yě　mù nèi zì shàng zhě　yīng rǔ yě　jiā shéng ér shàng zhě　bèi yě　xún yá chē yǐ xià
下者，手也；目内眦上者，膺乳也；挟绳而上者，背也；循牙车以下

zhě　gǔ yě　zhōng yāng zhě　xī yě　xī yǐ xià zhě　jìng yě　dāng jìng yǐ xià zhě　zú yě　jù fēn
者，股也；中央者，膝也；膝以下者，胫也；当胫以下者，足也；巨分

zhě　gǔ lǐ yě　jù qū zhě　xī bìn yě　cǐ wǔ zàng liù fǔ zhī jié zhī bù yě　gè yǒu bù fēn　yǒu
者，股里也；巨屈者，膝膑也。此五藏六府支节之部也，各有部分。有

bù fēn　yòng yīn hé yáng　yòng yáng hé yīn　dāng míng bù fēn　wàn jǔ wàn dāng　néng bié zuǒ yòu　shì wèi
部分，用阴和阳，用阳和阴，当明部分，万举万当。能别左右，是谓

dà dào　nán nǚ yì wèi　gù yuē yīn yáng　shěn chá zé yāo　wèi zhī liáng gōng
大道；男女异位，故曰阴阳。审察泽夭，谓之良工。

chén zhuó wéi nèi　fú zé wéi wài　huáng chì wéi fēng　qīng hēi wéi tòng　bái wéi hán　huáng ér gāo rùn
沉浊为内，浮泽为外。黄赤为风，青黑为痛，白为寒，黄而膏润

wéi nóng　chì shèn zhě wéi xuè　tòng shèn wéi luán　hán shèn wéi pí bù rén　wǔ sè gè xiàn qí bù　chá qí fú
为脓，赤甚者为血，痛甚为挛，寒甚为皮不仁。五色各见其部，察其浮

chén　yǐ zhī qiǎn shēn　chá qí zé yāo　yǐ guān chéng bài　chá qí sàn tuán　yǐ zhī yuǎn jìn　shì sè shàng
沉，以知浅深；察其泽夭，以观成败；察其散抟，以知远近；视色上

xià　yǐ zhī bìng chù　jī shén yú xīn　yǐ zhī wǎng jīn　gù xiàng qì bù wēi　bù zhī shì fēi　zhǔ yì wù
下，以知病处；积神于心，以知往今。故相气不微，不知是非，属意勿

qù　nǎi zhī xīn gù　sè míng bù cū　chén yāo wéi shèn　bù míng bù zé　qí bìng bú shèn　qí sè sàn
去，乃知新故。色明不粗，沉夭为甚，不明不泽，其病不甚。其色散，

jū jū rán　wèi yǒu jù　qí bìng sàn ér qì tòng　jù wèi chéng yě　shèn chéng xīn　xīn xiān bìng　shèn wéi
驹驹然，未有聚；其病散而气痛，聚未成也。肾乘心，心先病，肾为

yìng　sè jiē rú shì
应，色皆如是。

nán zǐ sè zài yú miàn wáng　wéi xiǎo fù tòng　xià wéi luǎn tòng　qí yuán zhí wéi jīng tòng　gāo wéi běn
男子色在于面王，为小腹痛；下为卵痛；其圜直为茎痛，高为本，

xià wéi shǒu　hú shàn tuí yīn zhī shǔ yě
下为首，狐疝癀阴之属也。

nǚ zǐ zài yú miàn wáng　wéi páng guāng zǐ chù zhī bìng　sàn wéi tòng　tuán wéi jù　fāng yuán zuǒ yòu
女子在于面王，为膀胱子处之病，散为痛，抟为聚，方员左右，

gè rú qí sè xíng　qí suí ér xià ér zhì zhī wéi yín　yǒu rùn rú gāo zhuàng　wéi bào shí bù jié
各如其色形。其随而下而至胝为淫，有润如膏状，为暴食不洁。

zuǒ wéi zuǒ　yòu wéi yòu　qí sè yǒu xié　jù sàn ér bù duān　miàn sè suǒ zhǐ zhě yě　sè zhě
左为左，右为右。其色有邪，聚散而不端，面色所指者也。色者，

qīng hēi chì bái huáng　jiē duān mǎn yǒu bié xiāng　bié xiāng chì zhě　qí sè chì　dà rú yú jiá　zài miàn wáng
青黑赤白黄，皆端满有别乡。别乡赤者，其色赤，大如榆荚，在面王

wéi bú rì　qí sè shàng ruì　shǒu kōng shàng xiàng　xià ruì xià xiàng　zài zuǒ yòu rú fǎ　yǐ wǔ sè mìng
为不日。其色上锐，首空上向，下锐下向，在左右如法。以五色命

藏，青为肝，赤为心，白为肺，黄为脾，黑为肾。肝合筋，心合脉，肺
合皮，脾合肉，肾合骨也。

论勇篇第五十

黄帝问于少俞曰：有人于此，并行并立，其年之长少等也，衣之
厚薄均也，猝然遇烈风暴雨，或病或不病，或皆病，或皆不病，其故
何也？

少俞曰：帝问何急？

黄帝曰：愿尽闻之。

少俞曰：春温风，夏阳风，秋凉风，冬寒风。凡此四时之风者，其
所病各不同形。

黄帝曰：四时之风，病人如何？

少俞曰：黄色薄皮弱肉者，不胜春之虚风；白色薄皮弱肉者，不
胜夏之虚风，青色薄皮弱肉，不胜秋之虚风；赤色薄皮弱肉，不胜冬
之虚风也。

黄帝曰：黑色不病乎？

少俞曰：黑色而皮厚肉坚，固不伤于四时之风；其皮薄而肉不坚，
色不一者，长夏至而有虚风者，病矣。其皮厚而肌肉坚者，长夏至而
有虚风，不病矣。其皮厚而肌肉坚者，必重感于寒，外内皆然，乃病。

huáng dì yuē　　shàn
黄帝曰：善。

huáng dì yuē　　fú rén zhī rěn tòng yǔ bù rěn tòng　　fēi yǒng qiè zhī fēn yě　　fú yǒng shì zhī bù rěn tòng
黄帝曰：夫人之忍痛与不忍痛，非勇怯之分也。夫勇士之不忍痛

zhě　　jiàn nán zé qián　　jiàn tòng zé zhǐ　　fú qiè shì zhī rěn tòng zhě　　wén nán zé kǒng　　yù tòng bú dòng　　fú
者，见难则前，见痛则止；夫怯士之忍痛者，闻难则恐，遇痛不动。夫

yǒng shì zhī rěn tòng zhě　　jiàn nán bù kǒng　　yù tòng bú dòng　　fú qiè shì zhī bù rěn tòng zhě　　jiàn nán yǔ tòng
勇士之忍痛者，见难不恐，遇痛不动；夫怯士之不忍痛者，见难与痛，

mù zhuǎn miàn pàn　　kǒng bù néng yán　　shī qì　　jīng jì　　yán sè biàn huà　　zhà sǐ zhà shēng　　yú jiàn qí rán
目转面盼，恐不能言，失气，惊悸，颜色变化，乍死乍生。余见其然

yě　　bù zhī qí hé yóu　　yuàn wén qí gù
也，不知其何由，愿闻其故。

shào yú yuē　　fú rěn tòng yǔ bù rěn tòng zhě　　pí fū zhī bó hòu　　jī ròu zhī jiān cuì　　huǎn jí zhī fēn
少俞曰：夫忍痛与不忍痛者，皮肤之薄厚，肌肉之坚脆、缓急之分

yě　　fēi yǒng qiè zhī wèi yě
也，非勇怯之谓也。

huáng dì yuē　　yuàn wén yǒng qiè zhī suǒ yóu rán
黄帝曰：愿闻勇怯之所由然。

shào yú yuē　　yǒng shì zhě　　mù shēn yǐ gù　　cháng héng zhí yáng　　sān jiāo lǐ héng　　qí xīn duān zhí
少俞曰：勇士者，目深以固，长衡直扬，三焦理横，其心端直，

364

qí gān dà yǐ jiān　　qí dǎn mǎn yǐ bàng　　nù zé qì shèng ér xiōng zhāng　　gān jǔ ér dǎn hèng　　zì liè ér mù
其肝大以坚，其胆满以傍，怒则气盛而胸张，肝举而胆横，眦裂而目

yáng　　máo qǐ ér miàn cāng　　cǐ yǒng shì zhī yóu rán zhě yě
扬，毛起而面苍，此勇士之由然者也。

huáng dì yuē　　yuàn wén qiè shì zhī suǒ yóu rán
黄帝曰：愿闻怯士之所由然。

shào yú yuē　　qiè shì zhě　　mù dà ér bù jiǎn　　yīn yáng xiāng shī　　qí jiāo lǐ zòng　　hé yú duǎn ér
少俞曰：怯士者，目大而不减，阴阳相失，其焦理纵，髑骺短而

xiǎo　　gān xì huǎn　　qí dǎn bù mǎn ér zòng　　cháng wèi tǐng　　xié xià kōng　　suī fāng dà nù　　qì bù néng mǎn
小，肝系缓，其胆不满而纵，肠胃挺，胁下空，虽方大怒，气不能满

qí xiōng　　gān fèi suī jǔ　　qì shuāi fù xià　　gù bù néng jiǔ nù　　cǐ qiè shì zhī suǒ yóu rán zhě yě
其胸，肝肺虽举，气衰复下，故不能久怒，此怯士之所由然者也。

huáng dì yuē　　qiè shì zhī dé jiǔ　　nù bú bì yǒng shì zhě　　hé zàng shǐ rán
黄帝曰：怯士之得酒，怒不避勇士者，何藏使然？

shào yú yuē　　jiǔ zhě　　shuǐ gǔ zhī jīng　　shóu gǔ zhī yè yě　　qí qì piāo hàn　　qí rù yú wèi zhōng
少俞曰：酒者，水谷之精，熟谷之液也，其气剽悍，其入于胃中，

zé wèi zhàng　　qì shàng nì　　mǎn yú xiōng zhōng　　gān fú dǎn hèng　　dāng shì zhī shí　　gù bǐ yú yǒng shì　　qì
则胃胀，气上逆，满于胸中，肝浮胆横，当是之时，固比于勇士，气

shuāi zé huǐ　　yǔ yǒng shì tóng lèi　　bù zhī bì zhī　　míng yuē jiǔ bèi yě
衰则悔。与勇士同类，不知避之，名曰酒悖也。

背俞篇第五十一

黄帝问于岐伯曰：愿闻五藏之俞，出于背者。

岐伯曰：胸中大俞，在杼骨之端，肺俞在三焦之间，心俞在五焦之间，膈俞在七焦之间，肝俞在九焦之间，脾俞在十一焦之间，肾俞在十四焦之间。皆挟脊相去三寸所，则欲得而验之，按其处，应在中而痛解，乃其输也。灸之则可，刺之则不可。气盛则泻之，虚则补之。以火补者，毋吹其火，须自灭也；以火泻之，疾吹其火，传其艾，须其火灭也。

365

卫气篇第五十二

黄帝曰：五藏者，所以藏精神魂魄者也；六府者，所以受水谷而行化物者也。其气内入于五藏，而外络肢节。其浮气之不循经者，为卫气；其精气之行于经者，为营气。阴阳相随，外内相贯，如环之无端。亭亭淳淳乎，孰能穷之。然其分别阴阳，皆有标本虚实所离之处。能别阴阳十二经者，知病之所生；候虚实之所在者，能得病之高下；知六府之气街者，能知解结契绍于门户；能知虚石之坚软者，知补泻之

suǒ zài　　　néng zhī liù jīng biāo běn zhě　　　　kě yǐ wú huò yú tiān xià
所在；能知六经标本者，可以无惑于天下。

qí bó yuē　　bó zāi　　　shèng dì zhī lùn　　chén qǐng jìn yì xī yán zhī
岐伯曰：博哉！圣帝之论。臣请尽意悉言之。

zú tài yáng zhī běn　　　zài gēn yǐ shàng wǔ cùn zhōng　　biāo zài liǎng luò mìng mén　　mìng mén zhě　　mù yě
足太阳之本，在跟以上五寸中，标在两络命门。命门者，目也。

zú shào yáng zhī běn　　　zài qiào yīn zhī jiān　　biāo zài chuāng lóng zhī qián　　chuāng lóng zhě　　ěr yě　zú shào yīn zhī
足少阳之本，在窍阴之间，标在窗笼之前。窗笼者，耳也。足少阴之

běn　　zài nèi huái xià shàng sān cùn zhōng　　biāo zài bèi shù yǔ shé xià liǎng mài yě　　zú jué yīn zhī běn　　　zài xíng
本，在内踝下上三寸中，标在背俞与舌下两脉也。足厥阴之本，在行

jiān shàng wǔ cùn suǒ　　biāo zài bèi shù yě　　zú yáng míng zhī běn　　　zài lì duì　　biāo zài rén yíng　jiá jiā háng
间上五寸所，标在背俞也。足阳明之本，在厉兑，标在人迎，颊挟颃

sǎng yě　　zú tài yīn zhī běn　　　zài zhōng fēng qián shàng sì cùn zhī zhōng　　biāo zài bèi shù yǔ shé běn yě
颡也。足太阴之本，在中封前上四寸之中，标在背俞与舌本也。

shǒu tài yáng zhī běn　　　zài wài huái zhī hòu　　biāo zài mìng mén zhī shàng yí cùn yě　　shǒu shào yáng zhī běn
手太阳之本，在外踝之后，标在命门之上一寸也。手少阳之本，

zài xiǎo zhǐ cì zhǐ zhī jiān shàng èr cùn　　biāo zài ěr hòu shàng jiǎo xià wài zì yě　　shǒu yáng míng zhī běn　　　zài zhǒu
在小指次指之间上二寸，标在耳后上角下外眦也。手阳明之本，在肘

gǔ zhōng　　　shàng zhì bié yáng　　biāo zài yán xià hé qián shàng yě　　shǒu tài yīn zhī běn　　　zài cùn kǒu zhī zhōng　　biāo
骨中，上至别阳，标在颜下合钳上也。手太阴之本，在寸口之中，标

zài yè nèi dòng yě　　shǒu shào yīn zhī běn　　　zài ruì gǔ zhī duān　　biāo zài bèi shù yě　　shǒu xīn zhǔ zhī běn　　zài
在腋内动也。手少阴之本，在锐骨之端，标在背俞也。手心主之本，在

zhǎng hòu liǎng jīn zhī jiān èr cùn zhōng　　biāo zài yè xià xià sān cùn yě
掌后两筋之间二寸中，标在腋下下三寸也。

fán hòu cǐ zhě　　xià xū zé jué　　xià shèng zé rè　　shàng xū zé xuàn　　shàng shèng zé rè tòng　　gù shí
凡候此者，下虚则厥，下盛则热；上虚则眩，上盛则热痛。故实

zhě　　jué ér zhǐ zhī　　xū zhě　　yǐn ér qǐ zhī　　qǐng yán qì jiē　　xiōng qì yǒu jiē　　fù qì yǒu jiē　　tóu
者，绝而止之，虚者，引而起之。请言气街。胸气有街，腹气有街，头

qì yǒu jiē　　jìng qì yǒu jiē　　gù qì zài tóu zhě　　zhǐ zhī yú nǎo　　qì zài xiōng zhě　　zhǐ zhī yīng yǔ bèi
气有街，胫气有街。故气在头者，止之于脑；气在胸者，止之膺与背

shù　　qì zài fù zhě　　zhǐ zhī bèi shù yǔ chōng mài yú qí zuǒ yòu zhī dòng mài zhě　　qì zài jìng zhě　　zhǐ zhī
俞；气在腹者，止之背俞与冲脉于脐左右之动脉者；气在胫者，止之

yú qì jiē　　yǔ chéng shān huái shàng yǐ xià　　qǔ cǐ zhě　　yòng háo zhēn　　bì xiān àn ér zài jiǔ　　yìng yú shǒu
于气街，与承山踝上以下。取此者，用毫针，必先按而在久，应于手，

nǎi cì ér yǔ zhī　　suǒ zhì zhě　　tóu tòng xuàn pū fù tòng zhōng mǎn bào zhàng　　jí yǒu xīn jī tòng kě yǐ zhě
乃刺而予之。所治者，头痛眩仆腹痛中满暴胀，及有新积痛可移者，

yì yǐ yě　　jī bù tòng　　nán yǐ yě
易已也；积不痛，难已也。

论痛篇第五十三

黄帝问于少俞曰：筋骨之强弱，肌肉之坚脆，皮肤之厚薄，腠理之疏密，各不同，其于针石火焫之痛何如？肠胃之厚薄坚脆亦不等，其于毒药何如？愿尽闻之。

少俞曰：人之骨强、筋弱、肉缓、皮肤厚者，耐痛，其于针石之痛火焫亦然。

黄帝曰：其耐火焫者，何以知之？

少俞答曰：加以黑色而美骨者，耐火焫。

黄帝曰：其不耐针石之痛者，何以知之？

少俞曰：坚肉薄皮者，不耐针石之痛，于火焫亦然。

黄帝曰：人之病，或同时而伤，或易已，或难已，其故何如？

少俞曰：同时而伤，其身多热者，易已；多寒者，难已。

黄帝曰：人之胜毒，何以知之？

少俞曰：胃厚、色黑、大骨及肥者，皆胜毒；故其瘦而薄胃者，皆不胜毒也。

tiān nián piān dì wǔ shí sì
天年篇第五十四

huáng dì wèn yú qí bó yuē　　yuàn wén rén zhī shǐ shēng　　hé qì zhù wéi jī　　hé lì ér wéi shǔn　　hé
黄帝问于岐伯曰：愿闻人之始生，何气筑为基，何立而为楯？何

shī ér sǐ　　hé dé ér shēng
失而死？何得而生？

qí bó yuē　　yǐ mǔ wéi jī　　yǐ fù wéi shǔn　　shī shén zhě sǐ　　dé shén zhě shēng yě
岐伯曰：以母为基，以父为楯；失神者死，得神者生也。

huáng dì yuē　　hé zhě wéi shén
黄帝曰：何者为神？

qí bó yuē　　xuè qì yǐ hé　　yíng wèi yǐ tōng　　wǔ zàng yǐ chéng　　shén qì shè xīn　　hún pò bì jù
岐伯曰：血气以和，营卫以通，五藏已成，神气舍心，魂魄毕具，

nǎi chéng wéi rén
乃成为人。

huáng dì yuē　　rén zhī shòu yāo gè bù tóng　　huò yāo shòu　　huò cù sǐ　　huò bìng jiǔ　　yuàn wén qí dào
黄帝曰：人之寿夭各不同，或夭寿，或猝死，或病久，愿闻其道。

qí bó yuē　　wǔ zàng jiān gù　　xuè mài hé tiáo　　jī ròu xiè lì　　pí fū zhì mì　　yíng wèi zhī xíng
岐伯曰：五藏坚固，血脉和调，肌肉解利，皮肤致密，营卫之行，

bù shī qí cháng　　hū xī wēi xú　　qì yǐ dù xíng　　liù fǔ huà gǔ　　jīn yè bù yáng　　gè rú qí cháng
不失其常，呼吸微徐，气以度行，六府化谷，津液布扬，各如其常，

gù néng cháng jiǔ
故能长久。

huáng dì yuē　　rén zhī shòu bǎi suì ér sǐ　　hé yǐ zhì zhī
黄帝曰：人之寿百岁而死，何以致之？

qí bó yuē　　shǐ dào suì yǐ cháng　　jī qiáng gāo yǐ fāng　　tōng tiáo yíng wèi　　sān bù sān lǐ qǐ　　gǔ gāo
岐伯曰：使道隧以长，基墙高以方，通调营卫，三部三里起，骨高

ròu mǎn　　bǎi suì nǎi dé zhōng
肉满，百岁乃得终。

huáng dì yuē　　qí qì zhī shèng shuāi　　yǐ zhì qí sǐ　　kě dé wén hū
黄帝曰：其气之盛衰，以至其死，可得闻乎？

qí bó yuē　　rén shēng shí suì　　wǔ zàng shǐ dìng　　xuè qì yǐ tōng　　qí qì zài xià　　gù hào zǒu　　èr
岐伯曰：人生十岁，五藏始定，血气已通，其气在下，故好走；二

shí suì　　xuè qì shǐ shèng　　jī ròu fāng zhǎng　　gù hào qū　　sān shí suì　　wǔ zàng dà dìng　　jī ròu jiān gù
十岁，血气始盛，肌肉方长，故好趋；三十岁，五藏大定，肌肉坚固，

xuè mài shèng mǎn　　gù hào bù　　sì shí suì　　wǔ zàng liù fǔ shí èr jīng mài　　jiē dà shèng yǐ píng dìng　　còu
血脉盛满，故好步；四十岁，五藏六府十二经脉，皆大盛以平定，腠

理始疏，荣华颓落，发颇斑白，平盛不摇，故好坐；五十岁，肝气始

衰，肝叶始薄，胆汁始减，目始不明；六十岁，心气始衰，善忧悲，血

气懈惰，故好卧；七十岁，脾气虚，皮肤枯；八十岁，肺气衰，魄离，

故言善误；九十岁，肾气焦，四藏经脉空虚；百岁，五藏皆虚，神气皆

去，形骸独居而终矣。

黄帝曰：其不能终寿而死者，何如？

岐伯曰：其五藏皆不坚，使道不长，空①外以张，喘息暴疾；又卑

基墙，薄脉少血，其肉不石，数中风寒，血气虚，脉不通，真邪相攻，

乱而相引，故中寿而尽也。

逆顺篇第五十五

黄帝问于伯高曰：余闻气有逆顺，脉有盛衰，刺有大约，可得

闻乎？

伯高曰：气之逆顺者，所以应天地、阴阳、四时、五行也；脉之盛

衰者，所以候血气之虚实有余不足也；刺之大约者，必明知病之可刺，

与其未可刺，与其已不可刺也。

黄帝曰：候之奈何？

---

① 空：同"孔"。

bó gāo yuē　　bīng fǎ　　yuē　　wú yíng péng péng zhī qì　　wú jī táng táng zhī zhèn　　cì fǎ yuē
伯高曰：《兵法》曰，无迎逢逢之气，无击堂堂之阵。《刺法》曰：

wú cì hè hè zhī rè　　wú cì lù lù zhī hàn　　wú cì gǔn gǔn zhī mài　　wú cì bìng yǔ mài xiāng nì zhě
无刺熇熇之热，无刺漉漉之汗，无刺浑浑之脉，无刺病与脉相逆者。

huáng dì yuē　　hòu qí kě cì nài hé
黄帝曰：候其可刺奈何？

bó gāo yuē　　shàng gōng　　cì qí wèi shēng zhě yě　　qí cì　　cì qí wèi shèng zhě yě　　qí cì　　cì
伯高曰：上工，刺其未生者也；其次，刺其未盛者也；其次，刺

qí yǐ shuāi zhě yě　　xià gōng　　cì qí fāng xí zhě yě　　yǔ qí xíng zhī shèng zhě yě　　yǔ qí bìng zhī yǔ mài
其已衰者也。下工，刺其方袭者也，与其形之盛者也；与其病之与脉

xiāng nì zhě yě　　gù yuē　　fāng qí shèng yě　　wù gǎn huǐ shāng　　cì qí yǐ shuāi　　shì bì dà chāng　　gù
相逆者也。故曰：方其盛也，勿敢毁伤，刺其已衰，事必大昌。故

yuē　　shàng gōng zhì wèi bìng　　bú zhì yǐ bìng　　cǐ zhī wèi yě
曰：上工治未病，不治已病。此之谓也。

wǔ wèi piān dì wǔ shí liù
五味篇第五十六

huáng dì yuē　　yuàn wén gǔ qì yǒu wǔ wèi　　qí rù wǔ zàng　　fēn bié nài hé
黄帝曰：愿闻谷气有五味，其入五藏，分别奈何？

bó gāo yuē　　wèi zhě　　wǔ zàng liù fǔ zhī hǎi yě　　shuǐ gǔ jiē rù yú wèi　　wǔ zàng liù fǔ　　jiē bǐng
伯高曰：胃者，五藏六府之海也，水谷皆入于胃，五藏六府，皆禀

qì yú wèi　　wǔ wèi gè zǒu qí suǒ xǐ　　gǔ wèi suān　　xiān zǒu gān　　gǔ wèi kǔ　　xiān zǒu xīn　　gǔ wèi gān
气于胃。五味各走其所喜。谷味酸，先走肝；谷味苦，先走心；谷味甘，

xiān zǒu pí　　gǔ wèi xīn　　xiān zǒu fèi　　gǔ wèi xián　　xiān zǒu shèn　　gǔ qì jīn yè yǐ xíng　　yíng wèi dà tōng
先走脾；谷味辛，先走肺；谷味咸，先走肾。谷气津液已行，营卫大通，

nǎi huà zāo pò　　yǐ cì chuán xià
乃化糟粕，以次传下。

huáng dì yuē　　yíng wèi zhī xíng nài hé
黄帝曰：营卫之行奈何？

bó gāo yuē　　gǔ shǐ rù yú wèi　　qí jīng wēi zhě　　xiān chū yú wèi zhī liǎng jiāo　　yǐ gài wǔ zàng　　bié
伯高曰：谷始入于胃，其精微者，先出于胃之两焦，以溉五藏，别

chū liǎng xíng　　yíng wèi zhī dào　　qí dà qì zhī tuán ér bù xíng zhě　　jī yú xiōng zhōng　　mìng yuē qì hǎi　　chū
出两行，营卫之道。其大气之抟而不行者，积于胸中，命曰气海，出

yú fèi　　xún hóu yān　　gù hū zé chū　　xī zé rù　　tiān dì zhī jīng qì　　qí dà shù cháng chū sān rù yī
于肺，循喉咽，故呼则出，吸则入。天地之精气，其大数常出三入一，

gù gǔ bú rù　　bàn rì zé qì shuāi　　yí rì zé qì shǎo yǐ
故谷不入，半日则气衰，一日则气少矣。

黄帝曰：谷之五味，可得闻乎？

伯高曰：请尽言之。五谷：秫米甘，麻酸，大豆咸，麦苦，黄黍辛。五果：枣甘，李酸，栗咸，杏苦，桃辛。五畜：牛甘，犬酸，猪咸，羊苦，鸡辛。五菜：葵甘，韭酸，藿咸，薤苦，葱辛。五色：黄色宜甘，青色宜酸，黑色宜咸，赤色宜苦，白色宜辛。凡此五者，各有所宜。所言五宜者，脾病者，宜食秫米饭、牛肉、枣、葵；心病者，宜食麦、羊肉、杏、薤；肾病者，宜食大豆黄卷、猪肉、栗、藿；肝病者，宜食麻、犬肉、李、韭；肺病者，宜食黄黍、鸡肉、桃、葱。

五禁：肝病禁辛，心病禁咸，脾病禁酸，肾病禁甘，肺病禁苦。肝色青，宜食甘，秫米饭、牛肉、枣、葵皆甘。心色赤，宜食酸，犬肉、麻、李、韭皆酸。脾黄色，宜食咸，大豆、豕肉、栗、藿皆咸。肺白色，宜食苦，麦、羊肉、杏、薤皆苦。肾色黑，宜食辛，黄黍、鸡肉、桃、葱皆辛。

水胀篇第五十七

黄帝问于岐伯曰：水与肤胀、鼓胀、肠覃、石瘕、石水，何以别之？

岐伯曰：水始起也，目窠上微肿，如新卧起之状，其颈脉动，时咳，阴股间寒，足胫肿，腹乃大，其水已成矣。以手按其腹，随手而

371

qǐ　　rú guǒ shuǐ zhī zhuàng　　cǐ qí hòu yě
起，如裹水之状，此其候也。

huáng dì yuē　　fū zhàng hé yǐ hòu zhī
黄帝曰：肤胀何以候之？

qí bó yuē　　fū zhàng zhě　　hán qì kè yú pí fū zhī jiān　　kōng kōng rán bù jiān　　fù dà　　shēn jìn
岐伯曰：肤胀者，寒气客于皮肤之间，𪐖𪐖然不坚，腹大，身尽

zhǒng　　pí hòu　　àn qí fù　　yǎo ér bù qǐ　　fù sè bú biàn　　cǐ qí hòu yě
肿，皮厚，按其腹，窅而不起，腹色不变，此其候也。

gǔ zhàng hé rú　　qí bó yuē　　fù zhàng shēn jiē dà　　dà yǔ fū zhàng děng yě　　sè cāng huáng　　fù jīn
鼓胀何如？岐伯曰：腹胀身皆大，大与肤胀等也，色苍黄，腹筋

qǐ　　cǐ qí hòu yě
起，此其候也。

cháng tán hé rú　　qí bó yuē　　hán qì kè yú cháng wài　　yǔ wèi qì xiāng bó　　qì bù dé róng　　yīn
肠覃何如？岐伯曰：寒气客于肠外，与卫气相搏，气不得荣，因

yǒu suǒ xì　　pǐ ér nèi zhuó　　ě qì nǎi qǐ　　xī ròu nǎi shēng　　qí shǐ shēng yě　　dà rú jī luǎn　　shāo
有所系，癖而内着，恶气乃起，瘜肉乃生。其始生也，大如鸡卵，稍

yǐ yì dà　　zhì qí chéng yě　　rú huái zǐ zhī zhuàng　　jiǔ zhě lí suì　　àn zhī zé jiān　　tuī zhī zé yí
以益大，至其成也，如怀子之状，久者离岁，按之则坚，推之则移，

yuè shì yǐ shí xià　　cǐ qí hòu yě
月事以时下，此其候也。

shí jiǎ hé rú　　qí bó yuē　　shí jiǎ shēng yú bāo zhōng　　hán qì kè yú zǐ mén　　zǐ mén bì sāi　　qì
石瘕何如？岐伯曰：石瘕生于胞中，寒气客于子门，子门闭塞，气

bù dé tōng　　è xuè dāng xiè bú xiè　　pēi yǐ liú zhǐ　　rì yǐ yì dà　　zhuàng rú huái zǐ　　yuè shì bù yǐ
不得通，恶血当泻不泻，衃以留止，日以益大，状如怀子，月事不以

shí xià　　jiē shēng yú nǚ zǐ　　kě dǎo ér xià
时下，皆生于女子，可导而下。

huáng dì yuē　　fū zhàng　　gǔ zhàng　　kě cì yé
黄帝曰：肤胀、鼓胀，可刺邪？

qí bó yuē　　xiān xiè qí zhàng zhī xuè luò　　hòu tiáo qí jīng　　cì qù qí xuè luò yě
岐伯曰：先泻其胀之血络，后调其经，刺去其血络也。

zéi fēng piān dì wǔ shí bā
贼风篇第五十八

huáng dì yuē　　fū zǐ yán zéi fēng xié qì zhī shāng rén yě　　lìng rén bìng yān　　jīn yǒu qí bù lí zhē zhào
黄帝曰：夫子言贼风邪气之伤人也，令人病焉，今有其不离遮罩，

bù chū shì xué zhī zhōng　　cù rán bìng zhě　　fēi bù lí zéi fēng xié qì　　qí gù hé yě
不出室穴之中，猝然病者，非不离贼风邪气，其故何也？

岐伯曰：此皆尝有所伤于湿气，藏于血脉之中，分肉之间，久留而不去。若有所堕坠，恶血在内而不去，猝然喜怒不节，饮食不适，寒温不时，腠理闭而不通。其开而遇风寒，则血气凝结，与故邪相袭，则为寒痹。其有热则汗出，汗出则受风，虽不遇贼风邪气，必有因加而发焉。

黄帝曰：今夫子之所言者，皆病人之所自知也。其毋所遇邪气，又毋怵惕之所志，猝然而病者，其故何也？唯有因鬼神之事乎？

岐伯曰：此亦有故邪留而未发，因而志有所恶，及有所慕，血气内乱，两气相搏。其所从来者微，视之不见，听而不闻，故似鬼神。

黄帝曰：其祝而已者，其故何也？

岐伯曰：先巫者，因知百病之胜，先知其病之所从生者，可祝而已也。

卫气失常篇第五十九

黄帝曰：卫气之留于腹中，蓄积不行，苑蕴不得常所，使人支胁胃中满，喘呼逆息者，何以去之？

伯高曰：其气积于胸中者，上取之，积于腹中者，下取之，上下皆满者，旁取之。

黄帝曰：取之奈何？

bó gāo duì yuē　jī yú shàng zhě　xiè rén yíng tiān tū hóu zhōng　jī yú xià zhě　xiè sān lǐ yǔ
伯高对曰：积于上者，泻人迎、天突、喉中；积于下者，泻三里与

qì jiē　shàng xià jiē mǎn zhě　shàng xià qǔ zhī　yǔ jì xié zhī xià yí cùn　zhòng zhě　jī zú qǔ zhī
气街；上下皆满者，上下取之，与季胁之下一寸；重者，鸡足取之。

zhěn shì qí mài dà ér xián jí　jí jué bú zhì zhě　jí fù pí jí shèn zhě　bù kě cì yě　huáng dì
诊视其脉大而弦急，及绝不至者，及腹皮急甚者，不可刺也。黄帝

yuē　shàn
曰：善。

huáng dì wèn yú bó gāo yuē　hé yǐ zhī pí ròu　qì xuè　jīn gǔ zhī bìng yě
黄帝问于伯高曰：何以知皮肉、气血、筋骨之病也？

bó gāo yuē　sè qǐ liǎng méi bó zé zhě bìng zài pí　chún sè qīng huáng chì bái hēi zhě　bìng zài jī ròu
伯高曰：色起两眉薄泽者病在皮；唇色青黄赤白黑者，病在肌肉；

yíng qì rú rán zhě　bìng zài xuè qì　mù sè qīng huáng chì bái hēi zhě　bìng zài jīn　ěr jiāo kū shòu chén gòu
营气濡然者，病在血气；目色青黄赤白黑者，病在筋；耳焦枯受尘垢，

bìng zài gǔ
病在骨。

huáng dì yuē　bìng xíng hé rú　qǔ zhī nài hé
黄帝曰：病形何如，取之奈何？

bó gāo yuē　fú bǎi bìng biàn huà　bù kě shèng shǔ　rán pí yǒu bù　ròu yǒu zhù　xuè qì yǒu shū
伯高曰：夫百病变化，不可胜数，然皮有部，肉有柱，血气有输，

gǔ yǒu zhǔ
骨有属。

huáng dì yuē　yuàn wén qí gù
黄帝曰：愿闻其故。

bó gāo yuē　pí zhī bù　shù yú sì mò　ròu zhī zhù　zài bì jìng zhū yáng fēn ròu zhī jiān　yǔ zú
伯高曰：皮之部，腧于四末；肉之柱，在臂胫诸阳分肉之间，与足

shào yīn fēn jiān　xuè qì zhī shù　shù yú zhū luò　qì xuè liú jū　zé shèng ér qǐ　jīn bù wú yīn wú
少阴分间；血气之腧，腧于诸络，气血留居，则盛而起，筋部无阴无

yáng　wú zuǒ wú yòu　hòu bìng suǒ zài　gǔ zhī zhǔ zhě　gǔ kōng zhī suǒ yǐ shòu yì ér yì nǎo suǐ zhě yě
阳，无左无右，候病所在；骨之属者，骨空之所以受益而益脑髓者也。

huáng dì yuē　qǔ zhī nài hé
黄帝曰：取之奈何？

bó gāo yuē　fú bìng biàn huà　fú chén shēn qiǎn　bù kě shèng qióng　gè zài qí chù　bìng jiàn zhě qiǎn
伯高曰：夫病变化，浮沉深浅，不可胜穷，各在其处，病间者浅

zhī　shèn zhě shēn zhī　jiàn zhě xiǎo zhī　shèn zhě zhòng zhī　suí biàn ér tiáo qì　gù yuē shàng gōng
之，甚者深之，间者小之，甚者众之，随变而调气，故曰上工。

huáng dì wèn yú bó gāo yuē　rén zhī féi shòu dà xiǎo wēn hán　yǒu lǎo zhuàng shào xiǎo　bié zhī nài hé
黄帝问于伯高曰：人之肥瘦大小温寒，有老壮少小，别之奈何？

bó gāo duì yuē　rén nián wǔ shí yǐ shàng wéi lǎo　èr shí yǐ shàng wéi zhuàng　shí bā yǐ shàng wéi shào
伯高对曰：人年五十已上为老，二十已上为壮，十八已上为少，

liù suì yǐ shàng wéi xiǎo
六岁巳上为小。

huáng dì yuē　hé yǐ duó zhī qí féi shòu
黄帝曰：何以度知其肥瘦？

bó gāo yuē　rén yǒu féi　yǒu gāo　yǒu ròu
伯高曰：人有肥、有膏、有肉。

huáng dì yuē　bié cǐ nài hé
黄帝曰：别此奈何？

bó gāo yuē　jùn ròu jiān　pí mǎn zhě zhī　jùn ròu bù jiān　pí huǎn zhě　gāo　pí ròu bù xiāng lí
伯高曰：䐃肉坚，皮满者脂。䐃肉不坚，皮缓者，膏。皮肉不相离

zhě　ròu
者，肉。

huáng dì yuē　shēn zhī hán wēn hé rú
黄帝曰：身之寒温何如？

bó gāo yuē　gāo zhě　qí ròu nào　ér cū lǐ zhě　shēn hán　xì lǐ zhě　shēn rè　zhī zhě
伯高曰：膏者，其肉淖，而粗理者，身寒，细理者，身热。脂者，

qí ròu jiān　xì lǐ zhě rè　cū lǐ zhě hán
其肉坚，细理者热，粗理者寒。

huáng dì yuē　qí féi shòu dà xiǎo nài hé
黄帝曰：其肥瘦大小奈何？

bó gāo yuē　gāo zhě　duō qì ér pí zòng huǎn　gù néng zòng fù chuí yú　ròu zhě　shēn tǐ róng dà
伯高曰：膏者，多气而皮纵缓，故能纵腹垂腴。肉者，身体容大。

zhī zhě　qí shēn shōu xiǎo
脂者，其身收小。

huáng dì yuē　sān zhě zhī qì xuè duō shǎo hé rú
黄帝曰：三者之气血多少何如？

bó gāo yuē　gāo zhě　duō qì　duō qì zhě rè　rè zhě nài hán　ròu zhě　duō xuè zé chōng xíng
伯高曰：膏者，多气；多气者热，热者耐寒。肉者，多血则充形，

chōng xíng zé píng　zhī zhě　qí xuè qīng　qì huá shǎo　gù bù néng dà　cǐ bié yú zhòng rén zhě yě
充形则平。脂者，其血清，气滑少，故不能大。此别于众人者也。

huáng dì yuē　zhòng rén nài hé
黄帝曰：众人奈何？

bó gāo yuē　zhòng rén pí ròu zhī gāo bù néng xiāng jiā yě　xuè yǔ qì bù néng xiāng duō　gù qí xíng bù
伯高曰：众人皮肉脂膏不能相加也，血与气不能相多，故其形不

xiǎo bú dà　gè zì chèn qí shēn　mìng yuē zhòng rén
小不大，各自称其身，命曰众人。

huáng dì yuē　shàn　zhì zhī nài hé
黄帝曰：善。治之奈何？

bó gāo yuē　bì xiān bié qí sān xíng　xuè zhī duō shǎo　qì zhī qīng zhuó　ér hòu tiáo zhī　zhì wú shī
伯高曰：必先别其三形，血之多少，气之清浊，而后调之，治无失

cháng jīng　　shì gù gāo rén zòng fù chuí yú　　ròu rén zhě　　shàng xià róng dà　　zhī rén zhě　　suī zhī bù néng
常经。是故膏人纵腹垂腴，肉人者，上下容大，脂人者，虽脂不能

dà zhě
大者。

yù bǎn piān dì liù shí
玉版篇第六十

huáng dì yuē　　yú yǐ xiǎo zhēn wéi xì wù yě　　fū zǐ nǎi yán shàng hé zhī yú tiān　　xià hé zhī yú dì
黄帝曰：余以小针为细物也，夫子乃言上合之于天，下合之于地，

zhōng hé zhī yú rén　　yú yǐ wéi guò zhēn zhī yì yǐ　　yuàn wén qí gù
中合之于人，余以为过针之意矣，愿闻其故。

qí bó yuē　　hé wù dà yú tiān hū　　fú dà yú zhēn zhě　　wéi wǔ bīng zhě yān　　wǔ bīng zhě　　sǐ zhī
岐伯曰：何物大于天乎？夫大于针者，惟五兵者焉。五兵者，死之

bèi yě　　fēi shēng zhī jù　　qiě fú rén zhě　　tiān dì zhī zhèn yě　　qí bù kě bù cān hū　　fú zhì mín zhě
备也，非生之具。且夫人者，天地之镇也，其不可不参乎？夫治民者，

yì wéi zhēn yān　　fú zhēn zhī yú wǔ bīng　　qí shú xiǎo hū
亦唯针焉。夫针之与五兵，其孰小乎？

376

huáng dì yuē　　bìng zhī shēng shí　　yǒu xǐ nù bú cè　　yǐn shí bù jié　　yīn qì bù zú　　yáng qì yǒu
黄帝曰：病之生时，有喜怒不测，饮食不节，阴气不足，阳气有

yú　　yíng qì bù xíng　　nǎi fā wéi yōng jū　　yīn yáng bù tōng　　liǎng rè xiāng bó　　nǎi huà wéi nóng　　xiǎo zhēn
余，营气不行，乃发为痈疽。阴阳不通，两热相博，乃化为脓，小针

néng qǔ zhī hū
能取之乎？

qí bó yuē　　shèng rén bù néng shǐ huà zhě　　wéi zhī xié bù kě liú yě　　gù liǎng jūn xiāng dāng　　qí zhì
岐伯曰：圣人不能使化者，为之邪不可留也。故两军相当，旗帜

xiāng wàng　　bái rèn chén yú zhōng yě zhě　　cǐ fēi yí rì zhī móu yě　　néng shǐ qí mín　　lìng xíng jìn zhǐ　　shì
相望，白刃陈于中野者，此非一日之谋也。能使其民，令行禁止，士

zú wú bái rèn zhī nán zhě　　fēi yí rì zhī jiào yě　　xū yú zhī dé yě　　fú zhì shǐ shēn pī yōng jū zhī bìng
卒无白刃之难者，非一日之教也，须史之得也。夫至使身被痈疽之病，

nóng xuè zhī jù zhě bú yì lí dào yuǎn hū　　fú yōng jū zhī shēng　　nóng xuè zhī chéng yě　　bù cóng tiān xià　　bù
脓血之聚者不亦离道远乎？夫痈疽之生，脓血之成也，不从天下，不

cóng dì chū　　jī wēi zhī suǒ shēng yě　　gù shèng rén zì zhì yú wèi yǒu xíng yě　　yú zhě zāo qí yǐ chéng yě
从地出，积微之所生也，故圣人自治于未有形也，愚者遭其已成也。

huáng dì yuē　　qí yǐ xíng　　bù yǔ zāo　　nóng yǐ chéng　　bù yǔ jiàn　　wéi zhī nài hé
黄帝曰：其已形，不予遭，脓已成，不予见，为之奈何？

qí bó yuē　　nóng yǐ chéng　　shí sǐ yì shēng　　gù shèng rén fú shǐ yǐ chéng　　ér míng wéi liáng fāng　　zhù
岐伯曰：脓已成，十死一生，故圣人弗使已成，而明为良方，著

之竹帛，使能者踵而传之后世，无有终时者，为其不予遭也。

黄帝曰：其已有脓血而后遭乎？不导之以小针治乎？

岐伯曰：以小治小者，其功小；以大治大者，多害。故其已成脓血者，其唯砭石、铍、锋之所取也。

黄帝曰：多害者其不可全乎？

岐伯曰：其在逆顺焉。

黄帝曰：愿闻逆顺。

岐伯曰：以为伤者，其白眼青，黑眼小，是一逆也；内药而呕者，是二逆也；腹痛渴甚，是三逆也；肩项中不便，是四逆也；音嘶色脱，是五逆也。除此五者，为顺矣。

黄帝曰：诸病皆有逆顺，可得闻乎？

岐伯曰：腹胀、身热、脉大，是一逆也；腹鸣而满，四肢清，泄，其脉大，是二逆也；衄而不止，脉大，是三逆也；咳而溲血，脱形，其脉小劲，是四逆也；咳，脱形，身热，脉小以疾，是谓五逆也。如是者，不过十五日而死矣。其腹大胀，四末清，脱形，泄甚，是一逆也；腹胀便血，其脉大时绝，是二逆也；咳溲血，形肉脱，脉搏，是三逆也；呕血，胸满引背，脉小而疾，是四逆也；咳呕，腹胀，且飧泄，其脉绝，是五逆也。如是者，不及一时而死矣。工不察此者而刺之，是谓逆治。

黄帝曰：夫子之言针甚骏，以配天地，上数天文，下度地纪，内

bié wǔ zàng　　wài cì liù fǔ　　jīng mài èr shí bā huì　　jìn yǒu zhōu jì　　néng shā shēng rén　　bù néng qǐ sǐ
别五藏，外次六府，经脉二十八会，尽有周纪。能杀生人，不能起死

zhě　　zǐ néng fǎn zhī hū　　qí bó yuē　　néng shā shēng rén　　bù néng qǐ sǐ zhě yě
者，子能反之乎？岐伯曰：能杀生人，不能起死者也。

huáng dì yuē　　yú wén zhī　　zé wéi bù rén　　rán yuàn wén qí dào　　fú xíng yú rén
黄帝曰：余闻之，则为不仁，然愿闻其道，弗行于人。

qí bó yuē　　shì míng dào yě　　qí bì rán yě　　qí rú dāo jiàn zhī kě yǐ shā rén　　rú yǐn jiǔ shǐ rén
岐伯曰：是明道也，其必然也，其如刀剑之可以杀人，如饮酒使人

zuì yě　　suī wù zhěn　　yóu kě zhī yǐ
醉也，虽勿诊，犹可知矣。

huáng dì yuē　　yuàn zú wén zhī
黄帝曰：愿卒闻之。

qí bó yuē　　rén zhī suǒ shòu qì zhě　　gǔ yě　　gǔ zhī suǒ zhù zhě　　wèi yě　　wèi zhě　　shuǐ gǔ qì
岐伯曰：人之所受气者，谷也，谷之所注者，胃也，胃者，水谷气

xuè zhī hǎi yě　　hǎi zhī suǒ xíng yún qì zhě　　tiān xià yě　　wèi zhī suǒ chū qì xuè zhě　　jīng suì yě　　jīng suì
血之海也。海之所行云气者，天下也。胃之所出气血者，经隧也。经隧

zhě　　wǔ zàng liù fǔ zhī dà luò yě　　yíng ér duó zhī ér yǐ yǐ
者，五藏六府之大络也，迎而夺之而已矣。

huáng dì yuē　　shàng xià yǒu shù hū
黄帝曰：上下有数乎？

qí bó yuē　　yíng zhī wǔ lǐ　　zhōng dào ér zhǐ　　wǔ zhì ér yǐ　　wǔ wǎng ér zàng zhī qì jìn yǐ　　gù
岐伯曰：迎之五里，中道而止，五至而已，五往而藏之气尽矣，故

wǔ wǔ èr shí wǔ　　ér jié qí shù yǐ　　cǐ suǒ wèi duó qí tiān qì zhě yě　　fēi néng jué qí mìng ér qīng qí
五五二十五，而竭其输矣，此所谓夺其天气者也，非能绝其命而倾其

shòu zhě yě
寿者也。

huáng dì yuē　　yuàn zú wén zhī
黄帝曰：愿卒闻之。

qí bó yuē　　kuī mén ér cì zhī zhě　　sǐ yú jiā zhōng　　rù mén ér cì zhī zhě　　sǐ yú táng shàng
岐伯曰：窥门而刺之者，死于家中；入门而刺之者，死于堂上。

huáng dì yuē　　shàn hū fāng　　míng zāi dào　　qǐng zhù zhī yù bǎn　　yǐ wéi zhòng bǎo　　chuán zhī hòu shì
黄帝曰：善乎方，明哉道，请著之玉版，以为重宝，传之后世，

yǐ wéi cì jìn　　lìng mín wù gǎn fàn yě
以为刺禁，令民勿敢犯也。

wǔ jìn piān dì liù shí yī
五禁篇第六十一

huáng dì wèn yú qí bó yuē　　yú wén cì yǒu wǔ jìn　　hé wèi wǔ jìn
黄帝问于岐伯曰：余闻刺有五禁，何谓五禁？

岐伯曰：禁其不可刺也。

黄帝曰：余闻刺有五夺。

岐伯曰：无泻其不可夺者也。

黄帝曰：余闻刺有五过。

岐伯曰：补泻无过其度。

黄帝曰：余闻刺有五逆。

岐伯曰：病与脉相逆，命曰五逆。

黄帝曰：余闻刺有九宜。

岐伯曰：明知九针之论，是谓九宜。

黄帝曰：何谓五禁，愿闻其不可刺之时。

岐伯曰：甲乙日自乘，无刺头，无发蒙于耳内。丙丁日自乘，无振埃于肩、喉、廉泉。戊己日自乘四季，无刺腹，去爪泻水。庚辛日自乘，无刺关节于股膝。壬癸日自乘，无刺足胫，是谓五禁。

黄帝曰：何谓五夺？

岐伯曰：形肉已夺，是一夺也；大夺血之后，是二夺也；大汗出之后，是三夺也；大泄之后，是四夺也；新产及大血之后，是五夺也。此皆不可泻。

黄帝曰：何谓五逆？

岐伯曰：热病脉静，汗已出，脉盛躁，是一逆也；病泄，脉洪大，是二逆也；着痹不移，䐃肉破，身热，脉偏绝，是三逆也；淫而夺形，

shēn rè　　sè yāo rán bái　　nǎi hòu xià xuè pēi　　xuè pēi dǔ zhòng　　shì wèi sì nì yě　　hán rè duó xíng　　mài
身热，色夭然白，乃后下血衃，血衃笃重，是谓四逆也；寒热夺形，脉

jiān bó　　　shì wèi wǔ nì yě
坚搏，是谓五逆也。

dòng shù piān dì liù shí èr
动输篇第六十二

huáng dì yuē　　jīng mài shí èr　　ér shǒu tài yīn　　zú shào yīn　　yáng míng　　dú dòng bù xiū　　hé yě
黄帝曰：经脉十二，而手太阴、足少阴、阳明，独动不休，何也？

qí bó yuē　　shì yáng míng wèi mài yě　　wèi wéi wǔ zàng liù fǔ zhī hǎi　　qí qīng qì shàng zhù yú fèi　　fèi
岐伯曰：是阳明胃脉也。胃为五藏六府之海，其清气上注于肺，肺

qì cóng tài yīn ér xíng zhī　　qí xíng yě　　yǐ xī wǎng lái　　gù rén yì hū　　mài zài dòng　　yì xī mài yì zài
气从太阴而行之，其行也，以息往来，故人一呼，脉再动，一吸脉亦再

dòng　　hū xī bù yǐ　　gù dòng ér bù zhǐ
动，呼吸不已，故动而不止。

huáng dì yuē　　qì zhī guò yú cùn kǒu yě　　shàng shí yān xī　　xià bā yān fú　　hé dào cóng huán　　bù
黄帝曰：气之过于寸口也，上十焉息？下八焉伏？何道从还？不

zhī qí jí
知其极。

qí bó yuē　　qì zhī lí zàng yě　　cù rán rú gōng nǔ zhī fā　　rú shuǐ zhī xià àn　　shàng yú yú yǐ fǎn
岐伯曰：气之离藏也，猝然如弓弩之发，如水之下岸，上于鱼以反

shuāi　　qí yú qì shuāi sàn yǐ nì shàng　　gù qí xíng wēi
衰，其余气衰散以逆上，故其行微。

huáng dì yuē　　zú zhī yáng míng　　hé yīn ér dòng
黄帝曰：足之阳明，何因而动？

qí bó yuē　　wèi qì shàng zhù yú fèi　　qí hàn qì shàng chōng tóu zhě　　xún yān　　shàng zǒu kǒng qiào　　xún
岐伯曰：胃气上注于肺，其悍气上冲头者，循咽，上走空窍，循

yǎn xì　　rù luò nǎo　　chū kǎn　　xià kè zhǔ rén　　xún yá chē　　hé yáng míng　　bìng xià rén yíng　　cǐ wèi qì
眼系，入络脑，出颅，下客主人，循牙车，合阳明，并下人迎，此胃气

bié zǒu yú yáng míng zhě yě　　gù yīn yáng shàng xià　　qí dòng yě ruò yī　　gù yáng bìng ér yáng mài xiǎo zhě　　wéi
别走于阳明者也。故阴阳上下，其动也若一。故阳病而阳脉小者，为

nì　　yīn bìng ér yīn mài dà zhě　　wéi nì　　gù yīn yáng jù jìng jù dòng　　ruò yǐn shéng xiāng qīng zhě bìng
逆；阴病而阴脉大者，为逆。故阴阳俱静俱动，若引绳相倾者病。

huáng dì yuē　　zú shào yīn hé yīn ér dòng
黄帝曰：足少阴何因而动？

qí bó yuē　　chōng mài zhě　　shí èr jīng zhī hǎi yě　　yǔ shào yīn zhī dà luò　　qǐ yú shèn xià　　chū yú
岐伯曰：冲脉者，十二经之海也，与少阴之大络，起于肾下，出于

气街，循阴股内廉，邪入腘中，循胫骨内廉，并少阴之经，下入内踝之后，入足下。其别者，邪入踝，出属跗上，入大趾之间，注诸络，以温足胫，此脉之常动者也。

黄帝曰：营卫之行也，上下相贯，如环之无端，今有其猝然遇邪气，及逢大寒，手足懈惰，其脉阴阳之道，相腧之会，行相失也，气何由还？

岐伯曰：夫四末阴阳之会者，此气之大络也；四街者，气之径路也。故络绝则径通，四末解则气从合，相腧如环。

黄帝曰：善。此所谓如环无端，莫知其纪，终而复始，此之谓也。

五味论篇第六十三

黄帝问于少俞曰：五味入于口也，各有所走，各有所病。酸走筋，多食之，令人癃；咸走血，多食之，令人渴；辛走气，多食之，令人洞心；苦走骨，多食之，令人变呕；甘走肉，多食之，令人悗心。余知其然也，不知其何由？愿闻其故。

少俞答曰：酸入于胃，其气涩以收，上之两焦，弗能出入也，不出即留于胃中，胃中和温，则下注膀胱，膀胱之胞薄以懦，得酸则缩绻，约而不通，水道不行，故癃。阴者，积筋之所终也，故酸入而走筋矣。

huáng dì yuē　xián zǒu xuè　duō shí zhī　lìng rén kě　hé yě
黄帝曰：咸走血，多食之，令人渴，何也？

shào yú yuē　xián rù yú wèi　qí qì shàng zǒu zhōng jiāo　zhù yú mài　zé xuè qì zǒu zhī　xuè yǔ
少俞曰：咸入于胃；其气上走中焦，注于脉，则血气走之，血与

xián xiāng dé zé níng　níng zé wèi zhōng zhī zhù zhī　zhù zhī zé wèi zhōng jié　jié zé yān lù jiāo　gù shé běn
咸相得则凝，凝则胃中汁注之，注之则胃中竭，竭则咽路焦，故舌本

gān ér shàn kě　xuè mài zhě　zhōng jiāo zhī dào yě　gù xián rù ér zǒu xuè yǐ
干而善渴。血脉者，中焦之道也，故咸入而走血矣。

huáng dì yuē　xīn zǒu qì　duō shí zhī　lìng rén dòng xīn　hé yě
黄帝曰：辛走气，多食之，令人洞心，何也？

shào yú yuē　xīn rù yú wèi　qí qì zǒu yú shàng jiāo　shàng jiāo zhě　shòu qì ér yíng zhū yáng zhě yě
少俞曰：辛入于胃，其气走于上焦，上焦者，受气而营诸阳者也，

jiāng jiǔ zhī qì xūn zhī　yíng wèi zhī qì bù shí shòu zhī　jiǔ liú xīn xià　gù dòng xīn　xīn yǔ qì jù xíng
姜韭之气熏之，营卫之气不时受之，久留心下，故洞心。辛与气俱行，

gù xīn rù ér yǔ hàn jù chū
故辛入而与汗俱出。

huáng dì yuē　kǔ zǒu gǔ　duō shí zhī　lìng rén biàn ǒu　hé yě
黄帝曰：苦走骨，多食之，令人变呕，何也？

shào yú yuē　kǔ rù yú wèi　wǔ gǔ zhī qì　jiē bù néng shèng kǔ　kǔ rù xià wǎn　sān jiāo zhī
少俞曰：苦入于胃，五谷之气，皆不能胜苦，苦入下脘，三焦之

dào　jiē bì ér bù tōng　gù biàn ǒu　chǐ zhě　gǔ zhī suǒ zhōng yě　gù kǔ rù ér zǒu gǔ　gù rù ér
道，皆闭而不通，故变呕。齿者，骨之所终也，故苦入而走骨，故入而

fù chū　zhī qí zǒu gǔ yě
复出，知其走骨也。

huáng dì yuē　gān zǒu ròu　duō shí zhī　lìng rén mán xīn　hé yě
黄帝曰：甘走肉，多食之。令人悗心，何也？

shào yú yuē　gān rù yú wèi　qí qì ruò xiǎo　bù néng shàng zhì yú shàng jiāo　ér yǔ gǔ liú yú wèi
少俞曰：甘入于胃，其气弱小，不能上至于上焦，而与谷留于胃

zhōng zhě　lìng rén róu rùn zhě yě　wèi róu zé huǎn　huǎn zé chóng dòng　chóng dòng zé lìng rén mán xīn　qí qì
中者，令人柔润者也，胃柔则缓，缓则虫动，虫动则令人悗心。其气

wài tōng yú ròu　gù gān zǒu ròu
外通于肉，故甘走肉。

yīn yáng èr shí wǔ rén piān dì liù shí sì
阴阳二十五人篇第六十四

huáng dì yuē　yú wén yīn yáng zhī rén hé rú
黄帝曰：余闻阴阳之人何如？

^{bó gāo yuē} ^{tiān dì zhī jiān} ^{liù hé zhī nèi} ^{bù lí yú wǔ} ^{rén yì yìng zhī} ^{gù wǔ wǔ èr shí}
伯高曰：天地之间，六合之内，不离于五，人亦应之。故五五二十

^{wǔ rén zhī zhèng} ^{ér yīn yáng zhī rén bù yǔ yān} ^{qí tài yòu bù hé yú zhòng zhě wǔ} ^{yú yǐ zhī zhī yǐ}
五人之政，而阴阳之人不与焉。其态又不合于众者五，余已知之矣。

^{yuàn wén èr shí wǔ rén zhī xíng} ^{xuè qì zhī suǒ shēng} ^{bié ér yǐ hòu} ^{cóng wài zhī nèi} ^{hé rú}
愿闻二十五人之形，血气之所生，别而以候，从外知内，何如？

^{qí bó yuē} ^{xī hū zāi wèn yě} ^{cǐ xiān shī zhī mì yě} ^{suī bó gāo yóu bù néng míng zhī yě}
岐伯曰：悉乎哉问也，此先师之秘也，虽伯高犹不能明之也。

^{huáng dì bì xí zūn xún ér què yuē} ^{yú wén zhī} ^{dé qí rén fú jiào} ^{shì wèi zhòng shī} ^{dé ér xiè}
黄帝避席遵循而却曰：余闻之，得其人弗教，是谓重失，得而泄

^{zhī} ^{tiān jiāng yàn zhī} ^{yú yuàn dé ér míng zhī} ^{jīn guì cáng zhī} ^{bù gǎn yáng zhī}
之，天将厌之，余愿得而明之，金柜藏之，不敢扬之。

^{qí bó yuē} ^{xiān lì wǔ xíng} ^{jīn mù shuǐ huǒ tǔ} ^{bié qí wǔ sè} ^{yì qí wǔ xíng zhī rén} ^{ér èr}
岐伯曰：先立五形，金木水火土，别其五色，异其五形之人，而二

^{shí wǔ rén jù yǐ}
十五人具矣。

^{huáng dì yuē} ^{yuàn zú wén zhī}
黄帝曰：愿卒闻之。

^{qí bó yuē} ^{shèn zhī shèn zhī} ^{chén qǐng yán zhī}
岐伯曰：慎之慎之，臣请言之。

^{mù xíng zhī rén} ^{bǐ yú shàng jiǎo} ^{sì yú cāng dì} ^{qí wéi rén cāng sè} ^{xiǎo tóu} ^{cháng miàn} ^{dà}
木形之人，比于上角，似于苍帝。其为人苍色，小头，长面，大

^{jiān bèi} ^{zhí shēn} ^{xiǎo shǒu zú} ^{hǎo yǒu cái} ^{láo xīn} ^{shǎo lì} ^{duō yōu} ^{láo yú shì} ^{nài chūn xià}
肩背，直身，小手足，好有才，劳心，少力，多忧，劳于事，能^①春夏，

^{bù nài qiū dōng} ^{qiū dōng gǎn ér bìng shēng} ^{zú jué yīn} ^{tuó tuó rán} ^{dà jué zhī rén} ^{bǐ yú zuǒ zú shào}
不能秋冬，秋冬感而病生。足厥阴，佗佗然。大角之人，比于左足少

^{yáng} ^{shào yáng zhī shàng yí yí rán} ^{zuǒ jiǎo zhī rén bǐ yú yòu zú shào yáng} ^{shào yáng zhī xià suí suí rán} ^{dì}
阳，少阳之上遗遗^②然。左角之人比于右足少阳，少阳之下随随然。钛

^{jué zhī rén} ^{bǐ yú yòu zú shào yáng} ^{shào yáng zhī shàng tuī tuī rán} ^{pàn jué zhī rén bǐ yú zuǒ zú shào yáng}
角之人，比于右足少阳，少阳之上推推然。判角之人比于左足少阳，

^{shào yáng zhī xià guā guā rán}
少阳之下栝栝然。

^{huǒ xíng zhī rén} ^{bǐ yú shàng zhǐ} ^{sì yú chì dì} ^{qí wéi rén chì sè} ^{guǎng yǐn} ^{ruì miàn} ^{xiǎo}
火形之人，比于上徵，似于赤帝。其为人赤色，广䏄，锐面，小

^{tóu} ^{hǎo jiān bèi bì fù} ^{xiǎo shǒu zú} ^{xíng ān dì} ^{jí xīn} ^{xíng yáo} ^{jiān bèi ròu mǎn} ^{yǒu qì qīng cái}
头，好肩背髀腹，小手足，行安地，疾心，行摇，肩背肉满，有气轻财，

---

① 能：同"耐"。

② 遗遗：从容自得的样子。

shǎo xìn duō lǜ　jiàn shì míng　hǎo yán　jí xīn　bú shòu bào sǐ　nài chūn xià　bú nài qiū dōng　qiū dōng
少信多虑，见事明，好颜，急心，不寿暴死。能春夏，不能秋冬，秋冬

gǎn ér bìng shēng　shǒu shào yīn hé hé rán　zhì zhǐ zhī rén　bǐ yú zuǒ shǒu tài yáng　tài yáng zhī shàng　jī
感而病生，手少阴核核然。质徵之人，比于左手太阳，太阳之上，肌

jī rán　shào zhǐ zhī rén　bǐ yú yòu shǒu tài yáng　tài yáng zhī xià tāo tāo rán　yòu zhǐ zhī rén　bǐ yú yòu
肌然，少徵之人，比于右手太阳，太阳之下慆慆然。右徵之人，比于右

shǒu tài yáng　tài yáng zhī shàng jiāo jiāo rán　zhì pàn zhī rén　bǐ yú zuǒ shǒu tài yáng　tài yáng zhī xià zhī zhī
手太阳，太阳之上鲛鲛然。质判之人，比于左手太阳，太阳之下支支

yí yí rán
颐颐然。

tǔ xíng zhī rén　bǐ yú shàng gōng　sì yú shàng gǔ huáng dì　qí wéi rén huáng sè　yuán miàn　dà
　　土形之人，比于上宫，似于上古黄帝。其为人黄色，圆面，大

tóu　měi jiān bèi　dà fù　měi gǔ jìng　xiǎo shǒu zú　duō ròu　shàng xià xiāng chèn　xíng ān dì　jǔ zú
头，美肩背，大腹，美股胫，小手足，多肉，上下相称，行安地，举足

fú　ān xīn　hào lì rén　bù xǐ quán shì　shàn fù rén yě　nài qiū dōng　bú nài chūn xià　chūn xià gǎn
浮，安心，好利人，不喜权势，善附人也。能秋冬，不能春夏，春夏感

ér bìng shēng　zú tài yīn dūn dūn rán　dà gōng zhī rén　bǐ yú zuǒ zú yáng míng　yáng míng zhī shàng wǎn wǎn
而病生，足太阴敦敦然。大宫之人，比于左足阳明，阳明之上婉婉

rán　jiā gōng zhī rén　bǐ yú zuǒ zú yáng míng　yáng míng zhī xià kǎn kǎn rán　shào gōng zhī rén　bǐ yú yòu
然。加宫之人，比于左足阳明，阳明之下坎坎然。少宫之人，比于右

zú yáng míng　yáng míng zhī shàng shū shū rán　zuǒ gōng zhī rén　bǐ yú yòu zú yáng míng　yáng míng zhī xià　wù
足阳明，阳明之上枢枢然。左宫之人，比于右足阳明，阳明之下，兀

wù rán
兀然。

jīn xíng zhī rén bǐ yú shàng shāng　sì yú bái dì　qí wéi rén fāng miàn　bái sè　xiǎo tóu　xiǎo jiān
　　金形之人比于上商，似于白帝，其为人方面，白色，小头，小肩

bèi　xiǎo fù　xiǎo shǒu zú　rú gǔ fā zhǒng wài　gǔ qīng　shēn qīng lián　jí xīn　jìng hàn　shàn wéi
背，小腹，小手足，如骨发踵外，骨轻，身清廉，急心，静悍，善为

lì　nài qiū dōng　bú nài chūn xià　chūn xià gǎn ér bìng shēng　shǒu tài yīn dūn dūn rán　dì shāng zhī rén
吏。能秋冬，不能春夏，春夏感而病生。手太阴敦敦然，钛商之人，

bǐ yú zuǒ shǒu yáng míng　yáng míng zhī shàng lián lián rán　yòu shāng zhī rén　bǐ yú zuǒ shǒu yáng míng　yáng míng
比于左手阳明，阳明之上廉廉然。右商之人，比于左手阳明，阳明

zhī xià tuì tuì rán　zuǒ shāng zhī rén　bǐ yú yòu shǒu yáng míng　yáng míng zhī shàng jiān jiān rán　shào shāng zhī
之下脱脱然。左商之人，比于右手阳明，阳明之上监监然。少商之

rén　bǐ yú yòu shǒu yáng míng　yáng míng zhī xià yán yán rán
人，比于右手阳明，阳明之下严严然。

shuǐ xíng zhī rén　bǐ yú shàng yǔ　sì yú hēi dì　qí wéi rén　hēi sè　miàn bù píng　dà tóu
　　水形之人，比于上羽，似于黑帝。其为人，黑色，面不平，大头，

lián yí　xiǎo jiān　dà fù　dòng shǒu zú　fā xíng yáo shēn　xià kāo cháng　bèi yán yán rán　bú jìng wèi
廉颐，小肩，大腹，动手足，发行摇身，下尻长，背延延然，不敬畏，

384

善欺绐人，戮死。能秋冬，不能春夏，春夏感而病生。足少阴汗汗①
然。大羽之人，比于右足太阳，太阳之上颊颊然。少羽之人，比于左
足太阳，太阳之下纡纡然。众之为人，比于右足太阳，太阳之下洁洁
然。桎之为人，比于左足太阳，太阳之上安安然。是故五形之人二十
五变者，众之所以相欺者是也。

黄帝曰：得其形，不得其色何如？

岐伯曰：形胜色，色胜形者，至其胜时年加，感则病行，失则忧
矣。形色相得者，富贵大乐。

黄帝曰：其形色相胜之时，年加可知乎？

岐伯曰：凡年忌下上之人，大忌常加九岁，七岁、十六岁、二十五
岁、三十四岁、四十三岁、五十二岁、六十一岁皆人之大忌，不可不自
安也，感则病行，失则忧矣。当此之时，无为奸事，是谓年忌。

黄帝曰：夫子之言，脉之上下，血气之候，以知形气，奈何？

岐伯曰：足阳明之上，血气盛则髯美长，血少气多则髯短，故气
少血多则髯少，血气皆少则无髯，两吻多画。足阳明之下，血气盛则
下毛美，长至胸，血多气少则下毛美，短至脐。行则善高举足，足趾
少肉，足善寒。血少气多则肉而善瘃，血气皆少则无毛，有则稀，枯
悴，善痿厥，足痹。

足少阳之上，气血盛则通髯美长，血多气少则通髯美短，血少气

385

---

① 汗汗然："汗"，固本、熊本均作"汙"。

duō zé shǎo rán　　xuè qì jiē shǎo zé wú xū　　gǎn yú hán shī zé shàn bì　　gǔ tòng　zhǎo kū yě　　zú shào yáng

多则少髯，血气皆少则无须。感于寒湿则善痹，骨痛，爪枯也。足少阳

zhī xià　　xuè qì shèng zé jìng máo měi cháng　　wài huái féi　　xuè duō qì shǎo zé jìng máo měi duǎn　　wài huái pí jiān

之下，血气盛则胫毛美长，外踝肥；血多气少则胫毛美短，外踝皮坚

ér hòu　　xuè shǎo qì duō zé héng máo shǎo　　wài huái pí bó ér ruǎn　　xuè qì jiē shǎo zé wú máo　　wài huái shòu

而厚；血少气多则胻毛少，外踝皮薄而软。血气皆少则无毛，外踝瘦

wú ròu

无肉。

　　zú tài yáng zhī shàng　　xuè qì shèng zé měi méi　　méi yǒu háo máo　　xuè duō qì shǎo zé è méi　　miàn duō

　　足太阳之上，血气盛则美眉，眉有毫毛。血多气少则恶眉，面多

shǎo lǐ　　xuè shǎo qì duō zé miàn duō ròu　　xuè qì hé zé měi sè　　zú tài yáng zhī xià　　xuè qì shèng zé gēn

少理。血少气多则面多肉；血气和则美色。足太阳之下，血气盛则跟

ròu mǎn　　zhōng jiān　　qì shǎo xuè duō zé shòu　　gēn kōng　　xuè qì jiē shǎo zé xǐ zhuàn jīn　　zhōng xià tòng

肉满，踵坚；气少血多则瘦，跟空；血气皆少则喜转筋，踵下痛。

　　shǒu yáng míng zhī shàng　　xuè qì shèng zé zī měi　　xuè shǎo qì duō zé zī è　　xuè qì jiē shǎo zé wú

　　手阳明之上，血气盛则髭美。血少气多则髭恶，血气皆少则无

zī　　shǒu yáng míng zhī xià　　xuè qì shèng zé yè xià máo měi　　shǒu yú ròu yǐ wēn　　qì xuè jiē shǎo zé shǒu shòu

髭。手阳明之下，血气盛则腋下毛美，手鱼肉以温，气血皆少则手瘦

yǐ hán

以寒。

　　shǒu shào yáng zhī shàng　　xuè qì shèng zé méi měi yǐ cháng　　ěr sè měi　　xuè qì jiē shǎo zé ěr jiāo è

　　手少阳之上，血气盛则眉美以长，耳色美；血气皆少则耳焦恶

sè　　shǒu shào yáng zhī xià　　xuè qì shèng zé shǒu juǎn duō ròu yǐ wēn　　xuè qì jiē shǎo zé hán yǐ shòu　　qì shǎo

色。手少阳之下，血气盛则手卷多肉以温，血气皆少则寒以瘦，气少

xuè duō zé shòu yǐ duō mài

血多则瘦以多脉。

　　shǒu tài yáng zhī shàng　　xuè qì shèng zé duō xū　　miàn duō ròu yǐ píng　　xuè qì jiē shǎo zé miàn shòu è

　　手太阳之上，血气盛则多须，面多肉以平。血气皆少则面瘦恶

sè　　shǒu tài yáng zhī xià　　xuè qì shèng zé zhǎng ròu chōng mǎn　　xuè qì jiē shǎo zé zhǎng shòu yǐ hán

色。手太阳之下，血气盛则掌肉充满，血气皆少则掌瘦以寒。

　　huáng dì yuē　　èr shí wǔ rén zhě　　cì zhī yǒu yuē hū

　　黄帝曰：二十五人者，刺之有约乎？

　　qí bó yuē　　měi méi zhě　　zú tài yáng zhī mài　　qì xuè duō　　è méi zhě　　xuè qì shǎo　　qí féi ér

　　岐伯曰：美眉者，足太阳之脉，气血多；恶眉者，血气少。其肥而

zé zhě　　xuè qì yǒu yú　　féi ér bù zé zhě　　qì yǒu yú　　xuè bù zú　　shòu ér wú zé zhě　　qì xuè jù

泽者，血气有余，肥而不泽者，气有余，血不足；瘦而无泽者，气血俱

bù zú　　shěn chá qí xíng qì yǒu yú bù zú ér tiáo zhī　　kě yǐ zhī nì shùn yǐ

不足，审察其形气有余不足而调之，可以知逆顺矣。

　　huáng dì yuē　　cì qí zhū yīn yáng nài hé

　　黄帝曰：刺其诸阴阳奈何？

386

岐伯曰：按其寸口人迎，以调阴阳。切循其经络之凝涩，结而不通

者，此于身皆为痛痹，甚则不行，故凝涩。凝涩者，致气以温之，血和

乃止。其结络者，脉结血不行，决之乃行，故曰：气有余于上者，导而

下之，气不足于上者，推而休之。其稽留不至者，因而迎之。必明于经

隧，乃能持之。寒与热争者，导而行之，其菀陈血不结者，则而予之。

必先明知二十五人，则血气之所在，左右上下，刺约毕也。

五音五味篇第六十五

右徵与少徵，调右手太阳上。左商与左徵，调左手阳明上。少徵

与大宫，调左手阳明上。右角与大角，调右足少阳下。大徵与少徵，

调左手太阳上。众羽与少羽，调右足太阳下。少商与右商，调右手

太阳下。桎羽与众羽，调右足太阳下，少宫与大宫，调右足阳明下。

判角与少角，调右足少阳下。钛商与上商，调右足阳明下。钛商与

上角，调左足太阳下。

上徵与右徵同，谷麦、畜羊、果杏，手少阴藏心，色赤，味苦，时

夏。上羽与大羽同，谷大豆，畜彘，果栗，足少阴藏肾，色黑，味咸，

时冬。上宫与大宫同，谷稷，畜牛，果枣，足太阴藏脾，色黄，味甘，

时季夏。上商与右商同，谷黍，畜鸡，果桃，手太阴藏肺，色白，味

辛，时秋。上角与大角同，谷麻、畜犬，果李，足厥阴藏肝，色青，味

suān shí chūn
酸，时春。

dà gōng yǔ shàng jué tóng yòu zú yáng míng shàng zuǒ jué yǔ dà jué tóng zuǒ zú yáng míng shàng shào yǔ
大宫与上角同，右足阳明上。左角与大角同，左足阳明上。少羽

yǔ dà yǔ tóng yòu zú tài yáng xià zuǒ shāng yǔ yòu shāng tóng zuǒ shǒu yáng míng shàng jiā gōng yǔ dà gōng
与大羽同，右足太阳下。左商与右商同，左手阳明上。加宫与大宫

tóng zuǒ zú shào yáng shàng zhì pàn yǔ dà gōng tóng zuǒ shǒu tài yáng xià pàn jué yǔ dà jué tóng zuǒ zú
同，左足少阳上。质判与大宫同，左手太阳下。判角与大角同，左足

shào yáng xià dà yǔ yǔ dà jué tóng yòu zú tài yáng shàng dà jué yǔ dà gōng tóng yòu zú shào yáng shàng
少阳下。大羽与大角同，右足太阳上。大角与大宫同，右足少阳上。

yòu zhǐ shào zhǐ zhì zhǐ shàng zhǐ pàn zhǐ yòu jué dì jué shàng jué dà jué pàn jué yòu
右徵、少徵、质徵、上徵、判徵、右角、钛角、上角、大角、判角。右

shāng shào shāng dì shāng shàng shāng zuǒ shāng shào gōng shàng gōng dà gōng jiā gōng zuǒ gōng
商、少商、钛商、上商、左商。少宫、上宫、大宫、加宫、左宫。

zhòng yǔ zhì yǔ shàng yǔ dà yǔ shào yǔ
众羽、柽羽、上羽、大羽、少羽。

huáng dì yuē fù rén wú xū zhě wú xuè qì hū
黄帝曰：妇人无须者，无血气乎？

qí bó yuē chōng mài rèn mài jiē qǐ yú bāo zhōng shàng xún bèi lǐ wéi jīng luò zhī hǎi qí fú
岐伯曰：冲脉、任脉皆起于胞中，上循背里，为经络之海。其浮

ér wài zhě xún fù yòu shàng xíng huì yú yān hóu bié ér luò chún kǒu xuè qì shèng zé chōng fū rè ròu
而外者，循腹右上行，会于咽喉，别而络唇口。血气盛则充肤热肉，

xuè dú shèng zé dàn shèn pí fū shēng háo máo jīn fù rén zhī shēng yǒu yú yú qì bù zú yú xuè yǐ
血独盛则澹渗皮肤，生毫毛。今妇人之生，有余于气，不足于血，以

qí shuò tuō xuè yě chōng rèn zhī mài bù róng kǒu chún gù xū bù shēng yān
其数脱血也。冲任之脉，不荣口唇，故须不生焉。

huáng dì yuē shì rén yǒu shāng yú yīn yīn qì jué ér bù qǐ yīn bú yòng rán qí xū bú qù
黄帝曰：士人有伤于阴，阴气绝而不起，阴不用，然其须不去，

qí gù hé yě huàn zhě dú qù hé yě yuàn wén qí gù
其故何也？宦者独去何也？愿闻其故。

qí bó yuē huàn zhě qù qí zōng jīn shāng qí chōng mài xuè xiè bú fù pí fū nèi jié chún kǒu
岐伯曰：宦者去其宗筋，伤其冲脉，血泻不复，皮肤内结，唇口

bù róng gù xū bù shēng
不荣，故须不生。

huáng dì yuē qí yǒu tiān huàn zhě wèi cháng bèi shāng bù tuō yú xuè rán qí xū bù shēng qí gù
黄帝曰：其有天宦者，未尝被伤，不脱于血，然其须不生，其故

hé yě
何也？

qí bó yuē cǐ tiān zhī suǒ bù zú yě qí rèn chōng bú shèng zōng jīn bù chéng yǒu qì wú xuè
岐伯曰：此天之所不足也，其任冲不盛，宗筋不成，有气无血，

chún kǒu bù róng　gù xū bù shēng
唇口不荣，故须不生。

huáng dì yuē　shàn hū zāi　shèng rén zhī tōng wàn wù yě　ruò rì yuè zhī guāng yǐng　yīn shēng gǔ xiǎng
黄帝曰：善乎哉！圣人之通万物也。若日月之光影，音声鼓响，

wén qí shēng ér zhī qí xíng　qí fēi fū zǐ　shú néng míng wàn wù zhī jīng　shì gù shèng rén　shì qí yán sè
闻其声而知其形，其非夫子，孰能明万物之精。是故圣人，视其颜色，

huáng chì zhě duō rè qì　qīng bái zhě shǎo rè qì　hēi sè zhě duō xuè shǎo qì　měi méi zhě　tài yáng duō xuè
黄赤者多热气，青白者少热气，黑色者多血少气。美眉者，太阳多血；

tōng rán jí xū zhě　shào yáng duō xuè　měi xū zhě　yáng míng duō xuè　cǐ qí shí rán yě　fú rén zhī cháng
通髯极须者，少阳多血；美须者，阳明多血。此其时然也。夫人之常

shù　tài yáng cháng duō xuè shǎo qì　shào yáng cháng duō qì shǎo xuè　yáng míng cháng duō xuè duō qì　jué yīn cháng
数，太阳常多血少气，少阳常多气少血，阳明常多血多气，厥阴常

duō qì shǎo xuè　shào yīn cháng duō qì shǎo xuè　tài yīn cháng duō xuè shǎo qì　cǐ tiān zhī cháng shù yě
多气少血，少阴常多气少血，太阴常多血少气，此天之常数也。

bǎi bìng shǐ shēng piān dì liù shí liù
百病始生篇第六十六

huáng dì wèn yú qí bó yuē　fú bǎi bìng zhī shǐ shēng yě　jiē shēng yú fēng yǔ hán shǔ　qìng shī xǐ nù
黄帝问于岐伯曰：夫百病之始生也，皆生于风雨寒暑，清湿喜怒。

xǐ nù bù jié zé shāng zàng　fēng yǔ zé shāng shàng　qìng shī zé shāng xià　sān bù zhī qì　suǒ shāng yì lèi
喜怒不节则伤藏，风雨则伤上，清湿则伤下。三部之气，所伤异类，

yuàn wén qí huì
愿闻其会。

qí bó yuē　sān bù zhī qì gè bù tóng　huò qǐ yú yīn　huò qǐ yú yáng　qǐng yán qí fāng　xǐ nù
岐伯曰：三部之气各不同，或起于阴，或起于阳，请言其方。喜怒

bù jié zé shāng zàng　zàng shāng zé bìng qǐ yú yīn yě　qìng shī xí xū　zé bìng qǐ yú xià　fēng yǔ xí xū
不节则伤藏，藏伤则病起于阴也；清湿袭虚，则病起于下；风雨袭虚，

zé bìng qǐ yú shàng　shì wèi sān bù　zhì yú qí yín yì　bù kě shèng shù
则病起于上，是谓三部。至于其淫泆，不可胜数。

huáng dì yuē　yú gù bù néng shù　gù wèn xiān shī　yuàn zú wén qí dào
黄帝曰：余固不能数，故问先师，愿卒闻其道。

qí bó yuē　fēng yǔ hán rè　bù dé xū　xié bù néng dú shāng rén　cù rán féng jí fēng bào yǔ ér bú
岐伯曰：风雨寒热，不得虚，邪不能独伤人。猝然逢疾风暴雨而不

bìng zhě　gài wú xū　gù xié bù néng dú shāng rén　cǐ bì yīn xū xié zhī fēng　yǔ qí shēn xíng　liǎng xū
病者，盖无虚，故邪不能独伤人。此必因虚邪之风，与其身形，两虚

xiāng dé　nǎi kè qí xíng　liǎng shí xiāng féng　zhòng rén ròu jiān　qí zhòng yú xū xié yě　yīn yú tiān shí
相得，乃客其形。两实相逢，众人肉坚。其中于虚邪也，因于天时，

与其身形，参以虚实，大病乃成。气有定舍，因处为名，上下中外，分为三员。

是故虚邪之中人也，始于皮肤，皮肤缓则腠理开，开则邪从毛发入，入则抵深，深则毛发立，毛发立则淅然，故皮肤痛。留而不去，则传舍于络脉，在络之时，痛于肌肉，其痛之时息，大经乃代。留而不去，则传舍于经，在经之时，洒淅喜惊。留而不去，传舍于输，在输之时，六经不通，四肢则肢节痛，腰脊乃强。留而不去，传舍于伏冲之脉，在伏冲之时，体重身痛。留而不去，传舍于肠胃，在肠胃之时，贲响，腹胀，多寒则肠鸣飧泄，食不化，多热则溏出糜。留而不去，传舍于肠胃之外，募原之间，留着于脉，稽留而不去，息而成积。或着孙脉，若着络脉，或着经脉，或着输脉，或着于伏冲之脉，或着于膂筋，或着于肠胃之募原，上连于缓筋，邪气淫泆，不可胜论。

黄帝曰：愿尽闻其所由然。

岐伯曰：其着孙络之脉而成积者，其积往来上下，臂手孙络之居也，浮而缓，不能句积而止之，故往来移行肠胃之间，水凑渗注灌，濯濯有音，有寒则䐜䐜满雷引，故时切痛。其着于阳明之经，则挟脐而居，饱食则益大，饥则益小。其着于缓筋也，似阳明之积，饱食则痛，饥则安。其着于肠胃之募原也，痛而外连于缓筋，饱食则安，饥则痛。其着于伏冲之脉者，揣之应手而动，发手则热气下于两股，如

390

汤沃之状。其着于膂筋，在肠后者，饥则积见，饱则积不见，按之不得。其着于输之脉者，闭塞不通，津液不下，孔窍干壅，此邪气之从外入内，从上下也。

黄帝曰：积之始生，至其已成，奈何？

岐伯曰：积之始生，得寒乃生，厥乃成积也。

黄帝曰：其成积奈何？

岐伯曰：厥气生足悗，悗生胫寒，胫寒则血脉凝涩，血脉凝涩则寒气上入于肠胃，入于肠胃则䐜胀，䐜胀则肠外之汁沫迫聚不得散，日以成积。猝然多食饮，则肠满，起居不节，用力过度，则络脉伤。阳络伤则血外溢，血外溢则衄血。阴络伤则血内溢，血内溢则后血。肠胃之络伤则血溢于肠外，肠外有寒，汁沫与血相抟，则并合凝聚不得散，而积成矣。猝然外中于寒，若内伤于忧怒，则气上逆，气上逆则六俞不通，温气不行，凝血蕴里而不散，津液涩渗，着而不去，而积皆成矣。

黄帝曰：其生于阴者奈何？

岐伯曰：忧思伤心，重寒伤肺，忿忿伤肝。醉以入房，汗出当风伤脾。用力过度，若入房汗出浴，则伤肾。此内外三部之所生病者也。

黄帝曰：善。治之奈何？

岐伯答曰：察其所痛，以知其应，有余不足，当补则补，当泻则泻，

wú nì tiān shí　　shì wèi zhì zhì
毋逆天时，是谓至治。

xíng zhēn piān dì liù shí qī
行针篇第六十七

huáng dì wèn yú qí bó yuē　　yú wén jiǔ zhēn yú fū zǐ　　ér xíng zhī yú bǎi xìng　　bǎi xìng zhī xuè qì gè
黄帝问于岐伯曰：余闻九针于夫子，而行之于百姓，百姓之血气各

bù tóng xíng　　huò shén dòng ér qì xiān zhēn xíng　　huò qì yǔ zhēn xiāng féng　　huò zhēn yǐ chū　　qì dú xíng　　huò
不同形，或神动而气先针行；或气与针相逢；或针已出，气独行；或

shuò cì nǎi zhī　　huò fā zhēn ér qì nì　　huò shuò cì bìng yì jù　　fán cǐ liù zhě　　gè bù tóng xíng　　yuàn wén
数刺乃知，或发针而气逆，或数刺病益剧。凡此六者，各不同形，愿闻

qí fāng
其方。

qí bó yuē　　chóng yáng zhī rén　　qí shén yì dòng　　qí qì yì wǎng yě
岐伯曰：重阳之人，其神易动，其气易往也。

huáng dì yuē　　hé wèi chóng yáng zhī rén
黄帝曰：何谓重阳之人？

qí bó yuē　　chóng yáng zhī rén　　hè hè gāo gāo　　yán yǔ shàn jí　　jǔ zú shàn gāo　　xīn fèi zhī zàng qì
岐伯曰：重阳之人，熇熇高高，言语善疾，举足善高，心肺之藏气

yǒu yú　　yáng qì huá shèng ér yáng　　gù shén dòng ér qì xiān xíng
有余，阳气滑盛而扬，故神动而气先行。

huáng dì yuē　　chóng yáng zhī rén ér shén bù xiān xíng zhě　　hé yě
黄帝曰：重阳之人而神不先行者，何也？

qí bó yuē　　cǐ rén pō yǒu yīn zhě yě
岐伯曰：此人颇有阴者也。

huáng dì yuē　　hé yǐ zhī qí pō yǒu yīn yě
黄帝曰：何以知其颇有阴也？

qí bó yuē　　duō yáng zhě duō xǐ　　duō yīn zhě duō nù　　shuò nù zhě yì jiě　　gù yuē pō yǒu yīn　　qí
岐伯曰：多阳者多喜；多阴者多怒，数怒者易解，故曰颇有阴。其

yīn yáng zhī lí hé nán　　gù qí shén bù néng xiān xíng yě
阴阳之离合难，故其神不能先行也。

huáng dì yuē　　qí qì yǔ zhēn xiāng féng nài hé
黄帝曰：其气与针相逢奈何？

qí bó yuē　　yīn yáng hé tiáo　　ér xuè qì nào zé huá lì　　gù zhēn rù ér qì chū　　jí ér xiāng
岐伯曰：阴阳和调，而血气淖泽滑利，故针入而气出，疾而相

féng yě
逢也。

huáng dì yuē　　zhēn yǐ chū ér qì dú xíng zhě　　hé qì shǐ rán
黄帝曰：针已出而气独行者，何气使然？

qí bó yuē　　qí yīn qì duō ér yáng qì shǎo　　yīn qì chén ér yáng qì fú zhě nèi cáng　　gù zhēn yǐ chū
岐伯曰：其阴气多而阳气少，阴气沉而阳气浮者内藏，故针已出，

qì nǎi suí qí hòu　　gù dú xíng yě
气乃随其后，故独行也。

huáng dì yuē　　shuò cì nǎi zhī　　hé qì shǐ rán
黄帝曰：数刺乃知，何气使然？

qí bó yuē　　cǐ rén zhī duō yīn ér shǎo yáng　　qí qì chén ér qì wǎng nán　　gù shuò cì nǎi zhī yě
岐伯曰：此人之多阴而少阳，其气沉而气往难，故数刺乃知也。

huáng dì yuē　　zhēn rù ér qì nì zhě　　hé qì shǐ rán
黄帝曰：针入而气逆者，何气使然？

qí bó yuē　　qí qì nì yǔ qí shuò cì bìng yì shèn zhě　　fēi yīn yáng zhī qì　　fú chén zhī shì yě　　cǐ
岐伯曰：其气逆与其数刺病益甚者，非阴阳之气，浮沉之势也。此

jiē cū zhī suǒ bài　　gōng zhī suǒ shī　　qí xíng qì wú guò yān
皆粗之所败，工之所失，其形气无过焉。

shàng gé piān dì liù shí bā
上膈篇第六十八

huáng dì yuē　　qì wéi shàng gé zhě　　shí yǐn rù ér huán chū　　yú yǐ zhī zhī yǐ　　chóng wéi xià gé
黄帝曰：气为上膈者，食饮入而还出，余已知之矣。虫为下膈。

xià gé zhě　　shí zuì shí nǎi chū　　yú wèi dé qí yì　　yuàn zú wén zhī
下膈者，食晬时乃出，余未得其意，愿卒闻之。

qí bó yuē　　xǐ nù bù shì　　shí yǐn bù jié　　hán wēn bù shí　　zé hán zhī liú yú cháng zhōng　　liú yú
岐伯曰：喜怒不适，食饮不节，寒温不时，则寒汁流于肠中，流于

cháng zhōng zé chóng hán　　chóng hán zé jī jù　　shǒu yú xià guǎn　　zé cháng wèi chōng guō　　wèi qì bù yíng　　xié
肠中则虫寒，虫寒则积聚，守于下管，则肠胃充郭，卫气不营，邪

qì jū zhī　　rén shí zé chóng shàng shí　　chóng shàng shí zé xià guǎn xū　　xià guǎn xū zé xié qì shèng zhī　　jī
气居之。人食则虫上食，虫上食则下管虚，下管虚则邪气胜之，积

jù yǐ liú　　liú zé yōng chéng　　yōng chéng zé xià guǎn yuē　　qí yōng zài guǎn nèi zhě　　jí ér tòng shēn　　qí yōng
聚以留，留则痈成，痈成则下管约，其痈在管内者，即而痛深，其痈

zài wài zhě　　zé yōng wài ér tòng fú　　yōng shàng pí rè
在外者，则痈外而痛浮，痈上皮热。

huáng dì yuē　　cì zhī nài hé
黄帝曰：刺之奈何？

qí bó yuē　　wēi àn qí yōng　　shì qì suǒ xíng　　xiān qiǎn cì qí páng　　shāo nà yì shēn　　huán ér cì
岐伯曰：微按其痈，视气所行，先浅刺其傍，稍内益深，还而刺

zhī   wú guò sān háng   chá qí chén fú   yǐ wéi shēn qiǎn   yǐ cì bì wèi   lìng rè rù zhōng   rì shǐ rè

之，毋过三行，察其沉浮，以为深浅。已刺必熨，令热入中，日使热

nèi   xié qì yì shuāi   dà yōng nǎi kuì   wǔ yǐ cān jìn   yǐ chú qí nèi   tián dàn wú wéi   nǎi néng xíng

内，邪气益衰，大痈乃溃。伍以参禁，以除其内，恬惔无为，乃能行

qì   hòu yǐ xián kǔ   huà gǔ nǎi xià yǐ

气，后以咸苦，化谷乃下矣。

yōu huì wú yán piān dì liù shí jiǔ

忧恚无言篇第六十九

huáng dì wèn yú shào shī yuē   rén zhī cù rán yōu huì ér yán wú yīn zhě   hé dào zhī sāi   hé qì bù

黄帝问于少师曰：人之猝然忧恚而言无音者，何道之塞？何气不

xíng   shǐ yīn bù zhāng   yuàn wén qí fāng

行，使音不彰？愿闻其方。

shào shī dá yuē   yān hóu zhě   shuǐ gǔ zhī dào yě   hóu lóng zhě   qì zhī suǒ yǐ shàng xià zhě yě   huì

少师答曰：咽喉者，水谷之道也。喉咙者，气之所以上下者也。会

yàn zhě   yīn shēng zhī hù yě   kǒu chún zhě   yīn shēng zhī shàn yě   shé zhě   yīn shēng zhī jī yě   xuán yōng

厌者，音声之户也。口唇者，音声之扇也。舌者，音声之机也。悬雍

chuí zhě   yīn shēng zhī guān yě   háng sǎng zhě   fēn qì zhī suǒ xiè yě   héng gǔ zhě   shén qì suǒ shǐ   zhǔ

垂者，音声之关也。颃颡者，分气之所泄也。横骨者，神气所使，主

fā shé zhě yě   gù rén zhī bí dòng tì chū bù shōu zhě   háng sǎng bù kāi   fēn qì shī yě   shì gù yàn xiǎo ér

发舌者也。故人之鼻洞涕出不收者，颃颡不开，分气失也。是故厌小而

jí bó   zé fā qì jí   qí kāi hé lì   qí chū qì yì   qí yàn dà ér hòu   zé kāi hé nán   qí qì

疾薄，则发气疾，其开阖利，其出气易。其厌大而厚，则开阖难，其气

chū chí   gù chóng yán yě   rén cù rán wú yīn zhě   hán qì kè yú yàn   zé yàn bù néng fā   fā bù néng

出迟，故重言也。人猝然无音者，寒气客于厌，则厌不能发，发不能

xià   zhì qí kāi hé bú zhì   gù wú yīn

下，至其开阖不致，故无音。

huáng dì yuē   cì zhī nài hé

黄帝曰：刺之奈何？

qí bó yuē   zú zhī shào yīn   shàng xì yú shé   luò yú héng gǔ   zhōng yú huì yàn   liǎng xiè qí xuè

岐伯曰：足之少阴，上系于舌，络于横骨，终于会厌。两泻其血

mài   zhuó qì nǎi bì   huì yàn zhī mài   shàng luò rèn mài   qǔ zhī tiān tū   qí yàn nǎi fā yě

脉，浊气乃辟。会厌之脉，上络任脉，取之天突，其厌乃发也。

寒热篇第七十

黄帝问于岐伯曰：寒热瘰疬在于颈腋者，皆何气使生？

岐伯曰：此皆鼠瘘，寒热之毒气也，留于脉而不去者也。

黄帝曰：去之奈何？

岐伯曰：鼠瘘之本，皆在于藏，其末上出于颈腋之间，其浮于脉中，而未内着于肌肉，而外为脓血者，易去也。

黄帝曰：去之奈何？

岐伯曰：请从其本引其末，可使衰去，而绝其寒热。审按其道以予之，徐往徐来以去之，其小如麦者，一刺知，三刺而已。

黄帝曰：决其生死奈何？

岐伯曰：反其目视之，其中有赤脉，上下贯瞳子，见一脉，一岁死；见一脉半，一岁半死；见二脉，二岁死；见二脉半，二岁半死；见三脉，三岁而死。见赤脉不下贯瞳子，可治也。

邪客篇第七十一

黄帝问于伯高曰：夫邪气之客人也，或令人目不瞑，不卧出者，何

qì shǐ rán
气使然？

bó gāo yuē　　wǔ gǔ rù yú wèi yě　　qí zāo pò　jīn yè　zōng qì fēn wéi sān suì　gù zōng qì jī
伯高曰：五谷入于胃也，其糟粕、津液、宗气分为三隧。故宗气积

yú xiōng zhōng　　chū yú hóu lóng　　yǐ guàn xīn mài　　ér xíng hū xī yān　　yíng qì zhě　　mì qí jīn yè　zhù zhī
于胸中，出于喉咙，以贯心脉，而行呼吸焉。营气者，泌其津液，注之

yú mài　　huà yǐ wéi xuè　　yǐ róng sì mò　　nèi zhù wǔ zàng liù fǔ　　yǐ yìng kè shù yān　　wèi qì zhě　　chū
于脉，化以为血，以荣四末，内注五藏六府，以应刻数焉。卫气者，出

qí hàn qì zhī piāo jí　　ér xiān xíng yú sì mò fēn ròu　　pí fū zhī jiān　　ér bù xiū zhě yě　　zhòu rì xíng yú
其悍气之剽疾，而先行于四末分肉、皮肤之间，而不休者也。昼日行于

yáng　　yè xíng yú yīn　　cháng cóng zú shào yīn zhī fēn jiān　　xíng yú wǔ zàng liù fǔ　　jīn jué qì kè yú wǔ zàng
阳，夜行于阴，常从足少阴之分间，行于五藏六府。今厥气客于五藏

liù fǔ　　zé wèi qì dú wèi qí wài　　xíng yú yáng　　bù dé rù yú yīn　　xíng yú yáng zé yáng qì shèng　　yáng
六府，则卫气独卫其外，行于阳，不得入于阴。行于阳则阳气盛，阳

qì shèng zé yáng qiāo xiàn　　bù dé rù yú yīn　　yīn xū　　gù mù bù míng
气盛则阳跷陷，不得入于阴，阴虚，故目不瞑。

huáng dì yuē　　shàn　　zhì zhī nài hé
黄帝曰：善。治之奈何？

bó gāo yuē　　bǔ qí bù zú　　xiè qí yǒu yú　　tiáo qí xū shí　　yǐ tōng qí dào　　ér qù qí xié
伯高曰：补其不足，泻其有余，调其虚实，以通其道，而去其邪。

yìn yǐ bàn xià tāng yí jì　　yīn yáng yǐ tōng　　qí wò lì zhì
饮以半夏汤一剂，阴阳已通，其卧立至。

huáng dì yuē　　shàn　　cǐ suǒ wèi jué dú yōng sāi　　jīng luò dà tōng　　yīn yáng hé dé zhě yě　　yuàn wén
黄帝曰：善。此所谓决渎壅塞，经络大通，阴阳和得者也。愿闻

qí fāng
其方。

bó gāo yuē　　qí tāng fāng yǐ liú shuǐ qiān lǐ　　yǐ wài zhě bā shēng　　yáng zhī wàn biàn　　qǔ qí qīng wǔ shēng
伯高曰：其汤方以流水千里以外者八升，扬之万遍，取其清五升，

zhǔ zhī　　chuī yǐ wěi xīn huǒ　　fèi zhì shú mǐ　yì shēng　　zhì bàn xià wǔ gě①　　xú chuī　　lìng jié wéi yì shēng
煮之，炊以苇薪火，沸置秫米一升，治半夏五合①，徐炊，令竭为一升

bàn　　qù qí zǐ　　yǐn zhī yǐ xiǎo bēi　　rì sān　shāo yì　　yǐ zhī wéi dù　　gù qí bìng xīn fā zhě　　fù
半，去其滓，饮汁一小杯，日三，稍益，以知为度，故其病新发者，复

bēi zé wò　　hàn chū zé yǐ yǐ　　jiǔ zhě　　sān yǐn ér yǐ yě
杯则卧，汗出则已矣。久者，三饮而已也。

huáng dì wèn yú bó gāo yuē　　yuàn wén rén zhī zhī jié yǐ yìng tiān dì nài hé　　bó gāo dá yuē　　tiān yuán
黄帝问于伯高曰：愿闻人之肢节以应天地奈何？伯高答曰：天圆

dì fāng　　rén tóu yuán zú fāng yǐ yìng zhī　　tiān yǒu rì yuè　　rén yǒu liǎng mù　　dì yǒu jiǔ zhōu　　rén yǒu jiǔ
地方，人头圆足方以应之。天有日月，人有两目；地有九州，人有九

396

① 合：容量单位，十勺等于一合。

窍；天有风雨，人有喜怒；天有雷电，人有音声；天有四时，人有四

肢；天有五音，人有五藏；天有六律，人有六府；天有冬夏，人有寒

热；天有十日，人有手十指；辰有十二，人有足十趾、茎、垂以应之，

女子不足二节，以抱人形；天有阴阳，人有夫妻；岁有三百六十五日，

人有三百六十五节；地有高山，人有肩膝；地有深谷，人有腋腘；地有

十二经水，人有十二经脉；地有泉脉，人有卫气；地有草蓂，人有毫

毛；天有昼夜，人有卧起；天有列星，人有牙齿；地有小山，人有小节；

地有山石，人有高骨；地有林木，人有募筋；地有聚邑，人有䐃肉；岁

有十二月，人有十二节；地有四时不生草，人有无子。此人与天地相

应者也。

黄帝问于岐伯曰：余愿闻持针之数，内针之理，纵舍之意，扞皮

开腠理，奈何？脉之屈折，出入之处，焉至而出，焉至而止，焉至而徐，

焉至而疾，焉至而入？六府之输于身者，余愿尽闻其序。别离之处，离

而入阴，别而入阳，此何道而从行，愿尽闻其方。

岐伯曰：帝之所问，针道毕矣。

黄帝曰：愿卒闻之。

岐伯曰：手太阴之脉，出于大指之端，内屈，循白肉际，至本节之

后太渊，留以澹。外屈上于本节下，内屈，与诸阴络会于鱼际，数脉并

注，其气滑利，伏行壅骨之下，外屈出于寸口而行，上至于肘内廉，入

于大筋之下，内屈上行臑阴，入腋下，内屈走肺。此顺行逆数之屈折

397

也。心主之脉，出于中指之端，内屈，循中指内廉以上，留于掌中，

伏行两骨之间，外屈，出两筋之间，骨肉之际，其气滑利，上行三寸，

外屈出行两筋之间，上至肘内廉，入于小筋之下，留两骨之会，上入

于胸中，内络于心脉。

　　黄帝曰：手少阴之脉，独无腧，何也？

　　岐伯曰：少阴，心脉也。心者，五藏六府之大主也，精神之所舍也，

其藏坚固，邪弗能容也。容之则心伤，心伤则神去，神去则死矣。故

诸邪之在于心者，皆在于心之包络。包络者，心主之脉也，故独无

腧焉。

　　黄帝曰：少阴独无俞者，不病乎？

　　岐伯曰：其外经病而藏不病，故独取其经于掌后锐骨之端。其余脉

出入屈折，其行之徐疾，皆如手太阴、心主之脉行也。故本腧者，皆因

其气之虚实疾徐以取之，是谓因冲而泻，因衰而补，如是者，邪气得

去，真气坚固，是谓因天之序。

　　黄帝曰：持针纵舍奈何？

　　岐伯曰：必先明知十二经脉之本末，皮肤之寒热，脉之盛衰滑涩。

其脉滑而盛者，病日进；虚而细者，久以持；大以涩者，为痛痹。阴阳

如一者，病难治。其本末尚热者，病尚在；其热已衰者，其病亦去矣。

持其尺，察其肉之坚脆、大小、滑涩、寒温、燥湿。因视目之五色，以

知五藏而决死生。视其血脉，察其色，以知其寒热痛痹。

huáng dì yuē　　　　chí zhēn zòng shě　　yú wèi dé qí yì yě　　qí bó yuē　　chí zhēn zhī dào　　yù duān yǐ

黄帝曰：持针纵舍，余未得其意也。岐伯曰：持针之道，欲端以

zhèng　　ān yǐ jìng　　xiān zhī xū shí ér xíng jí xú　　zuǒ shǒu zhí gǔ　　yòu shǒu xún zhī　　wú yǔ ròu guǒ

正，安以静。先知虚实而行疾徐。左手执骨，右手循之。无与肉果①。

xiè yù duān yǐ zhèng　　bǔ bì bì fū　　fǔ zhēn dǎo qì　　xié dé yín yì　　zhēn qì dé jū

泻欲端以正，补必闭肤。辅针导气，邪得淫泆，真气得居。

huáng dì yuē　　gǎn pí kāi còu lǐ nài hé

黄帝曰：扞皮开腠理奈何？

qí bó yuē　　yīn qí fēn ròu　　zài bié qí fū　　wēi nà ér xú duān zhī　　shì shén bú sàn　　xié qì

岐伯曰：因其分肉，在别其肤，微内而徐端之，适神不散，邪气

dé qù

得去。

huáng dì wèn yú qí bó yuē　　rén yǒu bā xū　　gè hé yǐ hòu

黄帝问于岐伯曰：人有八虚，各何以候？

qí bó dá yuē　　yǐ hòu wǔ zàng

岐伯答曰：以候五藏。

huáng dì yuē　　hòu zhī nài hé

黄帝曰：候之奈何？

qí bó yuē　　fèi xīn yǒu xié　　qí qì liú yú liǎng zhǒu　　gān yǒu xié　　qí qì liú yú liǎng yè　　pí yǒu

岐伯曰：肺心有邪，其气留于两肘；肝有邪，其气留于两腋；脾有

xié　　qí qì liú yú liǎng bì　　shèn yǒu xié　　qí qì liú yú liǎng guó　　fán cǐ bā xū zhě　　jiē jī guān zhī

邪，其气留于两髀；肾有邪，其气留于两腘。凡此八虚者，皆机关之

shì　　zhēn qì zhī suǒ guò　　xuè luò zhī suǒ yóu　　xié qì è xuè　　gù bù dé zhù liú　　zhù liú zé shāng jīn luò

室，真气之所过，血络之所游。邪气恶血，固不得住留。住留则伤筋络

gǔ jié jī guān　　bù dé qū shēn　　gù jū luán yě

骨节机关，不得屈伸，故拘挛也。

399

tōng tiān piān dì　qī　shí　èr

通天篇第七十二

huáng dì wèn yú shào shī yuē　　yú cháng wén rén yǒu yīn yáng　　hé wèi yīn rén　　hé wèi yáng rén

黄帝问于少师曰：余尝闻人有阴阳，何谓阴人？何谓阳人？

shào shī yuē　　tiān dì zhī jiān　　liù hé zhī nèi　　bù lí yú wǔ　　rén yì yìng zhī　　fēi tú yī yīn yī

少师曰：天地之间，六合之内，不离于五，人亦应之，非徒一阴一

---

① 果：同"裹"。

yáng ér yǐ yě　ér lüè yán ěr　kǒu fú néng biàn míng yě
阳而已也，而略言耳，口弗能遍明也。

huáng dì yuē　yuàn lüè wén qí yì　yǒu xián rén shèng rén　xīn néng bèi ér xíng zhī hū
　　黄帝曰：愿略闻其意，有贤人圣人，心能备而行之乎？

shào shī yuē　gài yǒu tài yīn zhī rén　shào yīn zhī rén　tài yáng zhī rén　shào yáng zhī rén　yīn yáng hé
　　少师曰：盖有太阴之人、少阴之人、太阳之人、少阳之人、阴阳和

píng zhī rén　fán wǔ rén zhě　qí tài bù tóng　qí jīn gǔ qì xuè gè bù děng
平之人。凡五人者，其态不同，其筋骨气血各不等。

huáng dì yuē　qí bù děng zhě　kě dé wén hū
　　黄帝曰：其不等者，可得闻乎？

shào shī yuē　tài yīn zhī rén　tān ér bù rén　xià qí zhàn zhàn　hào nà ér wù chū　xīn yì ér bù
　　少师曰：太阴之人，贪而不仁，下齐湛湛。好内而恶出，心抑而不

fā　bú wù yú shí　dòng ér hòu zhī　cǐ tài yīn zhī rén yě　shào yīn zhī rén　xiǎo tān ér zéi xīn　jiàn
发，不务于时，动而后之。此太阴之人也。少阴之人，小贪而贼心，见

rén yǒu wáng　cháng ruò yǒu dé　hào shāng hào hài　jiàn rén yǒu róng　nǎi fǎn yùn nù　xīn jí ér wú ēn
人有亡，常若有得，好伤好害，见人有荣，乃反愠怒。心疾而无恩，

cǐ shào yīn zhī rén yě
此少阴之人也。

tài yáng zhī rén　jū chǔ xū xū　hào yán dà shì　wú néng ér xū shuō　zhì fā yú sì yě　jǔ
　　太阳之人，居处于于①，好言大事，无能而虚说，志发于四野，举

cuò bú gù shì fēi　wéi shì rú cháng zì yòng　shì suī bài　ér cháng wú huǐ　cǐ tài yáng zhī rén yě　shào
措不顾是非，为事如常自用，事虽败，而常无悔，此太阳之人也。少

yáng zhī rén　shì dì hào zì guì　yǒu xiǎo xiǎo guān　zé gāo zì xuān　hào wéi wài jiāo　ér bú nèi fù　cǐ
阳之人，谛谛好自贵，有小小官，则高自宣，好为外交，而不内附，此

shào yáng zhī rén yě
少阳之人也。

yīn yáng hé píng zhī rén　jū chù ān jìng　wú wéi jù jù　wú wéi xīn xīn　wǎn rán cóng wù　huò yǔ
　　阴阳和平之人，居处安静，无为惧惧，无为欣欣，婉然从物，或与

bù zhēng　yǔ shí biàn huà　zūn zé qiān qiān　tán ér bú zhì　shì wèi zhì zhì
不争，与时变化，尊则谦谦，谭而不治，是谓至治。

gǔ zhī shàn yòng zhēn ài zhě　shì rén wǔ tài　nǎi zhì zhī　shèng zhě xiè zhī　xū zhě bǔ zhī
　　古之善用针艾者，视人五态，乃治之。盛者泻之，虚者补之。

huáng dì yuē　zhì rén zhī wǔ tài nài hé
　　黄帝曰：治人之五态奈何？

shào shī yuē　tài yīn zhī rén　duō yīn ér wú yáng　qí yīn xuè zhuó　qí wèi qì sè　yīn yáng bù
　　少师曰：太阴之人，多阴而无阳，其阴血浊，其卫气涩，阴阳不

hé　huǎn jīn ér hòu pí　bù zhī jí xiè　bù néng yí zhī　shào yīn zhī rén　duō yīn shǎo yáng　xiǎo wèi ér
和，缓筋而厚皮，不之疾泻，不能移之。少阴之人，多阴少阳，小胃而

①　于于：安然自足的样子。

大肠，六府不调，其阳明脉小，而太阳脉大，必审调之，其血易脱，
其气易败也。

太阳之人，多阳而少阴，必谨调之，无脱其阴，而泻其阳。阳重脱
者易狂，阴阳皆脱者，暴死，不知人也。少阳之人，多阳而少阴，经
小而络大，血在中而气在外，实阴而虚阳。独泻其络脉则强，气脱而
疾，中气不足，病不起也。

阴阳和平之人，其阴阳之气和，血脉调，谨诊其阴阳，视其邪正，
安其容仪，审有余不足，盛则泻之，虚则补之，不盛不虚，以经取之，
此所以调阴阳，别五态之人者也。

黄帝曰：夫五态之人者，相与毋故，猝然新会，未知其行也，何以
别之？

少师答曰：众人之属，不如五态之人者，故五五二十五人，而五态
之人不与焉。五态之人，尤不合于众者也。

黄帝曰：别五态之人，奈何？

少师曰：太阴之人，其状黮黮然黑色，念然下意，临临然长大，
腘然未偻，此太阴之人也。少阴之人，其状清然窃然，固以阴贼，立
而躁险，行而似伏，此少阴之人也。

太阳之人，其状轩轩储储，反身折腘，此太阳之人也。少阳之
人，其状立则好仰，行则好摇，其两臂两肘，则常出于背，此少阳之
人也。

yīn yáng hé píng zhī rén　qí zhuàng wěi wěi rán　suí suí rán　yóng yóng rán　yú yú rán　xuān xuān rán
阴阳和平之人，其状委委然，随随然，颙颙然，愉愉然，暶暶然，

dòu dòu rán　zhòng rén jiē yuē jūn zǐ　cǐ yīn yáng hé píng zhī rén yě
豆豆然，众人皆曰君子，此阴阳和平之人也。

guān néng piān dì qī shí sān
官能篇第七十三

huáng dì wèn yú qí bó yuē　yú wén jiǔ zhēn yú fū zǐ zhòng duō yǐ　bù kě shèng shǔ　yú tuī ér lùn
黄帝问于岐伯曰：余闻九针于夫子众多矣，不可胜数，余推而论

zhī　yǐ wéi yī jì　yú sī sòng zhī　zǐ tīng qí lǐ　fēi zé yù yú　qǐng zhèng qí dào　lìng kě jiǔ
之，以为一纪。余司诵之，子听其理，非则语余，请正其道，令可久

chuán　hòu shì wú huàn　dé qí rén nǎi chuán　fēi qí rén wù yán
传，后世无患，得其人乃传，非其人勿言。

qí bó qǐ shǒu zài bài yuē　qǐng tīng shèng wáng zhī dào
岐伯稽首再拜曰：请听圣王之道。

huáng dì yuē　yòng zhēn zhī lǐ　bì zhī xíng qì zhī suǒ zài　zuǒ yòu shàng xià　yīn yáng biǎo lǐ　xuè
黄帝曰：用针之理，必知形气之所在，左右上下，阴阳表里，血

qì duō shǎo　xíng zhī nì shùn　chū rù zhī hé　móu fá yǒu guò　zhī jiě jié　zhī bǔ xū xiè shí　shàng xià
气多少，行之逆顺，出入之合，谋伐有过。知解结，知补虚泻实，上下

qì mén　míng tōng yú sì hǎi　shěn qí suǒ zài　hán rè lín lù　yǐ shū yì chù　shěn yú tiáo qì　míng yú
气门，明通于四海。审其所在，寒热淋露，以输异处。审于调气，明于

jīng suì　zuǒ yòu zhī luò　jìn zhī qí huì　hán yǔ rè zhēng　néng hé ér tiáo zhī　xū yǔ shí lín　zhī jué
经隧。左右肢络，尽知其会。寒与热争，能合而调之。虚与实邻，知决

ér tōng zhī　zuǒ yòu bù tiáo　bǎ ér xíng zhī　míng yú nì shùn　nǎi zhī kě zhì　yīn yáng bù qí　gù zhī
而通之。左右不调，把而行之。明于逆顺，乃知可治。阴阳不奇，故知

qǐ shí　shěn yú běn mò　chá qí hán rè　dé xié suǒ zài　wàn cì bú dài　zhī guān jiǔ zhēn　cì dào
起时。审于本末，察其寒热，得邪所在，万刺不殆。知官九针，刺道

bì yǐ
毕矣。

míng yú wǔ shū　xú jí suǒ zài　qū shēn chū rù　jiē yǒu tiáo lǐ　yán yīn yǔ yáng　hé yú wǔ
明于五输，徐疾所在，屈伸出入，皆有条理，言阴与阳，合于五

xíng　wǔ zàng liù fǔ yì yǒu suǒ cáng　sì shí bā fēng jìn yǒu yīn yáng　gè dé qí wèi　hé yú míng táng　gè
行，五藏六府亦有所藏。四时八风尽有阴阳。各得其位，合于明堂。各

chù sè bù　wǔ zàng liù fǔ　chá qí suǒ tòng　zuǒ yòu shàng xià　zhī qí hán wēn　hé jīng suǒ zài
处色部，五藏六府。察其所痛，左右上下，知其寒温，何经所在。

shěn pí fū zhī hán wēn huá sè　zhī qí suǒ kǔ　gé yǒu shàng xià　zhī qí qì suǒ zài　xiān dé qí
审皮肤之寒温滑涩，知其所苦，膈有上下，知其气所在。先得其

道，稀而疏之，稍深以留，故能徐入之。大热在上，推而下之；从下
上者，引而去之；视前痛者，常先取之。大寒在外，留而补之；入于
中者，从合泻之。针所不为，灸之所宜。

上气不足，推而扬之；下气不足，积而从之；阴阳皆虚，火自当
之。厥而寒甚，骨廉陷下，寒过于膝，下陵三里。阴络所过，得之留止。
寒入于中，推而行之；经陷下者，火则当之；结络坚紧，火所治之。不
知所苦，两跷之下，男阴女阳，良工所禁，针论毕矣。

用针之服，必有法则，上视天光，下司八正，以辟奇邪，而观百
姓，审于虚实，无犯其邪。是得天之露，遇岁之虚，救而不胜，反受其
殃，故曰：必知天忌，乃言针意。法于往古，验于来今，观于窈冥，通
于无穷。粗之所不见，良工之所贵。莫知其形，若神髣髴。

邪气之中人也，洒洒动形；正邪之中人也微，先见于色，不知于
其身，若有若无，若亡若存，有形无形，莫知其情。

是故上工之取气，乃救其萌芽；下工守其已成，因败其形。

是故工之用针也，知气之所在，而守其门户，明于调气，补泻所
在，徐疾之意，所取之处。

泻必用员，切而转之，其气乃行，疾而徐出，邪气乃出，伸而迎
之，遥大其穴，气出乃疾。

补必用方，外引其皮，令当其门，左引其枢，右推其肤，微旋而徐
推之，必端以正，安以静，坚心无解，欲微以留，气下而疾出之，推其

403

pí　gài qí wài mén　　zhēn qì nǎi cún　　yòng zhēn zhī yào　　wú wàng qí shén
皮，盖其外门，真气乃存。用针之要，无忘其神。

léi gōng wèn yú huáng dì yuē　　zhēn lùn　　yuē　dé qí rén nǎi chuán　　fēi qí rén wù yán　　hé yǐ zhī
雷公问于黄帝曰：《针论》曰，得其人乃传，非其人勿言，何以知

qí kě chuán
其可传？

huáng dì yuē　　gè dé qí rén　　rèn zhī qí néng　　gù néng míng qí shì
黄帝曰：各得其人，任之其能，故能明其事。

léi gōng yuē　　yuàn wén guān néng nài hé
雷公曰：愿闻官能奈何？

huáng dì yuē　　míng mù zhě　　kě shǐ shì sè　　cōng ěr zhě　　kě shǐ tīng yīn　　jié jí cí yǔ zhě　　kě
黄帝曰：明目者，可使视色；聪耳者，可使听音；捷疾辞语者，可

shǐ chuán lùn　　yǔ xú ér ān jìng　　shǒu qiǎo ér xīn shěn dì zhě　　kě shǐ xíng zhēn ài　　lǐ xuè qì ér tiáo zhū
使传论；语徐而安静，手巧而心审谛者，可使行针艾，理血气而调诸

nì shùn　　chá yīn yáng ér jiān zhū fāng　　huǎn jié róu jīn ér xīn hé tiáo zhě　　kě shǐ dǎo yǐn xíng qì　　jí dú yán
逆顺，察阴阳而兼诸方。缓节柔筋而心和调者，可使导引行气；疾毒言

yǔ qīng rén zhě　　kě shǐ tuò yōng zhòu bìng　　zhǎo kǔ shǒu dú　　wéi shì shàn shāng zhě　　kě shǐ àn jī yì bì
语轻人者，可使唾痈咒病；爪苦手毒，为事善伤者，可使按积抑痹。

gè dé qí néng　　fāng nǎi kě xíng　　qí míng nǎi zhāng　　bù dé qí rén　　qí gōng bù chéng　　qí shī wú míng
各得其能，方乃可行，其名乃彰。不得其人，其功不成，其师无名。

gù yuē　　dé qí rén nǎi yán　　fēi qí rén wù chuán　　cǐ zhī wèi yě　　shǒu dú zhě　　kě shǐ shì àn guī　　zhì
故曰：得其人乃言，非其人勿传，此之谓也。手毒者，可使试按龟，置

guī yú qì xià　　ér àn qí shàng　　wǔ shí rì ér sǐ yǐ　　shǒu gān zhě　　fù shēng rú gù yě
龟于器下，而按其上，五十日而死矣，手甘者，复生如故也。

404

lùn　jí　zhěn chǐ piān dì　qī shí sì
论疾诊尺篇第七十四

huáng dì wèn yú qí bó yuē　　yú yù wú shì sè chí mài　　dú diào qí chǐ　　yǐ yán qí bìng　　cóng wài zhī
黄帝问于岐伯曰：余欲无视色持脉，独调其尺，以言其病，从外知

nèi　　wéi zhī nài hé
内，为之奈何？

qí bó yuē　　shěn qí chǐ zhī huǎn jí　　xiǎo dà　　huá sè　　ròu zhī jiān cuì　　ér bìng xíng dìng yǐ
岐伯曰：审其尺之缓急、小大、滑涩，肉之坚脆，而病形定矣。

shì rén zhī mù kē shàng wēi yōng　　rú xīn wò qǐ zhuàng　　qí jǐng mài dòng　　shí ké　　àn qí shǒu zú
视人之目窠上微痈，如新卧起状，其颈脉动，时咳，按其手足

shàng　　yǎo ér bù qǐ zhě　　fēng shuǐ fū zhàng yě　　chǐ fū huá　　qí nào zé zhě　　fēng yě　　chǐ ròu ruò zhě
上，窅而不起者，风水肤胀也。尺肤滑，其淖泽者，风也。尺肉弱者，

解㑊安卧。脱肉者，寒热不治。尺肤滑而泽脂者，风也。尺肤涩者，风痹也。尺肤粗如枯鱼之鳞者，水泆饮也。尺肤热甚，脉盛躁者，病温也，其脉盛而滑者，病且出也。尺肤寒，其脉小者，泄、少气。尺肤炬然，先热后寒者，寒热也；尺肤先寒，久持之而热者，亦寒热也。

肘所独热者，腰以上热；手所独热者，腰以下热。肘前独热者，膺前热；肘后独热者，肩背热。臂中独热者，腰腹热；肘后廉以下三四寸热者，肠中有虫。掌中热者，腹中热；掌中寒者，腹中寒。鱼上白肉有青血脉者，胃中有寒。尺炬然热，人迎大者，当夺血；尺紧，人迎脉小甚，则少气，悗有加，立死。

目赤色者，病在心，白在肺，青在肝，黄在脾，黑在肾。黄色不可名者，病在胸中。诊目痛，赤脉从上下者，太阳病；从下上者，阳明病；从外走内者，少阳病。诊寒热，赤脉上下至瞳子，见一脉一岁死；见一脉半，一岁半死；见二脉，二岁死；见二脉半，二岁半死；见三脉，三岁死。诊龋齿痛，按其阳之来，有过者独热，在左左热，在右右热，在上上热，在下下热。

诊血脉者，多赤多热，多青多痛，多黑为久痹，多赤、多黑、多青皆见者，寒热身痛。面色微黄，齿垢黄，爪甲上黄，黄疸也。安卧小便黄赤，脉小而涩者不嗜食。

人病，其寸口之脉，与人迎之脉小大等及其浮沉等者，病难已也。女子手少阴脉动甚者，妊子。婴儿病，其头毛皆逆上者必死。耳间青

405

mài qǐ zhě　chè tòng　dà biàn chì bàn　sūn xiè　mài xiǎo zhě　shǒu zú hán　nán yǐ　sūn xiè　mài xiǎo

脉起者，掣痛。大便赤瓣，飧泄，脉小者，手足寒，难已；飧泄，脉小，

shǒu zú wēn　xiè yì yǐ

手足温，泄易已。

sì shí zhī biàn　hán shǔ zhī shèng　chóng yīn bì yáng　chóng yáng bì yīn　gù yīn zhǔ hán　yáng zhǔ rè

四时之变，寒暑之胜，重阴必阳，重阳必阴；故阴主寒，阳主热，

gù hán shèn zé rè　rè shèn zé hán　gù yuē　hán shēng rè　rè shēng hán　cǐ yīn yáng zhī biàn yě　gù

故寒甚则热，热甚则寒，故曰：寒生热，热生寒，此阴阳之变也。故

yuē　dōng shāng yú hán　chūn shēng dān rè　chūn shāng yú fēng　xià shēng sūn xiè cháng pì　xià shāng yú shǔ

曰：冬伤于寒，春生瘅热；春伤于风，夏生飧泄肠澼，夏伤于暑，

qiū shēng jiē nüè　qiū shāng yú shī　dōng shēng ké sòu　shì wèi sì shí zhī xù yě

秋生痎疟；秋伤于湿，冬生咳嗽。是谓四时之序也。

cì jié zhēn xié piān dì　qī shí wǔ

刺节真邪篇第七十五

huáng dì wèn yú qí bó yuē　yú wén cì yǒu wǔ jié　nài hé

黄帝问于岐伯曰：余闻刺有五节，奈何？

qí bó yuē　gù yǒu wǔ jié　yī yuē zhèn āi　èr yuē fā méng　sān yuē qù zhǎo　sì yuē chè yī

岐伯曰：固有五节，一曰振埃，二曰发蒙，三曰去爪，四曰彻衣，

wǔ yuē jiě huò

五曰解惑。

huáng dì yuē　fū zǐ yán wǔ jié　yú wèi zhī qí yì

黄帝曰：夫子言五节，余未知其意。

qí bó yuē　zhèn āi zhě　cì wài jīng　qù yáng bìng yě　fā méng zhě　cì fǔ shù　qù fǔ bìng

岐伯曰：振埃者，刺外经，去阳病也；发蒙者，刺府输，去府病

yě　qù zhǎo zhě　cì guān jié zhī luò yě　chè yī zhě　jìn cì zhū yáng zhī qí shù yě　jiě huò zhě　jìn

也；去爪者，刺关节支络也；彻衣者，尽刺诸阳之奇腧也；解惑者，尽

zhī tiáo yīn yáng　bǔ xiè yǒu yú bù zú　xiāng qīng yí yě

知调阴阳，补泻有余不足，相倾移也。

huáng dì yuē　cì jié yán zhèn āi　fū zǐ nǎi yán cì wài jīng　qù yáng bìng　yú bù zhī qí suǒ wèi

黄帝曰：刺节言振埃，夫子乃言刺外经，去阳病，余不知其所谓

yě　yuàn zú wén zhī

也。愿卒闻之。

qí bó yuē　zhèn āi zhě　yáng qì dà nì　shàng mǎn yú xiōng zhōng　fèn chēn jiān xī　dà qì nì

岐伯曰：振埃者，阳气大逆，上满于胸中，愤膜肩息，大气逆

shàng　chuǎn yè zuò fú　bìng wù āi yān　yē bù dé xī　qǐng yán zhèn āi　shàng jí yú zhèn āi

上，喘喝坐伏，病恶埃烟，饐不得息，请言振埃，尚疾于振埃。

黄帝曰：善。取之何如？

岐伯曰：取之天容。

黄帝曰：其咳上气，穷诎胸痛者，取之奈何？

岐伯曰：取之廉泉。

黄帝曰：取之有数乎？

岐伯曰：取天容者，无过一里，取廉泉者，血变而止。

帝曰：善哉。

黄帝曰：刺节言发蒙，余不得其意。夫发蒙者，耳无所闻，目无所见，夫子乃言刺府输，去府病，何输使然？愿闻其故。

岐伯曰：妙乎哉问也。此刺之大约，针之极也，神明之类也，口说书卷，犹不能及也，请言发蒙耳，尚疾于发蒙也。

黄帝曰：善。愿卒闻之。

岐伯曰：刺此者，必于日中，刺其听宫，中其眸子，声闻于耳，此其输也。

黄帝曰：善。何谓声闻于耳？

岐伯曰：刺邪以手坚按其两鼻窍，而疾偃其声，必应于针也。

黄帝曰：善。此所谓弗见为之，而无目视，见而取之，神明相得者也。

黄帝曰：刺节言去爪，夫子乃言刺关节支络，愿卒闻之。

岐伯曰：腰脊者，身之大关节也；肢胫者，人之管以趋翔也；茎垂

zhě　　shēn zhōng zhī jī　　yīn jīng zhī hòu　　jīn yè zhī dào yě　　gù yǐn shí bù jié　　xǐ nù bù shí　　jīn yè
者，身中之机，阴精之候，津液之道也。故饮食不节，喜怒不时，津液

nèi yì　　nǎi xià liú yú gāo　　xuè dào bù tōng　　rì dà bù xiū　　fǔ yǎng bú biàn　　qū xiáng bù néng　　cǐ bìng
内溢，乃下留于睾，血道不通，日大不休，俯仰不便，趋翔不能。此病

xíng rán yǒu shuǐ　　bú shàng bú xià　　pī shí suǒ qǔ　　xíng bù kě nì　　cháng bù dé bì　　gù mìng yuē qù zhǎo
荥然有水，不上不下，铍石所取，形不可匿，常不得蔽，故命日去爪。

dì yuē　　shàn
帝曰：善。

huáng dì yuē　　cì jié yán chè yī　　fū zǐ nǎi yán jìn cì zhū yáng zhī qí shū　　wèi yǒu cháng chù yě
黄帝曰：刺节言彻衣，夫子乃言尽刺诸阳之奇输，未有常处也，

yuàn zú wén zhī
愿卒闻之。

qí bó yuē　　shì yáng qì yǒu yú ér yīn qì bù zú　　yīn qì bù zú zé nèi rè　　yáng qì yǒu yú zé wài
岐伯曰：是阳气有余而阴气不足，阴气不足则内热，阳气有余则外

rè　　nèi rè xiāng bó　　rè yú huái tàn　　wài wèi mián bó jìn　　bù kě jìn shēn　　yòu bù kě jìn xí　　còu lǐ
热，内热相搏，热于怀炭，外畏绵帛近，不可近身，又不可近席。腠理

bì sāi　　zé hàn bù chū　　shé jiāo chún gǎo　　xī gān yì zào　　yǐn shí bú ràng měi è
闭塞，则汗不出，舌焦唇槁，腊干嗌燥，饮食不让美恶。

huáng dì yuē　　shàn　　qǔ zhī nài hé
黄帝曰：善。取之奈何？

qí bó yuē　　qǔ zhī yú qí tiān fǔ　　dà zhù sān wěi　　yòu cì zhōng lǚ　　yǐ qù qí rè　　bǔ zú shǒu
岐伯曰：取之于其天府、大杼三痏，又刺中膂，以去其热，补足手

tài yīn　　yǐ qù qí hàn　　rè qù hàn xī　　jí yú chè yī
太阴，以去其汗，热去汗稀，疾于彻衣。

huáng dì yuē　　shàn
黄帝曰：善。

huáng dì yuē　　cì jié yán jiě huò　　fū zǐ nǎi yán jìn zhī tiáo yīn yáng　　bǔ xiè yǒu yú bù zú　　xiāng
黄帝曰：刺节言解惑，夫子乃言尽知调阴阳，补泻有余不足，相

qīng yí yě　　huò hé yǐ jiě zhī
倾移也，惑何以解之？

qí bó yuē　　dà fēng zài shēn　　xuè mài piān xū　　xū zhě bù zú　　shí zhě yǒu yú　　qīng zhòng bù dé
岐伯曰：大风在身，血脉偏虚，虚者不足，实者有余，轻重不得，

qīng cè yù fú　　bù zhī dōng xī　　bù zhī nán běi　　zhà shàng zhà xià　　zhà fǎn zhà fù　　diān dǎo wú cháng
倾侧宛伏，不知东西，不知南北，乍上乍下，乍反乍覆，颠倒无常，

shèn yú mí huò
甚于迷惑。

huáng dì yuē　　shàn　　qǔ zhī nài hé
黄帝曰：善。取之奈何？

qí bó yuē　　xiè qí yǒu yú　　bǔ qí bù zú　　yīn yáng píng fù　　yòng zhēn ruò cǐ　　jí yú jiě huò
岐伯曰：泻其有余，补其不足，阴阳平复，用针若此，疾于解惑。

黄帝曰：善。请藏之灵兰之室，不敢妄出也。

黄帝曰：余闻刺有五邪，何谓五邪？

岐伯曰：病有持痈者，有容大者，有狭小者，有热者，有寒者，是谓五邪。

黄帝曰：刺五邪奈何？

岐伯曰：凡刺五邪之方，不过五章。瘅热消灭，肿聚散亡，寒痹益温，小者益阳；大者必去，请道其方。

凡刺痈邪，无迎陇，易俗移性。不得脓，诡道更行，去其乡。不安处所，乃散亡。诸阴阳过痈者，取之其输泻之。

凡刺大邪，日以小，泄夺其有余，乃益虚。剥其通，针其邪，肌肉亲视之，毋有反其真，刺诸阳分肉间。

凡刺小邪，日以大，补其不足，乃无害。视其所在，迎之界，远近尽至，其不得外侵而行之，乃自费，刺分肉间。

凡刺热邪，越而苍，出游不归，乃无病。为开通辟门户，使邪得出，病乃已。

凡刺寒邪，日以温，徐往徐来，致其神。门户已闭，气不分，虚实得调，其气存也。

黄帝曰：官针奈何？

岐伯曰：刺痈者，用铍针；刺大者，用锋针；刺小者，用员利针；刺热者，用镵针；刺寒者，用毫针也。

qǐng yán jiě lùn　　yǔ tiān dì xiāng yìng　　yǔ sì shí xiāng fù　　rén cān tiān dì　　gù kě wéi jiě　　xià yǒu
请言解论，与天地相应，与四时相副，人参天地，故可为解。下有

jiàn rù　　shàng shēng wěi pú　　cǐ suǒ yǐ zhī xíng qì zhī duō shǎo yě　　yīn yáng zhě　　hán shǔ yě　　rè zé zī
渐洳，上生苇蒲，此所以知形气之多少也。阴阳者，寒暑也，热则滋

yǔ ér zài shàng　　gēn gāi shǎo zhī　　rén qì zài wài　　pí fū huǎn　　còu lǐ kāi　　xuè qì jiǎn　　hàn dà xiè
雨而在上，根荄少汁。人气在外，皮肤缓，腠理开，血气减，汗大泄，

pí nào zé　　hán zé dì dòng shuǐ bīng　　rén qì zài zhōng　　pí fū zhì　　còu lǐ bì　　hàn bù chū　　xuè qì
皮淖泽。寒则地冻水冰，人气在中，皮肤致，腠理闭，汗不出，血气

qiáng　　ròu jiān sè　　dāng shì zhī shí　　shàn xíng shuǐ zhě　　bù néng wǎng bīng　　shàn chuān dì zhě　　bù néng záo
强，肉坚涩。当是之时，善行水者，不能往冰，善穿地者，不能凿

dòng　　shàn yòng zhēn zhě　　yì bù néng qǔ sì jué　　xuè mài níng jié jiān bó　　bù wǎng lái zhě　　yì wèi kě jí
冻，善用针者，亦不能取四厥。血脉凝结坚搏，不往来者，亦未可即

róu　　gù xíng shuǐ zhě　　bì dài tiān wēn bīng shì dòng jiě　　ér shuǐ kě xíng　　dì kě chuān yě　　rén mài yóu shì
柔。故行水者，必待天温冰释冻解，而水可行，地可穿也。人脉犹是

yě　　zhì jué zhě　　bì xiān wèi tiáo hé qí jīng　　zhǎng yǔ yè　　zhǒu yǔ jiǎo　　xiàng yǔ jǐ yǐ tiáo zhī　　huǒ qì
也。治厥者，必先熨调和其经，掌与腋，肘与脚，项与脊以调之。火气

yǐ tōng　　xuè mài nǎi xíng　　rán hòu shì qí bìng　　mài nào zé zhě　　cì ér píng zhī　　jiān jǐn zhě　　pò ér sàn
已通，血脉乃行，然后视其病，脉淖泽者，刺而平之；坚紧者，破而散

zhī　　qì xià nǎi zhǐ　　cǐ suǒ wèi yǐ jiě jié zhě yě
之，气下乃止，此所谓以解结者也。

yòng zhēn zhī lèi　　zài yú tiáo qì　　qì jī yú wèi　　yǐ tōng yíng wèi　　gè xíng qí dào　　zōng qì liú yú
用针之类，在于调气，气积于胃，以通营卫，各行其道。宗气留于

hǎi　　qí xià zhě　　zhù yú qì jiē　　qí shàng zhě　　zǒu yú xī dào　　gù jué zài yú zú　　zōng qì bú xià
海，其下者，注于气街，其上者，走于息道。故厥在于足，宗气不下，

mài zhōng zhī xuè　　níng ér liú zhǐ　　fú zhī huǒ tiáo　　fú néng qǔ zhī　　yòng zhēn zhě　　bì xiān chá qí jīng luò
脉中之血，凝而留止，弗之火调，弗能取之。用针者，必先察其经络

zhī shí xū　　qiè ér xún zhī　　àn ér tán zhī　　shì qí yìng dòng zhě　　nǎi hòu qǔ zhī ér xià zhī　　liù jīng tiáo
之实虚，切而循之，按而弹之，视其应动者，乃后取之而下之。六经调

zhě　　wèi zhī bú bìng　　suī bìng　　wèi zhī zì yǐ yě　　yì jīng shàng shí xià xū ér bù tōng zhě　　cǐ bì yǒu héng
者，谓之不病，虽病，谓之自已也。一经上实下虚而不通者，此必有横

luò shèng jiā yú dà jīng　　lìng zhī bù tōng　　shì ér xiè zhī　　cǐ suǒ wèi jiě jié yě
络盛加于大经，令之不通，视而泻之，此所谓解结也。

shàng hán xià rè　　xiān cì qí xiàng tài yáng　　jiǔ liú zhī　　yǐ cì zé wèi xiàng yǔ jiān jiǎ　　lìng rè xià
上寒下热，先刺其项太阳，久留之。已刺则熨项与肩胛，令热下

hé nǎi zhǐ　　cǐ suǒ wèi tuī ér shàng zhī zhě yě　　shàng rè xià hán　　shì qí xū mài ér xiàn zhī yú jīng luò zhě
合乃止，此所谓推而上之者也。上热下寒，视其虚脉而陷之于经络者，

qǔ zhī　　qì xià nǎi zhǐ　　cǐ suǒ wèi yǐn ér xià zhī zhě yě　　dà rè biàn shēn　　kuáng ér wàng jiàn　　wàng wén
取之，气下乃止，此所谓引而下之者也。大热遍身，狂而妄见、妄闻、

wàng yán　　shì zú yáng míng jí dà luò qǔ zhī　　xū zhě bǔ zhī　　xuè ér shí zhě xiè zhī　　yīn qí yǎn wò　　jū
妄言，视足阳明及大络取之，虚者补之，血而实者泻之。因其偃卧，居

其头前，以两手四指挟按颈动脉，久持之，卷而切推之，下至缺盆中，而复止如前，热去乃止，此所谓推而散之者也。

黄帝曰：有一脉生数十病者，或痛，或痈，或热，或寒，或痒，或痹，或不仁，变化无穷，其故何也？

岐伯曰：此皆邪气之所生也。

黄帝曰：余闻气者，有真气，有正气，有邪气。何谓真气？

岐伯曰：真气者，所受于天，与谷气并而充身也。正气者，正风也，从一方来，非实风，又非虚风也。邪气者，虚风之贼伤人也，其中人也深，不能自去。正风者，其中人也浅，合而自去，其气来柔弱，不能胜真气，故自去。

虚邪之中人也，洒淅动形，起毫毛而发腠理。其入深，内搏于骨，则为骨痹；搏于筋，则为筋挛；搏于脉中，则为血闭，不通则为痈。搏于肉，与卫气相搏，阳胜者，则为热，阴胜者，则为寒。寒则真气去，去则虚，虚则寒搏于皮肤之间。其气外发，腠理开，毫毛摇，气往来，行则为痒。留而不去，则痹。卫气不行，则为不仁。

虚邪偏客于身半，其入深，内居荣卫，荣卫稍衰，则真气去，邪气独留，发为偏枯。其邪气浅者，脉偏痛。

虚邪之入于身也深，寒与热相搏，久留而内着。寒胜其热，则骨痛肉枯；热胜其寒，则烂肉腐肌为脓，内伤骨，内伤骨为骨蚀。有所结，中于筋，筋屈不得伸，邪气居其间而不反，发于筋瘤。有所结，气

guī zhī　　wèi qì liú zhī　　bù dé fǎn　　jīn yè jiǔ liú　　hé ér wéi cháng liú　　jiǔ zhě　　shù suì nǎi chéng
归之，卫气留之，不得反，津液久留，合而为肠瘤。久者，数岁乃成，

yǐ shǒu àn zhī róu　　yǐ yǒu suǒ jié　　qì guī zhī　　jīn yè liú zhī　　xié qì zhòng zhī　　níng jié rì yǐ yì
以手按之柔，已有所结，气归之，津液留之，邪气中之，凝结日以易

shèn　　lián yǐ jù jū　　wéi xī liú　　yǐ shǒu àn zhī jiān　　yǒu suǒ jié　　shēn zhòng gǔ　　qì yīn yú gǔ　　gǔ
甚，连以聚居，为昔瘤。以手按之坚。有所结，深中骨，气因于骨，骨

yǔ qì bìng　　rì yǐ yì dà　　zé wéi gǔ liú　　yǒu suǒ jié　　zhòng yú ròu　　zōng qì guī zhī　　xié liú ér bú
与气并，日以益大，则为骨瘤。有所结，中于肉，宗气归之，邪留而不

qù　　yǒu rè zé huà ér wéi nóng　　wú rè zé wéi ròu liú　　fán cǐ shù qì zhě　　qí fā wú cháng chù　　ér yǒu
去，有热则化而为脓，无热则为肉瘤。凡此数气者，其发无常处，而有

cháng míng yě
常名也。

wèi　qì　xíng piān　dì　qī　shí　liù
卫气行篇第七十六

huáng dì wèn yú qí bó yuē　　yuàn wén wèi qì zhī xíng　　chū rù zhī hé　　hé rú
黄帝问于岐伯曰：愿闻卫气之行，出入之合，何如？

qí bó yuē　　suì yǒu shí èr yuè　　rì yǒu shí èr chén　　zǐ wǔ wéi jīng　　mǎo yǒu wéi wěi　　tiān zhōu èr
岐伯曰：岁有十二月，日有十二辰，子午为经，卯酉为纬。天周二

shí bā xiù　　ér yí miàn qī xīng　　sì qī èr shí bā xīng　　fáng mǎo wéi wěi　　xū zhāng wéi jīng　　shì gù fáng zhì
十八宿，而一面七星，四七二十八星。房昴为纬，虚张为经。是故房至

bì wéi yáng　　mǎo zhì xīn wéi yīn　　yáng zhǔ zhòu　　yīn zhǔ yè　　gù wèi qì zhī xíng　　yí rì yí yè wǔ shí zhōu
毕为阳，昴至心为阴。阳主昼，阴主夜。故卫气之行，一日一夜五十周

yú shēn　　zhòu rì xíng yú yáng èr shí wǔ zhōu　　yè xíng yú yīn èr shí wǔ zhōu　　zhōu yú wǔ zàng
于身，昼日行于阳二十五周，夜行于阴二十五周，周于五藏。

shì gù píng dàn yīn jìn　　yáng qì chū yú mù　　mù zhāng zé qì shàng xíng yú tóu　　xún xiàng xià zú tài yáng
是故平旦阴尽，阳气出于目，目张则气上行于头，循项下足太阳，

xún bèi xià zhì xiǎo zhǐ zhī duān　　qí sàn zhě　　bié yú mù ruì zì　　xià shǒu tài yáng　　xià zhì shǒu xiǎo zhǐ zhī jiān
循背下至小趾之端。其散者，别于目锐眦，下手太阳，下至手小指之间

wài cè　　qí sàn zhě　　bié yú mù ruì zì　　xià zú shào yáng　　zhù xiǎo zhǐ cì zhǐ zhī jiān　　yǐ shàng xún shǒu
外侧。其散者，别于目锐眦，下足少阳，注小趾次趾之间。以上循手

shào yáng zhī fēn cè　　xià zhì xiǎo zhǐ zhī jiān　　bié zhě yǐ shàng zhì ěr qián　　hé yú hàn mài　　zhù zú yáng míng
少阳之分侧，下至小指之间。别者以上至耳前，合于颔脉，注足阳明，

yǐ xià xíng zhì fū shàng　　rù wǔ zhǐ zhī jiān　　qí sàn zhě　　cóng ěr xià xià shǒu yáng míng　　rù dà zhǐ zhī jiān
以下行至跗上，入五趾之间。其散者，从耳下下手阳明，入大指之间，

rù zhǎng zhōng　　qí zhì yú zú yě　　rù zú xīn　　chū nèi huái　　xià xíng yīn fēn　　fù hé yú mù　　gù wéi
入掌中。其至于足也，入足心，出内踝，下行阴分，复合于目，故为

一周。

是故日行一舍，人气行一周与十分身之八；日行二舍，人气行于身

三周与十分身之六；日行三舍，人气行于身五周与十分身之四；日行

四舍，人气行于身七周与十分身之二；日行五舍，人气行于身九周；日

行六舍，人气行于身十周与十分身之八；日行七舍，人气行于身十二

周在身与十分身之六；日行十四舍，人气二十五周于身有奇分与十分

身之二，阳尽于阴，阴受气矣。其始入于阴，常从足少阴注于肾，肾

注于心，心注于肺，肺注于肝，肝注于脾，脾复注于肾为周。

是故夜行一舍，人气行于阴藏一周与十分藏之八，亦如阳行之二十

五周，而复合于目。阴阳一日一夜，合有奇分十分身之四，与十分藏之

二，是故人之所以卧起之时，有早晏者，奇分不尽故也。

黄帝曰：卫气之在于身也，上下往来不以期，候气而刺之，奈何？

伯高曰：分有多少，日有长短，春秋冬夏，各有分理，然后常以

平旦为纪，以夜尽为始。是故一日一夜，水下百刻，二十五刻者，半日

之度也，常如是毋已，日入而止，随日之长短，各以为纪而刺之。谨

候其时，病可与期，失时反候者，百病不治。故曰：刺实者，刺其来也，

刺虚者，刺其去也。此言气存亡之时，以候虚实而刺之。是故谨候气之

所在而刺之，是谓逢时。病在于三阳，必候其气在于阳而刺之，病在于

三阴，必候其气在阴分而刺之。

水下一刻，人气在太阳；水下二刻，人气在少阳；水下三刻，人气

在阳明；水下四刻，人气在阴分。水下五刻，人气在太阳；水下六刻，

人气在少阳；水下七刻，人气在阳明；水下八刻，人气在阴分。水下九

刻，人气在太阳；水下十刻，人气在少阳；水下十一刻，人气在阳明；

水下十二刻，人气在阴分。水下十三刻，人气在太阳；水下十四刻，人

气在少阳；水下十五刻，人气在阳明；水下十六刻，人气在阴分。水下

十七刻，人气在太阳；水下十八刻，人气在少阳；水下十九刻，人气在

阳明；水下二十刻，人气在阴分。水下二十一刻，人气在太阳；水下二

十二刻，人气在少阳；水下二十三刻，人气在阳明；水下二十四刻，人

气在阴分。水下二十五刻，人气在太阳，此半日之度也。从房至毕一十

四舍，水下五十刻，日行半度。回行一舍，水下三刻与七分刻之四。大

要曰：常以日之加于宿上也，人气在太阳。是故日行一舍，人气行三

阳与阴分，常如是无已。天与地同纪，纷纷盼盼，终而复始，一日一

夜，水下百刻而尽矣。

九宫八风篇第七十七

太一常以冬至之日，居叶蛰①之宫四十六日。明日居天留四十六

日，明日居仓门四十六日，明日居阴洛四十五日，明日居天宫四十六

---

① 叶蛰：九宫之一，坎宫的别名。叶，同"协"。

日，明日居玄委四十六日，明日居仓果四十六日，明日居新洛四十五日，明日复居叶蛰之宫，日冬至矣。

太一日游，以冬至之日，居叶蛰之宫，数所在，日从一处至九日，复反于一。常如是无已，终而复始。

太一移日，天必应之以风雨，以其日风雨则吉，岁美民安少病矣。先之则多雨，后之则多旱。

太一在冬至之日有变，占在君；太一在春分之日有变，占在相；太一在中宫之日有变，占在吏；太一在秋分之日有变，占在将；太一在夏至之日有变，占在百姓。所谓有变者，太一居五宫之日，病风折树木，扬沙石，各以其所主，占贵贱。因视风所从来而占之。风从其所居之乡来为实风，主生，长养万物。从其冲后来，为虚风，伤人者也，主杀，主害者。谨候虚风而避之，故圣人日避虚邪之道，如避矢石然，邪弗能害，此之谓也。是故太一入徙立于中宫，乃朝八风，以占吉凶也。风从南方来，名曰大弱风，其伤人也，内舍于心，外在于脉，其气主为热。风从西南方来，名曰谋风，其伤人也，内舍于脾，外在于肌，其气主为弱。风从西方来，名曰刚风，其伤人也，内舍于肺，外在于皮肤，其气主为燥。风从西北方来，名曰折风，其伤人也，内舍于小肠，外在于手太阳脉，脉绝则溢，脉闭则结不通，善暴死。风从北方来，名曰大刚风，其伤人也，内舍于肾，外在于骨与肩背之膂筋，其气主为寒也。风从东北方来，名曰凶风，其伤人也，内舍于大肠，外

zùi yú liǎng xié yè gǔ xià jí zhī jié　fēng cóng dōng fāng lái　míng yuē yīng ér fēng　qí shāng rén yě　nèi shè

在于两胁腋骨下及肢节。风从东方来，名曰婴儿风，其伤人也，内舍

yú gān　wài zài yú jīn niǔ　qí qì zhǔ wéi shēn shī　fēng cóng dōng nán fāng lái　míng yuē ruò fēng　qí shāng

于肝，外在于筋纽，其气主为身湿。风从东南方来，名曰弱风，其伤

rén yě　nèi shè yú wèi　wài zài jǐ ròu　qí qì zhǔ tǐ zhòng

人也，内舍于胃，外在肌肉，其气主体重。

cǐ bā fēng jiē cóng qí xū zhī xiāng lái　nǎi néng bìng rén　sān xū xiāng tuán　zé wéi bào bìng cù sǐ　liǎng

此八风皆从其虚之乡来，乃能病人。三虚相抟，则为暴病猝死。两

shí yì xū　bìng zé wéi lín lù hán rè　fàn qí yǔ shī zhī dì　zé wéi wěi　gù shèng rén bì fēng　rú bì

实一虚，病则为淋露寒热。犯其雨湿之地，则为痿。故圣人避风，如避

shǐ shí yān　qí yǒu sān xū ér piān zhòng yú xié fēng　zé wéi jī pū piān kū yǐ

矢石焉。其有三虚而偏中于邪风，则为击仆偏枯矣。

jiǔ zhēn lùn piān dì qī shí bā
九针论篇第七十八

huáng dì yuē　yú wén jiǔ zhēn yú fū zǐ　zhòng duō bó dà yǐ　yú yóu bù néng wù　gǎn wèn jiǔ zhēn

黄帝曰：余闻九针于夫子，众多博大矣，余犹不能寤①，敢问九针

yān shēng　hé yīn ér yǒu míng

焉生？何因而有名？

qí bó yuē　jiǔ zhēn zhě　tiān dì zhī dà shù yě　shǐ yú yī ér zhōng yú jiǔ　gù yuē　yī yǐ fǎ

岐伯曰：九针者，天地之大数也，始于一而终于九。故曰：一以法

tiān　èr yǐ fǎ dì　sān yǐ fǎ rén　sì yǐ fǎ shí　wǔ yǐ fǎ yīn　liù yǐ fǎ lǜ　qī yǐ fǎ xīng

天，二以法地，三以法人，四以法时，五以法音，六以法律，七以法星，

bā yǐ fǎ fēng　jiǔ yǐ fǎ yě

八以法风，九以法野。

huáng dì yuē　yǐ zhēn yìng jiǔ zhī shù　nài hé

黄帝曰：以针应九之数，奈何？

qí bó yuē　fú shèng rén zhī qǐ tiān dì zhī shù yě　yī ér jiǔ zhī　gù yǐ lì jiǔ yě　jiǔ ér jiǔ

岐伯曰：夫圣人之起天地之数也，一而九之，故以立九野。九而九

zhī　jiǔ jiǔ bā shí yī　yǐ qǐ huáng zhōng shù yān　yǐ zhēn yìng shù yě

之，九九八十一，以起黄钟数焉，以针应数也。

yī zhě　tiān yě　tiān zhě　yáng yě　wǔ zàng zhī yìng tiān zhě　fèi yě　fèi zhě　wǔ zàng liù fǔ

一者，天也。天者，阳也，五藏之应天者，肺也。肺者，五藏六府

---

① 寤：同"悟"。

zhī gài yě　　 pí zhě　　 fèi zhī hé yě　　 rén zhī yáng yě　　　 gù wèi zhī zhì zhēn　　 bì yǐ dà qí tóu ér ruì qí
之盖也。皮者，肺之合也，人之阳也。故为之治针，必以大其头而锐其

mò　 lìng wú dé shēn rù ér yáng qì chū
末，令无得深入而阳气出。

èr zhě　　 dì yě　 tǔ yě　　 rén zhī suǒ yǐ yìng tǔ zhě　　 ròu yě　　 gù wèi zhī zhì zhēn　　 bì tǒng qí
二者，地也，土也。人之所以应土者，肉也。故为之治针，必筩^①其

shēn ér yuán qí mò　　 lìng wú dé shāng ròu fèn　　 shāng zé qì dé jié
身而员其末，令无得伤肉分，伤则气得竭。

sān zhě　　 rén yě　　 rén zhī suǒ yǐ chéng shēng zhě　　 xuè mài yě　　 gù wèi zhī zhì zhēn　　 bì dà qí shēn
三者，人也。人之所以成 生者，血脉也。故为之治针，必大其身

ér yuán qí mò　　 lìng kě yǐ àn mài wù xiàn　　 yǐ zhì qí qì　　 lìng xié qì dú chū
而员其末，令可以按脉勿陷，以致其气，令邪气独出。

sì zhě　　 shí yě　 shí zhě　　 sì shí bā fēng zhī kè yú jīng luò zhī zhōng　　 wéi gù bìng zhě yě　　 gù wèi
四者，时也。时者，四时八风之客于经络之中，为痼病者也。故为

zhī zhì zhēn　　 bì tǒng qí shēn ér fēng qí mò　　 lìng kě yǐ xiè rè chū xuè　　 ér gù bìng jié
之治针，必筩其身而锋其末，令可以泻热出血，而痼病竭。

wǔ zhě　　 yīn yě　 yīn zhě　　 dōng xià zhī fēn　 fēn yú zǐ wǔ　　 yīn yǔ yáng bié　　 hán yǔ rè zhēng
五者，音也。音者，冬夏之分，分于子午，阴与阳别，寒与热争，

liǎng qì xiāng bó　　 hé wéi yōng nóng zhě yě　　 gù wèi zhī zhì zhēn　　 bì lìng qí mò rú jiàn fēng　　 kě yǐ qǔ
两气相搏，合为痈脓者也。故为之治针，必令其末如剑锋，可以取

dà nóng
大脓。

liù zhě　　 lǜ yě　 lǜ zhě　　 tiáo yīn yáng sì shí ér hé shí èr jīng mài　　 xū xié kè yú jīng luò ér wéi
六者，律也。律者，调阴阳四时而合十二经脉，虚邪客于经络而为

bào bì zhě yě　　 gù wèi zhī zhì zhēn　　 bì lìng jiān rú máo　　 qiě yuán qiě ruì　　 zhōng shēn wēi dà　　 yǐ qǔ
暴痹者也。故为之治针，必令尖如氂^②，且员且锐，中身微大，以取

bào qì
暴气。

qī zhě　　 xīng yě　 xīng zhě　　 rén zhī qī qiào　　 xié zhī suǒ kè yú jīng　　 ér wéi tòng bì　　 shè yú jīng
七者，星也。星者，人之七窍，邪之所客于经，而为痛痹，舍^③于经

luò zhě yě　　 gù wèi zhī zhì zhēn　　 lìng jiān rú wén méng huì　　 jìng yǐ xú wǎng　　 wēi yǐ jiǔ liú　　 zhèng qì yīn
络者也。故为之治针，令尖如蚊虻喙，静以徐往，微以久留，正气因

zhī　　 zhēn xié jù wǎng　　 chū zhēn ér yǎng zhě yě
之，真邪俱往，出针而养者也。

bā zhě　　 fēng yě　 fēng zhě　　 rén zhī gǔ gōng bā jié yě　　 bā zhèng zhī xū fēng　　 bā fēng shāng rén　　 nèi
八者，风也。风者，人之股肱八节也。八正之虚风，八风伤人，内

---

① 筩：同"筒"。
② 氂：同"牦"。
③ 舍：表示停留。

shě yú gǔ xiè　yao jǐ jié　còu lǐ zhī jiān　wéi shēn bì yě　gù wèi zhī zhì zhēn　bì cháng qí shēn　fēng
舍于骨解、腰脊节、腠理之间，为深痹也。故为之治针，必长其身，锋

qí mò　kě yǐ qǔ shēn xié yuǎn bì
其末，可以取深邪远痹。

jiǔ zhě　yě yě　yě zhě　rén zhī jié xiè pí fū zhī jiān yě　yín xié liú yì yú shēn　rú fēng shuǐ
九者，野也。野者，人之节解皮肤之间也。淫邪流溢于身，如风水

zhī zhuàng　ér liù bù néng guò yú jǐ guān dà jié zhě yě　gù wèi zhī zhì zhēn　lìng jiān rú tíng　qí fēng wēi
之状，而溜不能过于机关大节者也。故为之治针，令尖如挺①，其锋微

yuán　yǐ qǔ dà qì zhī bù néng guò yú guān jié zhě yě
员，以取大气之不能过于关节者也。

huáng dì yuē　zhēn zhī cháng duǎn yǒu shù hū
黄帝曰：针之长短有数乎？

qí bó yuē　yī yuē chán zhēn zhě　qǔ fǎ yú jīn zhēn　qù mò cùn bàn　cù ruì zhī　cháng yī cùn liù
岐伯曰：一曰镵针者，取法于巾针，去末寸半，猝锐之，长一寸六

fēn　zhǔ rè zài tóu shēn yě　èr yuē yuán zhēn　qǔ fǎ yú xù zhēn　tǒng qí shēn ér luǎn qí fēng　cháng yī
分，主热在头身也。二曰员针，取法于絮针，筩其身而卵其锋，长一

cùn liù fēn　zhǔ zhì fēn ròu jiān qì　sān yuē dī zhēn　qǔ fǎ yú shǔ sù zhī ruì　cháng sān cùn bàn　zhǔ àn
寸六分，主治分肉间气。三曰鍉针，取法于黍粟之锐，长三寸半，主按

mài qǔ qì　lìng xié chū　sì yuē fēng zhēn　qǔ fǎ yú xù zhēn　tǒng qí shēn　fēng qí mò　cháng yī cùn liù
脉取气，令邪出。四曰锋针，取法于絮针，筩其身，锋其末，长一寸六

fēn　zhǔ yōng rè chū xuè　wǔ yuē pī zhēn　qǔ fǎ yú jiàn fēng　guǎng èr fēn bàn　cháng sì cùn　zhǔ dà
分，主痈热出血。五曰铍针，取法于剑锋，广二分半，长四寸，主大

yōng nóng　liǎng rè zhēng zhě yě　liù yuē yuán lì zhēn　qǔ fǎ yú máo zhēn　wēi dà qí mò　fǎn xiǎo qí shēn
痈脓，两热争者也。六曰员利针，取法于氂针，微大其末，反小其身，

lìng kě shēn nà yě　cháng yī cùn liù fēn　zhǔ qǔ yōng bì zhě yě　qī yuē háo zhēn　qǔ fǎ yú háo máo
令可深内也，长一寸六分，主取痈痹者也。七曰毫针，取法于毫毛，

cháng yī cùn liù fēn　zhǔ hán rè tòng bì zài luò zhě yě　bā yuē cháng zhēn　qǔ fǎ yú qí zhēn　cháng qī
长一寸六分，主寒热痛痹在络者也。八曰长针，取法于綦针，长七

cùn　zhǔ qǔ shēn xié yuǎn bì zhě yě　jiǔ yuē dà zhēn　qǔ fǎ yú fēng zhēn　qí fēng wēi yuán　cháng sì cùn
寸，主取深邪远痹者也。九曰大针，取法于锋针，其锋微员，长四寸，

zhǔ qǔ dà qì bù chū guān jié zhě yě　zhēn xíng bì yǐ　cǐ jiǔ zhēn dà xiǎo cháng duǎn fǎ yě
主取大气不出关节者也。针形毕矣，此九针大小长短法也。

huáng dì yuē　yuàn wén shēn xíng yìng jiǔ yě　nài hé
黄帝曰：愿闻身形应九野，奈何？

qí bó yuē　qǐng yán shēn xíng zhī yìng jiǔ yě yě　zuǒ zú yìng lì chūn　qí rì wù yín jǐ chǒu　zuǒ xié
岐伯曰：请言身形之应九野也。左足应立春，其日戊寅己丑。左胁

yìng chūn fēn　qí rì yǐ mǎo　zuǒ shǒu yìng lì xià　qí rì wù chén jǐ sì　yìng hóu shǒu tóu yìng xià zhì　qí
应春分，其日乙卯。左手应立夏，其日戊辰己巳。膺喉首头应夏至，其

① 挺：同"莛"。草茎。

日丙午。右手应立秋，其日戊申己未。右胁应秋分，其日辛酉。右足应

立冬，其日戊戌己亥。腰尻下窍应冬至，其日壬子。六府膈下三藏应

中州，其大禁，大禁太一所在之日，及诸戊己。凡此九者，善候八正

所在之处。所主左右上下身体有痛肿者，欲治之，无以其所直之日溃

治之，是谓天忌日也。

形乐志苦，病生于脉，治之于灸刺。形苦志乐，病生于筋，治之以

熨引。形乐志乐，病生于肉，治之以针石。形苦志苦，病生于咽喝①，

治之以甘药。形数惊恐，筋脉不通，病生于不仁，治之以按摩醪药。

是谓五形志也。

五藏气：心主噫，肺主咳，肝主语，脾主吞，肾主欠。

六府气：胆为怒，胃为气逆哕，大肠小肠为泄，膀胱不约为遗溺，

下焦溢为水。

419

五味：酸入肝，辛入肺，苦入心，甘入脾，咸入肾，淡入胃，是谓

五味。

五并：精气并肝则忧，并心则喜，并肺则悲，并肾则恐，并脾则畏，

是谓五精之气，并于藏也。

五恶：肝恶风，心恶热，肺恶寒，肾恶燥，脾恶湿，此五藏气所

恶也。

五液：心主汗，肝主泣，肺主涕，肾主唾，脾主涎，此五液所出也。

---

① 喝：声音嘶哑，噎塞。

wǔ láo　　jiǔ shì shāng xuè　　jiǔ wò shāng qì　　jiǔ zuò shāng ròu　　jiū lì shāng gǔ　　jiǔ xíng shāng jīn

五劳：久视伤血，久卧伤气，久坐伤肉，久立伤骨，久行伤筋，

cǐ wǔ jiǔ láo suǒ bìng yě

此五久劳所病也。

wǔ zǒu　　suān zǒu jīn　　xīn zǒu qì　　kǔ zǒu xuè　　xián zǒu gǔ　　gān zǒu ròu　　shì wèi wǔ zǒu yě

五走：酸走筋，辛走气，苦走血，咸走骨，甘走肉，是谓五走也。

wǔ cái　　bìng zài jīn　　wú shí suān　　bìng zài qì　　wú shí xīn　　bìng zài gǔ　　wú shí xián　　bìng zài

五裁：病在筋，无食酸；病在气，无食辛；病在骨，无食咸；病在

xuè　　wú shí kǔ　　bìng zài ròu　　wú shí gān　　kǒu shì ér yù shí zhī　　bù kě duō yě　　bì zì cái yě

血，无食苦；病在肉，无食甘。口嗜而欲食之，不可多也，必自裁也，

mìng yuē wǔ cái

命曰五裁。

wǔ fā　　yīn bìng fā yú gǔ　　yáng bìng fā yú xuè　　yīn bìng fā yú ròu　　yáng bìng fā yú dōng　　yīn bìng

五发：阴病发于骨，阳病发于血，阴病发于肉，阳病发于冬，阴病

fā yú xià

发于夏。

wǔ xié　　xié rù yú yáng　　zé wéi kuáng　　xié rù yú yīn　　zé wéi xuè bì　　xié rù yú yáng　　tuán zé

五邪：邪入于阳，则为狂；邪入于阴，则为血痹；邪入于阳，抟则

wéi diān jí　　xié rù yú yīn　　tuán zé wéi yīn　　yáng rù zhī yú yīn　　bìng jìng　　yīn chū zhī yú yáng　　bìng

为癫疾；邪入于阴，抟则为喑；阳入之于阴，病静；阴出之于阳，病

xǐ nù

喜怒。

wǔ cáng　　xīn cáng shén　　fèi cáng pò　　gān cáng hún　　pí cáng yì　　shèn cáng jīng zhì yě

五藏：心藏神，肺藏魄，肝藏魂，脾藏意，肾藏精志也。

wǔ zhǔ　　xīn zhǔ mài　　fèi zhǔ pí　　gān zhǔ jīn　　pí zhǔ jī　　shèn zhǔ gǔ

五主：心主脉，肺主皮，肝主筋，脾主肌，肾主骨。

yáng míng duō xuè duō qì　　tài yáng duō xuè shǎo qì　　shào yáng duō qì shǎo xuè　　tài yīn duō xuè shǎo qì　　jué

阳明多血多气，太阳多血少气，少阳多气少血，太阴多血少气，厥

yīn duō xuè shǎo qì　　shào yīn duō qì shǎo xuè　　gù yuē　　cì yáng míng chū xuè qì　　cì tài yáng chū xuè wù qì

阴多血少气，少阴多气少血。故曰：刺阳明出血气，刺太阳出血恶气，

cì shào yáng chū qì wù xuè　　cì tài yīn chū xuè wù qì　　cì jué yīn chū xuè wù qì　　cì shào yīn chū qì wù

刺少阳出气恶血，刺太阴出血恶气，刺厥阴出血恶气，刺少阴出气恶

xuè yě

血也。

zú yáng míng tài yīn wéi biǎo lǐ　　shào yáng jué yīn wéi biǎo lǐ　　tài yáng shào yīn wéi biǎo lǐ　　shì wèi zú

足阳明太阴为表里，少阳厥阴为表里，太阳少阴为表里，是谓足

zhī yīn yáng yě　　shǒu yáng míng tài yīn wéi biǎo lǐ　　shào yáng xīn zhǔ wéi biǎo lǐ　　tài yáng shào yīn wéi biǎo lǐ

之阴阳也。手阳明太阴为表里，少阳心主为表里，太阳少阴为表里，

shì wèi shǒu zhī yīn yáng yě

是谓手之阴阳也。

岁露论篇第七十九

黄帝问于岐伯曰：《经》言夏日伤暑，秋病疟。疟之发以时，其故何也？

岐伯对曰：邪客于风府，病循膂而下，卫气一日一夜，常大会于风府，其明日，日下一节，故其日作晏，此其先客于脊背也。故每至于风府则腠理开，腠理开则邪气入，邪气入则病作，此所以日作尚晏也。卫气之行风府，日下一节，二十一日下至尾底，二十二日入脊内，注于伏冲之脉，其行九日，出于缺盆之中，其气上行，故其病稍益。至其内抟于五藏，横连募原，其道远，其气深，其行迟，不能日作，故次日乃蓄积而作焉。

黄帝曰：卫气每至于风府，腠理乃发，发则邪入焉。其卫气日下一节，则不当风府，奈何？

岐伯曰：风府无常，卫气之所应，必开其腠理，气之所舍节，则其府也。

黄帝曰：善。夫风之与疟也，相与同类，而风常在，而疟特以时休，何也？

岐伯曰：风气留其处，疟气随经络，沉以内抟，故卫气应，乃作也。

帝曰：善。

421

huáng dì wèn yú shào shī yuē　　yú wén sì shí bā fēng zhī zhòng rén yě　　gù yǒu hán shǔ　　hán zé pí fū
黄帝问于少师曰：余闻四时八风之中人也，故有寒暑，寒则皮肤

jí ér còu lǐ bì　　shǔ zé pí fū huǎn ér còu lǐ kāi　　zéi fēng xié qì　　yīn dé yǐ rù hū　　jiāng bì xū bā
急而腠理闭；暑则皮肤缓而腠理开。贼风邪气，因得以入乎？将必须八

zhèng xū xié　　nǎi néng shāng rén hū
正虚邪，乃能伤人乎？

shào shī dá yuē　　bù rán　　zéi fēng xié qì zhī zhòng rén yě　　bù dé yǐ shí　　rán bì yīn qí kāi yě
少师答曰：不然。贼风邪气之中人也，不得以时，然必因其开也，

qí rù shēn　　qí nèi jí bìng　　qí bìng rén yě cù bào　　yīn qí bì yě　　qí rù qiǎn yǐ liú　　qí bìng yě xú
其入深，其内极病，其病人也猝暴。因其闭也，其入浅以留，其病也徐

yǐ chí
以迟。

huáng dì yuē　　yǒu hán wēn hé shì　　còu lǐ bù kāi　　rán yǒu cù bìng zhě　　qí gù hé yě
黄帝曰：有寒温和适，腠理不开，然有猝病者，其故何也？

shào shī dá yuē　　dì fú zhī xié rù hū　　suī píng jū　　qí còu lǐ kāi bì huǎn jí　　qí gù cháng yǒu
少师答曰：帝弗知邪入乎？虽平居，其腠理开闭缓急，其故常有

shí yě
时也。

huáng dì yuē　　kě dé wén hū
黄帝曰：可得闻乎？

shào shī yuē　　rén yǔ tiān dì xiāng cān yě　　yǔ rì yuè xiāng yìng yě　　gù yuè mǎn zé hǎi shuǐ xī shèng
少师曰：人与天地相参也，与日月相应也。故月满则海水西盛，

rén xuè qì jī　　jī ròu chōng　　pí fū zhì　　máo fà jiān　　còu lǐ xì　　yān gòu zhuó　　dāng shì zhī shí　　suī
人血气积，肌肉充，皮肤致，毛发坚，腠理郄，烟垢着，当是之时，虽

yù zéi fēng　　qí rù qiǎn bù shēn　　zhì qí yuè guō kōng　　zé hǎi shuǐ dōng shèng　　rén qì xuè xū　　qí wèi qì
遇贼风，其入浅不深。至其月郭空，则海水东盛，人气血虚，其卫气

qù　　xíng dú jū　　jī ròu jiǎn　　pí fū zòng　　còu lǐ kāi　　máo fà cán　　jiāo lǐ bó　　yān gòu luò　　dāng
去，形独居，肌肉减，皮肤纵，腠理开，毛发残，䐃理薄，烟垢落，当

shì zhī shí　　yù zéi fēng zé qí rù shēn　　qí bìng rén yě cù bào
是之时，遇贼风则其入深，其病人也猝暴。

huáng dì yuē　　qí yǒu cù rán bào sǐ bào bìng zhě　　hé yě
黄帝曰：其有猝然暴死暴病者，何也？

shào shī dá yuē　　dé sān xū zhě　　qí sǐ bào jí yě　　dé sān shí zhě　　xié bù néng shāng rén yě
少师答曰：得三虚者，其死暴疾也；得三实者，邪不能伤人也。

huáng dì yuē　　yuàn wén sān xū
黄帝曰：愿闻三虚。

shào shī yuē　　chéng nián zhī shuāi　　féng yuè zhī kōng　　shī shí zhī hé　　yīn wéi zéi fēng suǒ shāng　　shì wèi
少师曰：乘年之衰，逢月之空，失时之和，因为贼风所伤，是谓

sān xū　　gù lùn bù zhī sān xū　　gōng fǎn wéi cū
三虚。故论不知三虚，工反为粗。

帝曰：愿闻三实。

少师曰：逢年之盛，遇月之满，得时之和，虽有贼风邪气，不能危

之也。命曰三实。

黄帝曰：善乎哉论！明乎哉道！请藏之金匮，然此一夫之论也。

黄帝曰：愿闻岁之所以皆同病者，何因而然？

少师曰：此八正之候也。

黄帝曰：候之奈何？

少师曰：候此者，常以冬至之日，太一立于叶蛰之宫，其至也，天

必应之以风雨者矣。风雨从南方来者，为虚风，贼伤人者也。其以夜

半至也，万民皆卧而弗犯也，故其岁民少病。其以昼至者，万民懈惰而

皆中于虚风，故万民多病。虚邪入客于骨而不发于外，至其立春，阳

气大发，腠理开，因立春之日，风从西方来，万民又皆中于虚风，此

两邪相搏，经气结代者矣。故诸逢其风而遇其雨者，命曰遇岁露焉。因

岁之和，而少贼风者，民少病而少死。岁多贼风邪气，寒温不和，则民

多病而死矣。

黄帝曰：虚邪之风，其所伤贵贱何如，候之奈何？

少师答曰：正月朔日，太一居天留之宫，其日西北风，不雨，人多

死矣。正月朔日，平旦北风，春，民多死。正月朔日，平旦北风行，

民病多者，十有三也。正月朔日，日中北风，夏，民多死。正月朔日，

夕时北风，秋，民多死。终日北风，大病死者十有六。正月朔日，风

cóng nán fāng lái　　mìng yuē hàn xiāng　cóng xī fāng lái　　mìng yuē bái gǔ　jiāng guó yǒu yāng　rén duō sǐ wáng
从南方来，命曰旱乡；从西方来，命曰白骨，将国有殃，人多死亡。

zhēng yuè shuò rì　　fēng cóng dōng fāng lái　fèi wū　yáng shā shí　guó yǒu dà zāi yě　zhēng yuè shuò rì　　fēng
正月朔日，风从东方来，发①屋，扬沙石，国有大灾也。正月朔日，风

cóng dōng nán fāng xíng　　chūn yǒu sǐ wáng　zhēng yuè shuò rì　　tiān hé wēn bù fēng　dí jiàn　mín bú bìng　tiān
从东南方行，春有死亡。正月朔日，天和温不风，糴贱，民不病；天

hán ér fēng　　dí guì　mín duō bìng　cǐ suǒ wèi hòu suì zhī fēng　cán shāng rén zhě yě　èr yuè chǒu bù fēng
寒而风，糴贵，民多病。此所谓候岁之风，残伤人者也。二月丑不风，

mín duō xīn fù bìng　sān yuè xū bù wēn　mín duō hán rè　sì yuè sì bù shǔ　mín duō dǎn bìng　shí yuè shēn
民多心腹病；三月戌不温，民多寒热；四月巳不暑，民多瘅病；十月申

bù hán　mín duō bào sǐ　zhū suǒ wèi fēng zhě　jiē fèi wū　zhé shù mù　yáng shā shí　qǐ háo máo　fā
不寒，民多暴死。诸所谓风者，皆发屋，折树木，扬沙石，起毫毛，发

còu lǐ zhě yě
腠理者也。

dà huò lùn piān dì bā shí
大惑论篇第八十

huáng dì wèn yú qí bó yuē　　yú cháng shàng yú qīng líng zhī tái　zhōng jiē ér gù　pú fú ér qián　zé
黄帝问于岐伯曰：余尝上于清泠之台，中阶而顾，匍匐而前，则

huò　yú sī yì zhī　qiè nèi guài zhī　dú míng dú shì　ān xīn dìng qì　jiǔ ér bù jiě　dú zhuàn dú
惑。余私异之，窃内怪之，独瞑独视，安心定气，久而不解。独转独

xuàn　pī fà cháng guì　fǔ ér shì zhī　hòu jiǔ zhī bù yǐ yě　cù rán zì shàng　hé qì shǐ rán
眩，披发长跪，俯而视之，后久之不已也。猝然自上，何气使然？

qí bó duì yuē　wǔ zàng liù fǔ zhī jīng qì　jiē shàng zhù yú mù ér wéi zhī jīng　jīng zhī kē wéi yǎn
岐伯对曰：五藏六府之精气，皆上注于目而为之精，精之窠为眼。

gǔ zhī jīng wéi tóng zǐ　jīn zhī jīng wéi hēi yǎn　xuè zhī jīng wéi luò　qí kē qì zhī jīng wéi bái yǎn　jī ròu
骨之精为瞳子，筋之精为黑眼，血之精为络，其窠气之精为白眼，肌肉

zhī jīng wéi yuē shù　guǒ xié jīn gǔ xuè qì zhī jīng　ér yǔ mài bìng wéi xì　shàng zhǔ yú nǎo hòu　chū yú
之精为约束，裹撷筋骨血气之精，而与脉并为系。上属于脑后，出于

xiàng zhōng　gù xié zhòng yú xiàng　yīn féng qí shēn zhī xū　qí rù shēn　zé suí yǎn xì yǐ rù yú nǎo　rù
项中。故邪中于项，因逢其身之虚，其入深，则随眼系以入于脑。入

yú nǎo zé nǎo zhuàn　nǎo zhuàn zé yǐn mù xì jí　mù xì jí zé mù xuàn yǐ zhuàn yǐ　xié qí jīng　qí jīng
于脑则脑转，脑转则引目系急。目系急则目眩以转矣。邪其精，其精

---

① 发：通"废"。

所中，不相比也，则精散。精散则视歧，视歧见两物。目者，五藏六府之精也，营卫魂魄之所常营也，神气之所生也。故神劳则魂魄散，志意乱。是故瞳子黑眼法于阴，白眼赤脉法于阳也。故阴阳合抟而睛明也。目者，心之使也。心者，神之舍也，故神分精乱而不转。猝然见非常处，精神魂魄，散不相得，故曰：惑也。

黄帝曰：余疑其然。余每之东苑，未曾不惑，去之则复，余唯独为东苑劳神乎？何其异也？

岐伯曰：不然也。心有所喜，神有所恶，猝然相惑，则精气乱，视误，故惑，神移乃复。是故间者为迷，甚者为惑。

黄帝曰：人之善忘者，何气使然？

岐伯曰：上气不足，下气有余，肠胃实而心肺虚。虚则营卫留于下，久之不以时上，故善忘也。

黄帝曰：人之善饥而不嗜食者，何气使然？

岐伯曰：精气并于脾，热气留于胃，胃热则消谷，谷消则善饥。胃气逆上，则胃脘寒，故不嗜食也。

黄帝曰：病而不得卧者，何气使然？

岐伯曰：卫气不得入于阴，常留于阳。留于阳则阳气满，阳气满则阳跷盛，不得入于阴则阴气虚，故目不瞑矣。

黄帝曰：病目而不得视者，何气使然？

岐伯曰：卫气留于阴，不得行于阳，留于阴则阴气盛，阴气盛则

yīn qiāo mǎn　　bù dé rù yú yáng zé yáng qì xū　　gù mù bì yě
阴跷满，不得入于阳则阳气虚，故目闭也。

huáng dì yuē　　rén zhī duō wò zhě　　hé qì shǐ rán
黄帝曰：人之多卧者，何气使然？

qí bó yuē　　cǐ rén cháng wèi dà ér pí fū shī　　ér fēn ròu bú xiè yān　　cháng wèi dà zé wèi qì liú
岐伯曰：此人肠胃大而皮肤湿，而分肉不解焉。肠胃大则卫气留

jiǔ　　pí fū shī zé fēn ròu bú xiè　　qí xíng chí　　fú wèi qì zhě　　zhòu rì cháng xíng yú yáng　　yè xíng yú
久；皮肤湿则分肉不解，其行迟。夫卫气者，昼日常行于阳，夜行于

yīn　　gù yáng qì jìn zé wò　　yīn qì jìn zé wù　　gù cháng wèi dà　　zé wèi qì xíng liú jiǔ　　pí fū shī
阴，故阳气尽则卧，阴气尽则寤。故肠胃大，则卫气行留久；皮肤湿，

fēn ròu bú xiè　　zé xíng chí　　liú yú yīn yě jiǔ　　qí qì bù qīng　　zé yù míng　　gù duō wò yǐ　　qí cháng
分肉不解，则行迟。留于阴也久，其气不清，则欲瞑，故多卧矣。其肠

wèi xiǎo　　pí fū huá yǐ huǎn　　fēn ròu xiè lì　　wèi qì zhī liú yú yáng yě jiǔ　　gù shǎo wò yān
胃小，皮肤滑以缓，分肉解利，卫气之留于阳也久，故少卧焉。

huáng dì yuē　　qí fēi cháng jīng yě　　cù rán duō wò zhě　　hé qì shǐ rán
黄帝曰：其非常经也，猝然多卧者，何气使然？

qí bó yuē　　xié qì liú yú shàng jiāo　　shàng jiāo bì ér bù tōng　　yǐ shí ruò yǐn tāng　　wèi qì jiǔ liú
岐伯曰：邪气留于上焦，上焦闭而不通，已食若饮汤，卫气久留

yú yīn ér bù xíng　　gù cù rán duō wò yān
于阴而不行，故猝然多卧焉。

huáng dì yuē　　shàn　　zhì cǐ zhū xié　　nài hé
黄帝曰：善。治此诸邪，奈何？

qí bó yuē　　xiān qí zàng fǔ　　zhū qí xiǎo guò　　hòu tiáo qí qì　　shèng zhě xiè zhī　　xū zhě bǔ zhī
岐伯曰：先其藏府，诛其小过，后调其气，盛者泻之，虚者补之，

bì xiān míng zhī qí xíng zhì zhī zhī kǔ lè　　dìng nǎi qǔ zhī
必先明知其形志之苦乐，定乃取之。

yōng jū piān dì bā shí yī
痈疽篇第八十一

huáng dì yuē　　yú wén cháng wèi shòu gǔ　　shàng jiāo chū qì　　yǐ wēn fēn ròu　　ér yǎng gǔ jié　　tōng còu
黄帝曰：余闻肠胃受谷，上焦出气，以温分肉，而养骨节，通腠

lǐ　　zhōng jiāo chū qì rú lù　　shàng zhù xī gǔ　　ér shèn sūn mài　　jīn yè hé tiáo　　biàn huà ér chì wéi xuè
理。中焦出气如露，上注溪谷，而渗孙脉，津液和调，变化而赤为血。

xuè hé zé sūn mài xiān mǎn yì　　nǎi zhù yú luò mài　　luò mài jiē yíng　　nǎi zhù yú jīng mài　　yīn yáng yǐ zhāng
血和则孙脉先满溢，乃注于络脉，络脉皆盈，乃注于经脉，阴阳已张，

yīn xī nǎi xíng　　xíng yǒu jīng jì　　zhōu yǒu dào lǐ　　yǔ tiān hé tóng　　bù dé xiū zhǐ　　qiè ér tiáo zhī　　cóng
因息乃行。行有经纪，周有道理，与天合同，不得休止。切而调之，从

虚去实，泻则不足，疾则气减，留则先后。从实去虚，补则有余，血气已调，形神乃持。余已知血气之平与不平，未知痈疽之所从生，成败之时，死生之期，或有远近，何以度①之，可得闻乎？

岐伯曰：经脉留行不止，与天同度，与地合纪。故天宿失度，日月薄蚀；地经失纪，水道流溢，草萱不成，五谷不殖；径路不通，民不往来，巷聚邑居，则别离异处。血气犹然，请言其故。夫血脉营卫，周流不休，上应星宿，下应经数。寒邪客于经络之中，则血泣，血泣则不通，不通则卫气归之，不得复反，故痈肿。寒气化为热，热胜则腐肉，肉腐则为脓。脓不泻则烂筋，筋烂则伤骨，骨伤则髓消，不当骨空，不得泄泻，血枯空虚，则筋骨肌肉不相荣，经脉败漏，熏于五藏，藏伤故死矣。

黄帝曰：愿尽闻痈疽之形，与忌日名。

岐伯曰：痈发于嗌中，名曰猛疽。猛疽不治，化为脓，脓不泻，塞咽，半日死。其化为脓者，泻则合豕膏，冷食，三日而已。

发于颈，名曰夭疽。其痈大以赤黑，不急治，则热气下入渊腋，前伤任脉，内熏肝肺。熏肝肺，十余日而死矣。

阳留大发，消脑留项，名曰脑烁。其色不乐，项痛而如刺以针。烦心者，死不可治。

发于肩及臑，名曰疵痈。其状赤黑，急治之，此令人汗出至足，

---

① 度：猜度。即判断之意。

bú hài wǔ zàng　　yōng fā sì wǔ rì　　chēng ruò zhī
不害五藏。痈发四五日，逞焫之。

fā yú yè xià chì jiān zhě　　míng yuē mǐ jū　　zhì zhī yǐ biān shí　　yù xì ér cháng　　shū biān zhī　　tú
发于腋下赤坚者，名曰米疽。治之以砭石，欲细而长，疏砭之，涂

yǐ shǐ gāo　　liù rì yǐ　　wù guǒ zhī　　qí yōng jiān ér bú kuì zhě　　wéi mǎ dāo jiā yǐng　　jí zhì zhī
以豕膏，六日已，勿裹之。其痈坚而不溃者，为马刀挟瘿，急治之。

fā yú xiōng　　míng yuē jǐng jū　　qí zhuàng rú dà dòu　　sān sì rì qǐ　　bù zǎo zhì　　xià rù fù
发于胸，名曰井疽。其状如大豆，三四日起，不早治，下入腹，

bú zhì　　qī rì sǐ yǐ
不治，七日死矣。

fā yú yīng　　míng yuē gān jū　　sè qīng　　qí zhuàng rú gǔ shí guā lóu　　cháng kǔ hán rè　　jí zhì zhī
发于膺，名曰甘疽。色青，其状如谷实栝蒌，常苦寒热，急治之，

qù qí hán rè　　shí suì sǐ　　sǐ hòu chū nóng
去其寒热，十岁死，死后出脓。

fā yú xié　　míng yuē bài cī　　bài cī zhě　　nǔ zǐ zhī bìng yě　　jiǔ zhī　　qí bìng dà yōng nóng　　zhì
发于胁，名曰败疵。败疵者，女子之病也，灸之，其病大痈脓，治

zhī　　qí zhōng nǎi yǒu shēng ròu　　dà rú chì xiǎo dòu　　cuò líng qiáo cǎo gēn gè yì shēng　　yǐ shuǐ yì dǒu liù shēng
之，其中乃有生肉，大如赤小豆，剉陵翘草根各一升，以水一斗六升

zhǔ zhī　　jié wéi qǔ sān shēng　　zé qiáng yǐn　　hòu yī　　zuò yú fǔ shàng　　lìng hàn chū zhì zú yǐ
煮之，竭为取三升，则强饮，厚衣，坐于釜上，令汗出至足已。

fā yú gǔ jìng　　míng yuē gǔ jìng jū　　qí zhuàng bú shèn biàn　　ér yōng nóng bó gǔ　　bù jí zhì　　sān
发于股胫，名曰股胫疽。其状不甚变，而痈脓搏骨，不急治，三

shí rì sǐ yǐ
十日死矣。

fā yú kāo　　míng yuē ruì jū　　qí zhuàng chì jiān dà　　jí zhì zhī　　bú zhì　　sān shí rì sǐ yǐ
发于尻，名曰锐疽。其状赤坚大，急治之，不治，三十日死矣。

fā yú gǔ yīn　　míng yuē chì shī　　bù jí zhì　　liù shí rì sǐ　　zài liǎng gǔ zhī nèi　　bú zhì　　shí
发于股阴，名曰赤施。不急治，六十日死。在两股之内，不治，十

rì ér dāng sǐ
日而当死。

fā yú xī　　míng yuē cī yōng　　qí zhuàng dà yōng　　sè bú biàn　　hán rè ér jiān　　wù shí　　shí zhī
发于膝，名曰疵痈。其状大痈，色不变，寒热而坚，勿石，石之

zhě sǐ　　xū qí róu　　nǎi shí zhī zhě　　shēng
者死，须其柔，乃石之者，生。

zhū yōng jū zhī fā yú jié ér xiāng yìng zhě　　bù kě zhì yě　　fā yú yáng zhě　　bǎi rì sǐ　　fā yú yīn
诸痈疽之发于节而相应者，不可治也。发于阳者，百日死；发于阴

zhě　　sān shí rì sǐ
者，三十日死。

fā yú jìng　　míng yuē tù niè　　qí zhuàng chì zhì gǔ　　jí zhì zhī　　bú zhì hài rén yě
发于胫，名曰兔啮，其状赤至骨，急治之，不治害人也。

发于内踝，名曰走缓。其状痈也，色不变，数石其输，而止其寒热，不死。

发于足上下，名曰四淫。其状大痈，急治之，百日死。

发于足傍，名曰厉痈。其状不大，初如小趾，发，急治之，去其黑者；不消辄益，不治，百日死。

发于足趾，名曰脱痈。其状赤黑，死不治；不赤黑，不死。不衰，急斩之，不则死矣。

黄帝曰：夫子言痈疽，何以别之？

岐伯曰：营卫稽留于经脉之中，则血泣而不行，不行则卫气从之而不通，壅遏而不得行，故热。大热不止，热胜则肉腐，肉腐则为脓。然不能陷骨髓，骨髓不为焦枯，五藏不为伤，故命曰痈。

黄帝曰：何谓疽？

岐伯曰：热气淳盛，下陷肌肤，筋髓枯，内连五藏，血气竭，当其痈下，筋骨良肉皆无余，故命曰疽。疽者，上之皮夭以坚，上如牛领之皮。痈者，其皮上薄以泽。此其候也。

图书在版编目（CIP）数据

黄帝内经注音本/王晓媛译注. —太原：山西科学技术出版社，2024.3

（中医经典文化启蒙系列）

ISBN 978 - 7 - 5377 - 6321 - 9

Ⅰ.①黄… Ⅱ.①王… Ⅲ.①《内经》—注释

Ⅳ.①R221.02

中国国家版本馆 CIP 数据核字（2023）第 185760 号

黄帝内经注音本

HUANGDI NEIJING ZHUYIN BEN

出 版 人	阎文凯
译 注	王晓媛
整 理 人	刘炳良　于文晓　王雅琴　孙 宁
责 任 编 辑	王 璇
助 理 编 辑	王晶晶
封 面 设 计	吕雁军

出 版 发 行　山西出版传媒集团·山西科学技术出版社

地址　太原市建设南路 21 号　邮编　030012

编辑部电话　0351 - 4922135

发行部电话　0351 - 4922121

经　销　各地新华书店

印　刷　山西新华印业有限公司

开　本　787mm×1092mm　　1/16

印　张　28

字　数　300 千字

版　次　2024 年 3 月第 1 版

印　次　2024 年 3 月第 1 次印刷

书　号　ISBN 978 - 7 - 5377 - 6321 - 9

定　价　118.00 元